LES
GRANDS ÉCRIVAINS
DE LA FRANCE
NOUVELLES ÉDITIONS

PUBLIÉES SOUS LA DIRECTION
DE M. AD. REGNIER
Membre de l'Institut

MÉMOIRES
DE
SAINT-SIMON

TOME II

PARIS. — TYPOGRAPHIE A. LAHURE
Rue de Fleurus, 9

MÉMOIRES
DE
SAINT-SIMON

NOUVELLE ÉDITION

COLLATIONNÉE SUR LE MANUSCRIT AUTOGRAPHE

AUGMENTÉE

DES ADDITIONS DE SAINT-SIMON AU JOURNAL DE DANGEAU

et de notes et appendices

PAR A. DE BOISLISLE

Et suivie d'un Lexique des mots et locutions remarquables

TOME SECOND

PARIS
LIBRAIRIE HACHETTE ET Cie
BOULEVARD SAINT-GERMAIN, 79

1879

Tous droits reservés

MÉMOIRES
DE
SAINT-SIMON

Ma mère, qui avoit eu beaucoup d'inquiétude de moi pendant toute la campagne, desiroit fort que je n'en fisse¹ pas une seconde sans être marié. Il fut donc fort question de cette grande affaire entre elle et moi. Quoique fort jeune, je n'y avois pas de répugnance; mais je voulois me marier à mon gré. Avec un établissement considérable, je me sentois fort esseulé² dans un pays où le crédit et la considération faisoient plus que tout le reste. Fils d'un favori de Louis XIII et d'une mère qui n'avoit vécu que pour lui, qu'il avoit épousée n'étant plus jeune elle-même, sans oncles ni tantes, ni cousins germains, ni

1694 *.
Origine de mon intime amitié avec le duc de Beauvillier jusqu'à sa mort.

1. Saint-Simon a écrit par mégarde : « que je ne n'en fisse ».
2. Ce mot ne se trouve pas dans Furetière, mais l'Académie le donne dès 1694, avec cette remarque : « On ne s'en sert guère que dans le style familier. » Elle l'omet dans ses deux éditions suivantes; il reparaît dès la quatrième (1762). Saint-Simon s'en servira plusieurs fois.

* Saint-Simon a ainsi mis en marge : « 1694 » (par inadvertance, « 1794 »), bien qu'il parle d'abord de faits antérieurs à cette date.

parents proches, ni amis utiles¹ de mon père et de ma mère, si hors de tout par leur âge, je me trouvois extrêmement seul². Les millions ne pouvoient me tenter d'une mésalliance, ni la mode, ni mes besoins me résoudre à m'y ployer.

Le duc de Beauvillier s'étoit toujours souvenu que mon père et le sien avoient été amis, et que lui-même avoit vécu sur ce pied-là avec mon père, autant que la différence d'âge, de lieux et de vie l'avoient pu permettre, et il m'avoit toujours montré tant d'attention chez les princes³ dont il étoit gouverneur, et à qui je faisois ma cour, que ce fut à lui que je m'adressai à la mort de mon père, et depuis⁴ pour l'agrément du régiment, comme je l'ai marqué⁵. Sa vertu, sa douceur, sa politesse, tout m'avoit épris de lui. Sa faveur alors étoit au plus haut point : il étoit ministre d'État⁶ depuis la mort de M. de Louvois, il avoit succédé fort jeune au maréchal de Vil-

1. *Utiles* est ajouté au-dessus de la ligne.
2. Ce sont presque les termes dont Saint-Simon s'est servi au début des *Mémoires*, tome I, p. 24. On a pu voir, par notre note 1 de la page 25, qu'il avait encore un oncle et une tante du côté maternel; mais il était toujours en procès avec cet oncle, le marquis de Châteauneuf. Du côté de son père, il avait aussi une tante, veuve du marquis de Saint-Simon qui était mort en 1690.
3. Les ducs de Bourgogne, d'Anjou et de Berry. M. de Beauvillier n'avait été nommé gouverneur du troisième que le 24 août 1693.
4. *Depuis* est en interligne. — 5. Tome I, p. 134 et 283.
6. Voyez tome X, p. 313. — Les ministres d'État étaient les membres du conseil d'État proprement dit, appelé aussi conseil secret, du cabinet ou d'en haut, dans lequel le Roi traitait les affaires de politique générale quatre fois par semaine. En 1693, ce conseil se composait de : M. de Beauvillier, nommé le 24 juillet 1691; M. le Peletier, ancien contrôleur général; M. de Pontchartrain, contrôleur général et secrétaire d'État de la marine et de la maison du Roi; M. de Pomponne, rappelé depuis 1691, et M. de Croissy, secrétaire d'État des affaires étrangères. Les ministres d'État avaient un traitement de vingt mille livres; nommés par un simple avis du Roi, ils gardaient le titre alors même qu'on ne les appelait plus au conseil. Voyez le *Journal de Dangeau*, tome VII, p. 148 et 431, et les *Mémoires du duc de Luynes*, tome V, p. 456.

leroy dans la place de chef du conseil des finances¹, et il avoit eu de son père la charge de premier gentilhomme de la chambre². La réputation de la duchesse de Beauvillier³ me touchoit encore, et l'union intime dans laquelle ils avoient toujours vécu. L'embarras étoit le bien : j'en avois grand besoin pour nettoyer le mien, qui étoit fort en désordre, et M. de Beauvillier avoit deux fils⁴ et huit filles. Malgré tout cela, mon goût l'emporta, et ma mère l'approuva.

Le parti pris, je crus qu'aller droit à mon but, sans détour et sans tiers, auroit plus de grâce. Ma mère me remit un état bien vrai et bien exact de mon bien et de mes dettes, des charges et des procès que j'avois. Je le portai à Versailles, et je fis demander à M. de Beauvillier un temps où je pusse lui parler secrètement, à loisir et tout à mon aise. Louville⁵ fut celui qui le lui demanda.

1. Ce conseil avait été constitué en 1661, après la chute de Foucquet, pour aider le Roi à faire les fonctions de surintendant et à régler par lui-même toutes les affaires de finances; voyez les *Mémoires*, tome VIII, p. 139, et tome X, p. 280. Y assistaient : le Roi, le chancelier, le chef du conseil (le maréchal de Villeroy, ancien gouverneur de Louis XIV, avait occupé cette place de 1661 à 1685), deux conseillers d'État et le contrôleur général. Les appointements du chef du conseil étaient de près de cinquante mille livres.

2. Nous supprimons après *chambre* les mots : *de son père*, répétés à la fin de la phrase, dans le manuscrit.

3. Henriette-Louise Colbert, seconde fille du grand ministre, avait épousé le duc de Beauvillier le 21 janvier 1671, et avait été nommée dame du palais le 26 avril 1680. Elle mourut le 19 septembre 1733, âgée de soixante-seize ans et neuf mois.

4. Il faut encore signaler ici une de ces inexactitudes d'autant plus étonnantes qu'elles portent sur des choses familières à Saint-Simon : M. et Mme de Beauvillier avaient quatre fils, dont le dernier venait de naître le 9 août 1692. Ces fils moururent tous jeunes. Saint-Simon ne pense qu'aux deux derniers survivants, dont il racontera la mort en 1705 (tome IV, p. 328).

5. Charles-Auguste d'Allonville, marquis de Louville, né en 1664, avait été placé, le 25 août 1690, auprès du duc d'Anjou, qu'il accompagna plus tard en Espagne, où il devint premier gentilhomme de sa

Louville.
[Add. S⁺S. 65]

C'étoit un gentilhomme de bon lieu, dont la mère l'étoit aussi, la famille de laquelle avoit toujours été fort attachée à mon père, et qu'il avoit fort protégée dans sa faveur[1], et longtemps depuis par M. de Seignelay[2]. Louville, élevé dans ce même attachement, avoit été pris, de capitaine au régiment du Roi-infanterie, pour être gentilhomme de la manche[3] de M. le duc d'Anjou[4], par M. de Beauvillier, à la recommandation de mon père ; et M. de Beauvillier, qui l'avoit fort goûté depuis, ne l'avoit connu, quoique son parent, que par mon père. Louville étoit d'ailleurs homme d'infiniment d'esprit, et qui, avec une

chambre, chef de sa maison française, etc. Forcé de revenir en France, il remplit les mêmes fonctions de premier gentilhomme auprès des ducs de Bourgogne et de Berry, et mourut le 20 août 1731. Il était fils de Jacques d'Allonville, seigneur de Louville, marié le 17 juillet 1663 à Marie-Charlotte, fille de Philippe Vaultier, seigneur de Moyencourt et de Guérard, maître d'hôtel du Roi, qui était, en 1689, auprès de Claude de Saint-Simon, à Blaye (*Revue nobiliaire*, 1871, p. 500).

1. Sous Louis XIII, Claude de Saint-Simon avait eu un Moyencourt pour lieutenant de sa capitainerie de Saint-Germain. Nous le voyons aussi, en novembre 1691, faire sortir de Saint-Lazare un M. de Moyencourt (Arch. nat., O¹ 35, fol. 286). En 1711, Louis de Saint-Simon s'entremît pour un autre personnage du même nom (*Mémoires*, tome XIX, p. 259). Enfin le dernier des Saint-Simon Grumesnil avait épousé en 1629 une Marguerite de Moyencourt.

2. Jean-Baptiste Colbert, marquis de Seignelay, fils aîné du grand Colbert, baptisé à l'église Saint-Eustache le 1ᵉʳ novembre 1651 ; associé, dès le mois de février 1669, à son père, comme survivancier de la charge de secrétaire d'État de la marine, de la maison du Roi et du commerce maritime ; devenu seul titulaire de ce département le 6 septembre 1683 et fait ministre d'État en octobre 1689 ; commandeur et grand trésorier des ordres en 1675 ; mort à Versailles, le 3 novembre 1690.

3. Ces gentilshommes, attachés aux fils et petits-fils du Roi depuis l'âge de sept ans jusqu'à leur majorité, devaient « les suivre partout, veiller sur leurs pas, demeurer assidus auprès de leur personne, ne les point perdre de vue, etc. » (*État de la France*.)

4. Philippe de France, duc d'Anjou, second fils du Dauphin et de Marie-Anne-Christine-Victoire de Bavière, né le 19 décembre 1683. Il fut appelé en 1700 au trône d'Espagne, sous le nom de Philippe V, l'occupa pendant quarante-six ans, et mourut le 9 juillet 1746.

imagination qui le rendoit toujours neuf et de la plus excellente compagnie, avoit toute la lumière et le sens des grandes affaires, et des plus solides et des meilleurs conseils[1].

J'eus donc mon rendez-vous, à huit heures du soir, dans le cabinet de Mme de Beauvillier, où le duc me vint trouver seul et sans elle[2]. Là, je lui fis mon compliment, et sur ce qui m'amenoit, et sur ce que j'avois mieux aimé m'adresser directement à lui que de lui faire parler, comme on fait d'ordinaire en ces sortes d'affaires ; et qu'après lui avoir témoigné tout mon désir, je lui apportois un[3] état, le plus vrai et le plus exact, de mon bien et de mes affaires, sur lequel je le suppliois de voir ce qu'il y pourroit ajouter pour rendre sa fille heureuse avec moi ; que c'étoit[4] là toutes les conditions que je voulois faire, sans vouloir ouïr parler d'aucune sorte de discussion sur pas une autre, ni sur le plus ou le moins ; et que toute la grâce que je lui demandois étoit de m'accorder sa fille et de faire faire le contrat de mariage tout comme il lui plairoit ; que ma mère et moi signerions sans aucun examen.

Le duc eut sans cesse les yeux collés sur moi pendant que je lui parlai. Il me répondit en homme pénétré de reconnoissance, et de mon désir, et de ma franchise, et de ma confiance. Il m'expliqua l'état de sa famille, après m'avoir demandé un peu de temps pour en parler à Mme de Beauvillier, et pour voir ensemble ce qu'ils pourroient faire. Il me dit donc que, de ses huit filles, l'aînée étoit entre quatorze et quinze ans, la seconde très-contrefaite et nullement mariable, la troisième entre douze et

---

1. Nous parlerons ailleurs de la correspondance du marquis de Louville, dont des extraits ont été publiés en 1818, sous le titre de *Mémoires secrets sur l'établissement de la maison de Bourbon en Espagne.*
2. Les mots : « et sans elle » ont été biffés, puis récrits au-dessus.
3. Par mégarde, *une*, au lieu d'*un*.
4. Il y a bien ainsi : *c'étoit*, au singulier, dans le manuscrit.

treize ans¹ ; toutes les autres, des enfants, qu'il avoit à Montargis, aux Bénédictines², dont il avoit préféré la vertu et la piété qu'il y connoissoit, à des couvents plus voisins où il auroit eu le plaisir de les voir plus souvent. Il ajouta que son aînée vouloit être religieuse ; que la dernière fois qu'il l'avoit été voir de Fontainebleau, il l'y avoit trouvée plus déterminée que jamais ; que, pour le bien, il en avoit peu³, qu'il ne savoit s'il me conviendroit, mais qu'il me protestoit qu'il n'y avoit point d'effort qu'il ne fît pour moi de ce côté-là. Je lui répondis qu'il voyoit bien, à la proposition⁴ que je lui faisois, que ce n'étoit pas le bien qui m'amenoit à lui, ni même sa fille, que je n'avois jamais vue ; que c'étoit lui qui m'avoit charmé et que je voulois épouser, avec Mme de Beauvillier. « Mais, me dit-il, si elle

1. Marie-Antoinette de Beauvillier, née le 29 janvier 1679, se fit religieuse à Montargis en octobre 1696, et y mourut dans les fonctions de prieure perpétuelle. Marie-Geneviève, née le 16 mars 1680, fut religieuse au même monastère, ainsi que Marie-Louise, née le 9 août 1681, morte le 9 avril 1717. — Les cinq autres filles, nées en 1683, 1685, 1686, 1687 et 1688, entrèrent toutes dans la même maison, et une seule en sortit, en 1703, pour épouser son cousin le duc de Mortemart. Voyez tome VIII, p. 295, et les *Mémoires du duc de Luynes*, tome VII, p. 86, et 87, où l'on trouvera des détails sur le couvent de Montargis.
2. Ce monastère avait été rétabli aux frais de M. et Mme de Beauvillier, qui s'y firent enterrer l'un et l'autre.
3. En dehors de son patrimoine et de la fortune de sa femme, née Colbert, M. de Beauvillier cumulait un certain nombre de très-gros traitements, qui formaient, sinon un « bien », du moins un revenu considérable : quarante-huit mille livres et plus, comme chef du conseil des finances ; vingt mille livres, comme ministre d'État ; trente-six mille livres, comme gouverneur du Havre ; quarante-huit mille livres, pour sa table de gouverneur du duc de Bourgogne, sans compter les appointements ou profits de gouverneur et premier gentilhomme des deux autres princes, de premier gentilhomme de la chambre du Roi (quatorze mille livres d'appointements réglés), de gouverneur de Loches et de Beaulieu, etc. Colbert n'avait donné que cent mille livres de dot à sa fille ; mais le Roi y avait joint l'énorme taxe du financier Monnerot et une pension de trente mille livres, qui fut augmentée de six mille livres en mars 1679.
4. Par mégarde : *propotision*.

veut absolument être religieuse ? — Alors, répliquai-je, je vous demande la troisième. » A cette proposition, il me fit deux objections : son âge, et la justice de lui égaler l'aînée pour le bien, si, le mariage de la troisième fait, cette aînée changeoit d'avis et ne voulût plus être religieuse, et l'embarras où cela le jetteroit. A la première, je répondis par l'exemple domestique de sa belle-sœur, plus jeune encore lorsqu'elle avoit épousé le feu duc de Mortemart[1]; à l'autre, qu'il me donnât la troisième sur le pied que l'aînée se marieroit[2], quitte à me donner le reste de ce qu'il auroit destiné d'abord, le jour que l'aînée feroit profession; et que, si elle changeoit d'avis, je me contenterois d'un mariage de cadette, et serois ravi que l'aînée trouvât encore mieux que moi.

Alors, le duc, levant les yeux au ciel, et presque hors de lui, me protesta qu'il n'avoit jamais été combattu de la sorte; qu'il lui falloit ramasser toutes ses forces pour ne me la pas donner à l'instant. Il s'étendit sur mon procédé avec lui, et me conjura, que la chose réussît ou non, de le regarder désormais comme mon père, qu'il m'en serviroit en tout, et que l'obligation que j'acquérois sur lui étoit telle qu'il ne pouvoit moins m'offrir et me tenir que tout ce qui étoit en lui de service et de conseil. Il m'embrassa en effet comme son fils, et nous nous séparâmes de la sorte, pour nous revoir à l'heure qu'il me diroit le lendemain, au lever du Roi. Il m'y dit à l'oreille, en passant, de me trouver ce même jour, à trois heures

---

1. Marie-Anne Colbert, sœur cadette des duchesses de Beauvillier et de Chevreuse, née le 17 octobre 1665, épousa, le 14 février 1679, Louis de Rochechouart, duc de Mortemart, fils du maréchal de Vivonne et général des galères en survivance. Elle n'avait que treize ans, et son mari quatorze. Devenue veuve le 3 avril 1688, elle mourut à Saint-Denis, le 14 janvier 1750. Selon Mme de Caylus, son mariage avait coûté quatorze cent mille livres au Roi.

2. C'est-à-dire dans les mêmes conditions que si l'aînée eût dû se marier.

après midi, dans le cabinet de Mgr le duc de Bourgogne, qui devoit être alors au jeu de paume¹, et son appartement désert. Mais il se trouve toujours des fâcheux : j'en trouvai deux, en chemin du rendez-vous, qui, étonnés de l'heure où ils me trouvoient dans ce chemin, où ils ne me voyoient aucun but, m'importunèrent de leurs questions ; je m'en débarrassai comme je pus, et j'arrivai enfin au cabinet du jeune prince, où je trouvai son gouverneur, qui avoit mis un valet de chambre de confiance à la porte, pour n'y laisser entrer que moi. Nous nous assîmes vis-à-vis l'un de l'autre, la table d'étude entre nous deux. Là, j'eus la réponse la plus tendre, mais négative, fondée sur la vocation de sa fille, sur son peu de bien pour l'égaler à la troisième, si, le mariage fait, elle se ravisoit ; sur ce qu'il n'étoit point payé de ses états², et sur le désagrément que ce lui seroit d'être le premier des ministres qui n'eût pas le présent que le Roi avoit toujours fait lors du mariage de leurs filles³, et que l'état présent des affaires l'empêchoit d'espérer. Tout ce qui se peut de douleur, de regret, d'estime, de préférence, de tendre, me fut dit ; je répondis de même, et nous nous séparâmes en nous embrassant, sans pouvoir plus nous parler. Nous étions convenus d'un secret entier, qui nous faisoit cacher nos conversations et les dépayser, de sorte que, ce jour-là, j'avois conté à M. de Beauvillier, avant d'entrer en matière, les deux rencontres que j'avois faites ; et sur ce qu'il me recommanda de plus en plus le secret, je donnai le change à Louville de ce second entretien, quoiqu'il sût

1. Sur le jeu de paume du Roi et des princes, voyez le tome I de l'*État de la France*, chapitre des Plaisirs divers.
2. C'est-à-dire de ses gages, appointements et pensions. Les payements du Trésor royal étaient déjà fort en retard à cette époque ; mais le chef du conseil des finances devait en souffrir moins que tout autre.
3. Le Roi donnait d'ordinaire deux cent mille livres, à moins que les embarras financiers du moment ne le forçassent de réduire ses libéralités. Mlle de Beauvillier eut cette somme quand elle épousa le duc de Mortemart, en 1703.

le premier, et qu'il étoit un des deux hommes que j'avois rencontrés.

Le lendemain matin, au lever du Roi, M. de Beauvillier me dit à l'oreille qu'il avoit fait réflexion que Louville étoit homme très-sûr et notre ami intime à tous deux, et que, si je voulois lui confier notre secret, il nous deviendroit un canal très-commode et très-caché. Cette proposition me rendit la joie par l'espérance, après avoir compté tout rompu. Je vis Louville dans la journée : je l'instruisis bien, et le priai de n'oublier rien pour servir utilement la passion que j'avois de ce mariage.

Il me procura une entrevue pour le lendemain, dans ce petit salon du bout de la galerie qui touche à l'appartement de la Reine[1], et où personne ne passoit, parce que cet appartement étoit fermé depuis la mort de Madame la Dauphine. J'y trouvai M. de Beauvillier, à qui je dis, d'un air allumé de crainte et d'espérance, que la conversation de la veille m'avoit tellement affligé, que je l'avois abrégée, dans le besoin que je me sentois d'aller passer les premiers élans de ma douleur dans la solitude (et il étoit vrai) ; mais que, puisqu'il me permettoit de traiter encore cette matière, je n'y voyois que deux principales difficultés, le bien et la vocation ; que, pour le bien, je lui demandois en grâce de prendre cet état du mien que je lui apportois[2] encore et de régler dessus tout ce qu'il voudroit. A l'égard du couvent, je me mis à lui faire une peinture vive de ce que l'on ne prend que trop souvent pour vocation, et qui n'est rien moins, et très-souvent que préparation aux plus cuisants regrets d'avoir renoncé à ce qu'on ignore et qu'on se peint délicieux, pour se confiner dans une prison de corps et d'esprit qui désespère : à quoi j'ajoutai celle du bien et des exemples de vertu que sa fille trouveroit dans sa maison.

1. C'était le salon de la Paix ; voyez le plan de Mortin.
2. Il y a une virgule devant *encore*, dans le manuscrit ; mais il se peut qu'elle soit d'une autre main que celle de l'auteur.

Le duc me parut profondément touché du motif de mon éloquence. Il me dit qu'il en étoit pénétré jusqu'au fond de l'âme, qu'il me répétoit, et de tout son cœur, ce qu'il m'avoit déjà dit, qu'entre M. le comte de Toulouse[1] et moi, s'il lui demandoit sa fille, il ne balanceroit pas à me préférer, et qu'il ne se consoleroit de sa vie de me perdre pour son gendre. Il prit l'état de mon bien, pour examiner avec Mme de Beauvillier tout ce qu'ils pourroient faire, tant sur le bien que sur le couvent. « Mais, si c'est sa vocation, ajouta-t-il, que voulez-vous que j'y fasse ? Il faut en tout suivre aveuglément la volonté de Dieu et sa loi, et il sera le protecteur de ma famille. Lui plaire et le servir fidèlement est la seule chose desirable, et doit être l'unique fin de nos actions. » Après quelques autres discours, nous nous séparâmes.

Ces paroles si pieuses, si détachées, si grandes, dans un homme si grandement occupé, augmentèrent mon respect et mon admiration, et en même temps mon desir, s'il étoit possible. Je contai tout cela à Louville, et le soir j'allai à la musique à l'appartement, où je me plaçai en sorte que j'y pus toujours voir M. de Beauvillier, qui étoit derrière les princes. Au sortir de là, je ne pus me contenir de lui dire à l'oreille que je ne me sentois point capable de vivre heureux avec une autre qu'avec sa fille, et, sans attendre de réponse, je m'écoulai. Louville avoit jugé à propos que je visse Mme de Beauvillier, à cause de la confiance entière de M. de Beauvillier en elle, et me dit de me trouver le lendemain chez elle, porte fermée, à huit heures du soir. J'y trouvai Louville avec elle. Là, après les remerciements, elle me dit sur le bien et sur le couvent à peu près les mêmes raisons ; mais je crus apercevoir fort clairement que le bien étoit un obstacle aisé à

---

1. Le comte de Toulouse, fils naturel et légitimé du Roi, n'avait pas encore seize ans. On parla cependant, dès l'année 1695, de lui faire épouser la jeune Mademoiselle (*Gazette d'Amsterdam*, 1695, Extraordinaire XCIII) ; mais il ne se maria que sur la fin de sa vie, en 1723.

ajuster et qui n'arrêteroit pas, mais que la pierre d'achoppement étoit la vocation. J'y répondis donc comme j'avois fait là-dessus à M. de Beauvillier. J'ajoutai qu'elle se trouvoit entre deux vocations, qu'il n'étoit plus question que d'examiner laquelle des deux étoit la plus raisonnable, la plus ferme, la plus dangereuse à ne pas suivre : l'une, d'être religieuse ; l'autre, d'épouser sa fille ; que la sienne étoit sans connoissance de cause, la mienne après avoir parcouru toutes les filles de qualité ; que la sienne étoit sujette au changement, la mienne stable et fixée ; qu'en forçant la sienne, on ne gâtoit rien, puisqu'on la mettoit dans l'état naturel et ordinaire, et dans le sein d'une famille où elle trouveroit autant ou plus de vertu et de piété qu'à Montargis ; que forcer la mienne m'exposoit à vivre malheureux et mal avec la femme que j'épouserois, et avec sa famille.

La duchesse fut surprise de la force de mon raisonnement et de la prodigieuse ardeur de son alliance qui me le faisoit faire. Elle me dit que si j'avois vu les lettres de sa fille à M. l'abbé de Fénelon[1], je serois convaincu de la vérité de sa vocation ; qu'elle avoit fait ce qu'elle avoit pu pour porter sa fille à venir passer sept ou huit mois auprès d'elle, pour lui faire voir la cour et le monde, sans avoir pu y réussir, à moins d'une violence extrême ; qu'au fond elle répondroit à Dieu de la vocation de sa fille, dont elle étoit chargée, et non de la mienne ; que j'étois un si bon casuiste que je ne laissois pas de l'embarrasser ;

---

1. François de Salignac de la Mothe-Fénelon, né le 6 août 1651, avait été supérieur des Nouvelles-Catholiques de Paris et était, depuis le mois de septembre 1689, précepteur des trois petits-fils du Roi. Celui-ci lui donna, en décembre 1694, l'abbaye de Saint-Valery et le nomma, le 4 février 1695, à l'archevêché de Cambray, où il mourut le 7 janvier 1715. Il était membre de l'Académie française depuis le 7 mars 1693. C'est à la prière du duc de Beauvillier que Fénelon avait imprimé son traité de l'*Éducation des filles* (1687) ; peu après, le duc l'avait fait nommer précepteur des enfants de France.

qu'elle verroit encore avec M. de Beauvillier, parce qu'elle seroit inconsolable de me perdre; et me répéta les mêmes choses tendres et flatteuses que son mari m'avoit dites, et avec la même effusion de cœur. La duchesse de Sully[1], qui entra, je ne sais comment, quoique la porte fût défendue, nous interrompit là, et je m'en allai, fort triste, parce que je sentis bien que des personnes si pieuses et si désintéressées ne se mettroient jamais au-dessus de la vocation de leur fille.

Deux jours après, au lever du Roi, M. de Beauvillier me dit de le suivre de loin jusque dans un passage obscur, entre la tribune et la galerie de l'aile neuve, au bout de laquelle il logeoit, et ce passage étoit destiné à un grand salon pour la chapelle neuve que le Roi vouloit bâtir[2]. Là M. de Beauvillier me rendit l'état de mon bien, et me dit qu'il y avoit vu que j'étois grand seigneur en biens comme dans le reste, mais qu'aussi je ne pouvois différer à me marier, me renouvela ses regrets, et me conjura de croire que Dieu seul, qui vouloit sa fille pour son épouse, avoit la préférence sur moi, et l'auroit sur le Dauphin même, s'il étoit possible qu'il la voulût épouser; que si, dans les suites, sa fille venoit à changer, et que je fusse libre, j'aurois la préférence sur quiconque, et lui se trouveroit au comble de ses desirs; que, sans l'embarras de ses affaires, il me prêteroit ou me feroit prêter sous sa caution les quatre-vingt mille livres qui faisoient celui des miennes; qu'il étoit réduit à me conseiller de chercher à me marier et à s'offrir d'en porter les paroles, et de faire son affaire propre désormais de toutes les miennes. Je m'affligeai, en lui répondant, que la nécessité de mes affaires ne me permît pas d'attendre à me marier jusqu'à

1. Marie-Antoinette Servien, fille du surintendant, mariée, le 1ᵉʳ octobre 1658, à Maximilien-Pierre-François de Béthune, duc de Sully. Elle mourut à Paris, le 15 janvier 1702, âgée de cinquante-neuf ans.

2. Cette chapelle ne fut bâtie que beaucoup plus tard; voyez tome I, p. 71, note 1.

sa dernière fille, qui toutes peut-être ne seroient pas religieuses ; et c'étoit en effet ma disposition. La fin de l'entretien[1] ne fut que protestations les plus tendres d'un intérêt et d'une amitié intime et éternelle, et de me servir en tout et pour tout de son conseil et de son crédit, en petites et en grandes choses, et de nous regarder désormais, pour toujours, l'un et l'autre comme un beau-père et un gendre dans la plus indissoluble union. Il s'ouvrit après à Louville, et, dans son amertume, il lui dit qu'il ne se consoloit que dans l'espérance que ses enfants et les miens se pourroient marier quelque jour, et il me fit prier d'aller passer quelques jours à Paris, pour lui laisser chercher quelque trêve à sa douleur par mon absence. Nous en avions tous deux besoin.

Je me suis peut-être trop étendu en détails sur cette affaire ; mais j'ai jugé à propos de le faire pour donner par là la clef de cette union et de cette confiance si intime, si entière, si continuelle, et en toutes affaires si importantes, de M. de Beauvillier en moi, et de ma liberté avec lui en toutes choses, qui, sans cela, seroit tout à fait incompréhensible dans cette extrême différence d'âge, et du caractère secret, isolé, particulier, et si mesuré, ou plutôt resserré, du duc de Beauvillier, et de cet attachement que j'ai eu toujours pour lui sans réserve ni comparaison[2].

Ce fut donc à chercher un autre mariage. Un hasard fit jeter des propos à ma mère de celui de la fille aînée du maréchal duc de Lorge[3], avec sa charge de capitaine des gardes du corps ; mais la chose tomba bientôt pour lors, et j'allai chercher à me consoler à la Trappe[4] de l'impossibilité de l'alliance du duc de Beauvillier.

1. Saint-Simon a écrit : *d'entrien*, et, un peu plus loin, après « tendres » : *d'une*, pour *d'un*.
2. Voyez la suite des *Mémoires*, tome VIII, p. 427-428.
3. Celle que Saint-Simon épousera en 1695 ; voyez ci-après, p. 262.
4. Abbaye de l'ordre de Cîteaux, située dans le diocèse de Seez, près

La Trappe et son réformateur, et mon intime liaison avec lui. Son origine.

La Trappe est un lieu si célèbre et si connu, et son réformateur[1] si célèbre, que je ne m'étendrai point ici en portraits ni en descriptions ; je dirai seulement que cette abbaye est à cinq lieues de la Ferté-au-Vidame[2] ou -Arnauld, qui est [le] véritable nom distinctif de cette Ferté parmi tant d'autres Fertés en France qui ont conservé le nom générique de ce qu'elles ont été, c'est-à-dire des forts ou des forteresses (*firmitas*)[3]. Louis XIII avoit voulu que mon père achetât cette terre[4], depuis longtemps en décret[5] après la mort de ce la Fin[6] qui, après être entré dans la conspiration du duc de Biron[7], le trahit d'autant plus cruellement qu'il le tint toujours en telle opinion de

de Mortagne. Elle avait été fondée, en 1140, par un comte du Perche ; mais les religieux étaient tombés dans le plus profond relâchement, lorsque, en 1662, l'abbé de Rancé les ramena à l'étroite observance des règles de leur ordre. Voyez ci-après, p. 362, et la *Description de l'abbaye* publiée par Félibien des Avaux, en 1671.

1. L'abbé de Rancé ; voyez ci-après, p. 15, note 5.
2. Voyez la *Notice sur la vie de Saint-Simon*, p. LXIII-LXIV et LXXII-LXXIII, et l'appendice n° II du tome I.
3. Les plus importantes de ces petites villes sont la Ferté-Alais, la Ferté-Bernard, la Ferté-Gaucher, la Ferté-Milon, la Ferté-sous-Jouarre. — Du Cange, dans le *Glossaire de la moyenne et de la basse latinité*, donne de nombreux exemples du nom latin *firmitas*, et du nom français *fermeté*, au sens de *munitio, castrum undique firmatum seu clausum*, « château fort, forteresse. » Le Glossaire de vieux français imprimé à la suite du Glossaire latin donne l'abrégé *ferté*, au même sens, comme nom commun.
4. Le mot *terre* commence par un *t* substitué à un *d*.
5. C'est-à-dire mise en vente par autorité de justice, à la requête des créanciers.
6. Jacques de la Fin de Salins, seigneur de la Fin et de Beauvoir-la-Nocle, conseiller d'État, capitaine de cinquante hommes d'armes des ordonnances, frère cadet de l'ambassadeur Beauvoir-la-Nocle.
7. Charles de Gontaut, créé duc de Biron en 1598, amiral, puis maréchal de France, chevalier des ordres, gouverneur de Bourgogne, ambassadeur extraordinaire, etc., fut décapité le 31 juillet 1602, pour crime de conspiration avec la Savoie et l'Espagne. Ce fut le vidame de Chartres, dont il va être question dans une des notes suivantes, qui amena son oncle la Fin à trahir le maréchal.

sa fidélité qu'il fut cause de sa perte[1]. La proximité de
Saint-Germain et de Versailles[2], dont la Ferté n'est qu'à
vingt[3] lieues, fut cause de cette acquisition[4]. C'étoit ma
seule terre bâtie, où mon père passoit les automnes. Il
avoit fort connu Monsieur de la Trappe[5] dans le monde;
il y étoit son ami particulier, et cette liaison se resserra
de plus en plus depuis sa retraite si voisine de chez mon
père, qui l'y alloit voir plusieurs jours tous les ans. Il m'y
avoit mené. Quoique enfant, pour ainsi dire, encore,
Monsieur de la Trappe eut pour moi des charmes qui
m'attachèrent à lui, et la sainteté du lieu m'enchanta. Je

1. Voyez les *Lettres missives de Henri IV*, tome V, p. 625, 626, etc.
2. Le château de Saint-Germain-en-Laye était la résidence ordinaire de la cour depuis François Ier; Versailles, acquis tout récemment, en 1624, n'avait pas encore l'importance que lui devait donner Louis XIV.
3. Saint-Simon dit plus loin (p. 120) qu'il y avait vingt-quatre lieues de la Ferté à Paris. Aujourd'hui, on compte cent vingt-quatre kilomètres; ces lieues de Saint-Simon sont donc, non des lieues moyennes d'autrefois, mais de grandes lieues de plus de cinq kilomètres.
4. Jean de la Fin de Beauvoir-la-Nocle, connu pour son rôle actif dans les guerres de religion et sous le règne d'Henri IV, était devenu maître de la châtellenie de Beaussart, dont la Ferté-Vidame faisait partie, par son alliance avec la cousine germaine du dernier vidame de Chartres de la maison de Vendôme, mort en 1560. Ce fut sur les créanciers de son fils Préjan de la Fin, vidame de Chartres, et non sur ceux de Jacques de la Fin, que Claude de Saint-Simon acquit les deux terres en 1635, comme il est dit dans l'appendice n° II du tome I.
5. Armand-Jean Bouthillier de Rancé, baptisé à Paris le 9 janvier 1626, était un cousin germain de ce Chavigny dont Saint-Simon a longuement parlé. Chanoine de Notre-Dame de Paris dès l'âge de dix ans, pourvu successivement de plusieurs prieurés, d'un canonicat à Tours et des abbayes de Notre-Dame-du-Val, de Saint-Symphorien de Beauvais et de la Trappe, reçu docteur en théologie en 1654, et devenu premier aumônier du duc d'Orléans, il quitta le monde en 1662, prit l'habit de Cîteaux et devint abbé régulier de la Trappe. Il se démit en 1695, et mourut le 26 octobre 1700. — Le nom de *Monsieur de la Trappe*, que lui donne Saint-Simon, rappelle les désignations épiscopales de cette époque : *Monsieur de Paris*, *Monsieur de Reims*, etc. On disait plus habituellement : *Monsieur l'abbé de la Trappe*. Sa signature était : ARMAND JEAN, AB. DE LA TRAPPE. (*Musée des Archives nationales*, n° 891.)

desirai toujours d'y retourner, et je me satisfis toutes les années, et souvent plusieurs fois, et souvent des huitaines[1] de suite ; je ne pouvois me lasser d'un spectacle si grand et si touchant, ni d'admirer tout ce que je remarquois dans celui qui l'avoit dressé pour la gloire de Dieu et pour sa propre sanctification et celle de tant d'autres. Il vit avec bonté ces sentiments dans le fils de son ami ; il m'aima comme son propre enfant, et je le respectai avec la même tendresse que si je l'eusse été. Telle fut cette liaison, singulière à mon âge, qui m'initia dans la confiance d'un homme si grandement et si saintement distingué, qui me lui fit donner la mienne, et dont je regretterai toujours de n'avoir pas mieux profité.

Procès de préséance de M. de Luxembourg contre seize pairs de France ses anciens.

A mon retour de la Trappe, où je n'allois que clandestinement, pour dérober ces voyages aux discours du monde à mon âge, je tombai dans une affaire qui fit[2] grand bruit et qui eut pour moi bien des suites.

M. de Luxembourg, fier de ses succès et de l'applaudissement du monde à ses victoires[3], se crut assez fort pour se porter du dix-huitième rang d'ancienneté[4] qu'il tenoit parmi les pairs, au second, et immédiatement après M. d'Uzès. Ceux qu'il attaqua en préséance furent :

Henri[5] de Lorraine, duc d'Elbeuf, gouverneur de Picardie et d'Artois ;

Charles de Rohan, duc de Montbazon, prince de Guémené[6] ;

---

1. Dans le manuscrit, 8ᵉˢ. — 2. *Eut* a été corrigé en *fit*.
3. Voyez ci-après, p. 46.
4. Nous donnerons une liste chronologique des pairies dans l'appendice n° I, consacré à cette affaire des ducs et pairs.
5. Dans cette liste et dans le tableau de la page 19, notre auteur, selon son habitude, n'écrit en entier qu'un très-petit nombre de prénoms ; il se borne, pour la plupart, aux initiales.
6. Charles III de Rohan, né en octobre 1655, avait été reçu duc de Montbazon et pair de France le 28 juin 1692, sur la démission de son père, qui était fou et enfermé dans une abbaye de Liége, où il mourut en juin 1699 ; mais il conservait son premier nom de prince de Guémené, par « raffinement de princerie, » comme le dira ailleurs Saint-Simon

Charles de Levis, duc de Ventadour¹ ;

Duc de Vendôme, gouverneur de Provence et chevalier de l'Ordre ;

Charles, duc de la Trémoïlle, premier gentilhomme de la chambre et chevalier² de l'Ordre ;

Maximilien de Béthune, duc de Sully, chevalier de l'Ordre³ ;

Charles d'Albert, duc de Chevreuse, chevalier de l'Ordre, capitaine des chevau-légers de la garde⁴ ;

Le fils mineur de la duchesse de Lesdiguières Gondi⁵ ;

Henri de Cossé, duc de Brissac ;

Charles d'Albert, dit d'Ailly, chevalier de l'Ordre, gouverneur de Bretagne, si connu par ses ambassades⁶ ;

Armand-Jean de Vignerot, dit du Plessis, duc de Richelieu et de Fronsac, chevalier de l'Ordre⁷ ;

(tome II, p. 214). Ce duc mourut à Rochefort en Beauce, le 10 octobre 1727.

1. Louis-Charles, qui mourut le 27 septembre 1717. — Ici Saint-Simon avait écrit, et a effacé, pour les récrire plus bas, les noms et titres du fils mineur de Mme de Lesdiguières et ceux du duc de la Trémoïlle.

2. Les mots : *et ch.* (sic) sont en interligne.

3. Voyez tome I, Additions et corrections (à la page 82).

4. Charles-Honoré d'Albert, né le 7 octobre 1646, créé duc de Chevreuse en 1667, mais reçu au Parlement comme duc de Luynes, depuis 1688 ; ancien colonel du régiment d'Auvergne, capitaine-lieutenant des chevau-légers de la garde (1670), chevalier des ordres (1688). Il devint gouverneur de Guyenne en 1696, et mourut le 5 novembre 1712.

5. Jean-François-Paul de Bonne de Créquy, etc., dernier duc de Lesdiguières, né le 3 octobre 1678, fait colonel du régiment d'infanterie de Sault dès 1681, à la mort de son père. Il devint brigadier en 1702, et mourut à Modène le 6 octobre 1703. Sa mère était Paule-Marguerite-Françoise de Gondi, dernière héritière de la maison ducale de Retz ; Saint-Simon parlera d'elle un peu plus loin (p. 69 et 121).

6. C'est le duc de Chaulnes dont il a été déjà parlé (tome I, p. 130). Il portait le surnom de d'Ailly par substitution à une ancienne maison de Picardie dont sa mère avait été la dernière représentante.

7. Fils de M. du Pont-Courlay et héritier substitué de son grand-oncle le cardinal, ce duc de Richelieu avait succédé à son père comme général des galères, en 1643, et avait été nommé plus tard, en 1680, chevalier d'honneur de la Dauphine. Il était chevalier des ordres de la promotion de 1688. Né en 1629, il siégeait comme pair depuis le 15 janvier 1657, et mourut le 10 mai 1715.

Louis, duc de Saint-Simon [1] ;

François, duc de la Rochefoucauld, chevalier de l'Ordre, grand maître de la garde-robe, toujours si bien avec le Roi, et grand veneur de France ;

Jacques-Nompar de Caumont, duc de la Force [2] ;

Henri Grimaldi, duc de Valentinois, prince de Monaco, chevalier de l'Ordre [3] ;

Chabot, duc de Rohan [4] ;

Et de la Tour [5], duc de Bouillon, grand chambellan de France et gouverneur d'Auvergne.

Avant d'entrer dans l'explication de la prétention de M. de Luxembourg, une courte généalogie y jettera de la lumière pour la suite [6].

1. Il se place lui-même avant le duc de la Rochefoucauld, comme si la question de préséance était jugée définitivement en sa faveur.
2. Reçu au Parlement en 1678, il avait abjuré le calvinisme en 1686, et mourut le 19 avril 1699, à soixante-dix ans.
3. Louis (et non Henri) Grimaldi, prince souverain de Monaco, Menton et Roquebrune, duc de Valentinois en France, né le 25 juillet 1642, reçu duc-pair en 1668, chevalier des ordres en 1688, fut envoyé comme ambassadeur à Rome en 1698, et y mourut le 3 janvier 1701.
4. Louis de Rohan-Chabot, duc de Rohan, prince de Léon, né le 3 novembre 1652 et reçu duc-pair en 1689 ; mort le 18 août 1719.
5. Godefroy-Frédéric-Maurice de la Tour-d'Auvergne, duc de Bouillon, d'Albret et de Château-Thierry, vicomte de Turenne, etc., qui mourut le 26 juillet 1721, à quatre-vingt-deux ans. Il était grand chambellan de France depuis le 2 avril 1658.
6. Nous reproduisons, ci-contre, le tableau généalogique tel que l'a dressé l'auteur, quoique la forme en soit mauvaise et contraire aux habitudes des généalogistes.

(Notes du tableau généalogique ci-contre.)
1. Duc v[érifié].
2. Le P. Anselme donne cette date du 18 ; mais, d'après le libellé même de l'enregistrement, c'est le 19.
3. C'est-à-dire que la pairie était transmissible par les filles, à défaut de fils.
4. Dans le manuscrit : 1525.
5. Ici Saint-Simon avait récrit, et a effacé les mots qui terminent l'article supérieur, de Fr. de Luxembourg : « mort septembre 1613. »
6. Par mégarde, dans le manuscrit : *Pieny*.
7. En abrégé, dans le manuscrit : « M. Liésse (*sic*) ».
8. Dans le manuscrit, *diace*.
9. Il y a ici un blanc, destiné sans doute à recevoir la date de cette mort.
10. Ici encore, un blanc réservé pour la date.

François de Luxembourg, fait duc v.[1] de Piney, 18[2] septembre 1577, et pair de France femelle[3], 29 décembre 1581, mort septembre 1613.	I. Diane de Lorraine-Aumale, 13 novembre 1576.	II. Marguerite de Lorraine-Vaudémont, 1599, morte sans enfants, 20 septembre 1625[4].
Henri, duc de Piney, mort dernier mâle de la maison de Luxembourg, à vingt-quatre ans, 23 mai 1616[5].	Madeleine, fille unique de Guillaume, seigneur de Thoré, fils et frère des deux derniers connétables de Montmorency, 19 juin 1597.	Marguerite de Luxembourg épousa, 28 avril 1607, René Potier, depuis premier duc de Tresmes, mort 1er février 1670, à quatre-vingt-onze ans, et elle 9 août 1645.

Marguerite-Charlotte de Luxembourg, duchesse de Piney[6], morte à soixante-douze ans, à Ligny, en novembre 1680.	1er mari : Léon d'Albert, seigneur de Brantes, frère du connétable de Luynes, 6 juillet 1620, mort novembre 1630.	2d mari : Charles-Henri de Clermont-Tonnerre, mort à Ligny, juillet 1674, à soixante-sept ans.	Marie-Liesse[7] de Luxembourg, mariée à Henri de Levis, duc de Ventadour, sans enfants. Séparés de bon gré. Il se fit prêtre et mourut chanoine de Notre-Dame de Paris, octobre 1680, et elle se fit carmélite, septembre 1641, au monastère de Chambéry, qu'elle fonda, et y mourut, janvier 1660.
Henri-Léon, duc de Piney, imbécile, diacre[8], enfermé à Saint-Lazare, à Paris, où il est mort sans avoir été marié, 19 février 1697, et toujours interdit par justice.	Marie-Charlotte, etc., religieuse professe vingt ans et maîtresse des novices à l'Abbaye-aux-Bois, puis, sans être restituée au siècle, chanoinesse, dame du palais de la Reine, assise, morte à Versailles[9], sous le nom de princesse de Tingry.	Madeleine-Charlotte, née 14 août 1635, mariée à 17 mars 1661 ; morte à Ligny, laissant nombreuse postérité.	François-Henri de Montmorency, comte de Bouteville, maréchal de France, fait duc et pair de Piney par nouvelles lettres en se mariant, et joignant les nom et armes de Luxembourg aux siennes ; si connu sous le nom de maréchal duc de Luxembourg ; mort à Versailles[10].

(*Pour les notes de ce tableau, voyez au bas de la page précédente.*)

Branche de la maison de Luxembourg établie en France.

Éclaircissons maintenant les personnages de cette généalogie, autant qu'il est nécessaire pour savoir en gros ce qu'ils ont été[1]. Le trop fameux Louis de Luxembourg[2], si connu sous le nom de connétable de Saint-Pol, à qui Louis XI[3] fit couper la tête en place de Grève à Paris, 19[4] décembre 1475, quoique actuellement remarié à une fille de Savoie, sœur de la Reine[5] sa femme, avoit eu trois fils de sa première femme J[eanne] de Bar. Pierre, l'aîné, épousa une autre sœur[6] de la Reine et de sa belle-mère, dont une fille unique[7] porta un grand héritage à François

1. Saint-Simon se sert, pour cet éclaircissement, des généalogies de Piney et de Luxembourg données dans l'*Histoire généalogique* du P. Anselme, tome III, p. 587, 731, 868, etc., et reproduites presque textuellement dans le *Moréri*, à l'article LUXEMBOURG.
2. Louis de Luxembourg, comte de Saint-Pol, de Brienne, de Ligny, etc., après avoir servi glorieusement Charles VII, puis le comte de Charolais, s'attacha à Louis XI, qui le fit connétable en 1465, et il lui fut d'abord fort utile dans ses guerres contre Charles le Téméraire ; mais, au bout de quelques années, accusé de trahison, il se réfugia chez le duc de Bourgogne, qui le livra à Louis XI, et il fut décapité après un procès solennel. Il avait cinquante-sept ans. Il s'était marié deux fois : 1º le 16 juillet 1435, à Jeanne de Bar, héritière du comte de Marle, qui mourut en 1462 ; 2º le 1ᵉʳ août 1466, à Marie, cinquième fille du duc Louis Iᵉʳ de Savoie et sœur puînée de la reine Charlotte, qui mourut en 1475.
3. Louis, onzième du nom, roi de France, né le 3 juillet 1423, sacré et couronné le 15 août 1461, mort le 30 août 1483.
4. Dans le manuscrit, 29 a été corrigé en 19.
5. Charlotte de Savoie, mariée à Louis XI en 1451, morte le 1ᵉʳ décembre 1483, à trente-huit ans.
6. Marguerite de Savoie, sœur aînée de Charlotte, épousa : 1º Jean Paléologue, marquis de Montferrat ; 2º Pierre de Luxembourg, comte de Saint-Pol. Elle mourut en mars 1483, et son second mari en octobre 1482.
7. Pierre de Luxembourg avait eu plusieurs fils, morts jeunes, et deux filles, Marie et Françoise, qui survécurent à leurs parents et furent réintégrées, en 1487, par le roi Charles VIII, dans les immenses possessions du connétable. Françoise étant morte sans enfants de son union avec Philippe de Clèves, comte de Rawestein, Marie resta seule héritière, comme le dit Saint-Simon. Elle avait épousé : 1º Jacques de Savoie, son

de Bourbon, comte de Vendôme, dont elle eut le premier duc de Vendôme[1].

Antoine, le second, fit la branche de Brienne, où on va revenir, et Charles[2], le troisième fils, fut évêque-duc de Laon.

Cet Antoine[3] fut comte de Brienne, père de Charles[4], et celui-ci[5] d'Antoine[6], qui, de la seconde fille de René, bâtard de Savoie[7] et frère bâtard de la mère de François I[er][8], qui le fit grand maître de France et gouverneur de Provence, eut deux fils : Jean, comte de Brienne, et François, qui fut fait duc de Piney. La sœur aînée de leur mère[9] avoit épousé le célèbre Anne de Montmorency[10], depuis connétable et duc et pair de France.

oncle, comte de Romont, mort le 30 janvier 1486; 2º le 8 septembre 1487, François de Bourbon, comte de Vendôme, bisaïeul du roi Henri IV. Elle mourut le 1er avril 1546. Elle portait les titres de comtesse de Saint-Pol, de Conversan, de Marle et de Soissons, dame d'Enghien, etc.

1. Charles de Bourbon, né en 1489, créé duc de Vendôme en 1514, et mort le 25 mars 1537.

2. Nommé évêque en 1473, à vingt-six ans, et mort le 25 janvier 1509.

3. Antoine de Luxembourg, comte de Brienne, de Roussy et de Ligny, chambellan de Louis XII, fut rétabli dans ses biens patrimoniaux en 1504. Il n'eut de fils que de son second mariage avec Gillette de Coëtivy, fille du sénéchal de Guyenne.

4. Mort le 10 décembre 1530, marié à Charlotte d'Estouteville.

5. La syllabe *ci* a été ajoutée au-dessus de la ligne.

6. Antoine II, qui fut colonel des légionnaires de Champagne; mort le 8 février 1557.

7. René, fils légitimé de Philippe Ier, duc de Savoie, et pourvu du comté de Villars en apanage, servit Louis XII et François Ier, et mourut à la suite de la bataille de Pavie. Il avait épousé, en 1501, Anne Lascaris, comtesse de Tende.

8. Louise de Savoie, épouse de Charles d'Orléans, comte d'Angoulême, morte en 1531.

9. *Mère* corrige *père*. — Madeleine de Savoie, fille de René, bâtard de Savoie, mariée le 6 janvier 1526, fut première dame d'honneur d'Élisabeth d'Autriche, femme de Charles IX, et mourut en 1586.

10. Connétable en 1538, duc-pair en 1551, mort le 12 novembre 1567, à soixante-quatorze ans.

De Jean, comte de Brienne, et d'une fille de Robert de la Marck IV[1], maréchal de France, duc de Bouillon, seigneur de Sedan, un fils et une fille[2]. Le fils fut Charles[3], comte[4] de Brienne, qui, en 1583, épousa une sœur du fameux duc d'Épernon[5], qui le fit faire duc à brevet[6] en

1. Jean de Luxembourg avait épousé Guillemette de la Marck, fille de Robert IV, capitaine des Cent-Suisses de François Ier en 1543, maréchal de France en 1547, titré duc en 1552, et mort en 1556. Le comte de Brienne mourut le 1er juillet 1576.
2. On verra, dans l'alinéa suivant, qu'il y avait deux filles.
3. Charles de Luxembourg, second du nom, gouverneur de Metz, mourut le 18 février 1608, à l'âge de trente-six ans, sans laisser d'enfants d'Anne de Nogaret de la Valette, morte en 1605.
4. Le mot *comte* commence par un *d* changé en *c*. A la suite, 1583 a été substitué à 1597.
5. Jean-Louis de Nogaret, duc d'Épernon, né en 1554, mort en 1642. Pair de France, chevalier des ordres, colonel général de l'infanterie, amiral, gouverneur de plusieurs provinces, etc., il est bien connu pour la faveur dont il jouit sous Henri III, et surtout pour son rôle équivoque pendant la Ligue et sous les deux règnes suivants.
6. Saint-Simon revient un peu plus loin (p. 38) sur les ducs à brevet, et il expliquera plus tard (tome X, p. 388 et suivantes) quelles étaient les différentes sortes de duchés ; en voici l'énumération d'après l'*État de la France* de 1694 (tome II, p. 40-42) : « Il faut savoir que, des ducs et des pairs, ou des ducs et pairs tout ensemble, il y en a de cinq ou six sortes. 1° Après les six anciens ecclésiastiques, ducs et pairs, ou comtes et pairs, qui tiennent le premier rang, nous mettrons en second lieu : 2° les ducs et pairs vérifiés au Parlement comme ducs et comme pairs ; 3° les ducs vérifiés simplement comme ducs au parlement de Paris ; par exemple, M. de Rouannez la Feuillade, de la maison d'Aubusson, M. de Chevreuse, M. de Beaufort-Montmorency, et plusieurs autres ; 4° les ducs, ou les ducs et pairs vérifiés comme tels à d'autres parlements qu'au parlement de Paris (lequel seul est la cour des Pairs), comme Longueville, Estouteville, Villars, Pont-de-Vaux et Carignan ; 5° les ducs et pairs par lettres du grand sceau lesquelles ne sont encore vérifiées en aucun parlement ; — quelques personnes qui ne sont pas princes ni princesses, et que le Roi fait jouir des honneurs du Louvre, qui ont l'entrée au Louvre en carrosse et le tabouret pour leurs femmes chez la Reine et chez Madame la Dauphine, sans avoir de duché ni lettres de duché ; 6° enfin les ducs et pairs à brevet, comme à la maison de Clermont-Tonnerre. Il y auroit encore quelques ducs de création étran-

1587 ; il fut chevalier du Saint-Esprit en 1597, le sixième après deux ducs et trois gentilshommes[1], et mourut sans enfants en novembre 1605[2]; ainsi finit sa branche, et il étoit fils unique du frère aîné du premier duc de Piney.

Il faut remarquer que ce duc à brevet de Brienne avoit deux sœurs[3], toutes deux mariées deux fois : l'aînée, à[4] Louis de Plusquellec, comte de Kerman en Bretagne, puis à Just de Pontallier, baron de Pleurs[5]; la cadette, à Georges d'Amboise, seigneur d'Aubijoux et de Casaubon[6], puis à Bernard de Béon, seigneur du Massez, gouverneur de Saintonge et d'Angoumois[7]; elle mourut avec posté-

gère, au Comtat d'Avignon ou en Italie, auxquels le Pape ou autre prince étranger a donné cette qualité. » Les titres de duché, avec ou sans pairie, vérifiés par les cours souveraines, étaient héréditaires de mâle en mâle ; mais les duchés-pairies pouvaient être transmis par les femmes lorsque cette clause avait été stipulée dans les lettres d'érection. Ils donnaient seuls le droit de siéger et d'opiner au Parlement, à l'exclusion des duchés simples vérifiés. Les duchés à brevet s'éteignaient avec l'impétrant, étant créés par un simple brevet royal qui ne comportait pas la vérification et l'enregistrement; mais le Roi pouvait en continuer la possession à l'héritier, par une autorisation spéciale, ou le renouveler en sa faveur, comme cela se fit pour les Roquelaure.

1. Voyez tome I, Addition n° 6, p. 310.
2. Saint-Simon prend sa date dans le P. Anselme (*Histoire généalogique*, tome III, p. 731) ; mais cet ouvrage a confondu la date de la mort de la comtesse de Brienne (25 novembre 1605) avec celle de la mort du mari (18 février 1608); voyez le *Moréri*, tome VI, p. 519, et le *Dictionnaire de la Noblesse*, de la Chenaye des Bois, tome IX, p. 229.
3. Diane et Louise de Luxembourg.
4. La préposition *à* est écrite deux fois.
5. Just de Pontallier, baron de Pleurs près Sézanne, se maria vers 1600 et mourut sans postérité. Voyez la filiation de sa maison dans l'*Histoire généalogique* du P. Anselme.
6. Georges d'Amboise était capitaine de cinquante hommes d'armes; il mourut à trente-trois ans.
7. Bernard de Béon, fils d'Aimery, seigneur du Massez, et de Marguerite de Castelbajac, se titrait marquis de Bouteville, et fut lieutenant du Roi aux gouvernements du Limousin, de la Rochelle, de l'Aunis, etc. Henri IV l'avait désigné pour l'Ordre, quand il mourut à Montceaux, le 8 août 1607. Il était veuf lorsqu'il épousa Louise de Luxembourg.

rité masculine[1], à Bouteville[2], 16 juin[3] 1647, à quatre-vingts ans : il s'agira d'elle dans la suite du procès. Son dernier mariage, qui fut une étrange mésalliance[4], fut précédé[5] de celle de la sœur de son père, mariée à Christophe Jouvenel[6], si plaisamment dit des Ursins[7], marquis de Traînel, et pourtant chevalier de l'Ordre et gouverneur de Paris : nous l'allons voir suivie d'une autre qu'on a déjà vue dans la généalogie.

[Add. S!-S. 66] Notre premier duc de Piney[8] est fort connu par ses

1. La postérité masculine de Bernard de Béon et de Louise de Luxembourg se borna à Charles de Béon, marquis de Bouteville, maréchal de camp, qui, en 1664, disputa, du chef de sa mère, la terre de Piney au duc de Montmorency-Luxembourg ; voyez ci-après, p. 43, note 3.

2. Bouteville, bourg de l'Angoumois, à trois lieues de Cognac, était un domaine royal engagé, sous François Ier, à Claude de Montmorency-Fosseux, puis aux Béon du Massez : ce qui explique comment les deux familles en portaient également le titre. Bernard de Béon y fit construire un superbe château.

3. Le P. Anselme donne cette date du mois de juin, qui est exacte, tandis que Moréri donne celle de janvier : ce qui montre que notre auteur transcrit l'*Histoire généalogique*.

4. Voyez l'Addition n° 6, tome I, p. 310. Les Béon prétendaient, ou du moins ils prétendirent plus tard se rattacher à la maison de Béarn (*Dictionnaire de la Noblesse*, de la Chenaye des Bois, tome II, p. 323) ; mais cela n'était rien moins que prouvé.

5. Par mégarde, *précédée*, pour *précédé*.

6. Madeleine de Luxembourg épousa en 1557 Christophe Jouvenel des Ursins, baron de la Chapelle, qui eut l'Ordre à sa création, en 1578, et mourut en 1588. Il n'était que baron de Traînel, et non marquis.

7. Cette famille de Jouvenel, illustrée par un des historiens de Charles VI, descendait d'un bourgeois de Troyes, et l'on prétendait qu'elle avait pris le nom et les armes de la famille Orsini d'Italie parce que la ville de Paris, en reconnaissance de services rendus par Jean Jouvenel, prévôt des marchands en 1388, lui avait donné l'*hôtel des Ursins*. Voyez Piganiol de la Force, *Description de Paris*, tome I, p. 441-448.

8. Ci-dessus, p. 21. François de Luxembourg, fils puîné d'Antoine II, comte de Brienne, fut d'abord destiné à l'Église, puis embrassa la profession des armes et remplit aussi plusieurs missions diplomatiques. Henri III, qui l'aimait beaucoup, érigea pour lui la terre de Piney en duché (1576) et en pairie (1581), et celle de Tingry en principauté. Il

deux ambassades à Rome, où il reçut tant de dégoûts[1]. Sa première femme étoit fille et sœur des deux ducs d'Aumale[2], et la seule dont il eut des enfants. Malgré l'énorme exemple de ses beaux-frères[3], il fut fidèle contre la Ligue. Sa seconde femme[4] étoit sœur de la reine Louise, veuve d'Henri III, et veuve du duc de Joyeuse[5], favori de ce prince. A tout prendre, ce premier duc de Piney étoit un assez pauvre homme, à tout ce qu'on voit de lui ; mais, quel qu'il fût, on ne s'accoutume point, en[6] remontant à ces temps-là, à ne lui voir qu'un fils et une fille (car l'autre fille[7], qui étoit cadette, fut religieuse et abbesse de Notre-Dame de Troyes, où elle mourut en 1602), on ne s'accou-

le fit aussi chevalier des ordres en 1580. Ce duc de Piney mourut à Pougy, le 30 septembre 1613. Voyez, dans l'*Histoire généalogique* du P. Anselme, tome III, p. 869-876, les lettres d'érection et de vérification de son duché-pairie. On trouvera son oraison funèbre, par le frère Pierre Dante, et son portrait lavé, dans le ms. Clairambault 1115, fol. 16 et 62.

1. Il alla à Rome trois fois, et non deux : 1º en 1586, pour Henri III ; 2º en 1589, pour la noblesse catholique qui voulait amener l'entente entre le roi de Navarre et le Saint-Siége ; et 3º en 1599, pour négocier le mariage d'Henri IV avec Marie de Médicis. C'est dans sa seconde ambassade qu'il échoua auprès de Sixte V, et surtout de Grégoire XIV, tout dévoué à la Ligue et à l'Espagne.

2. Marguerite-Diane de Lorraine, fille de Claude de Lorraine, et sœur de Charles de Lorraine, premier et second ducs d'Aumale. Elle était née en 1558 et se maria en 1576.

3. Le second duc d'Aumale et son frère le chevalier (Claude de Lorraine, tué à Saint-Denis en 1591) furent deux des plus ardents promoteurs et défenseurs de la Ligue.

4. Marguerite de Lorraine, fille de Nicolas, comte de Vaudémont, duc de Mercœur, et sœur de la reine Louise (1553-1601), qui avait été mariée, le 15 février 1575, à Henri III. Cette seconde duchesse de Piney, mariée en 1599, mourut en 1625.

5. Anne, duc de Joyeuse et pair de France (1581), amiral (1582), chevalier des ordres (1583), etc. ; vaincu et tué à Coutras, le 20 octobre 1587.

6. *En* corrigé à.

7. Louise de Luxembourg, nommée abbesse en 1597, et morte au mois d'avril 1602, à vingt-deux ans.

tume point, dis-je, à lui voir marier sa seule fille[1] à René Potier[2], et une fille de cette naissance, et qui, par la mort de son frère unique sans enfants, pouvoit apporter tous les biens de cette grande maison et la dignité de duc et pair, si rare encore[3], à son mari; et il faut noter que le premier duc de Piney fit ce mariage dans son château de Pougy[4], sa principale demeure, et où il mourut six ou sept ans après, son fils unique n'ayant que quatorze ans lors de ce mariage.

René Potier étoit alors uniquement bailli et gouverneur de Valois. Il ne fut chambellan du Roi et gouverneur de Châlons que l'année d'après son mariage et même dix-huit mois, et trois ans après capitaine des gardes du corps, qu'il acheta du marquis de Praslin[5]. Il poussa après sa fortune, à force d'années, jusqu'à devenir duc et pair à

1. Marguerite de Luxembourg, mariée par contrat du 28 avril 1607, et morte le 9 août 1645.

2. René Potier obtint l'érection du comté de Tresmes en duché-pairie en 1648, sous le nom de Gesvres. Il avait été fait gouverneur de Valois en 1599, chambellan ordinaire d'Henri IV le 30 décembre 1608, gouverneur de Châlons le 20 octobre 1609, capitaine des gardes du corps le 18 janvier 1611, chevalier des ordres le 31 décembre 1619, conseiller d'État le 26 décembre 1629. Il eut encore le gouvernement de Pontaudemer le 29 novembre 1661, se démit de sa pairie en avril 1669, mais en conserva les honneurs, et mourut le 1er février 1670, à quatre-vingt-treize ans. Voyez, dans *Piganiol de la Force*, tome IV, p. 89-94, son épitaphe et celle de sa femme, « cette illustre personne, issue de plusieurs empereurs et d'un nombre infini d'autres têtes couronnées. »

3. En dehors des duchés créés pour les princes de la maison de France et pour les maisons de Bourbon, de Savoie, de Bretagne ou de Lorraine, il n'y avait de duchés-pairies érigés en faveur de particuliers que ceux d'Uzès (1565), de Joyeuse (1581), d'Épernon (1581), de Montbazon (1588), de Ventadour (1589), de Thouars (1595) et de Sully (1606).

4. Ce château était un des plus considérables et des plus forts de la Champagne. La commune de Pougy compte aujourd'hui cinq cent cinquante habitants; elle est à vingt kilomètres S. S. E. d'Arcis-sur-Aube.

5. Charles de Choiseul, marquis de Praslin, lieutenant général en Champagne, gouverneur de Saintonge et d'Aunis, capitaine de la première compagnie des gardes du corps et chevalier des ordres, maréchal de France en 1619; mort le 1er février 1626, à soixante-trois ans.

l'étrange fournée de 1663[1] ; et son fils, le gros duc de Gesvres[2], vendit sa charge de capitaine des gardes du corps à M. de Lauzun, et acheta celle de premier gentilhomme de la chambre, qui a passé à sa postérité avec le gouvernement de Paris, qu'il eut à la mort du duc de Créquy[3]. René Potier[4] dont il s'agit étoit fils et frère aîné de secrétaires d'État[5], qui, et longtemps depuis, n'avoient pas pris le vol où ils se sont su élever. Le secrétaire d'État étoit

1. Les lettres d'érection de Tresmes-Gesvres en duché-pairie, quoique remontant à 1648, ne furent vérifiées par le Parlement que le 15 décembre 1663, avec celles de treize autres duchés-pairies créés au profit des maisons d'Estrées, de Gramont, de la Meilleraye, Mazarin, de Villeroy, de Mortemart, de Créquy, de Beauvillier, de Foix-Randan, de Liancourt, de Noailles et de Coislin. Saint-Simon reviendra sur cette « étrange fournée. »
2. Léon Potier, comte de Sceaux, puis marquis, et enfin duc de Gesvres, succéda à son père, comme capitaine des gardes du corps, en juin 1646, et comme duc et pair, en 1669. Il vendit la même année sa charge de capitaine des gardes du corps, pour devenir premier gentilhomme de la chambre (28 juillet 1669). Il avait eu, en 1651, le gouvernement des comtés du Maine, de Laval et du Perche, devint gouverneur de Paris en 1687, chevalier des ordres en 1688, et fut, comme son père, gouverneur et grand bailli de Valois, gouverneur et capitaine des chasses de Montceaux, etc. Il mourut le 9 décembre 1704, à quatre-vingt-quatre ans. Voyez son épitaphe historique dans *Piganiol de la Force*, tome IV, p. 97-100.
3. Sur ce duc de Créquy, voyez tome I, p. 151-152, et, sur la vente de son gouvernement, les *Lettres de Sévigné*, tome VIII, p. 18 et 21-22.
4. Devant *René Potier*, ont été biffés les mots : *Son père*.
5. Louis Potier de Gesvres, secrétaire d'État, très-fidèle serviteur de Charles IX et d'Henri III, ménagea la réconciliation de ce dernier avec Henri de Navarre, ne se rendit pas moins utile sous les règnes d'Henri IV et de Louis XIII, et mourut le 25 mars 1630. En 1606, il avait fait passer la survivance de sa charge à son troisième fils, Antoine Potier, seigneur de Sceaux, qui, l'ayant exercée à partir de 1614, se distingua soit dans ses fonctions de secrétaire d'État, soit dans des missions diplomatiques, et mourut au siége de Montauban, le 13 septembre 1621. Le père reprit alors la charge, mais s'en démit au bout d'une année, au profit de son neveu Nicolas Potier d'Ocquerre. Voyez les lettres de Louis XIII à M. de Gesvres, publiées par M. de Boislisle, dans l'*Annuaire-Bulletin de la Société de l'Histoire de France*, année 1873,

énormément riche : il avoit été secrétaire du Roi, puis secrétaire du Conseil, et avoit travaillé dans les bureaux du secrétaire d'État Villeroy[1]. Il ne fut secrétaire d'État qu'en février 1589. Son père[2] étoit conseiller au Parlement, et son grand-père[3] prévôt des marchands[4], dont le père[5] étoit général des monnoies, au delà duquel on ne voit rien[6]. Il ne faut donc pas croire que les mésalliances soient si nouvelles en France ; mais, à la vérité, elles n'étoient pas communes alors.

Le second duc de Piney[7] mourut si jeune qu'on ne sait

p. 216 et 232. Ce fut en faveur du père que la terre de Tresmes fut érigée en comté par Henri IV (1608).

1. Nicolas de Neufville, seigneur de Villeroy, secrétaire d'État sous Charles IX, Henri III, Henri IV et Louis XIII, mort le 12 novembre 1617, à l'âge de soixante-quatorze ans. On a de lui des *Mémoires d'État* qui vont de 1567 à 1604.

2. Jacques Potier, seigneur de Blancmesnil, reçu conseiller en 1524, et mort en 1555. Jean Bodin et le chancelier de l'Hospital parlent de lui avec éloge.

3. Nicolas Potier, deuxième du nom, seigneur de Groslay et de Blancmesnil, fut, de 1499 à 1501, prévôt des marchands de Paris, et eut, comme son père, une charge de général des monnaies.

4. Le prévôt des marchands, premier magistrat municipal de la capitale, était élu au scrutin par le conseil de ville et nommé par le Roi, pour deux ans ; généralement on renouvelait son mandat une ou deux fois de suite. C'était presque toujours un conseiller d'État ou un magistrat. Nicolas Potier fut contraint, par arrêt du Parlement, d'accepter la prévôté, comme en étant plus digne qu'aucun autre candidat.

5. Nicolas Potier, premier du nom, l'un des quatre notables nommés généraux des monnaies en 1475. Ces généraux, au nombre de six ou huit, avaient la juridiction en matière monétaire sur toute la France ; ils formèrent plus tard la cour des Monnaies. Avant Nicolas, les Potier n'étaient que des bourgeois de Paris, faisant le commerce de pelleterie. Voyez le « trait cruel » du duc de Gesvres raconté dans le tome II, p. 273-275.

6. Cet article des Potier est fait d'après les mêmes recueils généalogiques que celui de la maison de Luxembourg.

7. Henri de Luxembourg, duc de Piney, né le 11 octobre 1593, mort le 23 mai 1616. En juin 1597, n'ayant pas par conséquent quatre ans, il fut marié à Madeleine de Montmorency, dame de Thoré.

quel il eût été. Le mariage de sa fille[1] et presque[2] unique héritière fut l'effet et l'effort de la faveur alors toute-puissante du connétable de Luynes. Le père étoit mort en 1616, et la mère en 1615 ; l'autre fille n'a point eu de postérité, et la singularité de l'issue de son mariage avec le duc de Ventadour les a suffisamment fait connoître l'un et l'autre[3].

Venons présentement à notre duchesse héritière de Piney. Elle perdit son mari au bout de dix ans de mariage : elle avoit été mariée à douze ans, et n'en avoit que vingt-deux lorsqu'elle devint veuve, puisqu'elle en avoit soixante-douze lorsqu'elle mourut, en 1680. Il paroît qu'elle ne fit pas grand cas de son premier mari ni des deux enfants[4] qu'elle en eut. Toute la faveur avoit disparu avec le connétable de Luynes. Louis XIII, né à Fontainebleau, 27 septembre 1601, tenu en esclavage par la Reine sa mère et ses favoris, jusqu'à savoir à peine lire et écrire[5],

1. Marguerite-Charlotte de Luxembourg, duchesse de Piney, épousa, en juillet 1620, Marie-Léon d'Albert, seigneur de Brantes, frère du connétable de Luynes, qui fit relever en sa faveur le titre de duc de Luxembourg. Il mourut le 25 octobre 1630, et le père de notre auteur lui succéda dans le gouvernement de Blaye (tome I, p. 148-149).
2. *Et presque* est ajouté au-dessus de la ligne.
3. Marie-Liesse de Luxembourg épousa Henri de Levis, duc de Ventadour, pair de France, lieutenant général en Languedoc, etc. N'ayant point d'enfants, ils se séparèrent pour se consacrer à la vie religieuse. M. de Ventadour, qui avait remis son duché à un frère cadet (1634), devint chanoine de l'Église de Paris et alla faire construire à Chambéry le couvent de carmélites déchaussées où entra sa femme. Ce fut dans cette ville qu'il reçut le sous-diaconat, le même jour que la duchesse faisait profession (22 septembre 1639). Elle y mourut le 18 janvier 1660, après trente ans de cloître. Le duc mourut à Paris, le 14 octobre 1680, âgé de quatre-vingt-quatre ans, ayant fait les fonctions de directeur général des séminaires; il fut enterré à Notre-Dame.
4. Voyez ci-après, p. 31 et 32.
5. « La reine mère, qui vouloit dominer,... avoit fait élever le Roi à dessein de le rendre incapable de faire son métier lui-même. » (Tallemant des Réaux, *Historiettes*, tome II, p. 8.) Sur l'éducation de Louis XIII, voyez le *Journal de Jean Héroard*, son médecin (édition de MM. Soulié et de Barthélemy, 1868). S'il sut « à peine lire et écrire, »

n'avoit que quinze ans et demi[1] lorsque, n'ayant que le seul Luynes à qui pouvoir parler, [il] consentit à se livrer à lui pour se délivrer de prison et d'un joug énorme, en faisant arrêter le maréchal d'Ancre[2], qu'il défendit à plusieurs reprises de tuer, et qu'à cet âge on lui fit croire qu'on n'avoit pu s'en dispenser. Ce même âge, joint à l'inexpérience et à l'ignorance totale où il avoit été tenu, l'abandonna à son libérateur, qui en sut si rapidement et si prodigieusement profiter; et lorsqu'il mourut, à la fin de 1621, Louis XIII, qui ne faisoit qu'avoir vingt ans, s'étoit déjà ouvert les yeux sur un si grand abus de sa faveur[3]. Elle ne put donc plus rien, et il n'est pas étrange qu'en 1630 que la duchesse héritière de Piney devint veuve d'un frère de ce connétable, le duc de Chaulnes[4], son autre frère, qui étoit aussi maréchal de France, et qui ne laissoit pas de figurer à force de mérite et d'établissements, ne l'ait pu empêcher d'user de toute l'autorité de mère sur ses enfants, et de toute la liberté de veuve, en se remariant. Celui qu'elle épousa[5] étoit par sa naissance

ce ne fut pas faute de leçons, car il commença à apprendre dès l'âge de deux ans.

1. Saint-Simon a corrigé 16 en 15; *et demi* est ajouté en interligne.
2. Concino Concini, originaire de Toscane et amené en France par Marie de Médicis, devint tout-puissant après la mort d'Henri IV, et fut successivement gentilhomme servant de la Reine, écuyer et gentilhomme du jeune roi, gouverneur de la Normandie et d'Amiens, maréchal de France et marquis d'Ancre. Il fut tué sur le pont-levis du Louvre, le 24 avril 1617, par les courtisans qui avaient ordre de l'arrêter.
3. Comparez tome I, p. 146.
4. Honoré d'Albert, seigneur de Cadenet, frère cadet du connétable et de M. de Brantes, devint, par la faveur de Luynes, chevalier des ordres, conseiller d'État, ambassadeur, gouverneur d'Auvergne et de Picardie, maréchal de France. Ayant épousé en 1619 l'héritière de la maison d'Ailly et des comtes de Chaulnes en Picardie, il obtint l'érection de cette dernière terre en duché-pairie. Il mourut le 30 octobre 1649, âgé de soixante-neuf ans. C'est le père du duc de Chaulnes dont Saint-Simon racontera la mort en 1698.
5. La duchesse de Luxembourg se remaria, en juin 1631, avec

un parti très-digne d'elle, mais d'ailleurs il étoit frère cadet du comte de Tonnerre[1], père de l'évêque-comte de Noyon dont j'ai parlé plus haut[2], et ce comte de Tonnerre, bien qu'aîné, fit une mésalliance qui marque qu'il avoit besoin de bien[3]. L'amour apparemment fit faire ce second mariage, et, comme il entraîna la chute du nom, du rang et des honneurs de duchesse, ce couple s'en alla vivre chez l'épouse, dans sa magnifique terre de Ligny[4], où tous deux sont morts sans en être presque jamais sortis[5]. Il étoit de l'intérêt du nouvel époux de se défaire du fils et de la fille du premier lit. Le fils[6] en offrit les moyens de soi-même : il étoit imbécile ; ils le firent inter-

Charles-Henri de Clermont-Tonnerre, fils d'un chevalier des ordres et lieutenant général au gouvernement de Bourgogne.

1. François de Clermont, comte de Tonnerre, mort le 24 septembre 1679, à soixante-dix-neuf ans. Il était lieutenant général des armées, lieutenant général au gouvernement de Bourgogne, chevalier des ordres.
2. Tome I, p. 279-281.
3. Ce comte de Clermont-Tonnerre épousa Marie Vignier, veuve du baron de Créquy-Ricey et fille de Jacques Vignier, maître des requêtes, intendant des finances, président des états de Bourgogne; grande chicaneuse, dont parle le Chansonnier, ms. Fr. 12 620, p. 207.
4. Cette terre, située à peu de distance de Bar-le-Duc et apportée dans la maison de Luxembourg par une héritière des comtes de Mouzon, était devenue l'apanage de la branche établie en France, et avait été érigée en comté, en 1367, pour Guy de Luxembourg, comte de Saint-Pol. On voyait dans l'église les statues d'albâtre d'Antoine de Luxembourg et de Marguerite de Savoie, et ce fut là aussi que furent transportés, en 1695, les restes du maréchal de Luxembourg. Ses héritiers vendirent le comté, moyennant deux millions et demi; en 1719, au duc Léopold, qui le réunit au Barrois; il ne subsiste du château féodal du quatorzième siècle, démoli en 1746, qu'une tour ronde, devenue monument historique, et le parc, transformé en promenade publique.
5. Le mari mourut le 8 juillet 1674, et la femme en décembre 1680. En qualité de dernière héritière de la maison de Luxembourg, elle avait envoyé un représentant aux conférences de Nimègue pour réclamer son rétablissement dans le duché et pour protester contre tout ce qui pourrait nuire à ses droits de souveraineté dans le traité qu'on préparait.
6. Henri-Léon d'Albert de Luxembourg, duc de Piney, né le 5 août 1630, mourut prêtre le 19 février 1697.

dire juridiquement et enfermer à Paris, à Saint-Lazare[1] ; et, de peur que quelqu'un ne le fît marier, ils le firent ordonner diacre ; et c'est dans cet état et dans ce même lieu qu'il a passé sa longue vie et qu'il est mort[2]. La fille[3] n'avoit guère le sens commun, mais n'étoit pas imbécile : on la fit religieuse à Paris, à l'Abbaye-aux-Bois[4]. De fois à autre elle disoit que ç'avoit été malgré elle ; mais elle y vécut vingt ans professe et y fut plusieurs années maîtresse des novices, ce qui ne marque pas qu'elle eût été forcée ; ou du moins il paroît par cet[5] emploi qu'elle avoit consenti et pris goût à son état, puisqu'on la chargeoit d'y former les novices. Elle étoit encore dans cette fonction quand Monsieur le Prince l'en tira, comme on le dira bientôt[6].

1. Il fut d'abord enfermé à l'abbaye de Clairvaux (10 avril 1688). « Comme sa vie n'est pas trop bien réglée, écrivit le secrétaire d'État à l'abbé de ce monastère, il ne faut pas que vous lui permettiez de dire la messe, en cas qu'il en eût envie. » Puis, le 14 mai 1691, il fut mis à Saint-Lazare, moyennant une pension payée par sa famille. Ces dates ne s'accordent pas du tout avec ce que Saint-Simon dira plus loin, p. 42.

2. On a un factum imprimé des parents, adressé au Roi et intitulé : *Motifs de l'interdiction de M. le duc de Luxembourg*. Ce duc était entièrement sous la domination d'une maîtresse avec laquelle il vivait presque dans la misère, et qu'il finit par épouser, quoique diacre. « Ce mariage a paru par un baptême d'une Françoise-Éléonore, fille d'Henri de Luxembourg et de Françoise Guisy, sa femme, célébré en l'église de Saint-Côme de votre ville de Paris, le 3 janvier de l'année 1659.... » (Bibl. nationale, imprimé in-4°, de 8 pages.)

3. Marie-Louise-Charlotte-Claire d'Albert de Luxembourg, d'abord religieuse et coadjutrice de « l'illustre église » et abbaye des dames chanoinesses de Poussay, puis titrée princesse de Tingry et nommée dame du palais de la reine Marie-Thérèse en août 1679, mourut fort vieille, le 16 juillet 1706. Voyez l'Addition n° 69, indiquée ci-après, p. 40.

4. Cette abbaye, établie d'abord rue Saint-Père, par des religieuses de l'Annonciade de Bourges (1637), se transféra, en 1640, dans la rue de Sèvres, sous les auspices de Mademoiselle de Montpensier ; mais la communauté se dispersa en 1654, et fut remplacée par des religieuses de Notre-Dame-aux-Bois (diocèse de Noyon), d'où vint le nom définitif.

5. Saint-Simon a corrigé *un* en *cet*. — 6. Ci-après, p. 40-41.

M. de Luxembourg[1], qui combla sa fortune en épousant la fille unique du second lit[2], étoit fils unique de ce M. de Bouteville[3] si connu par ses duels, et qui, retiré à Bruxelles pour avoir tué en duel le comte de Torigny[4] en 1627[5], hasarda de revenir à Paris se battre à la place Royale contre Bussy d'Amboise[6], qui étoit Clermont-Gallerande, qu'il tua[7]. Bouteville[8] avoit pour second son cousin de Rosmadec, baron des Chapelles[9], qui eut affaire au baron d'Harcourt[10], second de l'autre, qui fut le seul qui s'en tira,

M. de Luxembourg, sa branche et sa fortune. [Add. S^tS. 67]

1. Le maréchal duc de Luxembourg ; voyez tome I, p. 34, note 8.
2. Il épousa, le 17 mars 1661, Madeleine-Charlotte-Bonne-Thérèse de Clermont, duchesse de Luxembourg, qui mourut le 21 août 1701, à soixante ans.
3. François de Montmorency, comte de Luxe, seigneur de Bouteville, né en 1600, gouverneur de Senlis en 1614, décapité le 22 juin 1627. De son mariage avec Élisabeth-Angélique de Vienne (1617), il n'avait eu que deux filles, et ce fut seulement six mois après son exécution que naquit, le 8 janvier 1628, le fils qui devait être le maréchal de Luxembourg. La retraite de Bouteville en Flandre fit revenir le gouvernement de Senlis aux Saint-Simon.
4. Jacques Goyon de Matignon, comte de Torigny, gouverneur de Cherbourg et de Granville, mestre de camp de la cavalerie légère, s'était distingué dans plusieurs campagnes quand il fut tué par Bouteville.
5. Non en 1627, mais le 25 mars 1626. Saint-Simon confond les dates des deux duels.
6. Henri de Clermont-Gallerande, de la branche qui avait succédé aux nom et biens de la maison d'Amboise-Bussy, fut tué en duel le 12 mai 1627.
7. Ce ne fut pas Bouteville, mais son second, qui tua Bussy d'Amboise. Voyez le *Mercure françois*, tome XIII, p. 400-460.
8. *Boutteville* (sic) est en interligne, au-dessus d'*et qui*, effacé. Le point qui suit *tua* a été, on le voit, ajouté après coup.
9. François de Rosmadec, comte, et non baron des Chapelles, était fils de Sébastien de Rosmadec, seigneur de Molac, en Bretagne, et de Françoise de Montmorency de Hallot, cousine germaine de Bouteville.
10. Saint-Simon avait d'abord écrit *Beuvron*, qu'il a effacé pour mettre au-dessus : *Harcourt*. A la fin de la ligne, *s'est tiré* a été corrigé en *s'en tira*. — Guy d'Harcourt-Beuvron, dit le marquis d'Harcourt, né le 19 décembre 1601, était fils d'un des plus fidèles serviteurs de Louis XIII,

et qui s'en alla en Italie, se jeta dans Casal assiégé par les Espagnols, et y fut tué en novembre 1628. Il ne fut point marié, et il étoit[1] frère puîné du grand-père du marquis de Beuvron[2], père du maréchal duc d'Harcourt. La mère[3] de ces deux frères étoit fille du maréchal de Matignon[4]. Il étoit cousin germain de ce comte de Torigny, fils de la Longueville[5], que Bouteville avoit tué, petit-fils du même maréchal de Matignon, et premier mari, sans[6] enfants, de la duchesse d'Angoulême la Guiche[7], fille du grand maître de l'artillerie. Ce comte de Torigny étoit frère aîné d'autre comte de Torigny[8], qui lui succéda,

et avait le gouvernement de Falaise. Saint-Simon emprunte au P. Anselme les deux ou trois lignes qui le concernent, mais en altérant le fait principal, car c'est Beuvron que Bouteville avait provoqué et qui prit Bussy pour son second.

1. Devant *frère*, il y a un premier *putné* (*puisné*), biffé.
2. François d'Harcourt, marquis de Beuvron (1598-1658), lieutenant général en Normandie, gouverneur du vieux château de Rouen, etc.; père de François III, marquis de Beuvron (qui eut les mêmes charges, reçut l'Ordre en 1688, et mourut le 22 avril 1705, âgé de soixante-dix-huit ans), et grand-père du maréchal d'Harcourt, déjà nommé dans le tome I, p. 246.
3. Gilonne de Matignon, mariée en 1580 à Pierre d'Harcourt, marquis de Beuvron, était fille de Jacques II Goyon, sire de Matignon et comte de Torigny, qui fut fait maréchal de France en 1579 et mourut en 1597.
4. Après *Mattignon* (sic), il y avait d'abord : « ainsi il servit de 2d à son cousin le comte de Torigny. » Les sept premiers mots ont été effacés, *il étoit* a été écrit au-dessus, *le* corrigé en *de*, et *ce* ajouté en interligne. A la ligne suivante, les mots : « que Boutteville avoit tué », sont aussi au-dessus de la ligne.
5. Éléonore d'Orléans, fille de Léonor, duc de Longueville, et de Marie de Bourbon, duchesse d'Estouteville, fut mariée en 1596 à Charles, sire de Matignon et comte de Torigny; d'où le comte de Torigny tué en 1626.
6. La première lettre de *sans* est un *d* corrigé en *s*.
7. Voyez tome I, p. 24, note 2.
8. François de Matignon, lieutenant général en Normandie, gouverneur de Cherbourg, Granville, etc., chevalier des ordres en 1661, mort le 19 janvier 1675.

lequel fut père du dernier maréchal de Matignon[1] et du comte de Matignon[2], dont le fils unique a été fait duc de Valentinois en épousant la fille aînée du dernier prince de Monaco-Grimaldi[3].

MM. de Bouteville et des Chapelles furent pris se sauvant en Flandres et eurent la tête coupée en Grève, à Paris, par arrêt du Parlement, 22 juin 1627. Ce M. de Bouteville avoit épousé, en 1617, Élisabeth, fille de Jean Vienne[4], président en la Chambre des comptes, et d'Élisabeth Dolu; et cette Mme de Bouteville a vu toute la fortune de son fils et les mariages de ses deux filles. Elle a passé sa longue vie toujours retirée à la campagne, et y est morte en 1696, à quatre-vingt-neuf ans, et veuve depuis soixante-neuf ans[5]. M. de Bouteville étoit de la mai-

1. Charles-Auguste de Matignon, chevalier de Torigny, puis comte de Gacé, né le 28 mai 1647, colonel du régiment de Vermandois, gouverneur du pays d'Aunis (1684), lieutenant général (30 mars 1693), et enfin maréchal de France (1708), sous le nom de maréchal de Matignon; mort à Paris, le 6 décembre 1739.

2. Jacques III (1644-1725), qui eut les mêmes gouvernements en Normandie que les précédents, et qui fut chevalier des ordres (1688), lieutenant général (1693). Voyez ci-après, p. 134, note 4.

3. Jacques-François-Léonor Goyon, sire de Matignon, comte de Torigny, etc., lieutenant général en Normandie, mestre de camp de cavalerie, etc., né le 21 novembre 1689, épousa, le 20 octobre 1715, Louise-Hippolyte Grimaldi, fille aînée et héritière présomptive d'Antoine Grimaldi, prince souverain de Monaco, duc de Valentinois (1661-1731). Au mois de décembre 1715, le duché-pairie de Valentinois fut de nouveau érigé en sa faveur, et il fut également substitué, ainsi que sa postérité, aux nom et droits de la maison de Grimaldi-Monaco. La duchesse de Valentinois mourut le 29 décembre 1731, et son mari le 23 avril 1751. — On peut conclure de ces différentes dates que Saint-Simon a écrit ce passage de ses *Mémoires* après l'année 1731.

4. Jean de Vienne, ancien contrôleur général des finances, fut président des comptes de 1601 à 1608. Sa fille Élisabeth-Angélique épousa Bouteville le 17 mars 1617, un mois après qu'une autre fille aînée s'était fait enlever par Saveuse, au grand scandale de tout Paris.

5. Elle mourut au château de Dangu, dans la nuit du 5 au 6 août 1696.

son de Montmorency, petit-fils d'un puîné du baron de Fosseux[1].

[Add. S^tS. 68]
M. de Luxembourg naquit posthume six mois après la mort de[2] son père ; il étoit fils unique, cadet de deux sœurs : Mme de Valençay[3], l'aînée, morte en 1684, n'a fait aucune figure par elle ni par les siens ; la cadette[4], belle, spirituelle et fort galante, peut-être encore plus intrigante, a toute sa vie fait beaucoup de bruit dans le monde dans ses trois états de fille, de duchesse de Châtillon, enfin de duchesse de Meckelbourg[5], contribua fort à la fortune de son frère, avec qui elle fut toujours intimement unie, et mourut à Paris, vingt jours après lui, et

1. Claude de Montmorency, baron de Fosseux en Artois, engagiste du domaine de Bouteville, eut pour second fils François de Montmorency, qui fut baron de Bouteville. Du mariage de François avec Louise de Gebert naquit Louis de Montmorency, seigneur de Bouteville, qui fut gouverneur de Senlis et épousa Charlotte-Catherine, fille du comte souverain de Luxe, en Navarre. Il en eut le père du maréchal de Luxembourg.
2. Saint-Simon avait mis d'abord : « n'avoit guère qu'un an à la mort de. » Il a biffé ces mots, moins *de*, et a écrit au-dessus de la ligne : « naquit posthume six mois après la mort de, » doublant ainsi *de* par mégarde.
3. Marie-Louise de Montmorency-Bouteville, mariée à Dominique d'Estampes, marquis de Valençay, qui mourut en 1691.
4. Élisabeth-Angélique de Montmorency-Bouteville. Voyez tome I, p. 218, note 1.
5. Jeune fille, Mlle de Bouteville est enlevée par Gaspard de Coligny-Châtillon ; devenue duchesse de Châtillon, elle exerce son ascendant irrésistible sur Condé et sur d'autres personnages illustres, menant de front la politique et l'amour ; duchesse de Meckelbourg, elle s'occupe d'accumuler des richesses et de travailler pour son frère et ses neveux. On l'avait soupçonnée de trahir les princes au profit de Mazarin ; il est certain qu'elle fit à Bruxelles le métier d'agente de Louvois. Voyez son portrait dans la *Galerie de Mademoiselle*, dans les *Mémoires de Mme de Motteville*, dans l'*Histoire amoureuse des Gaules*, dans les *Mémoires de Choisy*, ou dans *Mme de Longueville pendant la Fronde*, par V. Cousin, 2e édition, p. 138 et suivantes, et un article de M. Chéruel dans les *Mémoires sur la vie.... de Foucquet*, tome I, p. 337-353. On publia en 1699, à Cologne, une *Histoire véritable de la duchesse de Châtillon*.

de la même maladie, ayant un an plus que lui, et sans enfants¹.

Un grand nom, qui, dans les commencements de la vie du jeune Bouteville, brilloit encore de la mémoire de cette branche illustre des derniers connétables² et de l'amour que la princesse douairière de Condé³ portoit à son nom, beaucoup de valeur, une ambition que rien ne contraignit, de l'esprit, mais un esprit d'intrigue, de débauche et du grand monde⁴, lui fit surmonter le désagrément d'une figure d'abord fort rebutante, mais, ce qui ne se peut comprendre de qui ne l'a point vu, une figure à laquelle on s'accoutumoit, et qui, malgré une bosse médiocre par devant, mais très-grosse et fort pointue par derrière⁵, avec tout le reste de l'accompagnement ordinaire des bossus, avoit un feu, une noblesse et des grâces naturelles et qui brilloient dans ses plus simples actions. Il

1. Voyez l'Addition n° 6, tome I, p. 315, et ci-après, p. 234.
2. L'auteur de la branche de Fosseux-Bouteville était frère aîné, d'un premier mariage, de l'auteur de la branche ducale de Montmorency, illustrée par les deux connétables Anne (1538) et Henri (1593), et par le duc Henri II de Montmorency, décapité en 1632.
3. Charlotte-Marguerite de Montmorency, fille du connétable Henri.
4. Dans une note de son Chansonnier (ms. Fr. 12 691, p. 350), Gaignières s'exprime ainsi : « Le maréchal duc de Luxembourg étoit brave, plein d'esprit et bon capitaine ; mais jamais homme n'a été plus petit à la cour par les minuties dans lesquelles il se jetoit. Il étoit dans les tracasseries et les petites intrigues de femmes, les rapports, les contes et les amourettes. Il avoit alors soixante-sept ans, et étoit toujours amoureux. En un mot, il n'étoit plein que de petitesses dès qu'il avoit quitté les armées, et brilloit d'autant plus dans ces petites choses qu'il étoit alors nécessaire à l'État, et que le Roi le ménageoit et étoit même parfois obligé de plier sous ses volontés. » Comparez ci-après, p. 230, le passage où Saint-Simon raconte la mort du maréchal.
5. Mme de Sévigné (tome V, p. 29) dit que « les nerfs du dos de M. de Luxembourg ont été bien disposés pour la retraite. » C'est au temps où il n'avait pas encore acquis sa réputation et était éclipsé par le souvenir récent de Turenne. Ses portraits en pied, dans la collection de modes de Bonnart, dissimulent la bosse, mais font voir une taille longue et disgracieuse. (Ms. Clairambault 1161, fol. 251-253 et 255-256.)

s'attacha, dès en entrant dans le monde, à Monsieur le Prince, et bientôt après Monsieur le Prince s'attacha à sa sœur : le frère, aussi peu scrupuleux qu'elle, s'en fit un degré de fortune pour tous les deux. Monsieur le Prince se hâta de procurer son mariage avec le fils du maréchal de Châtillon[1], jeune homme de grande espérance, qui lui étoit fort attaché, avant que cet amour fût bien découvert[2], et lui procura un brevet de duc en 1646.

Ducs à brevet. Le cardinal Mazarin avoit renouvelé cette sorte de dignité[3], qui n'a que des honneurs, sans rang et sans succession, connue sous François Ier et sous ses successeurs, mais depuis quelque temps tombée en désuétude, et qui parut propre au premier ministre à retenir et à récompenser des gens considérables ou qu'il vouloit s'attacher ; et c'est de ceux-là qu'il disoit qu'il en feroit tant qu'il seroit honteux de ne l'être pas, et honteux de l'être[4] ; et à la fin il se le fit lui-même[5], pour donner plus de desir de ces brevets.

1. Gaspard III de Coligny-Châtillon (Châtillon-sur-Loing, plus tard Bouteville-Châtillon), colonel général de l'infanterie française, gouverneur d'Aigues-Mortes et de Montpellier, fait maréchal de France en 1622, et mort le 4 janvier 1646; père de Gaspard IV, désigné duc de Châtillon, qui mourut le 9 février 1649, à trente-neuf ans.

2. Gaspard IV de Coligny, secondé par le duc d'Enghien (Monsieur le Prince), enleva Mlle de Bouteville en 1645. Voyez les mémoires manuscrits sur la régence d'Anne d'Autriche conservés à la Bibliothèque nationale, ms. Fr. 10 324, p. 34, et les *Mémoires de Mme de Motteville*, tome I, p. 224-231.

3. Voyez ci-dessus, p. 22.

4. Cette phrase, répétée au tome X (p. 390), est ordinairement appliquée à l'ordre de Saint-Michel, dont on avait prodigué le titre comme Brantôme le raconte à propos du maréchal de Tavannes (tome V, p. 91); mais elle se trouve, avec la même attribution qu'ici, dans un passage des *Mémoires de la Fare*, publiés en 1716 (p. 263) : « Cette recrue de ducs fut violente (en 1663), et, dans la suite, on en a tant fait que le bon mot du cardinal Mazarin a été accompli, qui, pressé par plusieurs gens qui lui demandoient des brevets de ducs, dit un jour : « Eh bien ! j'en ferai tant, « qu'il sera ridicule de l'être, et ridicule de ne pas être. »

5. Il acheta le duché de Nivernais et Donziois du duc de Mantoue,

M. de Châtillon n'en jouit que trois ans, bon et paisible mari, et toutefois fort à la mode. Monsieur le Prince dominoit la cour et le cardinal Mazarin, qu'il s'étoit attaché par sa réputation et ses services : ce qui ne dura pas longtemps. Il assiégeoit Paris pour la cour, qui en étoit sortie, contre le Parlement et les mécontents, en 1649, lorsque le duc de Châtillon fut tué à l'attaque du pont de Charenton[1] et enterré à Saint-Denis. L'amant et l'amante s'en consolèrent. La grandeur du service que Monsieur le Prince avoit rendu au cardinal Mazarin en le ramenant triomphant dans Paris, pesa bientôt par trop à l'un, par la fierté et les prétentions absolues de l'autre : d'où naquit la prison des princes[2], pendant laquelle la princesse douairière de Condé[3] se retira à Châtillon-sur-Loing[4], avec la fidèle amante de son fils, et y mourut. De la délivrance forcée des princes aux désordres, puis à la guerre civile qu'entreprit Monsieur le Prince, il n'y eut presque pas d'intervalle. La bataille du faubourg Saint-Antoine la finit et jeta Monsieur le Prince entre les bras des Espagnols[5] jusqu'à la paix des Pyrénées[6].

en 1659, et obtint en octobre 1660 des lettres de confirmation du titre, qui remontait à 1538.

1. Charenton, près de Paris, et son pont sur la Marne furent emportés par Condé le 8 février 1649. Châtillon, blessé dans ce combat, mourut le jour suivant. Mme de Motteville (tome II, p. 330) ne peut s'empêcher de plaisanter en parlant du désespoir de la veuve : « La belle duchesse de Châtillon, fit toutes les façons que les dames qui s'aiment trop pour aimer beaucoup les autres, ont accoutumé de faire en de telles occasions. » Voyez les chansons du temps dans le ms. Fr. 12 617, fol. 149 et suivants.

2. Les princes de Condé et de Conti et le duc de Longueville furent arrêtés le 18 janvier 1650. Mazarin alla lui-même les faire sortir de leur prison, le 13 février 1651.

3. Henriette-Charlotte de Montmorency, morte le 2 décembre 1650.

4. Bourg du Gâtinais, aujourd'hui chef-lieu de canton du département du Loiret.

5. Le prince de Condé quitta Paris le 13 octobre 1652 ; il ne sortit de France, pour se joindre aux Espagnols, que le 23 novembre.

6. Signée le 7 novembre 1659.

Bouteville le suivit partout. Sa valeur et ses mœurs, son activité, tout en lui étoit fait pour plaire au prince, et toutes sortes de liaisons fortifioient la leur. A ce retour en France, Mme de Châtillon reprit son empire[1]. Son frère avoit trente-trois ans ; il avoit acquis de la réputation à la guerre, il étoit devenu officier général, et avoit auprès de Monsieur le Prince le mérite d'avoir suivi sa fortune jusqu'au bout, qu'il partageoit avec fort peu de gens de sa volée. Ils cherchèrent donc une récompense qui fît honneur à Monsieur le Prince, et une fortune à Bouteville, et ils dénichèrent[2] ce mariage du second lit de l'héritière de Piney avec M. de Clermont[3]. Elle étoit laide affreusement et de taille et de visage : c'étoit une grosse vilaine harengère dans son tonneau[4] ; mais elle étoit fort riche par le défaut des enfants du premier lit, dont l'état parut à Monsieur le Prince un chausse-pied[5] pour faire Bouteville duc et pair. Il crut d'abord se devoir assurer de la religieuse[6]. Elle avoit souvent murmuré contre ses vœux[7] ; il craignit qu'un grand mariage de sa sœur du second lit ne la portât à un éclat embarrassant : il la fut trouver à sa grille, et, moyennant une dispense du Pape, dont il se

[Add. St-S. 69]

1. Elle conserva tous ses agréments jusque dans un âge avancé. En 1673, Mlle de Scudéry la trouvait « plus charmante que tout ce qu'il y a de jeune à la cour. » En 1678, à l'armée de son frère, où elle alla pour quelque négociation secrète, on la comparait à Armide.
2. La phrase est elliptique ; il faut entendre : « Ils dénichèrent [la fille née de] ce mariage, etc. »
3. Comparez le passage correspondant (p. 20 et 21) des *Mémoires pour servir à l'histoire du maréchal duc de Luxembourg*, publiés à la Haye en 1758.
4. Sorte de demi-tonneau dans lequel s'asseyaient les marchandes en plein vent. Ce sens n'est pas indiqué par Furetière ; M. Littré n'en donne que l'emploi fait par Saint-Simon, qui se servira encore de la même comparaison lors de la mort de Mme de Luxembourg, tome III, p. 70.
5. *Chausse-pied* « se dit figurément des choses qui donnent de la facilité à en faire une autre. » (*Furetière.*)
6. Marie-Claire de Luxembourg ; ci-dessus, p. 32, note 3.
7. Comparez un autre passage des *Mémoires*, tome IV, p. 446.

chargea, pour la défroquer, et un tabouret de grâce¹ ensuite, elle consentit à tout, demeura dans ses vœux, et signa tout ce qu'on voulut. Rien ne convenoit mieux au projet que de la lier de nouveau à ses vœux, et ce tabouret de grâce devenoit un échelon pour la dignité en faveur du mariage de la sœur. Le Pape accorda la dispense de bonne grâce, et la cour le tabouret de grâce, sous le prétexte qu'étant fille du premier lit, elle auroit succédé au duché de Piney, à son frère sans alliance, si elle n'avoit pas été religieuse professe. On² la fit dame du palais de la Reine, sous le nom de princesse de Tingry³, avec une petite marque à sa coiffure du chapitre de Poussay⁴, dont elle se défit bientôt⁵. A l'égard

1. « *Droit de tabouret* est un des premiers honneurs du Louvre, qui n'appartient qu'aux duchesses, qui ont droit de s'asseoir sur un tabouret chez la Reine pendant qu'elle tient son cercle. » (*Furetière*.) Un tabouret *de grâce* veut dire que la concession de cette faveur était toute gracieuse, sans que la princesse de Tingry y eût aucun droit réel, ni que la chose tirât à conséquence pour l'avenir.

2. L'auteur a changé l'initiale d'*on* en majuscule, après avoir biffé *et* devant ce mot. Plus loin, il a biffé *et* devant *une*, et ajouté *avec* en interligne ; puis, devant *chapitre*, il a changé *de* en *du*.

3. Tingry, érigé en principauté pour François de Luxembourg, en 1581, est une localité du département du Pas-de-Calais, canton de Samer, au S. E. de Boulogne.

4. Le chapitre de Poussay, en Lorraine, près Mirecourt, était un des quatre chapitres célèbres de cette province ; il fallait faire preuve de seize quartiers de noblesse pour y être reçue chanoinesse. Marie-Claire de Luxembourg fut prise comme coadjutrice par l'abbesse Anne-Pétronille de Damas, en 1665, selon le *Gallia christiana*, ou en août 1674, selon le *Dictionnaire des bienfaits du Roi*. La « marque à la coiffure » était un petit morceau d'étoffe blanc et noir, de la longueur du doigt, qu'on appelait le *mari* (*Mémoires du duc de Luynes*, tome XIII, p. 153, et *Mémoires de Mme de Genlis*, éd. Ladvocat, tome I, p. 19-20).

5. Elle fut fort compromise avec son beau-frère le maréchal de Luxembourg, dans l'affaire des Poisons, et on l'accusa même d'avoir eu des enfants de lui. (*Sévigné*, tome VI, p. 213, 229, 231, 235, etc.) A l'époque de sa mort, en 1706, Saint-Simon reparlera d'elle (tome IV, p. 446), et c'est là que nous placerons son Addition à l'article nécro-

du frère[1], on joua la comédie de lever son interdiction et[2] de le tirer de Saint-Lazare, et, tout de suite, de lui faire faire une donation à Mme de Bouteville, par son contrat de mariage, de tous ses biens, et une cession de sa dignité, en considération des grandes sommes qu'il avoit reçues pour cela de M. de[3] Bouteville et qu'il lui avoit payées. Cette clause est fort importante au procès dont il s'agit[4]. Aussitôt il assista au mariage de sa sœur, et, dès qu'il fut célébré, on le fit interdire de nouveau, et on le remit à Saint-Lazare, dont il n'est pas sorti depuis[5].

Le mariage fait, 17 mars 1661, M. de Bouteville mit l'écu de Luxembourg sur le tout du sien[6], et signa *Montmorency-Luxembourg,* ce que tous ses enfants et les leurs

logique du *Journal de Dangeau* (tome XI, p. 156), où se retrouve une partie des détails donnés ici.

1. Henri-Léon (ci-dessus, p. 31, note 6).
2. *Et* est en interligne; *et tout,* après *Lazare,* a été substitué à *de l'.*
3. *De* a été répété par mégarde.
4. Une partie du contrat, qui fut signé les 1er, 12, 15 et 28 mars 1661, est reproduite dans l'*Histoire généalogique* du P. Anselme, tome IV, p. 579. Voici la clause en question : « En considération dudit mariage, lesdits seigneur et dame de Luxembourg délaissent auxdits seigneur et damoiselle futurs époux le titre de duc de Piney et pair de France, et dès à présent s'en dépouillent en leur profit et faveur, pour en jouir par lesdits seigneur et damoiselle futurs époux du jour de la bénédiction nuptiale.... Ensemble, Messire Léon d'Albert de Luxembourg, fils aîné de ladite dame du premier mariage, du consentement de ladite dame sa mère, conjointement avec elle et ledit seigneur son mari, *en tant que besoin seroit,* a dès à présent remis et délaissé à ladite damoiselle de Luxembourg, sa sœur, lesdits duché-pairie de Piney, appartenances et dépendances, avec le titre de duc et pair de France. » Dans une copie qui fait partie du recueil Thoisy, à la Bibliothèque nationale, Matières historiques in-folio, tome XXIII, fol. 309, ce contrat est indiqué comme ayant été dressé par ordre de Monsieur le Prince et sur l'avis de son conseil, ainsi que l'a dit Saint-Simon.
5. Voyez notre observation, p. 32, note 1.
6. Sur les armes de Montmorency, qui étaient : d'or à la croix de gueules, cantonnée de seize alérions d'azur, il plaça en cœur celles de Luxembourg : d'argent au lion de gueules, la queue nouée, fourchée et passée en double sautoir, couronné, lampassé et armé d'or.

ont toujours fait aussi. Incontinent après, il entama le procès de sa prétention pour la dignité de duc et pair de Piney, et Monsieur le Prince s'en servit pour lui obtenir des lettres nouvelles d'érection de Piney en sa faveur, dans lesquelles on fit adroitement couler la clause *en tant que besoin seroit*, pour lui laisser entière sa prétention de l'ancienneté de la[1] première érection de 1581[2]. Avec ces lettres, il fut reçu duc et pair au Parlement, 22 mai 1662, et y prit le dernier rang après tous les autres pairs[3].

Le reste de la vie de M. de Luxembourg est assez connu. Il se trouva enveloppé dans les affaires de la Voi-

1. *Sa* a été changé en *la*.
2. Par lettres patentes, datées du mois de mars 1661, à Paris, le contrat de mariage fut ratifié, ainsi que toutes les clauses de démission, cession et consentement, de transfert de nom, d'armes et de titres, etc.; mais nous ne trouvons pas la formule dont parle ici Saint-Simon dans le texte de ces lettres qui a été donné par le P. Anselme, tome IV, p. 579-581, tandis qu'elle est dans la clause de démission de l'abbé de Luxembourg que nous avons reproduite plus haut, p. 42, note 4.
3. Étaient intervenus, comme opposants, le 17 janvier 1662 : les ducs d'Uzès, d'Elbeuf, de Montbazon, de la Trémoïlle, de Luynes, de Brissac, de Chaulnes, de Richelieu, de la Rochefoucauld, de Lesdiguières, de Retz, de Saint-Simon, de Bouillon, de Sully, de Ventadour et de Rohan. Deux oppositions incidentes furent aussi formées par Charles de Béon du Massez et son fils, le marquis de Bouteville, et par le duc de Rouannez. Issaly plaida pour les ducs, Caillard pour M. de Rouannez, Sevin pour le duc de Sully, d'Audiguier pour M. du Massez, Billion pour M. de Bouteville, Michel Langlois pour le mari de l'héritière de Piney ; Denis Talon parla pour le procureur général. Le 20 mai, toutes chambres assemblées, il fut prononcé que le requérant serait reçu incessamment, malgré l'opposition des du Massez et de M. de Rouannez, mais que, « pour éviter contestation, et sans préjudice des droits des parties (les ducs opposants) au principal, jusqu'à ce que ladite opposition, appointée par arrêt de ce jour, eût été jugée, ledit comte de Bouteville n'auroit rang et séance en la Compagnie, en qualité de duc de Piney, pair de France, sinon du jour de sa réception à ladite dignité. » La réception eut lieu dès le lendemain, 22 mai (*Histoire généalogique*, tome IV, p. 581-583). Les Béon du Massez intervenaient en raison de leurs prétendus droits sur la terre de Piney ; la procédure engagée par eux du temps de Louis XIII ne devait finir qu'en 1719, par la victoire des Luxembourg.

sin¹, cette devineresse et pis encore, accusée de poisons, qui, par arrêt du Parlement, fut brûlée à la Grève [le 22 février 1680²], et qui fit sortir la comtesse de Soissons³ du Royaume pour la dernière fois, et la duchesse de Bouillon⁴, sa sœur. On reproche à M. de Luxembourg d'avoir oublié en cette occasion une dignité qu'il avoit tant ambitionnée : il répondit sur la sellette, comme un particulier, et ne réclama aucun des priviléges de la pairie⁵. Il fut longtemps à la Bastille, et y laissa de sa réputation⁶.

1. Catherine Deshayes, ancienne accoucheuse, femme d'Antoine Montvoisin, dite *la Voisin*. Sur son procès, voyez *la Police sous Louis XIV*, par P. Clément, p. 169-208, et les pièces publiées par M. François Ravaisson, dans le recueil des *Archives de la Bastille*, tome VI, p. 107-211.

2. La date est restée en blanc dans le manuscrit.

3. Olympe Mancini, née à Rome en 1640, était fille d'une sœur cadette du cardinal Mazarin. Après avoir passé pour posséder les bonnes grâces du Roi, elle épousa, le 20 février 1657, Eugène-Maurice de Savoie, comte de Soissons, et devint, lors du mariage de Marie-Thérèse, surintendante de sa maison. Exilée une première fois pour ses querelles avec Mme de Navailles, une seconde fois pour ses intrigues contre Mlle de la Vallière, elle fut accusée par la Voisin d'avoir manifesté l'intention de se venger du Roi, et se réfugia en Flandre, puis à Madrid, où, selon Saint-Simon, elle empoisonna la jeune reine Marie-Louise d'Orléans (1689). Étant revenue à Bruxelles, elle y mourut le 9 octobre 1708.

4. Marie-Anne Mancini, duchesse de Bouillon (voyez tome I, p. 111), avait demandé à la Voisin « un peu de poison pour faire mourir un vieux mari qu'elle avoit qui la faisoit mourir d'ennui, et une invention pour épouser un jeune homme qui la menoit sans que personne le sût. » (*Sévigné*, tome VI, p. 230.) Elle ne quitta point la France comme sa sœur, et comparut devant la Chambre de l'Arsenal ; voyez son interrogatoire dans le volume déjà cité des *Archives de la Bastille*.

5. Voyez le recueil de la Pairie, aux Archives nationales, KK 598, fol. 543, et les *Lettres de Mme de Sévigné*, tome VI, p. 228.

6. Un prêtre débauché, complice de la Voisin, accusait M. de Luxembourg « d'avoir demandé la mort de sa femme, celle de M. le maréchal de Créquy, le mariage de la fille de Louvois avec son fils, de rentrer dans le duché de Montmorency, et de faire d'assez belles choses à la

On crut longtemps qu'il avoit perdu toute pensée de dispute avec les ducs ses anciens. Il y avoit encore alors des cérémonies où ils paroissoient : il s'en absentoit toujours[1], et, à la vie, ou occupée de guerre ou libertine, qu'il mena jusqu'à la fin de sa vie, on n'y prenoit pas garde, lorsque, à la promotion du Saint-Esprit de 1688, il demanda et obtint de recevoir l'Ordre, sans conséquence, parmi les maréchaux de France, pour ne pas préjudicier à sa prétention de préséance. Ce fut, pour le dire en passant, la première fois que les maréchaux de France à recevoir dans l'Ordre y précédèrent les gentilshommes de même promotion[2], et, à cette démarche de M. de Luxembourg, on vit qu'il n'avoit pas abandonné la pensée de sa prétention.

guerre pour faire oublier au Roi la faute qu'il avoit faite à Philipsbourg. » (Lettre de Louvois au Roi, 8 octobre 1679.) A la suite d'un entretien avec le Roi, M. de Luxembourg alla lui-même se constituer prisonnier à la Bastille, le 24 janvier 1680, en protestant de son innocence. Toutefois il perdit bientôt son assurance première (*Sévigné*, tome VI, p. 213, 218, 225, etc.), et ses amis redoutèrent un moment l'issue du procès. A la longue, les accusations perdirent de leur gravité, et, le 14 mai, la Chambre de l'Arsenal rendit un jugement portant que ces demandes criminelles avaient été faites à la Voisin par l'intendant du duc, mais du seul chef de cet homme, qui fut condamné aux galères à vie ; son maître, déchargé de l'accusation capitale, dut cependant s'éloigner de la cour. (P. Clément, *la Police sous Louis XIV*, p. 184 et 207-208 ; comparez Th. Jung, *la Vérité sur le Masque de fer*, p. 292, 306, 311, etc., et les *Mémoires pour servir à l'histoire du maréchal duc de Luxembourg*, 1758, p. 36-88, ou la plaquette imprimée sous le titre de *Requête et arrêt de justification de M. le duc de Luxembourg*.) Mais il resta bien acquis que le duc s'était mêlé de « diableries ; » voyez le Chansonnier, ms. Fr. 12 688, p. 227, et les relations ou mémoires réunis dans le ms. Clairambault 1192, fol. 16-32. Le Roi s'était borné à l'exiler à vingt lieues de Paris, par ordre du 18 mai 1680 ; il revint à la cour en juin 1681, reprit aussitôt ses fonctions de capitaine des gardes du corps, et fut plus à la mode que jamais.

1. *Journal de Dangeau*, tome IV, p. 1.
2. Voyez l'Addition n° 6, tome I, p. 320, et la suite des *Mémoires*, tome IV, p. 215-216.

Une grande guerre qui s'ouvroit alors de la France contre toute l'Europe fit espérer à ce maréchal qu'on auroit besoin de lui et qu'il y pourroit trouver de ces moments heureux d'acquérir de la gloire, et, avec elle, le crédit d'emporter sa préséance. En effet, le[1] maréchal d'Humières, créature de M. de Louvois, ayant mal réussi en Flandres dès la première campagne[2], M. de Luxembourg lui fut substitué[3] par ce ministre tout-puissant, qui, pour son intérêt particulier, avoit engagé la guerre, et qui vouloit y réussir[4], et qui fit céder à ce grand intérêt son peu d'affection pour ce[5] nouveau général, qui ne compta ses campagnes que par des combats, et souvent par des victoires. Ce fut donc après celles de Leuze[6], qui ne fut qu'un gros combat de cavalerie ; de Fleurus[7], qui ne fut suivie d'aucun fruit ; de Steinkerque[8], où l'armée françoise pensa être surprise et défaite, trompée par un espion du cabinet du général, découvert, et à qui, le poignard sous la gorge, on fit écrire ce qu'on voulut[9] ; et

1. *Le* a été substitué à *les*.
2. La campagne de 1689, où le maréchal d'Humières se déconsidéra par sa retraite de Kaiserswerth et par la fâcheuse affaire de Walcourt.
3. Dans le manuscrit, par inadvertance, *subsitué*.
4. Saint-Simon reviendra plusieurs fois sur cette accusation et la développera : voyez tome VI, p. 264-265, et tome XII, p. 8-10 et 25.
5. D'abord *se*, corrigé en *ce*.
6. Gagnée le 18 septembre 1691. Le maréchal de Luxembourg surprit et défit l'arrière-garde du prince de Waldeck, à peu de distance de Tournay.
7. Gagnée le 1ᵉʳ juillet 1690.
8. Gagnée le 3 août 1692. La relation adressée au Roi par le duc de Luxembourg lui-même fut imprimée et rendue publique.
9. L'espion de M. de Luxembourg ayant été arrêté dans la secrétairerie même de Guillaume, celui-ci le força d'écrire à son maître que tous les mouvements qui se feroient dans la nuit n'auraient d'autre but que de couvrir un grand fourrage. En conséquence de cet avis, M. de Luxembourg ne crut pas nécessaire de bouger, et le prince d'Orange put le surprendre de tous les côtés à la fois ; mais l'activité du général et la bravoure de son infanterie eurent bientôt rétabli les choses en faveur

enfin après celle de Nerwinde, qui ne valut que Charleroy[1], que M. de Luxembourg se crut assez fort pour entreprendre tout de bon ce procès de préséance. L'intrigue, l'adresse, et, quand il le falloit, la bassesse, le servoit bien. L'éclat de ses campagnes, et son état brillant de général de l'armée la plus proche et la plus nombreuse lui avoit acquis un grand crédit. La cour étoit presque devenue la sienne, par tout ce qui s'y rassembloit autour de lui, et la ville, éblouie du tourbillon et de son accueil ouvert et populaire, lui étoit dévouée. Les personnages de tous états[2] croyoient avoir à compter avec lui, surtout depuis la mort de Louvois, et la bruyante jeunesse le regardoit comme son père et le protecteur de leur débauche et de leur conduite, dont la sienne, à son âge, ne s'éloignoit pas[3]. Il avoit captivé les troupes et les officiers généraux; il étoit ami intime de Monsieur le Duc, et surtout de M. le prince de Conti, le Germanicus[4] d'alors; il s'étoit initié dans le plus particulier de Monseigneur, et enfin il venoit de faire le mariage de son fils aîné avec la fille aînée du duc de Chevreuse[5], qui, avec le duc de Beauvillier, son beau-frère, et leurs épouses, avoient alors le

Ruses de M. de Luxembourg.

de l'armée française, et plusieurs fautes des ennemis assurèrent la victoire à Luxembourg. Voyez les récits de Feuquière, Larrey, Quincy, etc.

1. Voyez tome I, p. 262 et 263. Mme de Sévigné écrivait, au lendemain de Nerwinde : « L'armée du prince d'Orange n'est plus en corps; elle est par pelotons en divers endroits, et M. de Luxembourg *peut, s'il veut,* marcher vers Bruxelles, sans que personne l'en empêche. » (*Lettres,* tome X, p. 119.)

2. On citait parmi ses familiers les personnages les plus divers : Albergotti, Cavoye, Racine, Clermont-Chaste, l'intendant de Bagnols, d'Estaing de Saillant, etc. Voyez le Chansonnier, ms. Fr. 12 691, p. 352.

3. Voyez ci-après, p. 229-230.

4. Saint-Simon s'est déjà servi de ce nom en parlant du prince de Conti (Addition n° 6, tome I, p. 328). Les traductions de Perrot d'Ablancourt et d'Amelot de la Houssaye avaient mis à la mode le héros des *Annales* de Tacite; voyez les *Lettres de Sévigné,* tome II, p. 274 et 276.

5. Le duc de Montmorency (tome I, p. 232, note 2) avait épousé, le 28 août 1686, Marie-Anne d'Albert, qui mourut le 17 septembre 1694.

premier crédit et toutes les plus intimes privances[1] avec le Roi et avec Mme de Maintenon.

Dans le Parlement, la brigue étoit faite. Harlay[2], premier président, menoit ce grand corps à baguette[3]; il se l'étoit dévoué tellement, qu'il crut qu'entreprendre et réussir ne seroit que même chose, et que cette grande affaire lui coûteroit à peine le courant d'un hiver à emporter[4]. Le crédit de ce nouveau mariage venoit de faire ériger, en faveur du nouvel époux, la terre de Beaufort[5] en duché vérifié sous le nom de Montmorency[6], et, à cette occasion, il ne manqua pas de persuader à tout le Parlement que le Roi étoit pour lui dans sa prétention contre ses anciens, lorsque, bientôt après, il le recommença tout de bon[7]. Le premier président, extrêmement bien à la cour, l'aida puissamment à cette fourberie, de sorte que, lorsqu'on s'en fut aperçu, le plus grand remède y devint inutile : ce fut une lettre au premier président, de la part du Roi, écrite par Pontchartrain, contrôleur

1. *Privance* (italien et espagnol *privanza*), privauté, à l'état d'habitude. Ce mot, très-fréquent chez Saint-Simon, n'est pas dans *Richelet*, ni dans *Furetière*, ni dans aucune des éditions de l'*Académie*.

2. Achille de Harlay III, né le 1er août 1639, titré comte de Beaumont, seigneur de Grosbois, etc. Conseiller au Parlement en 1657, procureur général en 1667, et premier président le 18 novembre 1689, il donna sa démission en avril 1707, et mourut le 23 juillet 1712.

3. « On dit proverbialement *commander à baguette* par une figure tirée de la verge ou baguette que portent les sergents et huissiers qui commandent de la part du Roi et de justice. » (*Furetière*.)

4. Après *emporter*, il y a *et*, biffé.

5. Aujourd'hui Montmorency; bourg et château sur la Voire, canton de Chavanges, département de l'Aube.

6. L'érection de Beaufort en duché était du mois de mai 1688; en octobre 1689, le Roi, ayant donné le nom d'Enghien à l'ancien duché de Montmorency, près de Paris, qui était passé aux Condés, permit de transporter le nom de Montmorency sur ce duché de Beaufort, qui avait été créé une première fois, en 1597, au profit de César de Vendôme.

7. Nous ponctuons comme Saint-Simon, tout en nous demandant si le sens ne serait pas plus net avec un point après *anciens* et une virgule après *bon*.

général des finances et secrétaire d'État, par laquelle il lui mandoit que le Roi, surpris des bruits qui s'étoient répandus dans le Parlement qu'il favorisoit la cause de M. de Luxembourg, vouloit que la Compagnie sût par lui et s'assurât entièrement que Sa Majesté étoit parfaitement neutre, et la demeureroit, entre les parties, dans tout le cours de l'affaire[1].

Lors du mariage de M. de Luxembourg, et qu'il l'entreprit pour se faire un chausse-pied à une érection nouvelle, Monsieur le Prince avoit obtenu des lettres patentes de renvoi au Parlement. M. Talon[2], lors avocat général d'une grande réputation, y parla avec grande éloquence et une grande capacité[3], et, après avoir traité la question à fond, avec toutes les raisons de part et d'autre, avoit con-

1. Cette lettre se trouve dans les papiers du premier président de Harlay (Bibl. nat., ms. Fr. 17430, fol. 2); elle est datée du 18 janvier 1694, et ainsi conçue : « Le Roi ne veut entrer par aucun endroit, Monsieur, dans les contestations qui peuvent être entre M. de Luxembourg et les autres ducs et pairs. Sa Majesté s'en repose entièrement sur la probité et la capacité des juges, auxquels elle laisse la plus entière liberté de suffrages, comme aux parties la plus entière liberté de contester. C'est ce qu'elle m'a ordonné de vous mander.... »

2. Denis Talon, né en 1626, mort le 1ᵉʳ mars 1698. D'abord avocat du Roi au Châtelet, il avait succédé, en 1652, à son père, Omer Talon, dans la charge d'avocat général au parlement de Paris, s'y était fait remarquer comme l'un des défenseurs de l'Église gallicane, et avait eu, en novembre 1690, une des nouvelles charges de président à mortier. Le père de Saint-Simon était très-lié avec ces magistrats.

3. Un contemporain de cet avocat général, l'abbé Louis le Gendre, secrétaire de Mgr de Harlay, dont les mémoires ont été publiés par M. Roux, en 1863, reconnaît à Denis Talon, comme à son père et prédécesseur (auteur de mémoires publiés dès 1732), autant de probité et de crédit que de science et de bon esprit ; mais il refuse au fils « les grâces et l'éloquence de l'orateur, » et lui reproche « de se guinder dans le soleil ou dans la lune, et de se promener assez longtemps dans le zodiaque avant de descendre au sujet qu'il vouloit traiter. » (*Mémoires de l'abbé le Gendre*, p. 31.) Toutefois Dangeau (*Journal*, tome VI, p. 302) dit qu'il « avoit eu beaucoup de réputation pour l'éloquence. » On a publié, en 1821, six volumes d'*Œuvres d'Omer et de Denis Talon*.

clu en plein contre M. de Luxembourg[1]. Ce fut aussi où il arrêta son affaire, eut son érection nouvelle, et attendit sa belle[2]. Il crut l'avoir trouvée quelques années après. Novion[3], premier président, étoit Potier comme le duc de Gesvres : l'intérêt de son cousin, qu'on a vu dans la généalogie ci-dessus, l'avoit mis dans celui de M. de Luxembourg ; ils crurent pouvoir profiter de l'état, prêt à être jugé, où le procès en étoit demeuré, et résolurent de l'étrangler[4] à l'improviste ; et peut-être en seroient-ils venus à bout, sans le plus grand hasard du monde. A une audience ouvrante de sept heures du matin[5], desti-

1. Ces conclusions sont imprimées dans le recueil d'*Œuvres d'Omer et de Denis Talon*, tome V, p. 464-511. C'est moins un morceau d'éloquence qu'une longue discussion historique et surtout juridique sur les variations diverses des prérogatives de la pairie. Le plaidoyer se termine en ces termes : « Quant à MM. les ducs et pairs, ils ne peuvent agir *nomine collectivo*. En particulier, ils ne peuvent s'opposer à la réception du sieur de Bouteville. Pour le rang et la préséance, il faut auparavant que celui auquel on les dispute ait la séance ; autrement, on combattroit avec des armes inégales. Telle est d'ailleurs l'intention du Roi, lequel assurément ne veut faire préjudice ni aux droits, ni aux intérêts des parties, mais bien faire subsister la grâce qu'il a accordée. »
2. M. Littré ne cite de cet emploi elliptique de *belle* que notre exemple de Saint-Simon. « Attendre sa belle, prendre sa belle, » c'est attendre, prendre une occasion favorable. L'Académie ne donne que la seconde locution, et à partir de sa quatrième édition seulement (1762) ; dans ses dernières, elle ajoute, au même sens : « l'avoir beau, l'avoir belle. »
3. Nicolas Potier de Novion, fils d'un président au Parlement, fut conseiller à cette cour en 1637, président en 1645, secrétaire des ordres du Roi en 1656, et enfin premier président de 1678 à 1689. Il avait été élu membre de l'Académie française en 1681. Il mourut au château de Grignon, le 1er septembre 1693, âgé de soixante-quinze ans. Il avait pour bisaïeul Jacques Potier de Blancmesnil, mort en 1555 (ci-dessus, p. 28, note 2), lequel était aïeul du duc de Gesvres.
4. « Sur la fin d'un parlement, les juges *étranglent* les affaires, les jugent à la hâte, ne les examinent qu'à demi. » (*Furetière*.)
5. Certaines séances étaient encore plus matinales : Olivier d'Ormesson (*Journal*, tome II, p. 257) en cite une qui ouvrit entre trois et quatre heures, pour faciliter une installation menacée d'opposition. D'ordinaire, on n'entrait qu'à huit heures, mais le premier président

née à rendre une sommaire justice au peuple, aux artisans et aux petites affaires qui n'ont qu'un mot, l'intendant de mon père[1] et celui de M. de la Rochefoucauld[2], qui se trouvèrent là sans penser à rien moins qu'à ce procès de préséance, en entendirent appeler la cause, et tout aussitôt un avocat parler pour M. de Luxembourg. Ils s'écrièrent, s'opposèrent, représentèrent l'excès d'une telle surprise, et en arrêtèrent si bien le coup que, manqué par là, et les mesures rompues par ce singulier contre-temps, M. de Luxembourg demeura court et laissa de nouveau dormir son affaire jusqu'au temps dont il s'agit ici[3].

Ce M. de Novion fut surpris en quantité d'iniquités criantes, et souvent à prononcer à l'audience à l'étonnement des deux côtés[4]; chacun croyoit que l'autre avoit fait l'arrêt, et ne le pouvoit comprendre : tant qu'à la fin ils[5] se parlèrent au sortir de l'audience, et découvrirent que ces arrêts étoient du seul premier président. Il en fit tant que le Roi résolut enfin de le chasser[6]. Novion tint ferme,

Novion, premier président.
[Add. S^tS. 70]

pouvait mettre l'audience à sept heures, en prévenant les procureurs.
1. Peut-être le même Jacques de Tessé dont la faillite et la fuite ont été racontées presque au début des *Mémoires*, tome I, p. 33.
2. Voyez ci-après, p. 70, note 8.
3. Voyez ci-après, p. 61, note 2.
4. Des deux côtés du tribunal. Comparez tome X, p. 420.
5. Les conseillers qui siégeaient avec le premier président.
6. Dès le temps où Colbert se faisait donner des notes secrètes sur le personnel judiciaire, le président de Novion était représenté comme un « homme de grande présomption et de peu de sûreté, intéressé, timide lorsqu'il est poussé, assez habile dans le Palais, y ayant sa cabale, composée de ses parents et amis,... s'appliquant tous les jours à y faire de nouvelles habitudes. » (*Correspondance administrative sous le règne de Louis XIV*, tome II, p. 34.) Le Chansonnier (ms. Fr. 12688, p. 211 et suivantes) le compare à un brigand, à un pirate, et, comme le fait ici Saint-Simon, l'accuse d'avoir vendu des arrêts. Cependant tous ces contemporains ne l'ont pas traité avec la même sévérité; les *Mémoires de l'abbé le Gendre* (p. 30), entre autres, disent qu'il « faisoit honneur à sa place par sa magnificence dans son train, sa table et ses

en homme qui a toute honte bue[1], et qui se prend à la forme, qui rendoit son expulsion difficile ; mais on le[2] menaça enfin de tout ce qu'il méritoit, on lui montra une charge de président à mortier pour son petit-fils[3], car son

meubles, » mais aussi que « personne ne s'entendoit mieux que lui à faire marcher le Palais, » qu'il « savoit parfaitement la procédure et étoit bon juge, » quoique « haranguer ne fût point son fait. » Saint-Simon répétera encore (tome III, p. 312) les mêmes accusations qu'on vient de lire et affirmera de nouveau que la démission du premier président fut l'effet d'une disgrâce motivée. M. Chéruel, dans son livre de *Saint-Simon considéré comme historien de Louis XIV*, p. 500-503, a démontré l'invraisemblance de la partie la plus positive de ces accusations, et fait voir que, notre auteur n'ayant pas connu le premier président dont il s'agit ici, ses griefs peuvent avoir pour raison déterminante les hostilités qui s'engagèrent, en 1715, entre lui et le petit-fils du premier président, dans la grave question du *bonnet*. Quand M. de Novion fit cette retraite, volontaire ou forcée (voyez *Dangeau*, tome II, p. 472), il avait soixante et onze ans, dont cinquante-deux de service au Parlement, et il ne survécut que quatre ans ; l'âge et la fatigue purent donc le décider à se démettre. D'autre part, le Roi le combla de bienfaits : il lui fit payer l'année entière de ses appointements, lui continua ses pensions de six mille et de douze mille livres, donna l'agrément d'une charge de président à mortier à son fils aîné, avec une somme de trois cent soixante mille livres en deniers comptants du Trésor royal, pour la payer, et lui promit une abbaye et un grade de brigadier pour ses autres enfants. Enfin il ne manque pas de contemporains dont les témoignages contredisent formellement Saint-Simon : voyez, entre autres, une lettre de Bussy au premier président, toute remplie des mots « d'estime, » de « vertu, » de « gloire, » etc. (*Correspondance de Bussy*, tome VI, p. 279), et le *Journal de Dangeau*, tome II, p. 473 et 475, ou l'article nécrologique de M. de Novion, dans le *Mercure*, septembre 1693, p. 154-160.

1. « On dit proverbialement qu'un homme *a toute honte bue*.... en parlant d'un scélérat, d'un infâme, de celui qui ne se soucie pas des affronts, des mépris. » (*Furetière*.) M. Littré, dans les *Remarques* et l'*Historique* qui suivent l'article Honte, explique, d'après Genin, cette locution, en citant une fiction, devenue populaire, d'un poëte du treizième siècle. Furetière lui attribue une autre origine, moins vraisemblable.

2. *Le* a été substitué à *la*.

3. André III Potier de Novion, marquis de Grignon, conseiller au Parlement en 1680, maître des requêtes en 1686, pourvu de la charge de président de M. de Croissy, en septembre 1689. Sous le règne sui-

fils¹ étoit mort de bonne heure, et il prit enfin son parti de se retirer. Harlay, procureur général, lui succéda, et la Briffe², simple maître des requêtes, mais d'une brillante réputation³, passa à l'importante charge de procureur général.

Harlay étoit fils d'un autre procureur général⁴ du Parlement et d'une Bellièvre⁵, duquel le grand-père fut ce fameux Achille de Harlay⁶, premier président du Parlement

Harlay, premier président.

vant, il fut premier président du Parlement du mois de décembre 1723 au mois de septembre 1724, eut la charge de commandeur-greffier des ordres, et mourut à Grignon, le 22 septembre 1731, âgé de soixante-douze ans.

1. André II Potier de Novion, conseiller au Parlement en 1657, avocat général au Grand Conseil en 1661, maître des requêtes en 1663 et président au Parlement en survivance de son père; mort le 24 janvier 1677.

2. Pierre-Arnaud de la Briffe, fils d'un trésorier de France, avait été conseiller au Châtelet, puis conseiller au Parlement en 1674, maître des requêtes en 1676, et président au Grand Conseil en 1683. En 1686, ayant perdu sa femme, qui était fille du premier président de Novion, il accepta l'intendance de Rouen et y servit pendant quatre mois, puis fit les fonctions de procureur général aux Grands Jours de Poitiers (1688), et eut enfin, le 20 septembre 1689, la succession de M. de Harlay. Il fut reçu le 22 novembre suivant, et mourut en son marquisat de Ferrières, le 19 septembre 1700, à cinquante et un ans.

3. La Fontaine écrivait, en novembre 1689, au prince de Conti :

> La Briffe est chargé des affaires
> Du public et du souverain.
> Au gré de tous il sut enfin
> Débrouiller ce chaos de dettes
> Qu'un maudit compteur avoit faites.
> Ce n'est pas là le seul essai
> Qui le rend successeur d'Harlay.

C'est là une allusion à l'affaire du trésorier des États de Bretagne Harouys, dont la poursuite avait été confiée en 1688 à M. de la Briffe.

4. Achille II de Harlay, procureur général en 1661, mort le 7 juin 1671.

5. Jeanne-Marie de Bellièvre, mariée en août 1638, et morte le 11 février 1657.

6. Achille Iᵉʳ de Harlay, né en 1536, mort en 1616. Conseiller au Parlement à vingt-deux ans, puis président à mortier, il hérita de la première présidence en 1582. On connaît sa belle conduite pendant la Ligue.

après ce célèbre Christophle de Thou[1], son beau-père, lequel étoit père de ce fameux historien[2]. Issu de ces grands magistrats, Harlay en eut toute la gravité, qu'il outra en cynique, en affecta le désintéressement et la modestie, qu'il déshonora, l'une par sa conduite, l'autre par un orgueil raffiné, mais extrême, et qui, malgré lui, sautoit aux yeux. Il se piqua surtout de probité et de justice, dont le masque tomba bientôt. Entre Pierre et Jacques il conservoit la plus exacte droiture ; mais, dès qu'il apercevoit un intérêt ou une faveur à ménager, tout aussitôt il étoit vendu. La suite de ces *Mémoires*[3] en pourra fournir des exemples ; en attendant, ce procès-ci le manifesta à découvert.

Il étoit savant en droit public, il possédoit fort le fond des diverses jurisprudences, il égaloit les plus versés aux belles-lettres, il connoissoit bien l'histoire[4], et savoit surtout gouverner sa compagnie avec une autorité qui ne souffroit point de réplique, et que nul autre premier président n'atteignit jamais avant lui. Une austérité pharisaïque le rendoit redoutable par la licence qu'il donnoit à ses répréhensions publiques, et aux parties, et aux avocats, et aux magistrats, en sorte qu'il n'y avoit personne qui ne tremblât d'avoir affaire à lui. D'ailleurs soutenu en tout

1. Christophe de Thou fut premier président du parlement de Paris en 1562, et mourut le 1er novembre 1582, non moins renommé pour sa science que pour son équité et sa vertu. — Saint-Simon écrit ici, selon l'ancien usage : *Christophle*; ailleurs (ainsi plus haut, p. 24), *Christophe*.

2. Jacques-Auguste de Thou, né en 1553, mort en 1617. Il fut magistrat, diplomate, administrateur, poëte, et écrivit en latin une *Histoire des choses arrivées de son temps* (1545-1607) qu'on a pu comparer aux œuvres de l'antiquité classique.

3. Saint-Simon reviendra, en effet, à plusieurs reprises, sur le premier président, notamment en 1707, à l'occasion de sa démission (tome V, p. 165-171) ; comme il reprendra plus amplement son portrait à cet endroit, c'est là que se placera notre commentaire.

4. Il avait formé une riche collection de correspondances et de manuscrits historiques, que la Révolution a fait passer de l'abbaye Saint-Germain-des-Prés à la Bibliothèque nationale.

par la cour, dont il étoit l'esclave, et le très-humble serviteur de ce qui y étoit en vraie faveur, fin courtisan et[1] singulièrement rusé politique, tous ces talents, il les tournoit uniquement à son ambition de dominer et de parvenir, et de se faire une réputation de grand homme; d'ailleurs sans honneur effectif, sans mœurs dans le secret, sans probité qu'extérieure, sans humanité, même en un mot un hypocrite parfait, sans foi, sans loi, sans Dieu et sans âme, cruel mari, père barbare, frère tyran, ami uniquement de soi-même, méchant par nature, se plaisant à insulter, à outrager, à accabler, et n'en ayant de sa vie perdu une occasion. On feroit un volume de ses traits[2], et tous d'autant plus perçants qu'il avoit infiniment d'esprit, l'esprit naturellement porté à cela, et toujours maître de soi pour ne rien hasarder dont il pût avoir à se repentir. Pour l'extérieur, un petit homme vigoureux et maigre, un visage en losange, un[3] nez grand et aquilin, des yeux beaux, parlants, perçants, qui ne regardoient qu'à la dérobée, mais qui, fixés sur un client ou sur un magistrat, étoient pour le faire rentrer en terre; un habit peu ample, un rabat presque d'ecclésiastique et des manchettes plates comme eux, une perruque fort brune et fort mêlée de blanc, touffue, mais courte, avec une grande calotte par-dessus[4]. Il se tenoit et marchoit un peu courbé, avec un faux air plus humble que modeste, et rasoit toujours les murailles pour se faire faire place avec plus de bruit, et n'avancer qu'à force de révérences respectueuses et comme honteuses à droit et à gauche, à Versailles.

Il y tenoit au Roi et à Mme de Maintenon par l'endroit sensible, et c'étoit lui qui, consulté sur la légitimation

Harlay auteur de la légiti-

---

1. Après *et* est biffé *fin aussi*.
2. Plus loin encore (tome V, p. 168), Saint-Simon regrettera qu'il n'existe pas un *Harlœana*. Le recueil ainsi intitulé fut peut-être préparé, et certains biographes en ont parlé; mais il n'a jamais été publié.
3. Dans le manuscrit, *une* pour *un*.
4. Nous n'avons trouvé aucun portrait de ce premier président.

mation des doubles adultérins, sans nommer la mère, source de sa faveur.
Add. St-S. 71-72]

inouïe d'enfants sans nommer la mère[1], avoit donné la planche[2] du chevalier de Longueville[3], qui fut mise en avant, sur le succès duquel ceux du Roi passèrent[4]. Il eut dès lors parole de l'office de chancelier de France[5], et toute la confiance du Roi, de ses enfants, et de leur toute-puis-

1. Les enfants adultérins que Louis XIV avait de la marquise de Montespan. Voyez *Madame de Montespan*, par P. Clément, p. 42-44.

2. « On dit qu'un homme a *fait la planche* à quelqu'un, pour dire qu'il lui a montré le chemin..., qu'il a tenté le premier une chose qui étoit difficile ou dangereuse. « Voilà un arrêt qui fait la planche à bien « des désordres. » (*Furetière*.) Saint-Simon se servira encore de la même expression pour le même sujet (tome X, p. 219).

3. Charles-Louis d'Orléans, fils adultérin de Charles-Paris, duc de Longueville, et de la maréchale de la Ferté; tué en 1688, devant Philipsbourg.

4. C'est le 7 septembre 1672 que la duchesse de Longueville, ayant obtenu des lettres de légitimation pour cet enfant de son fils, avec le titre de bâtard d'Orléans, et sans mention du nom de la mère, puisque celle-ci était mariée, les fit enregistrer au Parlement. Les lettres qui légitimèrent de même le duc du Maine, le comte du Vexin et Mademoiselle de Nantes, furent enregistrées le 20 décembre 1673, et suivies, plus tard, de celles de trois derniers enfants. Pour Mademoiselle de Tours (1675), la formule fut ainsi conçue : « La tendresse que la nature nous donne pour nos enfants nous obligeant de reconnoître Louise-Marie-Anne, notre fille naturelle, et de lui donner des marques publiques de cette reconnaissance pour assurer son état, nous avons estimé nécessaire d'expédier à cet effet nos lettres patentes pour déclarer notre volonté : à quoi nous nous portons d'autant plus volontiers que nous y sommes excité par les bonnes qualités qui commencent à paroître dans les premiers mouvements de son enfance, et que nous avons lieu d'espérer qu'elle répondra à la grandeur de sa naissance et aux soins que nous faisons prendre de son éducation. » On trouvera dans le ms. Clairambault 1136, fol. 343, un texte imprimé de la légitimation du chevalier de Longueville, avec les observations de Mme de Nemours. Dans le registre de la Maison du Roi (Arch. nat., O¹ 16, fol. 159), ces lettres patentes sont précédées de la légitimation de deux bâtards du duc d'Elbeuf, où la mère n'est pas nommée non plus. Mademoiselle (*Mémoires*, tome IV, p. 358) et Daguesseau (*Œuvres*, tome VII, p. 445), de même que Saint-Simon, ont cité la légitimation du chevalier de Longueville comme le premier exemple de ce genre.

5. « Il disoit librement à qui vouloit l'entendre que Louis XIV, par deux fois, lui avoit promis de le faire chancelier, et que Louis XIV, autant de fois, ne s'en étoit point souvenu. » (*Mém. de l'abbé le Gendre*, p. 31.) On

sante gouvernante¹, qu'il sut bien se conserver, et s'en ménager² de continuelles privances.

Il étoit parent et ami du maréchal de Villeroy, qui s'étoit attaché à M. de Luxembourg, et ami intime du maréchal de Noailles. La jalousie des deux frères de Duras³, capitaines des gardes, avoit⁴ uni les deux autres capitaines des gardes ensemble, tellement que Noailles, par cette raison, et Villeroy, par son intérêt d'être lié à M. de Luxembourg, disposoient, en sa faveur, du premier président. M. de Chevreuse avoit toujours eu dans la tête l'ancien rang de Chevreuse⁵, et c'étoit peut-être pour cela que M. de la Rochefoucauld s'étoit roidi⁶, à leur commune promotion dans l'Ordre, en 1688, à ne vouloir lui céder, comme duc de Luynes⁷, qu'après sa réception au Parlement en cette qualité, pour avoir un titre public qu'il n'avoit cédé qu'à l'ancienneté de Luynes, et ne s'étoit pas voulu contenter de la simple cession du duc de Luynes, parce

Causes de sa partialité pour M. de Luxembourg.

Situation des deux parties. Ducs de Chevreuse et de Bouillon en prétentions et à part.

verra, en 1699, comment son espoir fut déçu pour la seconde fois.

1. Mme de Maintenon, chargée de diriger l'éducation des enfants de Louis XIV et de Mme de Montespan.
2. L'*m* initial de *ménager* a été substitué à un *p*; et *du* à *de*, à la fin de notre ligne suivante, devant *maréchal*.
3. Il seroit plus exact de dire : « des deux frères de *Durfort.* » L'aîné était le maréchal duc de Duras, et le second le maréchal duc de Lorge.
4. *Avoient* a été changé en *avoit.*
5. Notre auteur reviendra plusieurs fois sur les « absurdités de ces chimères. » La première création du duché de Chevreuse, sans pairie, remontait à 1545; la pairie ne datait que de 1612.
6. Saint-Simon avait écrit d'abord *redi.*
7. Les duchés de Luynes et de Chevreuse étaient réunis dans la famille d'Albert, et les chefs de cette famille portaient alternativement les noms de duc de Luynes et de duc de Chevreuse. « M. le duc de Luynes, dit Dangeau à la date du 27 décembre 1688 (tome II, p. 238), a cédé sa duché à M. de Chevreuse, son fils, qui marchera à la cérémonie dans le rang de duc de Luynes (érection de 1619). Il donne sa duché de Chevreuse au comte de Montfort, son fils, qui s'appellera présentement duc de Montfort, parce que lui garde son nom de duc de Chevreuse. Ainsi voilà le grand-père, le père et le fils qui auront tous trois rang de duc. » En outre, la branche cadette avait le duché de Chaulnes.

que¹ cet acte particulier de famille pouvoit aisément ne se pas représenter dans la suite². Cette idée, que M. de Chevreuse avoit lors, et qu'il a toujours sourdement conservée, jointe au mariage de sa fille aînée avec le fils aîné de M. de Luxembourg, l'égara³ de son intérêt de duc de Luynes, commun avec le nôtre, et l'unit⁴ à celui de M. de Luxembourg, et avec lui M. de Beauvillier, qui tous deux n'étoient qu'un même cœur et un même esprit. Diroit-on⁵, de personnages d'une vertu si pure et toujours si soutenue, que l'humanité, qui se fourre partout, avoit mis entre eux et M. de la Rochefoucauld une petite séparation, qui ne contribua pas à leur faire trouver bonne la cause qu'il soutenoit ? Ce dernier, au plus haut point de faveur, mais destituée de confiance, et naturellement jaloux de tout, ne pouvoit souffrir que l'une et l'autre, de la part du Roi, fût réunie dans les deux beaux-frères. Leur vie, leur caractère, leurs occupations, leurs liaisons, et les siennes, tout étoit entièrement ou opposé, ou, pour le moins, très-différent⁶.

Entre ces deux sortes de faveurs, le premier président ne balança pas à trouver celle⁷ des beaux-frères préférables. Il y joignoit celle de Noailles et de Villeroy, qui étoient grandes aussi, et tout l'éclat dont brilloit M. de Luxembourg. De tous ceux qu'il attaquoit, aucun n'étoit en faveur que le seul duc de la Rochefoucauld ; les mieux avec le Roi, ce n'étoit que distinction à quelques-uns, et

1. *Que* est au-dessus de la ligne.
2. Le duc de Chevreuse se hâta d'aller se faire recevoir au Parlement, le matin même du 31 décembre 1688, et revint prendre son rang à la procession des chevaliers. (*Journal de Dangeau*, tome II, p. 240-241.)
3. *L'égarra* (sic) est en interligne, au-dessus de *le sépara*, biffé.
4. *L'unit* est écrit à la suite de *l'avoit*, biffé.
5. *On* est ajouté en interligne.
6. *Très* a été écrit après coup, au-dessus de la ligne.
7. Il y a bien ici et à la ligne suivante *celle*, au singulier ; à la suite, vu le sens collectif du pronom (il s'agit dans chacune des deux phrases de deux personnes), l'auteur s'est permis un étonnant accord avec l'idée et a mis au pluriel les adjectifs *préférables* et *grandes*.

considération pour la plupart : ainsi le choix du premier président ne fut pas difficile.

Talon, devenu président à mortier, flatté de voir M. de Luxembourg réclamer les parents de sa mère[1], oublia qu'il avoit été avocat général : il ne craignit point le blâme d'être contraire à soi-même[2], et, après avoir parlé autrefois avec tant de force, dans la même affaire, contre M. de Luxembourg, comme avocat général, on le vit devenir le sien[3], et travailler à ses factums. Il fouilla les bibliothèques[4], rassembla les matériaux, présida à tout ce qui se fit, écrivit[5] pour M. de Luxembourg à visage découvert, et rien ne s'y fit que par lui.

Le célèbre Racine[6], si connu par ses pièces de théâtre et par la commission où il étoit employé lors pour écrire l'histoire du Roi[7], prêta sa belle plume pour polir les factums de M. de Luxembourg et en réparer la sécheresse de la matière par un style agréable et orné, pour les faire lire avec plaisir et avec partialité aux femmes et aux courtisans[8].

Talon, président à mortier.

1. Isabeau de Vienne, mère du maréchal de Luxembourg, et Élisabeth Vallée, belle-mère de Talon, étaient l'une et l'autre petites-filles de François Dolu, président des comptes, et de Catherine le Picard. Voyez un tableau de ces parentés dans le dossier LUXEMBOURG (fol. 139), au Cabinet des titres.
2. *Luy* a été corrigé en *soy* devant *mesme*.
3. C'est-à-dire l'avocat de M. de Luxembourg.
4. Selon Germain Brice (tome II, p. 187-188), il avait une magnifique collection de livres et de manuscrits dans sa belle maison de la rue Saint-Guillaume, voisine de l'hôtel de Saint-Simon.
5. *Escrivit* a été biffé, puis récrit en interligne.
6. Jean Racine, né à la Ferté-Milon et baptisé le 22 décembre 1639, mort le 21 avril 1699. Il était trésorier de France au bureau des finances de Moulins, gentilhomme ordinaire du Roi, et appartenait à l'Académie française depuis 1673.
7. C'est en 1677 que Racine avait été chargé, avec Boileau, de remplacer Pellisson dans les fonctions d'historiographe du Roi. Voyez la notice biographique, par M. Paul Mesnard, dans le tome I des *Œuvres de J. Racine*, édition de la collection des Grands écrivains, p. 98-105.
8. M. Mesnard a fait une notice sur les *Factums pour le maréchal de Luxembourg*, dans le tome V des *Œuvres de J. Racine*, p. 365-394.

Il avoit été attaché à M. de Seignelay, étoit ami intime de Cavoye[1], et tous deux l'avoient été de M. de Luxembourg, et Cavoye l'étoit encore[2]. En un mot, les dames, les jeunes gens, tout le bel air de la cour et de la ville étoit pour lui, et personne parmi nous à pouvoir contrebalancer ce grand air du monde, ni même y faire aucun partage. Que si on ajoute le soin, de longue main pris, de captiver les principaux du Parlement et toute la grand'chambre[3] par parents, amis, maîtresses, confesseurs, valets, promesses, services, il se trouvera qu'avec un premier président tel que Harlay à la tête de ce parti, nous avions affaire à incomparablement plus forts que nous.

Un inconvénient encore, qui n'étoit pas médiocre, fut la lutte d'une communauté de gens en même intérêt contre un seul qui conduisoit le sien avec indépendance, et qui n'avoit besoin d'aucun concert. Le nôtre subsista pourtant

1. Louis d'Oger, chevalier, puis marquis de Cavoye, était grand maréchal des logis de la maison du Roi depuis le 1ᵉʳ février 1677, et avait fait aussi les fonctions d'aide de camp. Il mourut le 3 février 1716, âgé de soixante-seize ans environ. Voyez son éloge dans le *Moréri*, et son article dans le *Dictionnaire critique* de Jal, qui a le tort de vouloir placer sa mort en 1715. Son intimité avec Racine était bien connue; on rapportait ce mot de Louis XIV : « Cavoye avec Racine se croit bel esprit; Racine avec Cavoye se croit courtisan. » (*Œuvres de J. Racine*, tome I, p. 278 et 291, et tome VII, p. 13, note 5; comparez les *Mémoires de Choisy*, p. 558.)

2. C'est lui qui avait conseillé à M. de Luxembourg, en 1680, d'aller se constituer prisonnier sans attendre l'ordre du Roi.

3. Jusqu'en 1700, la grand'chambre du parlement de Paris se composa du premier président, de neuf présidents à mortier, des conseillers d'honneur et honoraires, de dix-huit conseillers laïcs, de douze conseillers clercs, et des gens du Roi. Les conseillers y montaient à l'ancienneté. Les princes du sang, à partir de quinze ans, les pairs de France, à partir de vingt-cinq, y avaient aussi séance et voix délibérative, ainsi que le chancelier de France, le garde des sceaux et quatre maîtres des requêtes. Nous avons déjà dit, tome I, p. 222, ce que c'était que la grand'chambre; parmi ses attributions, elle avait le jugement en première instance des causes des pairs pour ce qui regardait leurs pairies, comme conséquence naturelle de ce qu'elle recevait leur serment d'installation.

fort au-dessus de ce qui se pouvoit attendre d'une si grande diversité d'esprits et d'humeurs, dans une parité de dignité et d'intérêt. M. de Bouillon, avec la chimère de l'ancien rang d'ancienneté d'Albret et de Château-Thierry[1], imita le duc de Chevreuse, et dès le premier commencement de l'affaire ; mais celui-ci se contenta de n'y prendre aucune part. Telle étoit notre situation, lorsque M. de Luxembourg l'entama[2].

Le premier pas fut de faire donner des conclusions au procureur général. La Briffe, maître des requêtes si brillant, se trouvoit accablé du poids de cette grande charge, et n'y fut pas longtemps sans perdre la réputation qui l'y avoit placé. Accoutumé à être l'aigle du Conseil, Harlay en prit jalousie, et prit à tâche de le contrecarrer ; l'autre, plein de ce qui l'avoit si rapidement porté, voulut lutter d'égal, et ne tarda pas à s'en repentir. Il tomba dans mille panneaux que l'autre lui tendoit tous les jours, et dont il le relevoit avec un air de supériorité qui désarçonna l'autre. Il sentit son foible à l'égard du[3] premier président en tout genre ; il se lassa des camouflets[4] que l'autre ne lui épargnoit point, et peu à peu il devint soumis et ram-

La Briffe, procureur général.

1. Ces duchés, donnés à la maison de Bouillon en échange de la principauté de Sedan, dataient de 1556 et 1566. Voyez tome V, p. 99-100.
2. Il y avait eu déjà un commencement de procédure en 1689. Le maréchal avait demandé l'enregistrement de la déclaration du 16 avril 1676, en concluant à ce que le Parlement lui donnât rang et séance des 19 septembre 1576 et 30 décembre 1581. Voyez l'« Inventaire servant d'avertissement » envoyé par le duc de Luxembourg, selon ses requête et exploits des 20 janvier, 14 et 17 février 1689 (Bibl. nat., recueil Thoisy, vol. XXIII, fol. 364-375, 390-398, et ms. Fr. 22 718, fol. 203-226). C'est sans doute de cette phase de l'affaire que Saint-Simon a parlé ci-dessus, p. 50-51. Les douze ducs attaqués, parmi lesquels était Claude de Saint-Simon, firent opposition ; de formalité en formalité, on arriva au 19 mars 1692, jour où les parties furent appointées en droit, et ce nouvel appointement joint à celui de 1662.
3. *De* a été corrigé en *du*.
4. Ce mot, d'étymologie douteuse, n'a, dans les anciens dictionnaires, au propre, que le sens de « fumée qu'on souffle au nez d'un homme qui

pant. C'étoit sa situation, lorsqu'il fut question de ses conclusions. Tout abattu qu'il étoit, il ne manquoit point d'esprit, mais la crainte et la défiance avoient pris le dessus : il sentit où penchoit le premier président, et il n'osa le choquer, de sorte que M. de Luxembourg eut ses conclusions comme et quand il les voulut. Nos productions[1] n'étoient pas faites; rien n'étoit donc en état, et la Briffe avoit promis aux[2] ducs de la Trémoïlle et de la Rochefoucauld de les attendre, comme il étoit de règle et du droit, lorsque M. de Luxembourg, qui les[3] regardoit comme un premier coup de partie, se vanta de les avoir favorables, et en effet les fit voir.

C'étoit un autre pas de clerc, puisqu'elles devoient être remises au greffe cachetées, et que personne ne devoit savoir quoi que ce soit de ce qu'elles contenoient. M. de Chaulnes voulut au moins s'en venger. Dès que notre premier factum[4] fut imprimé, il le porta à la Briffe, et lui dit que c'étoit sans intérêt, puisque tout le monde savoit ses conclusions données, et en faveur de M. de Luxem-

sommeille, au moyen d'un cornet de papier allumé par un bout. » Par une extension toute naturelle, *camouflet* arriva à se dire figurément, comme ici, de toute sorte d'affronts et de mortifications. M. Littré déduit de même le sens qu'a pris le mot comme terme d'art militaire.

1. Ce terme de pratique judiciaire désignait la réunion des pièces que chaque partie déposait au greffe du tribunal, et qui devaient être mises sous les yeux des juges, comme éléments du procès. Voyez l'*Encyclopédie méthodique (Jurisprudence)* de 1782, tome VII, p. 22.

2. *Au*, pour *aux*, dans le manuscrit; à la ligne suivante, *de* a été corrigé en *du*, devant *droit*.

3. Les conclusions du procureur général.

4. Ce factum est sans doute le « Mémoire sur la question de préséance pour MM. les ducs et pairs, contre M. le maréchal duc de Luxembourg, » qui fut signé par Riparfonds et imprimé chez L. Sevestre, avec la date de 1693. M. Mesnard en a donné quelques extraits dans l'étude citée plus haut, *Œuvres de J. Racine*, tome V, p. 377 et 378. On a en outre (recueil Thoisy, vol. XXIII, fol. 400-415) l'« Inventaire de production que mettent et baillent par-devant vous, Nosseigneurs du Parlement, les ducs de Sully, de Richelieu, de la Rochefoucauld, de Valentinois. »

bourg; mais que, notre procès ne pouvant être que curieux en soi et célèbre au Parlement, il avoit voulu lui apporter notre premier mémoire tout mouillé encore de l'impression, dans la lecture duquel il croyoit qu'il ne seroit pas fâché de se délasser en ses heures perdues, et dans lequel il apprendroit des faits, et beaucoup de choses très-importantes pour l'intelligence et la décision de l'affaire, très-nettement exposés, et dont aucun n'avoit encore paru. La gravité et la réputation de M. de Chaulnes ajouta beaucoup au poids de cette raillerie, qui embarrassa extrêmement le procureur général. Il voulut se jeter dans les excuses; mais M. de Chaulnes, qui souriot de le voir balbutiant, l'assura que ce n'étoit pas à lui qu'il les falloit faire, mais à MM. de la Trémoïlle et de la Rochefoucauld, qui, à ce qu'il s'étoit laissé dire, n'étoient pas tout à fait tant ses serviteurs que lui.

J'ai mis le procureur général et ses conclusions ainsi données en écolier à la suite de ce que j'ai cru devoir faire connoître du premier président, de M. Talon et de tout ce qui se ralliot pour M. de Luxembourg, afin de montrer, une fois pour toutes, à qui nous eûmes à faire[1], et l'inégalité de la partie en même temps. Avant d'aller plus loin, il faut dire comment j'y entrai, et comment je m'en démêlai.

On peut juger qu'à mon âge, et fils d'un père de la cour du feu roi, et d'une mère qui n'avoit connu que les devoirs domestiques, et sans aucuns proches[2], je n'étois en aucun commerce avec pas un de ceux que M. de Luxembourg attaquoit. Eux, qui se vouloient réunir le plus en nombre qu'ils pourroient, comptant peu sur de certains ducs, et désertés par MM. de Chevreuse et de Bouillon, n'en voulurent négliger aucun, parce que chacun a ses amis et sa bourse, pour les frais qui se faisoient en commun. M. de la Trémoïlle m'aborda donc chez le Roi et me dit que lui et plusieurs autres, qu'il me nomma, étoient attaqués par

1. Ici à faire; plus haut, p. 60, ligne 12, affaire.
2. Voyez tome I, p. 24, et ci-dessus, p. 1 et 2.

M. de Luxembourg en préséance, par la reprise d'un ancien procès où mon père avoit été partie avec eux¹; qu'ils espéroient que je ne les abandonnerois pas dans cette affaire, quoique M. de Luxembourg fût mon général; qu'ils l'avoient chargé de m'en parler; et ajouta du sien les compliments convenables. C'étoit dans tous les premiers commencements de cette reprise, et assez peu depuis mon retour de l'armée² : j'ignorois donc parfaitement l'affaire; mais mon parti fut bientôt pris. Je remerciai M. de la Trémoïlle, tant pour lui que pour ces Messieurs, de ce qu'ils avoient pensé à moi, et je lui dis que je ne craindrois jamais de m'égarer en si bonne compagnie, en suivant l'exemple de mon père, et que je le priois d'être persuadé et de les assurer que rien ne me sépareroit d'eux. M. de la Trémoïlle me parut fort content, et, dans la journée, M. de la Rochefoucauld me chercha, et plusieurs des autres, et m'en firent mille compliments.

<small>Mesures de déférences* de moi à M. de Luxembourg.</small>

Enrôlé de la sorte, je crus devoir toutes sortes de ménagements à un homme tel qu'étoit lors M. de Luxembourg, sous qui j'avois fait la campagne, qui m'avoit bien traité, quoique sans être connu de lui que par ce que j'étois, et sous³ qui je pouvois servir souvent. J'allai donc le lendemain chez lui, où il n'étoit pas, et je le fus trouver chez le duc de Montmorency⁴; le marquis d'Harcourt et Albergotti étoient avec eux. Je fis là mon compliment à M. de Luxembourg, et lui demandai la permission de ne me pas séparer de ceux des ducs sur lesquels il demandoit la préséance; que, de toute autre affaire⁵, je l'en

---

1. Le procès commencé en 1662 et repris de 1689 à 1692.
2. On a vu (tome I, p. 283, note 5) que Saint-Simon était rentré à Paris dans les premiers jours du mois de novembre 1693.
3. Dans le manuscrit, *sous* commence par *de*, corrigé en *so*.
4. Fils aîné du maréchal de Luxembourg. Voyez tome I, p. 232.
5. Saint-Simon avait mis d'abord : *sur une affaire*; il a biffé *sur une*, et écrit : *de toute autre*, au-dessus de la ligne.

* Il y a bien ainsi *déférences*, au pluriel, dans le manuscrit.

laisserois absolument le maître; que, sur celle-là même, je n'avois voulu faire aucun pas sans savoir si il le trouveroit bon, et j'ajoutai tout ce que l'âge et l'état exigeoient d'un jeune homme. Cela fut reçu avec toute la politesse et la galanterie imaginable; la compagnie y applaudit, et M. de Luxembourg m'assura que je ne pouvois moins faire que suivre l'exemple de mon père, et qu'il ne m'en marqueroit pas moins, etc., en toutes occasions. Ce devoir rempli, je ne songeai plus qu'à bien soutenir l'affaire commune, conjointement avec les autres, sans rien faire qui pût raisonnablement déplaire à M. de Luxembourg.

Maintenant, voici le sommaire du procès; car d'entrer dans le détail des lois, des exemples, des défenses de part et d'autre, ce seroit la matière de volumes entiers, et il s'en trouve plusieurs, faits de part et d'autre[1], qui en instruiront suffisamment et à fond les curieux[2].

M. de Luxembourg prétendoit que l'effet des érections femelles[3] alloit à l'infini; que Mme de Tingry, quoique

Sommaire de la question

---

1. Entre autres publications auxquelles l'auteur fait allusion ici, il faut citer le *Recueil de factums et mémoires sur plusieurs questions importantes de droit civil*, imprimé pour la première fois en 1710, et le *Journal des principales audiences du Parlement*, publié en 1733, dans le tome IV duquel se trouve (p. 639) un résumé de la plaidoirie de l'avocat Fréteau pour les ducs. En outre, on peut comparer au sommaire que va donner notre auteur le résumé que M. Mesnard a publié (*Œuvres de J. Racine*, tome V, p. 366 et suivantes) d'après le ms. des Archives nationales KK 599, fol. 489-490.

2. Il nous serait également impossible d'entrer dans le détail d'une affaire qui, en effet, fournirait « la matière de volumes entiers. » Nous nous bornerons à dresser la bibliographie des factums, mémoires, arrêts et autres pièces, imprimées ou non, qui ont subsisté du procès de 1694, et nous établirons ces documents dans un ordre chronologique qui permette de contrôler le récit de Saint-Simon. Voyez l'appendice n° I.

3. C'est-à-dire des duchés-pairies transmissibles exceptionnellement par les femmes, à défaut d'héritiers masculins; voyez le texte des lettres d'érection du duché de Piney (septembre 1576) dans l'*Histoire généalogique* du P. Anselme, tome III, p. 868-873, et celui de l'érection en pairie (octobre 1581), *ibidem*, p. 873-876 : « Avons érigé à notre

formant le procès.

dans le monde, demeurant sous ses vœux, et son frère ayant cédé sa dignité et ses biens à sa sœur du second lit, par son contrat de mariage, lui diacre, et par conséquent hors d'état de se pouvoir marier, cette fille du second lit qu'il[1] avoit épousée passoit aux droits des enfants du premier lit, qui se trouvoient épuisés, et de plein droit le faisoit duc et pair de la date de la première érection ; que la clause *en tant que besoin seroit*, apposée aux lettres nouvelles qu'il avoit obtenues aussitôt après son mariage[2], annuloit toute la force que cette nouvelle érection pouvoit donner contre lui ; et que ce qui achevoit de l'anéantir étoit ce qu'il avoit plu au Roi de déclarer par ses lettres patentes, en 1676, qu'il n'a point entendu ériger de nouveau Piney en duché-pairie en 1661, mais bien le renouveler en faveur de M. de Luxembourg[3] : d'où il concluoit qu'il étoit par là manifeste que son ancienneté remontoit à la première érection de 1581.

Les opposants prétendoient au contraire qu'aucune érection femelle n'étoit infinie, que son effet étoit borné à la première fille qui le recueilloit, et que, si elles avoient quelquefois passé à une seconde fille, ç'avoit été tout, jamais au delà ; et encore par grâce[4], et à la faveur de nou-

cousin, ses successeurs et ayants cause, *tant mâles que femelles*, en titre, nom, dignité, etc. » On trouvera dans le ms. Clairambault 1176, fol. 1-9, un factum de 1696, en forme de dialogue, sur l'affaire de Luxembourg et sur plusieurs des points traités ici par Saint-Simon, l'interdiction du « diacre », la question des *ayants cause*, etc.

1. *Il*, le maréchal de Luxembourg.
2. Voyez ci-dessus, p. 42 et 43.
3. Le texte de cette déclaration du 16 avril 1676 a été publié dans l'*Histoire généalogique* du P. Anselme (tome IV, p. 583) ; il y est dit que le Roi n'a eu d'autre intention, en 1661, que d'approuver le contrat de mariage et d'agréer que M. de Luxembourg fût reçu « suivant ce qui a été pratiqué par feu notre cousin Léon d'Albert, duc de Luxembourg. »
4. Selon l'expression de Daguesseau, « l'esprit de masculinité était pour ainsi dire l'âme des pairies, » et, quoiqu'on eût vu, au treizième siècle, des femmes faire les fonctions de pair, la transmission ne portait plus que sur les titres et les honneurs. Quant au rang, Louis XIV finit

velles lettres en continuation de pairie, avec rang du jour
de ces nouvelles lettres; qu'ainsi l'ancienne érection de
Piney étoit éteinte dans le sang du premier mari de la
duchesse héritière : ce qui étoit si vrai, qu'elle avoit perdu
son rang et ses honneurs de duchesse en se remariant,
bien loin qu'elle les eût communiqués à son second mari,
tant la[1] dignité demeuroit fixée et immuable dans son fils
du premier lit ; que, pour la démission qu'il en avoit faite,
ainsi que de ses biens, à sa sœur du second lit, par son
contrat de mariage, cette démission avoit deux vices qui
la rendoient absurde et nulle, et un troisième qui la faisoit
impossible : le premier, son état d'interdit devant et
après, qui, n'ayant été levé que pour le moment nécessaire
de cette démission, n'étoit qu'une dérision de la justice,
qui ne pouvoit avoir d'effet, ni être reçue sérieusement;
2° que les grandes sommes données à cet interdit par le
futur époux de sa sœur du second lit, motivées dans son
contrat de mariage comme cause de cette démission,
l'annuloient[2] par cela même, puisqu'on ne peut devenir
duc et pair que par deux voies, érection en sa faveur ou
succession, et que l'acquéreur en est formellement exclus;
3° que la volonté de l'interdit, quand bien même il ne
l'eût jamais été, et qu'il n'eût rien reçu pour sa démission,
étoit entièrement insuffisante pour faire un duc et pair en
se démettant, puisqu'une démission ne pouvoit opérer cet
effet que par deux choses réunies, un sujet naturellement
héritier de la dignité, à qui la démission ne fait qu'en
avancer la succession, et la permission du Roi de la faire,
qui toutes deux manquoient totalement en celle-ci; que la
clause *en tant que besoin seroit*, glissée dans les nouvelles

---

par régler, en 1711, que les pairies femelles n'en donneraient plus à
l'époux de l'héritière que si le souverain agréait leur mariage, et du
jour seulement où l'époux aurait de nouvelles lettres patentes.

1. *La* a été écrit entre un *r* (initiale de *restoit*?) et un *d*, biffé.
2. Dans le manuscrit, *l'annuloit*, pour *annuloient;* et au contraire,
treize lignes plus loin, *donnoient*, pour *donnoit*.

lettres d'érection de 1661 accordées à M. de Luxembourg, ne lui donnoit aucun droit, ce qui étoit évident, puisqu'il avoit obtenu ces nouvelles lettres et pris le dernier rang en conséquence, sans quoi il n'eût point été duc et pair; et que, de plus, cette clause, n'ayant point été communiquée[1], n'avoit pu être contredite, ni faire aucun effet entre les parties. Enfin, sur les lettres de 1676 par lesquelles le Roi déclaroit n'avoir point fait d'érection nouvelle en 1661, mais renouvelé[2] l'érection de Piney en faveur de M. de Luxembourg, deux réponses : la première, que c'étoit pour la première fois qu'on en entendoit parler; et en effet, M. de la Rochefoucauld en ayant témoigné au Roi sa surprise, il lui répondit qu'il ne se souvenoit point d'avoir jamais donné ces lettres : à quoi M. de la Rochefoucauld, en colère, répliqua que c'étoient là des tours de passe-passe de M. de Louvois, qui, en ce temps-là, étoit fort ami de M. de Luxembourg; que ces lettres, qui n'étoient point enregistrées, étoient surannées[3], et partant de nul effet; que d'ailleurs[4], n'ayant jamais été connues jusqu'alors, elles ne pouvoient passer pour contradictoire[5], et pour juger, sans entendre les parties, un procès pendant entre elles, et un procès de telle qualité et entre de telles parties, sous la cheminée[6], et demeurer incognito

1. C'est-à-dire communiquée aux intéressés qui pouvoient faire opposition.
2. Saint-Simon avait écrit d'abord *renouveller* (sic).
3. Pour avoir force de loi, les lettres patentes devaient être enregistrées par la cour ou les cours compétentes avant qu'une année se fût écoulée depuis leur expédition et leur délivrance par la chancellerie : faute de quoi elles n'avaient plus de valeur, « à cause que la force du sceau ne dure qu'un an pour les choses qui ne sont pas jugées ou exécutées. » (*Furetière.*)
4. *D'ailleurs* est en interligne, au-dessus d'*enfin*, effacé.
5. Il y a bien ainsi, dans le manuscrit, *contradictoire*, au singulier et pris substantivement. — On appelait procédure *contradictoire* celle qui se faisait en présence des deux parties, avec débats, réponses, conclusions, etc., par opposition à la procédure *par défaut*.
6. « On dit qu'un arrêt est donné *sous la cheminée*, pour dire qu'il

vingt[1] ans ainsi dans la poche de M. de Luxembourg ; secondement enfin, qu'à toute rigueur, l'expression de *renouveler* n'emportoit point le rang de l'ancienne érection, puisqu'en effet un ancien duché-pairie, autrefois érigé pour une maison, et depuis érigé pour une autre, n'étoit, à l'égard de cette terre, qu'un véritable renouvellement.

Telles furent les raisons fondamentales de part et d'autre, sur lesquelles on comprend que les avocats trouvèrent de quoi exercer leur éloquence d'une part, leurs subtilités de l'autre ; mais ce qui vient d'être exposé suffit pour expliquer toute la matière en gros sur[2] laquelle roula tout ce procès.

Disons maintenant un mot des opposants, desquels il faut ôter MM. de Chevreuse et de Bouillon, par les raisons qui en ont été rapportées[3]. M. d'Elbeuf ne fit que nombre, et ne se mêla jamais de rien, sinon de demeurer uni aux autres. M. de Ventadour parut quelquefois aux assemblées, fit à peu près ce qu'on désira de lui ; mais, au payement près, il ne menoit pas une vie à le mettre en œuvre[4]. M. de Vendôme se présenta, et fit bien, mais à sa manière, et ne pouvant se contraindre à rien. M. de Lesdiguières étoit un enfant, et sa mère une espèce de fée[5],

Opposants à M. de Luxembourg.

a été donné par la cabale de trois ou quatre conseillers, à la cheminée, en se chauffant, et qu'il n'a point été rapporté en plein bureau. » (*Furetière*.)

1. *Vingt* est une correction substituée à *qui*[*nze*]. A la ligne suivante, *second*[t] *enfin qu'* remplace, au-dessus de la ligne, *qu'enfin*, biffé dans le texte.

2. *Par* a été corrigé en *sur*.

3. Ci-dessus, p. 57-58 et 61.

4. Saint-Simon dira ailleurs de M. de Ventadour (tome XIV, p. 123) : « C'étoit un homme fort laid et fort contrefait, qui, avec beaucoup d'esprit et de valeur, avoit toujours mené la vie la plus obscure et la plus débauchée. »

5. C'est le terme dont Saint-Simon se servira chaque fois qu'il aura à parler de cette nièce du cardinal de Retz et des magnificences de son hôtel ou des singularités de son existence. Comparez les *Lettres de Sévigné*, tome VI, p. 323, tome X, p. 374, etc.

sur qui son cousin de Villeroy¹ avoit tout crédit : ainsi ce fut beaucoup pour elle que de laisser le nom de son fils, dont elle étoit tutrice, parmi ceux des opposants. M. de Brissac², obscur, ruiné, et d'une vie étrange, ne sortoit plus de son château de Brissac, et ne fit que laisser son nom parmi les autres. M.³ de Sully peu assidûment, mais fermement. MM. de Chaulnes, de Richelieu, de la Rochefoucauld et de la Trémoïlle étoient ceux sur qui tout portoit, auxquels le bonhomme⁴ M. de la Force se joignit dignement tant qu'il put, et M. de Rohan aussi ; mais M. de Richelieu et lui étoient gens à boutades, qui ne donnèrent pas peu d'affaires aux autres. M. de Monaco y étoit ardent, sauf ses parties⁵ et sa bourse ; encore payoit-il bien en rognonnant⁶ ; mais c'étoit des farces pour tirer le contingent du duc de Rohan.

Les intendants de MM. de la Trémoïlle et de la Rochefoucauld, nommés Magueux⁷ et Aubry⁸, gens d'honneur, capables, laborieux, et infiniment touchés de cette affaire, en étoient les principaux directeurs, et Riparfonds⁹, avocat

1. Le maréchal de Villeroy avait eu pour mère une sœur du père du duc de Lesdiguières, mari de la *fée*.
2. Beau-frère de Saint-Simon.
3. Au lieu de *M.*, le manuscrit porte *Mrs*, ajouté en interligne.
4. Nous rencontrerons souvent ce terme, qui était d'usage, aux seizième et dix-septième siècles, pour désigner un vieillard, un chef de famille, « un personnage très-âgé et très-respectable. » Voyez les exemples cités par les éditeurs du *Journal de Dangeau*, dans l'*Appendice* du tome XVIII, p. 472-473.
5. *Ses parties*, c'est-à-dire, comme l'explique M. Littré (14°), ce qu'il avait à mettre au jeu, l'argent qu'il fallait exposer dans l'affaire.
6. *Rognonner*, « gronder entre ses dents. » Ce mot « est bas, » disent l'Académie et Furetière.
7. Étienne Magueux, qui se qualifiait, en 1696, ancien échevin de Paris et avocat au Parlement.
8. Antoine Aubry, qui se qualifiait, en 1696, intendant des maisons de MM. les ducs de la Rochefoucauld et de la Rocheguyon.
9. Étienne Gabriau de Riparfonds, reçu avocat au parlement de Paris le 13 juin 1661, mort le 5 décembre 1704, à soixante-trois ans environ. Selon ses contemporains, c'était un homme de bonne famille,

célèbre consultant, étoit le chef de nos avocats[1] et de notre conseil, chez qui se tenoient toutes nos assemblées, toujours une après-dînée de chaque semaine, et quelquefois plus souvent, où M. de la Rochefoucauld ne manquoit[2] jamais, quoiqu'il ne couchât presque jamais à Paris[3], et qui y rendit par son exemple les autres très-assidus et fort ponctuels à l'heure. Les plus ardents et les plus continuellement à tout étoient MM. de la Trémoïlle, de Chaulnes, la Rochefoucauld et la Force, M. de Monaco autant qu'il étoit en lui, et, plus qu'aucuns, MM. de Richelieu et de Rohan, mais, comme il a été dit, pleins de boutades et de fantaisies.

Je me rendis assidu aux assemblées ; je m'instruisis et de l'affaire en soi, et de ce qui se passoit par rapport à elle. Ce que je hasardai de dire dans les assemblées n'y déplut point; Riparfonds et les deux intendants conducteurs me prirent en amitié. Je plus aux ducs : M. de la Rochefoucauld, tout farouche qu'il étoit, et, par son nom et le mien, peu disposé pour moi[4], s'apprivoisa tout à fait avec moi ; l'intimité de M. de Chaulnes avec mon père se renouvela avec moi, ainsi que l'amitié qu'il avoit eue avec le bonhomme la Force; je fis une amitié intime avec M.[5] de la Trémoïlle, et je n'oserois dire que j'acquis une sorte d'autorité sur M. de Richelieu, qui avoit été aussi fort ami

---

aussi distingué par la noblesse de ses sentiments que par son savoir. avait un véritable attachement pour sa profession, et légua ses belles collections de livres pour former le premier fonds d'une bibliothèque à l'usage de l'ordre des Avocats.

1. Saint-Simon citera bientôt (p. 269) un autre avocat, assez célèbre, Claude Érard. Nous verrons aussi que Fréteau plaida pour les ducs, en 1696.

2. *Manquoient* a été corrigé en *manquoit*.

3. A cause de son service de grand maître de la garde-robe, qui le rappelait près du Roi, comme Saint-Simon va le dire à la page suivante. Comparez tome VI, p. 381-382.

4. Allusion à l'ancienne querelle de préséance qui subsistait entre les deux duchés depuis 1635, ou à l'affaire des *Mémoires* de 1662.

5. *M.* a été ajouté en interligne, devant *de*.

de mon père, et sur le duc de Rohan, qui fut[1] plus d'une fois salutaire et à la cause que nous soutenions, et à eux-mêmes. Chacun opinoit là en son rang ; on ne s'interrompoit point, on n'y perdoit pas un instant en compliments ni en nouvelles, et personne ne s'impatientoit de la longueur des séances, qui étoient souvent fort prolongées, pas même M. de la Rochefoucauld, qui retournoit toujours au coucher du Roi, à Versailles ; et chacun se piqua d'exactitude et d'assiduité.

Conduite inique en faveur de M. de Luxembourg.

Le procès commencé tout de bon, nous fîmes nos sollicitations[2] ensemble, couplés deux dans un carrosse, et nous ne fûmes pas longtemps sans nous apercevoir de la mauvaise volonté du premier président, qui, dans une affaire qui, par sa nature et le droit, ne pouvoit être jugée que par l'assemblée de toutes les chambres[3], et les pairs non parties ajournés[4], se hâta de nommer de petits commissaires[5], pour être examinée chez lui et s'en rendre plus aisément le maître : ce qui étoit contre toute règle dans

1. C'est-à-dire « autorité qui fut. »
2. Ce terme s'employait presque exclusivement pour désigner les visites que chaque partie rendait à ses juges, et qui, étant d'usage et de convenance, presque d'obligation, se faisaient, non-seulement au vu et su de tout le monde, mais avec une certaine solennité. Comparez la suite des *Mémoires*, tome IV, p. 337, surtout tome VIII, p. 207-209, et voyez l'*Encyclopédie méthodique* (*Jurisprudence*) de 1782, tome VII, p. 618-621. « On entend au Palais, dit cet ouvrage, par le mot *sollicitations*, les prières, les instances, les très-fortes recommandations employées auprès d'un juge, non pas pour qu'il donne une décision conforme à la justice, mais favorable à la cause que l'on défend et que l'on protége. » Dans *le Misanthrope* (acte I, scène I), on dit à Alceste, avec étonnement : « Aucun juge par vous ne sera visité ? »
3. Voyez l'article Assemblée dans l'*Encyclopédie*, tome I, p. 507.
4. C'est-à-dire « après avoir ajourné à prendre séance les pairs qui n'étaient pas parties au procès. »
5. « Les petits commissaires sont quatre juges anciens, avec le président, qui discutent un procès, qui en voient et examinent les pièces, et dont on fait après le rapport en pleine chambre. » (*Furetière*.) Au contraire, les grandes commissions se composaient des huit plus anciens conseillers et des deux présidents de chaque chambre.

une affaire de cette qualité. Catinat[1], frère du maréchal, Bochart de Saron[2], Maulnorry[3] et Portail[4], rapporteur, furent les quatre petits commissaires. Harlay fit bientôt pis : Bochart s'étant récusé comme parent de la duchesse de Brissac Verthamon[5], Joly de Fleury[6] lui fut substitué. Or Joly étoit beau-frère du président Talon, qui s'étoit récusé comme parent de M. de Luxembourg et s'étoit, comme on l'a dit, mis ouvertement à la tête de son conseil ; et outre que ces deux hommes étoient si proches, ils étoient de plus amis intimes. Les choses ainsi bien arrangées par le premier président, il voulut étrangler le jugement, et passa sur toutes sortes de formes pour exécuter promptement ce dessein.

Tandis qu'on lui laissoit faire ce qu'on ne pouvoit em- [Add. S^tS. 78]

1. René Catinat (1630-1707), frère aîné du maréchal, était conseiller depuis 1655. Il se trouve ainsi dépeint dans un tableau des membres du Parlement (*Correspondance administrative sous Louis XIV*, tome II, p. 58) : « Esprit doux, agréable, de beaucoup d'honneur, de nul intérêt, aimé dans sa chambre, retiré et renfermé dans sa famille. » Dans un autre rapport, il est qualifié : « Homme d'honneur, très-capable, hors d'intérêts, qui a grande probité et grande créance en la grand'chambre. « (*Mémoires sur la vie.... de Nicolas Foucquet*, par A. Chéruel, tome II, p. 349.)

2. Jean Bochart de Saron, reçu conseiller au Parlement en 1653, mort sous-doyen le 20 août 1709.

3. Louis-Marie de Maulnorry, conseiller clerc depuis 1671, était sous-diacre et doyen de l'église collégiale de Saint-Silvain de Levroux. Il mourut le 25 septembre 1705.

4. Antoine Portail, né le 30 octobre 1631, était conseiller depuis le 30 avril 1657, et mourut le 10 juin 1713. Il avait épousé une sœur de l'historien le Nain de Tillemont.

5. Le duc de Brissac, veuf de Louise de Saint-Simon, avait épousé en secondes noces Élisabeth de Verthamon (tome I, p. 210, note 1), qui se rattachait par sa grand'mère maternelle, ainsi que M. Bochart de Saron par sa mère, à la maison Luillier d'Interville. Elle mourut à soixante-trois ans, le 13 février 1721.

6. Jean-François Joly de Fleury, né en 1636, avocat général à Metz en 1660, reçu conseiller au Parlement en 1664, mort en 1702. Il avait épousé en 1664 Madeleine Talon, fille de l'avocat général et sœur du président : d'où le fameux procureur général Guillaume-François Joly de Fleury.

pêcher, nous fûmes avertis d'un nouveau factum de M. de Luxembourg, dont on avoit tiré très-secrètement peu d'exemplaires ; qu'il en avoit fait aussitôt après rompre les planches, et qu'il se distribuoit sous le manteau aux petits commissaires et à peu de conseillers sur lesquels il comptoit le plus. Ce factum, contre toutes règles, ne nous fut point signifié, et, par ce défaut, ne pouvoit servir de pièce au procès ; mais l'intérêt de nous le cacher étoit capital, de peur d'une réponse, et le conseil de M. de Luxembourg comptoit persuader ses juges par ces nouvelles raisons, quoique non produites. Maulnorry, l'un des petits commissaires, eut horreur d'une supercherie qui n'alloit à rien moins qu'à nous faire perdre notre procès : il[1] prêta ce factum si secret à Magueux, intendant du duc de la Trémoïlle, qui le fit copier en une nuit, et qui, le lendemain, qui étoit un mardi, fit assembler chez Riparfonds extraordinairement. Là ce factum fut lu[2]. On y trouva quantité de faits faux, plusieurs tronqués, et un éblouissant tissu de sophismes : la science de Talon et l'élégance et les grâces de Racine y étoient toutes déployées. On jugea qu'il étoit capital d'y répondre, et, comme nous devions être jugés le vendredi suivant, il fut arrêté de nous[3] assembler le lendemain, mercredi matin, chez Riparfonds, et de partir de là tous ensemble pour aller demander au premier président délai jusqu'au lundi, lui représenter l'importance dont il nous étoit de répondre à la découverte que nous avions faite, et que, du mercredi où nous étions au lundi suivant, ce n'étoit pas trop pour répondre, imprimer et distribuer notre mémoire ; et pour faciliter cette justice, il fut résolu de donner notre parole de ne rien faire qui pût retarder le jugement au delà du lundi.

1. Devant *prêta* est biffé *le*.
2. C'est le factum de 1694 dont M. Paul Mesnard a reproduit plusieurs fragments dans les *Œuvres de J. Racine*, tome V, p. 384-391.
3. Saint-Simon, devant *assembler*, a corrigé *s'* en *nous*.

Le lendemain matin donc, nous nous trouvâmes chez Riparfonds, rue de la Harpe, MM. de Guémené ou Montbazon[1], la Trémoïlle, Chaulnes, Richelieu, la Rochefoucauld, la Force, Monaco, Rohan et moi : d'où nous allâmes tous, et avec tous nos carrosses, chez le premier président[2], à l'heure de l'audience qu'il donnoit toujours chez lui en revenant du Palais. Nous entrâmes dans sa cour ; le portier[3] dit qu'il y étoit, et ouvrit la porte. Ce fracas de carrosses fit apparemment regarder des fenêtres ce que c'étoit ; et comme nous nous attendions les uns les autres à être tous entrés pour descendre de nos carrosses et monter ensemble le degré, arrive un valet de chambre du premier président, aussi composé que son maître, qui nous vint dire qu'il n'étoit pas chez lui, et à qui nous ne pûmes jamais faire dire où il étoit, ni à quelle heure de la journée il seroit visible. Nous n'eûmes d'autre parti à prendre que de retourner chez notre avocat et délibérer là de ce qui étoit à faire. Chacun y exhala sa bile sur le parti pris de nous étrangler et sur l'espèce d'injure d'une part, et de déni de justice de l'autre, de nous avoir renvoyés, comme le premier président, constamment[4] chez lui, venoit de faire.

Dans cette situation, on résolut de rompre ouvertement avec un homme qui ne gardoit aucune mesure, et de ne rougir de rien pour traîner en longueur, tant qu'il nous seroit possible, un procès où la partie étoit manifestement

1. Voyez ci-dessus, p. 16, note 6.
2. On sait que l'hôtel des premiers présidents du Parlement était situé dans le Palais même, proche la Sainte-Chapelle.
3. Quoique le privilége d'avoir un suisse à sa porte fût accordé par exception au premier président du Parlement, M. de Harlay avait voulu absolument conserver son portier en entrant en fonctions. (*Mémoires du duc de Luynes*, tome VIII, p. 378.)
4. Cet adverbe est pris sans doute au sens que Furetière, mais non Richelet ni l'Académie, lui donne de « certainement, sûrement. » L'autre acception, assez rare jadis, de « persévéramment, » au sens de « toujours, » convient moins ici, ce nous semble.

faite et sûre de nous le faire perdre, et faite, par ce que nous voyions, tout ouvertement. Pour l'exécuter, il fut proposé de former une demande au Conseil[1], par M. de Richelieu, qui avoit toutes ses causes commises au Grand Conseil[2], pour y faire renvoyer celle-ci : ce qui formeroit un procès de règlement de juges[3], au moyen duquel nous aurions le temps de respirer et de trouver d'autres chicanes. Je dis *chicanes*, car ce procès ne pouvoit, de nature et de droit, sortir du Parlement, ni être valablement jugé ailleurs. On applaudit à l'expédient ; mais, dès qu'on se mit à en examiner la mécanique[4], il se trouva que le temps étoit trop court jusqu'au surlendemain que nous devions être jugés, pour qu'aucune requête de M. de Richelieu tendante à cet expédient pût être introduite.

L'embarras devint grand, et notre affaire se regardoit comme déplorée[5], lorsqu'un des gens d'affaires, élevant la voix, demanda si personne de nous n'avoit de lettres

1. Le conseil privé ou des parties. Voyez ci-après, p. 348, note 1.
2. Le Grand Conseil, qu'il ne faut pas confondre avec le conseil du Roi ou conseil d'État, était une juridiction spéciale, organisée définitivement par Charles VIII et Louis XII, pour connaître des procès relatifs aux affaires d'État, aux personnes et biens d'Église, et des évocations, règlements entre juges royaux, nullités et contrariétés d'arrêts, etc. Le duc et la duchesse de Richelieu avaient obtenu, en 1680, par arrêt du conseil d'État, de faire juger tous leurs procès civils et criminels au Grand Conseil. Pareille chose avait été accordée au duc de Mazarin, en 1688.
3. *Règlement de juges* « se dit des instances où il s'agit de la juridiction, quand deux juges veulent connoître de la même affaire et la juger. Les règlements de juges entre des cours souveraines se poursuivent au conseil privé du Roi. » (*Furetière*.)
4. Saint-Simon emploie toujours (voyez un autre exemple neuf lignes plus loin) *mécanique* dans le sens du mot *mécanisme*, qui n'est pas dans les dictionnaires du dix-septième siècle, mais qui se trouve, dès 1704, dans celui de Trévoux. L'Académie ne le donne qu'à partir de sa quatrième édition (1762).
5. « On dit au Palais qu'une cause est *déplorée*, qu'une affaire est *déplorée*, pour dire qu'elle ne vaut rien, qu'elle est insoutenable. » (*Furetière*.)

[1694] DE SAINT-SIMON. 77

d'État[1] : chacun se regarda, et pas un d'eux n'en avoit[2]. Celui qui en avoit fait la demande dit que c'étoit pourtant le seul moyen de sauver l'affaire ; il en expliqua la mécanique, et nous fit voir que quand elles seroient cassées au premier conseil de dépêches[3], comme on devoit bien s'y attendre, la requête de M. de Richelieu se trouveroit cependant introduite, et l'instance liée[4] au Conseil en règlement de juges. Sur cette explication, je souris, et je dis que, s'il ne tenoit qu'à cela, l'affaire étoit sauvée, que j'avois des lettres d'État, et que je les donnerois, à condition que je pourrois compter qu'elles ne seroient cassées qu'au seul regard[5] de M. de Luxembourg. Là-dessus, acclamations de ducs, d'avocats, de gens d'affaires, compliments, embrassades, louanges, remerciements, comme de gens morts qu'on ressuscite ; et MM. de la Trémoïlle et de

Mes lettres d'État.

1. Les *lettres d'État* qu'on accordait aux ambassadeurs, aux officiers d'armée ou de cour, et à tous ceux qui pouvaient être retenus pour le service du Roi, suspendaient, pendant six mois, toutes les poursuites dirigées contre eux. On renouvelait ces lettres tant qu'il en était besoin. Voyez le *Répertoire universel et raisonné de jurisprudence*, de Guyot, à l'article ÉTAT (lettres d'), tome VII, p. 101.
2. Les ducs avaient usé jusqu'à huit fois de ce procédé dilatoire pendant la première période du procès (1689-1692). MM. de Bouillon et de la Trémoïlle avaient eu des lettres d'État en 1693, mais pour le temps seul de la campagne ; M. de Chaulnes en avait eu également, sans fixation de temps. (Arch. nat., O¹ 37, fol. 311 v°.) En 1694, Saint-Simon, servant seul à l'armée, était le seul à avoir des lettres, délivrées le 30 octobre 1693. Voyez la page suivante et l'Addition n° 73.
3. Le conseil de ou plutôt des dépêches était une des sections du conseil du Roi ou conseil d'État. Y assistaient : le Roi, le chancelier, le chef du conseil des finances, les ministres d'État et les quatre secrétaires d'État. On y examinait les affaires qui avaient trait à l'administration intérieure, et chaque secrétaire d'État était chargé d'expédier les *dépêches* selon ses attributions ou selon les provinces qui formaient son département.
4. Ce mot est pris dans le sens d'engager, comme on dit : *lier* commerce ou correspondance.
5. « Un arrêt rendu entre deux parties n'a point de force au regard d'un tiers. » (*Furetière*.)

la Rochefoucauld se firent fort[1] devant tous que mes lettres d'État ne seroient cassées qu'au seul regard de M. de Luxembourg. Aucune dette criarde n'avoit fait quoi que ce soit à la mort de mon père. Pussort[2], fameux conseiller d'État, Dorieu[3], et quelques autres magistrats très-riches, nos créanciers, avoient voulu mettre le feu à mes affaires, qui m'avoient fait prendre des lettres d'État pour me donner le temps de les arranger[4]. J'avois été fort irrité contre leurs procédés, mais je fus si aise de me trouver par cela même celui qui sauvoit notre préséance, que je pense que je les leur pardonnai.

La chose pressoit : je dis que ma mère avoit ces lettres d'État, et que je m'en allois les chercher. J'éveillai ma mère, à qui je dis assez brusquement le fait. Elle, toute endormie, ne laissa pas de vouloir me faire des remontrances sur ma situation et celle de M. de Luxembourg. Je l'interrompis, et[5] lui dis que c'étoit chose d'honneur, indispensable, promise, attendue sur-le-champ; et, sans attendre de réplique, pris la clef du cabinet[6], puis les lettres d'État, et cours encore. Ces Messieurs de l'assemblée eurent tant de peur que ma mère n'y voulût pas consentir, que je ne fus pas parti qu'ils envoyèrent après moi MM. de la Trémoïlle et de Richelieu pour m'aider à

1. Il y a bien ainsi, comme le veut l'usage, *fort*, sans signe d'accord.
2. Henri Pussort, né en 1615, mort le 18 février 1697, était oncle maternel de J.-B. Colbert, et avait débuté comme conseiller au Grand Conseil, en 1641. Entré au conseil d'État en juillet 1664, et au conseil royal des finances le 25 avril 1672, il fut mis par son neveu « à la tête de toutes les grandes commissions du Conseil et de toutes les affaires importantes du dedans du Royaume » (Addition de Saint-Simon au *Journal de Dangeau*, 18 février 1697). Il était, lorsqu'il mourut, doyen du Conseil.
3. Claude-Henri Dorieu, baptisé le 26 avril 1642, reçu conseiller au Parlement le 15 juillet 1672. Il était fils d'un président à la Cour des aides, qui lui avait laissé de grands biens. Il mourut le 22 septembre 1721.
4. Voyez l'appendice n° II du tome I.
5. *Et* est en interligne. — 6. Le meuble où étaient déposés ces papiers.

exorciser ma mère. Je tenois déjà mes lettres d'État, comme on nous les annonça. Je les allai trouver avec les excuses de ma mère, qui n'étoit pas encore visible. Un contre-temps, qui nous arrêta un moment, donna courage à ma mère de se raviser : comme nous étions sur le degré, elle me manda que, réflexion faite, elle ne pouvoit consentir que je donnasse mes lettres d'État contre un homme tel qu'étoit lors M. de Luxembourg. J'envoyai promener le messager, et je me hâtai de monter en carrosse avec les deux ducs, qui ne se trouvèrent pas moins soulagés que moi de me voir mes lettres d'État à la main.

Ce contre-temps, le dirai-je à cause de sa singularité ? M. de Richelieu avoit pris un lavement le matin, et, sans le rendre, vint de la place Royale[1] chez Riparfonds, de là chez le premier président, avec nous, et avec nous revint chez Riparfonds, y demeura avec nous à toutes les discussions, enfin vint chez moi. Il est vrai qu'en y arrivant, il demanda ma garde-robe et y monta en grand'hâte ; il y laissa une opération telle que le bassin ne la put contenir, et ce fut ce temps-là qui donna à ma mère celui de faire ses réflexions et de m'envoyer redemander mes lettres d'État. S'exposer à toutes ces courses et garder un lavement un si long temps, il faut avoir vu cette confiance et ce succès pour le croire[2].

En retournant chez Riparfonds, nous trouvâmes le duc de Rohan en chemin, que ces Messieurs, de plus en plus inquiets, envoyoient à notre secours. Je lui montrai mon papier à la main, et il rebroussa après nous. Je ne puis dire avec quelle satisfaction je rentrai à l'assemblée, ni avec combien de louanges et de caresses j'y fus reçu. La pique étoit grande, et n'avoit pas moins gagné tout notre conseil que nous-mêmes. Ce fut donc à qui de tous, ducs

1. Le duc de Richelieu habitait encore la place Royale ; il ne se transporta au faubourg Saint-Germain qu'en 1700, après son mariage avec la marquise de Noailles.
2. Comparez un autre passage des *Mémoires*, tome IX, p. 464.

et conseil, me recevroit avec plus d'applaudissement et de joie ; et, à mon âge, j'en fus fort flatté. Il fut conclu que le lendemain jeudi, veille du jour que nous devions être jugés, mon intendant et mon procureur iroient, à dix heures du soir[1], signifier mes lettres d'État au procureur de M. de Luxembourg et au suisse de son hôtel[2], et que, le même jour, je m'en irois au village de Longnes[3], à huit lieues de Paris, où étoit ma compagnie[4], pour colorer au moins ces lettres d'État de quelque prétexte. Le soir, je m'avisai que j'avois oublié un grand bal que Monsieur donnoit à Monseigneur au Palais-Royal, le lendemain au soir jeudi[5], qui se devoit ouvrir par un branle, où je devois mener la fille de la duchesse de la Ferté[6], qui ne me le pardonneroit point si j'y manquois, et qui étoit une[7] égueulée[8] sans aucun ménagement. J'allai conter cet em-

1. Après *soir*, est biffé un second *iroient*.
2. Nous avons déjà dit (tome I, p. 218, note 2) que l'hôtel de Luxembourg était au bout de la rue Saint-Honoré, à la hauteur de la communauté de l'Assomption.
3. Commune du département de Seine-et-Oise, à quinze kilomètres de Mantes. On y logeait d'ordinaire, pendant l'hiver, une demi-compagnie de cavalerie. Cette localité ne doit pas être confondue avec celle de Lognes (Seine-et-Marne), qui n'est qu'à environ quatre lieues de Paris.
4. La compagnie de cavalerie qu'il commandait, comme mestre de camp, dans l'ancien régiment du chevalier du Rozel, dont la plus grande partie et l'état-major avaient leurs quartiers d'hiver en divers lieux de la généralité de Paris.
5. *Journal de Dangeau*, tome IV, p. 443.
6. Voyez, sur la duchesse de la Ferté, le tome I, p. 128. Sa seconde fille était Françoise-Charlotte de Senneterre, dite Mlle de Mennetou, qui faillit épouser, en juillet 1694, le chevalier de Soissons, et fut mariée, le 28 juillet 1698, à François-Gabriel Thibaut, marquis de la Carte. Elle mourut le 4 novembre 1745, âgée de soixante-six ans.
7. Par mégarde, *un*, pour *une*.
8. Les dictionnaires du dix-septième siècle ont le verbe réfléchi *s'égueuler*, signifiant, dit l'Académie, « se faire mal à la gorge à force de crier. » Elle ne donne le participe *égueulé*, pris substantivement, comme il l'est ici et au tome XIX, p. 264, dans une lettre à Chamillart, qu'à partir de sa troisième édition (1740).

barras au duc de la Trémoïlle, qui se chargea de faire trouver bon aux autres que je ne m'attirasse pas cette colère : de manière que j'étois au bal tandis qu'on signifioit mes lettres d'État[1].

Le vendredi matin, je fus à l'assemblée, où tous m'approuvèrent, excepté M. de la Rochefoucauld, qui gronda, et que j'apaisai par mon départ, et qui se chargea de le dire au Roi, et sa cause.

En partant, je crus devoir tout faire pour me conserver dans les mesures où je m'étois mis avec M. de Luxembourg. J'écrivis donc dans cet esprit une lettre ostensible à Cavoye, où je mis tout ce qui convenoit à la différence d'âge et d'emplois, sur la peine que j'avois de la nécessité où je m'étois trouvé sur cette signification de lettres d'État. Cavoye étoit le seul des amis les plus particuliers de M. de Luxembourg qui eût été fort de la connoissance de mon père. Sans esprit, mais avec une belle figure, un grand usage du monde[2], et mis à la cour par une maîtresse intrigante de mère[3], qui y avoit, dans son médiocre état,

Cavoye, et mes ménagements pour M. de Luxembourg mal reçus.

1. En effet, les lettres d'État du duc de Saint-Simon furent signifiées le jeudi 28 janvier 1694 ; dès le samedi 30, elles étaient cassées par le Conseil, et « ainsi, écrit Dangeau (tome IV, p. 444), ce procès-là sera fini au premier jour. » Nous verrons de même, en 1705, Saint-Simon faire casser les lettres d'État qu'on lui opposa dans le procès Brissac (tome IV, p. 340-343).

2. Le Chansonnier (ms. Fr. 12 688, p. 241) dit que Cavoye est brave et honnête, mais a fort peu d'esprit ; le P. Léonard (Arch. nat., MM 824, fol. 22) le représente comme fort bien fait et très-sage. Quelques clefs des *Caractères* ont mis son nom sous le portrait de Ménippe, « l'oiseau paré de divers plumages qui ne sont pas à lui ; » mais il semble que Ménippe soit plutôt le maréchal de Villeroy. (*Œuvres de la Bruyère*, tome I, p. 167 et 452.) Cavoye avait un renom incontesté de vaillance, que lui avait mérité sa conduite brillante dans toutes les campagnes de Hollande ou de Flandres, et Turenne ne l'avait pas moins aimé que ne le faisait Luxembourg. Il habitait rue Saint-Père, près de l'hôtel de Saint-Simon.

3. Sa mère était Marie de Lort de Sérignan, mariée, en 1625, à François Oger, seigneur de Cavoye, et morte subitement en juillet 1665. Les deux époux passaient pour avoir autant d'esprit l'un que l'autre, mais Mme de Cavoye surtout était pleine de finesse et habile à manœu-

beaucoup d'amis, il s'en étoit fait de considérables, mis très-bien auprès du Roi, et sur un pied de considération à se faire compter fort au-dessus de son état de gentilhomme très-simple et de grand maréchal des logis de la maison du Roi[1].

Il est aisé de comprendre avec combien de dépit M. de Luxembourg vit tous ses projets déconcertés par ces lettres d'État. Il courut au Roi en faire ses plaintes, et n'épargna aucun de nous dans celles qu'il fit au public. Les lettres d'État furent cassées au premier conseil de dépêches, comme nous nous y étions bien attendus; mais, comme ces Messieurs me l'avoient promis, elles ne le furent qu'à l'égard de cette seule affaire[2]. M. de Luxembourg en triompha, et compta qu'avec ce vernis[3] de plus, son procès alloit finir tout court à son avantage. Il employa tout le lendemain de ce succès à le[4] remettre sur le bureau au même point d'où il avoit été suspendu; il remua tous ses amis et vit tous ses juges. En effet, aussi bien secondé qu'il l'étoit parmi eux, tout fut en état de le juger le lendemain, lorsque, rentrant chez lui bien tard et bien las de tant de courses, il y trouva la signification de M. de

vrer au milieu des intrigues de la cour. Voyez son historiette dans *Tallemant des Réaux*, tome V, p. 175-180, et les *Mémoires de M. d'Artagnan*, tome I, p. 36 et suivantes.

1. « La fonction de cette charge est de recevoir les ordres du Roi pour les logements de S. M., de sa maison et de toute sa cour, et de les faire entendre aux maréchaux et fourriers des logis; même pour les logements de toutes les troupes de la maison du Roi. » Le grand maréchal des logis avait environ vingt-cinq mille livres d'appointements. (*État de la France*.) Cavoye avait été pourvu le 1er février 1677 (Arch. nat., O¹ 24, fol. 110).

2. On trouvera dans l'appendice n° I le texte de cet arrêt de cassation, du 30 janvier 1694, conçu en termes fort sévères pour Saint-Simon et sa *chicane*.

3. L'Académie n'a pas ce sens figuré de *vernis* dans sa première édition (1694), mais elle le donne dès sa seconde (1718).

4. Saint-Simon a écrit ici *la*, au féminin, et, à la ligne suivante, il avait aussi mis d'abord : *elle.... suspendue*, se rapportant à *affaire*.

Richelieu entre les mains de son suisse, que son intendant à peine osa lui dire avoir aussi été faite à son procureur[1].

Ce coup porté, les opposants m'envoyèrent mon congé à Longnes, où mon exil n'avoit duré que six jours. Je trouvai tout en feu. M. de Luxembourg avoit perdu toute mesure, et les ducs qu'il attaquoit[2] n'en gardoient plus avec lui. La cour et la ville se partialisèrent[3], et, d'amis en amis, personne ne demeura neutre ni prenant médiocrement parti. J'eus à essuyer force questions sur mes lettres d'État. J'avois pour moi raison, justice, nécessité, et un parti ferme et bien organisé, et des ducs mieux avec le Roi que n'y étoit M. de Luxembourg. J'avois de plus eu soin de mettre pour moi les procédés : je les répandis, et, comme je sus que M. de Luxembourg et les siens s'étoient licenciés sur moi, comme sur la partie la plus foible et de qui le coup qui les déconcertoit étoit parti, je ne me contraignis sur aucun d'eux.

Cavoye, tout en arrivant, me dit qu'il avoit montré mon billet à M. de Luxembourg, qu'il vouloit bien pardonner à ma jeunesse une chicane inouïe entre des gens comme nous, et qui en effet étoit un procédé fort étrange. Une réponse si fière à mes honnêtetés si attentives me piqua. Je répondis à Cavoye que je m'étonnois fort d'une réponse si peu méritée, et que je n'avois pas encore appris qu'entre gens comme nous, il ne fût pas permis d'employer une juste défense contre une attaque dont les moyens l'étoient si[4] peu ; que, content pour moi-même

---

1. Cette signification de requête au Roi et à son conseil porte la date du 1ᵉʳ février 1694 ; voyez l'appendice n° I.

2. *Attaquoient*, par inadvertance, pour *attaquoit*.

3. C'est-à-dire, se prononcèrent avec partialité pour le demandeur ou les défendeurs. Ce terme n'est ni dans Richelet, ni dans Furetière ; mais l'Académie le donne dès sa première édition, et l'explique ainsi : « prendre tellement le parti de quelqu'un qu'on a peine à écouter ce qui lui seroit contraire. »

4. Devant *peu* sont effacés des tâtonnements mal écrits, *ppe*.

d'avoir donné à tout ce qu'étoit M. de Luxembourg tout ce que mon âge lui devoit, je ne songerois plus qu'à donner aussi à ma préséance et à mon union à mes confrères tout ce que je leur devois, sans m'arrêter plus à des ménagements si mal reçus. J'ajoutai qu'il le pouvoit dire à M. de Luxembourg, et je quittai Cavoye sans lui laisser le loisir de la repartie.

Le Roi soupoit alors, et je fis en sorte de m'approcher de sa chaise et de conter cette courte conversation et ce qui y avoit donné lieu à Livry[1], parce qu'il étoit tout auprès du Roi : ce[2] que je ne fis que pour en être entendu d'un bout à l'autre, comme je le fus en effet ; et de là je la répandis dans le monde. Les ducs opposants, et principalement MM. de la Trémoïlle, de Chaulnes et de la Rochefoucauld, me remercièrent de m'être expliqué de la sorte, et je dois à tous, et à ces trois encore plus, cette justice, qu'ils me soutinrent en tout et partout, et firent leur affaire de la mienne avec une hauteur et un feu qui fit taire beaucoup de gens, et qui, par M. de la Rochefoucauld sur tous, me servit fort bien auprès du Roi. Au bout de quelques jours, je m'aperçus que M. de Luxembourg, lorsque je le rencontrois, ne me rendoit pas même le salut. Je le fis remarquer, et je cessai aussi[3] de le saluer : en quoi, à son âge et en ses places, il perdit plus que moi, et fournit par là aux salles et aux galeries de Versailles un spectacle assez ridicule.

L'affaire en règlement de juges se poussa vivement au

---

1. Louis Sanguin, marquis de Livry, né le 4 juillet 1648, avait servi comme enseigne des gendarmes de Bourgogne, puis comme mestre de camp de cavalerie et comme aide de camp du Roi (1684). Il était capitaine des chasses de Livry et Bondy et premier maître d'hôtel du Roi, en remplacement de son père, depuis 1676, et avait obtenu l'érection de la terre de Livry en marquisat, au mois de février 1688. Il eut aussi le gouvernement de Loches. Mort le 6 novembre 1723.

2. *Ce* a été substitué à *et*, et *le* biffé devant *fis*.

3. *Aussy* est ajouté en interligne ; et après le *de* suivant, il y a, par mégarde, *la* pour *le*.

Conseil. Chacun de nous, excepté M. de Lesdiguières et moi, à cause de notre minorité, y forma une demande à part, pour allonger, chose dont nous ne nous cachions plus. Force factums de part et d'autre, et force sollicitations, comme nous avions fait au Parlement. M. de Vendôme et moi fûmes chargés d'aller ensemble parler au chancelier Boucherat[1], et nous y fûmes à la Chancellerie[2], à Versailles, de chez Livry, où M. de Vendôme m'avoit donné rendez-vous. Argouges[3], Bignon[4], Ribeyre[5] et Harlay[6], gendre du chancelier, tous conseillers d'État,

---

1. Louis Boucherat, né le 19 août 1616, correcteur des comptes (1637), conseiller au Parlement (1641), maître des requêtes (1643) et intendant à Paris, en Champagne, en Picardie, en Languedoc, en Guyenne et en Bretagne, conseiller d'État (1662), conseiller au conseil royal des finances (1681), enfin chancelier de France (1er novembre 1685) et chancelier des ordres (juillet 1691). Mort le 2 septembre 1699.

2. L'hôtel de la Chancellerie, à Versailles, porte aujourd'hui le n° 24 de la rue de ce nom. Construit en 1670, c'était un des plus anciens bâtiments de la résidence royale.

3. François d'Argouges, conseiller au Grand Conseil (1645) et intendant de la maison et finances de la reine Anne d'Autriche, maître des requêtes (1655), premier président du parlement de Bretagne (1661), conseiller d'État et du conseil royal des finances (1685); mort le 16 août 1695, à soixante-treize ans.

4. Jérôme Bignon, né le 11 novembre 1627, avocat général et grand maître de la bibliothèque du Roi après son père (1656), conseiller d'honneur au Parlement (1673), conseiller d'État (1678); mort le 15 janvier 1697. Il avait composé un traité de la Pairie, dont le manuscrit se trouve aujourd'hui aux Archives nationales, U 960.

5. Antoine de Ribeyre, né le 10 février 1632, conseiller au Parlement (1657), maître des requêtes (1667), intendant à Limoges (1671) et à Tours (1672), lieutenant civil au nouveau Châtelet (1674), intendant à Poitiers (1689), président au Grand Conseil, était conseiller d'État semestre depuis 1683, et devint conseiller ordinaire en 1695. Il mourut le 7 octobre 1712, à quatre-vingt-un ans.

6. Nicolas-Auguste de Harlay, seigneur de Bonneuil et comte de Cély, fut d'abord conseiller au parlement de Paris (1672), puis maître des requêtes (1675), intendant en Bourgogne (1683), conseiller d'État semestre en 1686, et ordinaire en 1700. Il remplit les fonctions de plénipotentiaire aux congrès de Francfort, en 1681, et de Ryswyk, en 1697,

furent nos commissaires[1], et Creil de Soisy[2], maître des requêtes, rapporteur. Quantité de conseillers d'État se récusèrent; Bignon aussi, comme parent de la duchesse de Rohan[3] : nous regrettâmes sa vertu et sa capacité ; on ne le remplaça point. Argouges s'étoit ouvert à M. de la Rochefoucauld d'être pour nous, et manqua de parole, ce que ce duc lui reprocha cruellement; Ribeyre, gendre du premier président de Novion[4], grand ennemi des pairs et aussi fort maltraité par eux, fut soupçonné d'avoir épousé les haines de son beau-père, quoique homme d'honneur et de probité ; Harlay, entraîné par sa famille et par le bel air, auquel il n'étoit pas insensible. Cette même raison donna à M. de Luxembourg le gros des maîtres des requêtes, petits-maîtres de robe, et fort peu instruits du droit public et de ces grandes questions[5] : de manière que

et mourut à Paris, le 2 avril 1704, âgé de cinquante-sept ans. Il avait épousé, en 1670, Anne-Marie-Françoise Boucherat, fille du chancelier.

1. Saint-Simon oublie un des commissaires, nommé le second, entre d'Argouges et Bignon : c'était Jean Rouillé, comte de Meslay (1615-1698), conseiller d'État ordinaire depuis 1687.

2. Jean de Creil, sieur de Soisy (et non de Choisy, comme l'a écrit Saint-Simon), fut d'abord conseiller au parlement de Metz, puis maître des requêtes en 1670, intendant à Rouen de 1672 à 1677, et mourut le 1er mars 1697, à l'âge de soixante-cinq ans. Le 9 mars 1694, le duc de Rohan déclara que ce rapporteur était son parent; mais M. de Luxembourg prouva qu'il n'était parent de la duchesse de Rohan que du quatrième au cinquième degré. Il fut maintenu, et ce fut sur son rapport que le Conseil décida qu'il serait passé outre à l'opposition et que le Parlement jugerait l'instance.

3. Marie-Élisabeth du Bec-Crespin Grimaldi de Vardes, fille du marquis de Vardes, avait épousé le duc de Rohan le 28 juillet 1678. Elle mourut le 27 mars 1743, à quatre-vingt-deux ans moins sept jours. Comme le rapporteur, M. Bignon était parent de cette duchesse par les Amelot et les Creil.

4. Antoine de Ribeyre avait épousé Catherine Potier de Novion, sœur aînée de Mme de la Briffe. Elle mourut le 29 décembre 1709, à soixante-trois ans.

5. Les principales fonctions des maîtres des requêtes ordinaires de l'hôtel étaient de juger les causes des officiers de la couronne, des com-

nous fûmes renvoyés au Parlement. Mais notre vue n'en fut pas moins remplie : nous voulions gagner temps, et par ce moyen notre procès se trouva hors d'état d'être jugé de cette année.

Cependant les procédures s'étoient peu à peu tournées en procédés[1] : il y avoit toujours eu[2] quelques propos aigres-doux, à l'entrée du Conseil, entre quelques-uns de nous et M. de Luxembourg ; et comme c'est une suite presque immanquable dans ces sortes de procès de rang, l'aigreur et la pique s'y étoit mise. Je ne fus pas le seul à qui, plus particulièrement qu'aux autres, M. de Luxembourg fit sentir la sienne, qui, pour le dire en passant, ne saluoit presque plus M. de la Rochefoucauld, et plus du tout MM. de la Trémoïlle et de Richelieu.

Éclat entre MM. de Richelieu et de Luxembourg, dont tout l'avantage demeure au premier.

Il étoit plus personnellement outré contre ce dernier d'avoir vu toutes ses mesures rompues par le règlement de juges entrepris au Conseil sous son nom ; aussi n'épargna-t-il ni sa personne, ni sa conduite, ni le ministère du cardinal de Richelieu, dans un de ses factums[3]. M. de Richelieu, très-vivement offensé, fit sur-le-champ une

mensaux du Roi, ou autres privilégiés jouissant du *committimus*, et de préparer et rapporter les affaires soumises au Conseil ou à la chancellerie. Ils rendaient surtout de grands services au Conseil et dans les intendances, qui leur étaient presque exclusivement réservées. Ils avaient droit de prendre séance au Parlement et au Grand Conseil. Leur nombre était de quatre-vingt-huit.

1. Comparez l'Addition n° 76, ci-après, p. 386. — Voltaire joue de même sur ces deux mots, dans une lettre de 1766 citée par M. Littré, à l'article Procédé. M. Littré cite aussi un exemple de Bossuet, où *procédé*, qui a signifié anciennement *préliminaires* d'un duel, est pris d'une façon qui explique bien l'emploi qu'en fait souvent Saint-Simon : « On ne demande qu'à tourner tout en plaintes et en procédés contre moi. »

2. *Eu* a été ajouté en marge devant *quelques*.

3. Ce factum est la requête du duc de Luxembourg au Roi et à son conseil, demandant que M. de Richelieu soit débouté de son opposition à l'arrêt rendu contre lui le 3 février. M. Mesnard en a publié quelques fragments dans le tome V des *Œuvres de J. Racine*, p. 391-394. Voyez l'appendice n° I.

réponse¹, et tout de suite imprimer et distribuer, par laquelle² il attaqua la fidélité dont M. de Luxembourg avoit vanté sa maison, par les complots du dernier duc de Montmorency, pris en bataille dans son gouvernement contre le feu roi, à Castelnaudary, et pour cela exécuté à Toulouse en 1632³; et la personne de M. de Luxembourg, par sa conduite sous Monsieur le Prince⁴, par sa prison pour les poisons et les diableries, par la sellette sur laquelle il avoit été interrogé, et répondu, et par la lâcheté qui l'avoit empêché⁵ en cette occasion de réclamer les droits de sa dignité et demander à être jugé en forme de pairie⁶. Outre ces faits, fortement articulés, le sel le plus âcre y étoit répandu partout.

M. de Richelieu ne s'en tint pas là : il rencontra M. de Luxembourg dans la salle des Gardes, à Versailles; il fut droit à lui; il lui dit qu'il étoit fort surpris de son procédé à son égard, mais qu'il n'étoit point ladre⁷ (ce furent ses termes); que dans peu il en⁸ verroit paroître une réponse aussi vive que son factum la méritoit; qu'au reste, il vouloit bien qu'il sût qu'il ne le craignoit ni à pied ni à cheval, ni lui ni sa séquelle, ni à la cour ni à la ville, ni même à l'armée, quand bien même il iroit, ni en pas

1. Voyez ses deux factums dans le vol. XXIII du recueil Thoisy, fol. 321-323 et 325-328.
2. *Laquelle* corrige *lequel*.
3. Voyez tome I, p. 139, note 2.
4. « Sous M. le Prince » est une addition écrite au-dessus de la ligne; plus loin, *la* corrige *sa*, devant *sellette*. — François-Henri de Montmorency-Bouteville était resté attaché au grand Condé pendant la Fronde et avait combattu avec lui contre les troupes royales.
5. Les mots : « qui l'avoit empêché », sont en interligne, au-dessus de ceux-ci, biffés : « il n'avoit osé réclamer ». *De*, après *occasion*, est aussi en interligne, de même qu'*y*, trois lignes plus loin, après *âcre*.
6. Voyez ci-dessus, p. 44.
7. Le mot *ladre*, qui désignait primitivement un lépreux, signifie aussi au figuré non-seulement avare, vilain, sale, mais aussi, dit l'Académie (1694-1835), « insensible, soit pour le corps, soit pour l'esprit. »
8. On peut douter si cet *en* a été, ou non, biffé dans le manuscrit.

un lieu du monde. Tout cela fut dit avec tant d'impétuosité, et il lui tourna le dos après avec tant de brusquerie, que M. de Luxembourg n'eut pas l'instant de lui répondre un mot, et, quoique fort accompagné, à son ordinaire, et au milieu des grandeurs de sa charge, il demeura confondu. L'effet répondit à la menace : le lendemain, le factum fut signifié et[1] débité partout.

Des pièces aussi fortes, et une telle sortie faite à un capitaine des gardes du corps au milieu de sa salle, firent le bruit qu'on peut imaginer. Tous les ducs opposants et tout ce qu'ils eurent d'amis très-disposés à soutenir pleinement le duc de Richelieu, tout ce que la charge et le commandement des armées[2] donnoit de partisans en même dessein pour lui, étoit un mouvement fort nouveau, qui pouvoit avoir de grandes suites. M. de Luxembourg sentit, à travers sa colère, qu'il s'étoit attiré ce fracas par les injures de son factum ; il comprit que solliciter pour lui, ou prendre un parti éclatant contre dix-sept pairs de France, seroit chose fort différente, et la dernière[3] une partie difficile à lier ; que les princes du sang, ses amis intimes, se garderoient bien de s'y laisser aller ; que le Roi, qui au fond ne l'aimoit pas, seroit tenu de près par le gros de ses parties, et en particulier par le duc de la Rochefoucauld ; et que Mme de Maintenon, amie intime, de tous les temps, du duc de Richelieu, et toujours depuis dans la liaison la plus étroite avec lui[4], qui, seul de la cour, la voyoit à toutes heures, feroit son affaire propre de la sienne. Le héros en pâlit, et eut recours à ses amis pour le tirer de ce fâcheux pas. Il s'adressa à Monsieur le Prince et aux ducs de Chevreuse et de Beauvillier, à quelques autres encore, de moindre étoffe, qu'il crut le

1. Il y a, par mégarde, *de*, au lieu d'*et*.
2. Après *armées*, est biffé *en*.
3. Les mots : « chose fort différente et la d^re (sic) » sont ajoutés au-dessus de la ligne.
4. Voyez la suite des *Mémoires*, tome XII, p. 92.

pouvoir servir. Il fit offrir par les trois premiers à M. de Richelieu une excuse verbale, avec la suppression entière de son factum, à condition de celle de la réponse.

M. de Richelieu, prié de se trouver chez Monsieur le Prince avec les ducs de Chevreuse et de Beauvillier, y fut prêché plus d'une fois sans se vouloir rendre, tandis que sa réponse couroit de plus en plus et qu'il la faisoit distribuer à pleines mains; et à la fin se rendit. Là fut réglé comment la chose devoit se passer. M. de Luxembourg, à jour et heure marquée, rencontra M. de Richelieu chez le Roi, dans un de ces temps de la journée où il y a le plus de monde. Il s'approcha de lui et lui dit ces propres termes : qu'il étoit très-fâché de l'impertinence du [1] factum publié contre lui, qu'il lui en faisoit ses excuses; qu'il le supplioit d'être persuadé qu'il l'avoit toujours fort estimé et honoré, et le faisoit encore, ainsi que la mémoire de M. le cardinal de Richelieu; qu'au reste il n'avoit point du tout vu cette pièce ; qu'il châtieroit ses gens d'affaires, auxquels il avoit toujours soigneusement défendu toutes sortes d'invectives; qu'enfin il avoit donné ordre très-précis pour la faire entièrement supprimer [2]. M. de Richelieu, vif et bouillant, le laissa dire, et lui répondit après quelques honnêtetés entre ses dents, qu'il finit par une assurance mieux prononcée qu'il feroit aussi supprimer sa réponse. Elles le furent en effet de part et d'autre, mais après que M. de Richelieu nous en eut donné à nous[3] tous, et à notre conseil, à ses amis, à pleines mains, et surtout aux bibliothèques.

En même temps, l'honnêteté et la bienséance fut un peu rétablie entre M. de Luxembourg et nous. Je fus surpris d'en recevoir le premier de demi-révérences; j'y répondis par d'entières, qui l'engagèrent à me saluer désormais à

1. *De* a été corrigé en *du*.
2. Saint-Simon avait mis d'abord *supprimée*.
3. *Nous* est ajouté en interligne.

l'ordinaire, mais sans nous parler ni nous approcher, comme cela n'arrivoit que très-rarement, et à fort peu d'entre nous.

M. de Bouillon, anciennement en cause avec nous, s'en étoit désisté, comme je l'ai dit[1], dès le commencement de ce renouvellement, et, sans nous en dire un mot à pas un, l'avoit fait signifier à quelques-uns de nous, entre autres à M. de la Rochefoucauld et à moi. Son prétexte étoit misérable, parce qu'il n'avoit rien de commun avec M. de Luxembourg : celui-ci prétendoit à titre de son mariage, l'autre par celui de son échange de Sedan avec le Roi. Il fut mal payé de cette désertion en plus d'une manière. Il en parla au premier président, qui, n'ayant pas les mêmes raisons à son égard qu'à celui de M. de Luxembourg, lui répondit, avec un sourire moqueur et une gravité insultante, que les duchés d'Albret et de Château-Thierry ne sont point femelles dans leur première érection; qu'elle avoit été faite pour Henri III et pour Henri IV, avant qu'ils parvinssent à la couronne; que, pour obtenir l'ancienneté de ces érections, il falloit qu'il[2] prouvât sa descendance masculine de ces princes; qu'il souhaitoit, pour l'amour de[3] lui, qu'il le pût faire; et le laissa fort étourdi et fort honteux d'une réponse si péremptoire et telle. M. de Luxembourg, de son côté, n'oublia aucune raison, dans un de ses factums[4], pour mettre au grand jour la chimère de la prétention de M. de Bouillon et pour la mettre en poudre : de sorte que nous aurions été pleinement vengés, et par nos parties mêmes, si le crédit et la considération que nous pouvions espérer de son union avec nous avoit pu nous laisser quelque chose à regretter.

M. de Bouillon moqué par le premier président Harlay, et son repentir. Sa chimère d'ancienneté et celle de M. de Chevreuse.

1. Voyez ci-dessus, p. 61.
2. *Et* a été biffé devant *qu'il*.
3. *Du*, pour *de*, dans le manuscrit.
4. C'est le second factum, dont il a été question plus haut, p. 74; M. Mesnard en a donné quelques fragments. Voyez le texte dans le *Recueil de factums et mémoires* imprimé en 1710, tome I, p. 94-95.

Honteux enfin et d'être si mal reconnu de ceux à qui il avoit voulu plaire, et embarrassé à l'excès des plaisanteries fines de M. de Chaulnes et des railleries piquantes de MM. de la Trémoïlle et de la Rochefoucauld, il fit des excuses au dernier, se rejeta sur ses gens d'affaires, et avoua son tort et son repentir.

Pour M. de Chevreuse, qui se couvrit du prétexte du mariage de sa fille, comme je l'ai dit plus haut[1], et qui cachoit sous cette apparence sa prétention de l'ancienne érection de Chevreuse, [il] ne fut point du tout ménagé par son oncle de Chaulnes, qui le mettoit à bout par ses railleries, qui ne finissoient point, et auxquelles il se lâchoit avec moins de ménagement qu'il n'auroit fait avec un étranger. Nous perdîmes à celui-là beaucoup, et par sa considération, et par son esprit et sa capacité, et par un grand nombre de mémoires sur toutes ses[2] matières de pairies, faits ou recueillis par le duc de Luynes[3], son père, qui y étoit fort savant, et qu'il ne voulut jamais nous communiquer[4].

Tentative échouée de la

Ce procès donna occasion à une autre tentative[5]. Le célèbre duc d'Épernon[6] avoit été fait duc et pair, 27 no-

1. Ci-dessus, p. 57-58.
2. Il y a bien *ses* dans le manuscrit ; mais ne faudrait-il pas lire *ces* ?
3. Louis-Charles d'Albert, duc de Luynes, fils unique du connétable, né le 25 décembre 1620, nommé grand fauconnier en 1643 et chevalier des ordres en 1661, mort le 10 octobre 1690.
4. Ces mémoires sont très-probablement restés dans les archives du château de Dampierre ; nous ne connaissons qu'un traité de l'*Origine des comtés et duchés*, dont Clairambault fit, au mois de juillet 1691, une copie qui se trouve dans son recueil de la Pairie, Arch. nationales, KK 594, p. 737-840. Voyez *Saint-Simon*, tome X, p. 419.
5. Ici comme plus haut, pour les Luxembourg, notre auteur va établir la généalogie des d'Épernon à l'aide de l'ouvrage du P. Anselme, que souvent il se borne à transcrire. Il avait cependant, dans ses manuscrits, un portefeuille de vingt-trois cahiers relatif au duc d'Épernon. (*Le Duc de Saint-Simon*, par Arm. Baschet, p. 131.)
6. Ci-dessus, p. 22, note 5. La vie de ce duc d'Épernon a été écrite par son secrétaire Guillaume Girard, et éditée plusieurs fois.

vembre 1581[1], un mois avant la première érection de Piney[2], dont M. de Luxembourg prétendoit[3] l'ancienneté sur nous. Son fils aîné[4], mort à Casal, 11 février 1639, à quarante-huit ans, n'eut point d'enfants; le cardinal de la Valette[5], son frère, mourut à Rivoli, près de Turin, 28 septembre, même année 1639, à quarante-sept ans, général de l'armée françoise, tous deux avant leur fameux père, mort, retiré à Loches, 1641[6], à quatre-vingt-huit ans. Le duc d'Épernon[7], son second fils, qui lui succéda, mourut à Paris, 25 juillet 1661, à soixante et onze ans. Il avoit perdu le duc de Candalle[8], son fils unique, sans alliance, à Lyon, 28 janvier 1658, à trente[9] ans, et ne laissa qu'une seule fille[10], qui voulut absolument quitter un si

chimère d'Épernon. [*Add. S.-S. 74*]

1. C'est la date de vérification par le Parlement.
2. Lettres de pairie d'octobre 1581, vérifiées le 30 décembre.
3. Saint-Simon a écrit deux fois *prétendoit*, et l'a biffé la première, après avoir voulu d'abord, ce semble, le changer en *plaidoit*.
4. Henri de Nogaret de la Valette, comte de Candalle, chevalier des ordres, gouverneur d'Agenois, etc., mort sans laisser de postérité de Suzanne d'Halluyn, qui avait obtenu pour lui l'érection du duché de ce nom, en 1611.
5. Louis de Nogaret de la Valette, archevêque de Toulouse et commandeur du Saint-Esprit, nommé cardinal en 1621. Richelieu, pour se l'attacher, le fit lieutenant général, gouverneur d'Anjou et de Metz, et l'envoya commander les armées en Allemagne, en Picardie, en Italie, etc.
6. Le duc d'Épernon mourut le 13 janvier 1642; Saint-Simon a mal transcrit ici la généalogie d'après laquelle il rédigeait.
7. Bernard de Nogaret de la Valette, duc d'Épernon, de la Valette et de Candalle, fut, comme son père, gouverneur de Guyenne et colonel général de l'infanterie, chevalier des ordres, etc.
8. Louis-Charles-Gaston de Nogaret de Foix, né le 14 février 1627, gouverneur d'Auvergne, lieutenant général des armées.
9. Devant *ans*, le chiffre 40 a été corrigé en 30.
10. Anne-Louise-Christine de Foix de la Valette d'Épernon, née en 1624, entra aux Carmélites de Bourges en 1648 et fit profession, en 1649, sous le nom de sœur Anne-Marie de Jésus. Voyez la *Jeunesse de Mme de Longueville*, par Victor Cousin, 4e édition (1859), p. 101-108, et des fragments d'une vie inédite publiés en 1877, par M. Tamizey de Larroque, dans ses *Notes sur la vie et les ouvrages de l'abbé J.-J. Boileau*, p. 102-152. Il est plusieurs fois question d'elle dans les *Lettres de*

puissant établissement et se faire carmélite à Paris, au couvent du faubourg Saint-Jacques[1], où elle est morte, 22 août 1701, à soixante-dix-sept ans, et cinquante-trois de profession, que la Reine faisoit toujours asseoir, et par ordre du Roi[2], quand elle alloit aux Carmélites[3], comme duchesse d'Épernon, malgré toute l'humilité de cette sainte et spirituelle[4] religieuse. Ainsi le duché-pairie d'Épernon étoit éteint depuis 1661.

[Add. S^tS. 75] Le premier et fameux duc d'Épernon avoit un frère aîné[5], tué, sans enfants[6], devant Roquebrune de Provence[7], qu'il assiégeoit, 11 février 1592, général de l'armée du Roi, à quarante[8] ans[9], homme de la meilleure réputation et de la plus grande espérance. Ils avoient trois sœurs, dont les deux cadettes moururent[10] mariées, l'une[11] au frère du duc de Joyeuse, qui, de douleur de sa mort, se fit capucin,

Mme de Sévigné et dans les Mémoires de Mademoiselle. Son portrait a été gravé par Édelinck.

1. Premier couvent de l'ordre, fondé en 1604 par M. de Bérulle et enrichi par Marie de Médicis et par Mme de Longueville. C'est là que se retira Mlle de la Vallière. La maison était rue d'Enfer.

2. Les mots : « et par ordre du Roi » sont ajoutés en interligne.

3. Dangeau (tome II, p. 303, 17 janvier 1689) raconte que le roi d'Angleterre y est allé voir la Mère Agnès et Mme d'Épernon.

4. Le mot spirituelle est pris ici dans le sens théologique ; Mlle d'Épernon était une religieuse en esprit et en vérité. Les Mémoires de Mademoiselle de Montpensier, tome I, p. 133-134, témoignent de sa dévotion : « Elle ne parloit plus que de la mort, du mépris du monde, etc. » Elle avait dû, en 1647, épouser le roi Casimir, mais, selon le mot d'un biographe, avait préféré « la couronne d'épines à celle de Pologne. »

5. Bernard de Nogaret, seigneur de la Valette, qui fut chevalier des ordres, mestre de camp de la cavalerie légère et amiral de France. On le considérait comme un grand capitaine. Mauroy publia sa vie en 1624.

6. Après enfants, a été biffé : « 18 déc^{bre} 1575 ».

7. Bourg du département des Alpes-Maritimes, situé sur un rocher fort élevé, à quinze kilomètres N. E. de Nice.

8. Dans sa trente-neuvième année, disent les généalogistes.

9. Ans est ajouté au-dessus de la ligne.

10. A la suite de moururent, Saint-Simon a effacé : « sans enfants ».

11. Catherine de la Valette, mariée vers 1584, morte le 10 août 1587.

et c'est ce célèbre capucin de Joyeuse¹, dont la fille unique²
épousa le dernier duc de Montpensier³, qui ne laissa
qu'une fille unique, que le feu roi fit épouser à Gaston,
son frère, qui n'en eut qu'une fille unique, Mademoiselle
de Montpensier, morte fille en 1693, dont j'ai ci-devant
parlé⁴. L'héritière de Joyeuse, fille du capucin et de la
sœur du premier duc d'Épernon, et⁵ veuve du dernier
Montpensier, se remaria au duc de Guise⁶, fils de celui qui
fut tué aux derniers états à Blois⁷, dont plusieurs fils morts
sans alliance : le duc de Guise⁸, dit *de Naples*, de l'expédition qu'il y tenta, mort sans enfants ; le duc de Joyeuse⁹,

1. Henri de Joyeuse, comte du Bouchage, puis duc de Joyeuse, né
en 1567, s'était déjà distingué à la guerre lorsqu'il fit profession, le
4 septembre 1587, vingt-cinq jours après la mort de sa femme, sous le
nom de *père Ange*. Il reprit les armes en 1592, pour la Ligue, s'accommoda en 1596 avec Henri IV, qui le fit maréchal de France, et rentra en religion après le mariage de sa fille (1599). Il mourut à Rivoli,
près de Turin, le 26 septembre 1608.
2. Henriette-Catherine de Joyeuse, mariée en 1599, morte le 25 février 1656, à soixante et onze ans.
3. Henri de Bourbon, duc de Montpensier, né le 12 mai 1563, mort
le 27 février 1608.
4. Voyez tome I, p. 122 et notes 3 et 4.
5. *Et* a été ajouté en interligne.
6. Charles de Lorraine, duc de Guise et de Joyeuse, chevalier des
ordres et gouverneur de Provence, né le 20 août 1571, marié en 1611,
mort le 30 septembre 1640.
7. Henri de Lorraine, premier du nom, duc de Guise et prince de
Joinville, grand maître de France, chevalier des ordres, gouverneur de
Champagne, etc., né le 31 décembre 1550; tué par ordre d'Henri III, le
23 décembre 1588.
8. Henri II de Lorraine, duc de Guise, né le 4 avril 1614, mort le
2 juin 1664, d'abord archevêque de Reims, puis grand chambellan de
France. Son expédition de Naples (1647-1648) est racontée dans ses
Mémoires, publiés en 1668 ; elle a le même caractère romanesque et
aventureux que tout le reste de la vie de ce prince. On prétendait qu'il
avait épousé en 1641, à Bruxelles, la veuve du comte de Bossut.
9. Louis de Lorraine, duc de Joyeuse, grand chambellan et colonel
général de la cavalerie légère, marié à l'héritière du duc d'Angoulême,
et mort le 27 septembre 1654.

père du dernier duc de Guise[1], qui eut l'honneur d'épouser Mademoiselle d'Alençon[2], dernière fille de Gaston, en 1667, et qui mourut à Paris, en 1671, à vingt et un ans, ne laissant qu'un fils unique[3], mort en 1675, avant cinq ans; Mademoiselle de Guise[4], qui avoit fait ce grand mariage de son neveu, et qui a vécu fille avec tant de splendeur et est morte à Paris, la dernière de la branche de Guise, 3 mars[5] 1688, à soixante-dix-sept ans; et l'abbesse de Montmartre[6]. De cette sœur de M. d'Épernon, aucun descendant n'en a réclamé la pairie.

L'autre sœur cadette[7] épousa le comte de Brienne, depuis duc à brevet, fils du frère aîné du premier duc de Luxembourg-Piney, et elle mourut sans enfants, et son mari le dernier de sa branche. Ainsi nulle prétention.

Leur sœur aînée[8] avoit épousé, 21 avril 1582, Jacques Goth, marquis de Rouillac, grand sénéchal de Guyenne. Leur fils, Louis Goth, marquis de Rouillac[9], hérita de la

1. Louis-Joseph de Lorraine, duc de Guise, né le 7 août 1650, mort le 30 juillet 1671.
2. Élisabeth d'Orléans, duchesse d'Alençon, mariée le 15 mai 1667, morte le 17 mars 1696.
3. Voyez tome I, p. 24, note 5, et l'Addition n° 1.
4. Marie de Lorraine, duchesse de Guise et de Joyeuse, dite *Mademoiselle de Guise*, née le 15 août 1615, morte le 3 mars 1688.
5. La date « 3 mars » remplace au-dessus de la ligne « 28 f[évrier] », biffé dans le texte.
6. Françoise-Renée de Lorraine, née le 10 janvier 1621. Nommée coadjutrice de l'abbaye Saint-Pierre de Reims en 1643, puis de celle de Montmartre en 1644, et abbesse en 1657, elle mourut le 4 décembre 1682.
7. Anne de Nogaret de la Valette avait épousé, en février 1583, Charles de Luxembourg, comte de Brienne (ci-dessus, p. 22, note 3); elle mourut le 23 novembre 1605.
8. Hélène de Nogaret de la Valette.
9. Ce marquis de Rouillac fut conseiller d'État, vice-amiral, ambassadeur extraordinaire, etc. Il se distingua particulièrement en Suède, revint prendre part à toutes les guerres du règne de Louis XIII, et fut désigné sous la régence suivante pour avoir l'Ordre, mais mourut sans l'avoir reçu, le 19 mai 1662, étant âgé de soixante-dix-huit ans. Voyez

[1694] DE SAINT-SIMON. 97

terre d'Épernon[1]. Il mourut en 1662, et laissa un fils[2], né
en 1631, qui porta le nom de marquis de Rouillac, mais [Add. S⁺S. 76]
qui fut plus connu sous le nom de faux duc d'Épernon,
parce qu'il en prit le titre après la mort de son père, qu'il
se faisoit donner par ses amis et par ses valets[3]. C'étoit un
homme violent, extraordinaire[4], grand plaideur, et qui eut
des aventures de procès fort désagréables. Il se piqua
d'une grande connoissance de l'histoire et fit imprimer

son historiette dans *Tallemant des Réaux*, tome VI, p. 443, sa généalogie dans le P. Anselme, tome II, p. 170 et suivantes, et sa production de noblesse pour l'ordre dans le ms. Clairambault 1182, fol. 280. Cette maison devait son illustration au pape Clément V (Bertrand de Goth), mort en 1314.

1. Cette terre, située dans le Mantois, à vingt-sept kilomètres de Chartres et soixante et un de Paris, avait appartenu aux comtes d'Évreux, puis à Henri, roi de Navarre, qui l'avait vendue à Jean-Louis de Nogaret avant d'arriver au trône de France. On voit encore à Épernon les restes d'un château du onzième siècle.

2. Jean-Baptiste-Gaston, celui que Tallemant appelle le *marquis Alaric*, né le 30 octobre 1631, mort en juin 1690. Il eut le grade de maréchal de camp et les charges de grand sénéchal et lieutenant du Roi en Guyenne.

3. Selon l'*Histoire généalogique* du P. Anselme (tome II, p. 182-183), que Saint-Simon suit toujours de très-près, le père de ce marquis de Rouillac avait prétendu « devoir succéder au duché en vertu de la clause d'*ayants cause*, qui étoit dans les lettres d'érection. » A son tour, le fils « voulut faire revivre en sa personne les droits et prérogatives du duché-pairie d'Épernon; mais cette tentative fut inutile. » Voyez son factum contre les ducs et pairs, dans le recueil de la Pairie, Archives nationales, KK 596, p. 86-99. Quand il perdit, en 1685, sa fille aînée, on prétendait qu'elle eût pu faire son mari duc et que le Parlement était favorable à cette prétention (*Journal de Dangeau*, tome I, p. 149); cependant il subit en 1686, devant ce même parlement, une humiliation dont les *Mémoires du marquis de Sourches* (tome II, p. 143) donnent le détail.

4. Comme ce mot se termine par une abréviation, on peut hésiter entre *extraordinaire* et *extraordinairement;* cependant *extraordinaire* est plus probable, car l'Addition sur ce personnage commence ainsi : « M. de Rouillac était un homme fort extraordinaire, avec de l'esprit, etc. » Quant à la ponctuation, il n'y a pas de virgule devant *grand plaideur*, mais il n'y en a pas non plus après *violent*.

[Add. S^tS. 77]

un ouvrage de *la Véritable origine de la dernière race de nos rois*, qui trouva¹ des critiques et des savants qui la réfutèrent². Il n'eut jamais aucuns honneurs, ni ne put obtenir permission de porter ses prétentions en jugement. Il ne laissa qu'une seule fille³, et point de fils, et fut le dernier de sa branche. Cette fille⁴ se trouva avoir⁵ infiniment d'esprit, de savoir et de vertu ; elle se fit beaucoup d'amis et d'amies, et entre autres Mademoiselle, fille de Gaston, qui obtint du Roi de fermer les yeux à ce qu'elle se fît appeler *Madame*, comme duchesse d'Épernon, sans pourtant en avoir ni rang, ni honneurs, ni permission de faire juger sa prétention⁶.

Ce procès de M. de Luxembourg la réveilla. Le cardinal d'Estrées⁷ étoit fort bien auprès du Roi, et toute sa mai-

1. *Qui trouva* a été écrit, par mégarde, deux fois, et biffé la seconde.
2. « Il a donné au public, dit le P. Anselme, un ouvrage sous ce titre : *la Véritable origine de la dernière race de nos rois*, qui fut achevé d'imprimer à Paris le 15 novembre 1679, par les soins de Jean le Royer de Prade. Le P. Adrien Jourdan, jésuite, fit paroître en 1683 une critique du sentiment du duc d'Épernon, et Gilles Ménage réfuta quelques endroits de cet ouvrage dans le chapitre IX de son *Histoire de Sablé*, p. 56, etc., en 1686. » (*Histoire généalogique*, tome II, p. 183.) Le titre exact du livre est : *Histoire de la véritable origine de la troisième race des rois de France*, composée par M. le duc d'Épernon, et publiée par de Prade. L'auteur ne se fondait que sur les extravagances de certains écrivains tels que Chifflet, et sur des titres faux, pour prouver, contrairement aux premiers travaux du P. Anselme, que Hugues-Capet descendait des Mérovingiens. Voyez le recueil des Auteurs du P. Léonard (Arch. nat., M 758, 4° volume), et un mémoire publié par M. Tamizey de Larroque, dans le *Cabinet historique*, janvier 1877, p. 16-20.
3. Il avait perdu une première fille, morte le 2 avril 1685, à seize ans.
4. Élisabeth-Régine de Goth, marquise de Rouillac, dite d'Épernon. Voyez un mémoire manuscrit sur ses droits à la duché-pairie d'Épernon, dans le recueil Thoisy, in-folio, vol. XXIII, fol. 227 et suivants.
5. *Avoir* est en interligne.
6. Le *Mercure* d'octobre 1706 (p. 90) rappelle, à ce sujet, que la même qualification avait été donnée aux duchesses d'Aiguillon et d'Angoulême.
7. César d'Estrées, né le 12 février 1628, nommé évêque-duc de Laon et pair de France en 1653, membre de l'Académie française en 1657,

son étoit en splendeur. Elle s'adressa à lui et au maréchal d'Estrées, son frère, pour obtenir la permission du Roi de faire juger sa prétention en épousant le comte d'Estrées[1], vice-amiral en survivance du maréchal son père[2]. Le Roi y entra, et aussitôt MM. d'Estrées se mirent en grand mouvement; ils sentirent bien que la sœur d'un homme fait duc et pair, et non appelée par ses lettres d'érection au défaut de sa postérité, n'a nul droit d'y rien prétendre ; mais ils espérèrent de nous épouvanter par leur bruit et leur crédit, et en même temps de nous séparer et de nous séduire. Ils briguèrent[3] donc ceux qu'ils purent, et nous firent proposer de se départir de l'ancienneté et de prendre

cardinal en 1671, fut chargé plusieurs fois d'importantes missions diplomatiques en Bavière et à Rome, où il devint camerlingue du sacré collége et rendit les services les plus signalés à l'Église et à la cour de France. Il était commandeur du Saint-Esprit depuis 1689, et fut pourvu en 1703 de l'abbaye Saint-Germain-des-Prés, où il mourut le 18 décembre 1714.

1. Victor-Marie, comte, puis duc d'Estrées, né le 30 novembre 1660, capitaine de vaisseau en 1678, et reçu vice-amiral en survivance de son père le 12 décembre 1684, faisait les fonctions de cette charge depuis 1690. En 1701, Philippe V le nomma lieutenant général des flottes d'Espagne; en 1703, il devint maréchal de France, sous le nom de maréchal de Cœuvres; il fut fait grand d'Espagne et chevalier de la Toison d'or l'année suivante, chevalier des ordres du Roi en 1705, et succéda à son père, en 1707, comme vice-amiral, vice-roi d'Amérique et gouverneur de Nantes. Il fut aussi membre de l'Académie française (1715) et membre honoraire des Académies des sciences et des inscriptions. Mort le 28 décembre 1737.

2. Cette phrase est empruntée presque textuellement au *Journal de Dangeau*, tome IV, p. 473, 9 avril 1694 : c'est toujours là que Saint-Simon va relever, dans le cours de chaque année, les noms ou les faits qui lui semblent dignes d'entrer dans ses *Mémoires*. La *Gazette d'Amsterdam* dit, à la date du 26 mars (p. 106) : « Le Roi a permis à Mlle d'Épernon.... de poursuivre au Parlement sa duché, de même qu'a fait le maréchal de Luxembourg. On dit qu'elle épousera ensuite le comte d'Estrées. »

3. Saint-Simon emploie *briguer*, à l'imitation du latin *ambire*, avec un nom, soit de chose, comme c'est l'usage ordinaire, soit, on le voit ici, de personne, pour complément : nous ne nous rappelons pas avoir vu ailleurs d'autre exemple de cette seconde sorte de régime.

la queue, mais secrètement, à chacun à part, pour, à cette condition, obtenir un acquiescement de ceux qui s'en trouveroient éblouis. Malheureusement pour MM. d'Estrées, le procès de M. de Luxembourg avoit uni ceux qu'il attaquoit et les rassembloit en ce temps-là chez Riparfonds, leur avocat, toutes les semaines[1], une fois de règle, et très-souvent davantage. Là, chacun rapporta ce qui lui avoit été proposé par MM. d'Estrées sous le spécieux prétexte d'accélérer leur mariage et d'éviter les piques et les brouilleries qui naissent si aisément de ces sortes d'affaires, mais sans toutefois aucune inquiétude du succès. On y trouva premièrement un défaut de droit radical, tel que je le viens d'expliquer; 2° la proposition de céder l'ancienneté illusoire, comme ne dépendant point d'un duc d'Épernon par héritage, puisqu'il ne le pouvoit être qu'au titre, et par conséquent de la date de son érection, et que, de plus, quand il la pourroit céder, ses enfants seroient toujours en état de la reprendre. Il fut donc résolu de se moquer de ces manéges et de répondre, sur le même ton, que les services et le crédit de MM. d'Estrées devoient plutôt leur procurer une érection nouvelle en faveur de M. le comte d'Estrées, qu'un procès dont nous soutiendrions unanimement le poids, sans aucune crainte de l'issue. MM. d'Estrées, voyant ainsi la ruse et la menace inutile, sentirent bien qu'ils ne réussiroient pas : le mariage fut rompu, et il ne fut plus question de cette prétention[2].

1. Saint-Simon avait d'abord mis les mots : « toutes les semaines », après *rassembloit*, à la ligne précédente; puis, les ayant biffés là, il les a récrits ici, les a biffés de nouveau, et enfin les a récrits une troisième fois en interligne.

2. Reprise en 1701, et surtout en 1711, par le marquis d'Antin, cette prétention donna lieu à une nouvelle procédure que les *Mémoires* raconteront en son temps : voyez tome III, p. 199, tome VIII, p. 177 et suivantes, et le *Journal de Dangeau*, tome XIII, p. 319, avec une Addition de Saint-Simon. Quant à Mlle d'Épernon, voyant que le mariage projeté ne se ferait pas, elle entra, comme novice, aux Carmélites du grand couvent,

Toutes ces affaires différentes ne furent rien en comparaison d'une autre qu'elles firent naître, et dont l'entreprise donna lieu à la plus grande plaie que la pairie pût recevoir, et qui en devint la lèpre et le chancre. L'abbé de Chaulieu[1], qui gouvernoit les affaires de M. de Vendôme, imagina de lui faire prétendre l'ancienneté de la première érection de Vendôme en faveur du père du roi de Navarre[2], père d'Henri IV, et d'attaquer les ducs d'Uzès, d'Elbeuf, Ventadour, Montbazon ou Guémené, et la Trémoïlle, ses anciens. Feu M. d'Elbeuf[3], père de celui-ci, s'étoit toujours montré fort uni aux pairs et fort jaloux des droits et du rang de la pairie en ce qui ne touchoit point les princes étrangers. M. de Chaulnes avoit attaqué M. d'Elbeuf par de fines railleries sur son indolence contre M. de Luxembourg, et il étoit venu à

Prétention de la première ancienneté de Vendôme, désistée en même temps que formée, d'où naît le rang intermédiaire des bâtards.

dans l'automne de 1695; puis, quelques mois plus tard, trouvant la règle trop dure, elle passa à la Visitation (Pap. du P. Léonard, MM 824, fol. 134), et enfin elle se retira au Calvaire du Marais, où elle mourut en septembre 1706. Le *Mercure* du mois suivant (p. 89-103) donna son éloge, où nous voyons que, toute jeune, elle s'était occupée avec succès, sous la direction de Malebranche, des « sciences les plus abstraites, » de métaphysique, de géométrie, etc. Cet article ajoute, en parlant du duché d'Épernon : « Elle a négligé de faire valoir les droits les mieux acquis, plutôt que de troubler la paix de quelques familles qui lui touchoient de près, et elle a mieux aimé se réduire au nécessaire que de contester avec des parents qu'elle aimoit. »

1. Guillaume Anffrie de Chaulieu, abbé commendataire d'Aumale (1682-1696), prieur d'Oléron, Pourier, Resnel et Saint-Étienne, mourut aveugle, le 27 juin 1720, âgé d'environ quatre-vingt-quatre ans, selon l'acte mortuaire (Jal, *Dictionnaire critique*, p. 375), ou de quatre-vingt-un ans, selon ses portraits et ses biographies.

2. C'est en faveur de Charles de Bourbon (1489-1537), père d'Antoine de Bourbon (1518-1562), roi de Navarre et prince de Béarn par sa femme, et aïeul d'Henri IV, que le comté de Vendôme fut érigé en duché-pairie (1514). Henri IV en fit don à son fils naturel César, en 1598.

3. Charles III de Lorraine, duc d'Elbeuf, gouverneur de Picardie et d'Artois et gouverneur particulier de Montreuil, né en 1620, mort le 4 mai 1692. Son fils, Henri de Lorraine (tome I, p. 46, note 2), lui avait succédé.

bout de l'exciter à imiter son père, jusqu'à lui faire des remerciements de lui avoir ouvert les yeux ; et il en étoit là lorsque M. de Vendôme, persuadé par l'abbé de Chaulieu, obtint la permission du Roi d'attaquer ses anciens et leur donna la[1] première assignation. Comme cela ne fut point poussé, je n'entrerai pas dans le prétendu droit de l'un, ni dans celui des autres. L'affaire se commença à l'ordinaire, fort civilement de part et d'autre ; mais à peine y eut-il quelques procédures[2] commencées, que l'humeur s'y mit.

[Add. S'S. 78] Dans ces circonstances, il arriva ce qui n'arrivoit presque jamais, et que[3] depuis ne vit-on peut-être plus, que des gens sans charge suivissent le Roi s'allant promener de Versailles à Marly. Le Roi alloit toujours seul dans une calèche[4]. Ce jour-là, le second carrosse fut du capitaine des gardes et de M. de la Rochefoucauld, et, avec eux, de Monsieur le Grand[5], qui ne suivoit guère, et, par extraordinaire, des ducs d'Elbeuf et de Vendôme. Ces deux derniers parlèrent bientôt de leur procès avec civilités réciproques ; mais, sur les significations réciproques, ils s'aigrirent, se picotèrent, et enfin se querellèrent. M. d'Elbeuf dit à M. de Vendôme qu'il n'étoit de naissance ni de dignité à lui rien céder, et qu'il le précéderoit partout, comme avoient fait ses pères. M. de Vendôme lui répondit avec feu qu'il ne pouvoit pas avoir encore oublié que son père n'avoit pas pris l'Ordre parce qu'il l'y auroit précédé. L'autre à lui répliquer avec encore plus de chaleur qu'une

1. *Sa* a été corrigé en *la*. — 2. Devant *commencées*, est effacé *de*.
3. *Et que* a été substitué à *et ce qui*.
4. Seuls et très-rarement, Monseigneur ou Monsieur y montaient avec lui ; voyez tome XII, p. 78, et tome XIII, p. 566. — Furetière dit que la *calèche* est un petit carrosse coupé, d'invention nouvelle, qui « sert aux jeunes hommes qui veulent marcher en parade, » comme dans les *Fâcheux* de Molière, acte I, scène I, vers 76, où le mot est écrit *galèche* dans les premières éditions. Voyez, dans le tome III de *Molière* (p. 39 et 40), la note de M. Despois.
5. Louis de Lorraine, comte d'Armagnac, grand écuyer.

fois n'étoit pas coutume, et que lui-même se pouvoit souvenir de l'aventure de son grand-père[1] aux obsèques d'Henri IV, qui, aux termes de la déclaration d'Henri IV d'un mois auparavant, et non enregistrée[2], voulut prendre le premier rang, et qui fut pris lui-même par le bras par le duc de Guise[3], qui lui dit que ce qui pouvoit être hier n'étoit plus bon aujourd'hui[4], en le mettant derrière lui, et lui fit prendre le rang de son ancienneté de pairie, dont ils n'étoient pas sortis depuis[5]. M. de Vendôme auroit bien pu répliquer sur la[6] promotion de l'Ordre de Louis XIII[7];

1. César, duc de Vendôme (1594-1665), fils naturel d'Henri IV et de Gabrielle d'Estrées, pair et amiral de France, chevalier des ordres, gouverneur de Bretagne, etc. Il avait été légitimé en 1595, et avait reçu sa duché-pairie en 1598.
2. La déclaration donnée par Henri IV au profit de ses enfants naturels, et qui leur assignait un rang immédiat après les princes du sang et avant les autres princes et seigneurs du Royaume, est du 15 avril 1610; mais elle fut enregistrée le 4 mai, dix jours avant l'assassinat du Roi. Voyez le *P. Anselme*, tome IV, p. 108-109, et Saint-Simon lui-même, dans l'Addition n° 78.
3. Charles de Lorraine (1571-1640), fils du Balafré.
4. *Aujourd'hui* est ajouté au-dessus de la ligne.
5. Le duc de Vendôme n'est point porté dans les procès-verbaux des obsèques des 29 et 30 juin 1610 comme figurant parmi les princes du grand deuil, qui étaient : le prince de Conti, le comte de Soissons, les trois Lorrains, le duc d'Épernon et le duc de Montbazon. (Arch. nat., KK 1433.) Il y eut d'ailleurs plus d'un conflit en cette occasion, comme on peut le voir dans le *Journal de Jean Héroard*, tome II, p. 11-12, ou dans le *Journal de Pierre de l'Estoile*, p. 610 et 611. Quant à MM. d'Elbeuf et de Vendôme, leur contestation se compliqua des prétentions de la femme du premier, qui, née après la dissolution du mariage de Gabrielle d'Estrées, et n'étant par conséquent que fille illégitime, réclamait la succession universelle de sa mère. Le débat ne se termina qu'en 1651, au profit de M. de Vendôme. On imprima, de part et d'autre, beaucoup de factums; le P. Anselme signale un recueil daté de 1649, et le tome III du *Recueil général des pièces touchant l'affaire des princes légitimes et légitimés*, imprimé en 1717.
6. *Le* a été corrigé en *la*.
7. Promotion du 31 décembre 1619; voyez l'Addition n° 6, tome I, p. 312, où Saint-Simon dit : « M. d'Elbeuf, plus ancien duc et pair de

mais M. de la Rochefoucauld et Monsieur le Grand mirent les holà, les firent taire, et finirent cette dispute, si vive et si haute, le plus doucement qu'ils purent, comme ils arrivoient à Marly. La promenade et le retour se passèrent sans plus parler du procès, et civilement entre eux; mais, dès que M. de Vendôme fut revenu à Versailles, il alla conter à M. du Maine ce qui lui étoit arrivé. Celui-ci, qui peu à peu, par un usage dont le Roi soutenoit l'usurpation, avoit pris toutes les manières des princes du sang[1], en recevoit à peu près tous les honneurs, sentit le peu d'assurance de son état. Il dit à M. de Vendôme de parler au Roi de ce qui lui venoit d'arriver, et de le laisser faire. En effet, dès le même soir, immédiatement avant le coucher du Roi, M. du Maine lui fit sentir le besoin qu'il avoit de titres enregistrés qui constatassent son rang, et le Roi, qui n'y avoit pas songé, résolut de n'y perdre pas un moment.

Ruse, adresse, intérêt, succès du premier président Harlay, et sa maligne formation de ce rang intermédiaire.

Le lendemain, il ordonna à M. de Vendôme de se désister juridiquement de sa prétention du rang de la première érection de Vendôme, et il manda pour le jour suivant le premier président, le procureur général et le doyen du Parlement[2]; et dès ce même jour qui suivit cet ordre, la signification du désistement fut faite, qui surprit infiniment[3]. Ce ne fut pas pour longtemps. Le Roi ordonna à ces Messieurs de dresser une déclaration en faveur de ses fils naturels revêtus de pairie, pour précéder au Par-

---

douze ou treize ans que M. de Vendôme, et de trente-cinq ans que M. d'Angoulême, en est précédé, etc. »

1. Après *sang* est biffé *et*.

2. Le doyen était alors Jean Doujat, qui avait été reçu conseiller le 30 août 1647, et qui mourut le 18 janvier 1710, à quatre-vingt-neuf ans et demi.

3. Dangeau (*Journal*, tome V, p. 2) annonce ce désistement et les nouvelles prétentions de MM. de Vendôme à la date du 2 mai 1694. Dès le jour suivant (p. 5), il a connaissance du projet de déclaration préparé pour le duc du Maine. Comparez la *Gazette d'Amsterdam*, année 1694, p. 153 et 159.

[1694] DE SAINT-SIMON. 105

lement et partout tous autres pairs plus anciens qu'eux, de l'étendre beaucoup plus que celle d'Henri IV, et de les mettre au niveau des princes du sang. Harlay, qui avoit cent mille écus de brevet de retenue [1] sur sa charge de premier président, venoit d'en obtenir cinquante mille d'augmentation [2]. Il étoit trop bon courtisan pour ne pas saisir une si sensible occasion de plaire, et trop habile pour n'en pas tirer tous ses avantages, et pour soi, et pour les

1. Les brevets de retenue ou d'assurance, dont Saint-Simon parlera souvent, étaient une sorte de titre de propriété, avec la garantie du Roi, qui assurait au titulaire d'une charge non vénale et non héréditaire que, s'il venait à s'en démettre ou à mourir, aucun prétendant n'aurait l'agrément royal sans payer au démissionnaire ou aux ayants cause la somme fixée par le brevet. Cette matière venait d'être réglée par deux arrêts du Conseil du 17 novembre 1692 et du 25 janvier 1694.

2. Le premier brevet lui avait été donné le 2 octobre 1689; le second est daté du 2 mars 1694 (Arch. nat., O¹ 38, fol. 52). Pontchartrain annonça celui-ci au premier président en ces termes, le 24 avril : « Les bontés du Roi, Monsieur, égalent vos services et votre mérite, et surpassent infiniment vos desirs : Sa Majesté augmente de cent cinquante mille livres votre brevet de retenue. Comme cette grâce n'est sue de personne, je vous conseille de n'en point parler que vous n'ayez remercié le Roi. Je compte que ce sera dimanche, et que j'aurai l'honneur de vous faire mon compliment. Je vous dirai cependant, et vous le croirez aisément, Monsieur, que je n'aurai point fait encore d'expédition qui me flatte plus que celle-là, et que, n'ayant d'autre part dans une chose de cette importance que d'être le simple instrument de son exécution, j'en sentirai vivement tout le plaisir.... » (Bibl. nationale, ms. Fr. 17430, fol. 12.) Ce qui rendait cette grâce extraordinaire, c'est que le premier président n'avait eu à payer à son prédécesseur que trois cent mille livres de retenue (*Dangeau*, tome II, p. 475); aussi les faiseurs de lardons ne l'épargnèrent-ils point, d'autant que le brevet nouveau passait pour être une récompense des soins donnés par Harlay au commerce des blés, pendant la disette de 1693-94 [a], et que sa conduite, en cette occasion, avait été vivement critiquée. (Chansonnier, ms. Fr. 12691, p. 281.) — On sut dès le 26 avril la grâce faite au premier président; voyez le *Journal de Dangeau*, tome IV, p. 456, où les éditeurs ont imprimé par erreur « 500 000 francs, » au lieu de « 300 000 francs. »

[a] Il est étonnant que Saint-Simon n'ait fait ici aucune allusion, ni à cette disette, qui fut fort longue et inquiétante, ni au rôle du premier président.

usurpations de sa compagnie sur les pairs, en leur donnant les bâtards pour protecteurs, par leur intérêt. Il pria donc le Roi de trouver bon qu'il pensât quelques jours à une solide exécution de ses ordres, et qu'il pût en conférer avec celui principalement qu'ils regardoient. C'est qu'il avoit grand intérêt de lui faire goûter, et par lui au Roi, l'adroit parti qu'il se proposoit d'en tirer pour les usurpations du Parlement, et de s'en faire à soi-même un protecteur à tirer sur le temps pour le conduire à son but personnel.

Il fit donc entendre à M. du Maine qu'il ne feroit jamais rien de solide qu'en mettant les princes du sang hors d'intérêt et en leur en donnant un de soutenir ce qui seroit fait en sa faveur; que, pour cela, il falloit toujours laisser une différence entière entre les distinctions que le Parlement faisoit aux princes du sang et celles qu'on lui accorderoit au-dessus des pairs, et former ainsi un rang intermédiaire qui ne blessât point les princes du sang, et qui, au contraire, les engageât à les maintenir dans tous les temps, par l'intérêt de se conserver un entre-deux entre eux et les pairs; que, pour cela, il falloit lui donner la préséance sur tous les pairs, et les forcer à se trouver à l'enregistrement de la déclaration projetée et à sa réception en conséquence, qui se devoit faire tout de suite, lui donner le bonnet[1] comme aux princes du sang, qui depuis longtemps ne l'est plus aux pairs, mais lui faire prêter le même serment des pairs, sans aucune différence de la forme et du cérémonial, pour en laisser une entière à l'avantage des princes du sang, qui n'en prêtent point; et pareillement le faire entrer et sortir de séance tout comme les pairs, au lieu que les princes du sang tra-

1. L'usage s'était introduit dans les réunions solennelles, que le premier président ôtât son bonnet, ou mortier, en demandant l'avis des princes du sang, mais non plus en s'adressant aux ducs et pairs, et ce fut une cause de longues contestations, comme on le voit dans la suite des *Mémoires*, notamment tome X, p. 423-425.

versent le parquet; l'appeler par son nom comme les autres pairs, en lui demandant son avis, mais avec le bonnet à la main un peu moins baissé que pour les princes du sang, qui ne sont que regardés sans être nommés; enfin le faire recevoir et conduire au carrosse par un seul huissier à chaque fois qu'il viendra au Parlement, à la différence des princes du sang, qui le sont par deux, et des pairs, dont aucun n'est reçu par un huissier au carrosse que le jour de sa réception, et qui, sortant de séance deux à deux, sont conduits par un huissier jusqu'à la sortie de la grand'salle seulement[1].

M. du Maine fut extrêmement satisfait de tant de distinctions au-dessus des pairs, et d'être si approché de celles des princes du sang, sans courir le risque de les blesser, et fut surtout fort touché de l'adresse avec laquelle ce rang intermédiaire étoit imaginé par le premier président pour lui assurer en tous les temps la protection de tous ces avantages, par celui qu'on[2] y faisoit trouver aux princes du sang pour eux-mêmes. M. du Maine content, le Roi le fut aussi. Il ne fut donc plus question que de dresser la déclaration, que le premier président avoit déjà minutée, et qu'il ne fit qu'envoyer au net pour être scellée[3]. *Déclaration du Roi pour le rang intermédiaire.*

Ce fut alors qu'il sut se servir de M. du Maine pour faire proposer au Roi sa récompense. Il avoit déjà eu quelque sorte de parole ambiguë, mais qui n'étoit pourtant qu'une espérance, d'être fait chancelier, lorsque le Roi, voulant légitimer les enfants qu'il avoit de Mme de *Harlay obtient parole du Roi d'être chancelier.*

---

1. Voyez les procès-verbaux que nous reproduisons dans l'appendice n° II; comparez deux autres passages des *Mémoires*, tome X, p. 224-226 et 422-430, où Saint-Simon discute et commente toutes ces distinctions.
2. Après *qu'on*, est biffé *leur*. Plus loin, « aux princes du sang » est en interligne.
3. Comparez tome X, p. 223 et 224. Un exemplaire imprimé de cette déclaration, qui porte la date du 5 mai 1694, se trouve dans le ms. Clairambault 1160, fol. 13.

Montespan, sans nommer la mère, dont il n'y avoit point d'exemple, Harlay, consulté, lors procureur général, suggéra l'expédient d'embarquer le Parlement par celle[1] du chevalier de Longueville, qui réussit si bien[2]. En cette occasion-ci, il se fit donner formellement parole par le Roi qu'il succéderoit à Boucherat, chose qui le flatta d'autant plus que ce chancelier étoit alors fort vieux[3] et ne pouvoit le faire attendre longtemps[4].

Princes du sang priés de la bouche du Roi de se trouver à l'enregistrement et à l'exécution de sa déclaration, et les pairs, de sa part, par une lettre

Pour l'exécution de la déclaration, le Roi en parla aux princes du sang, qui ne crurent avoir que des remerciements à faire. Le Roi les pria de se trouver au Parlement, et Monsieur le Duc et M. le prince de Conti de lui faire le plaisir de conduire M. du Maine en ses sollicitations. On peut juger s'ils le refusèrent. De là, le Roi fit appeler l'archevêque de Reims[5] : il lui fit part de ce qu'il avoit résolu, lui dit qu'il croyoit que les pairs seroient

---

1. Par la légitimation, idée contenue, sans que le mot le soit, dans ce qui précède.
2. Voyez ci-dessus, p. 56, notes 3 et 4.
3. Il était né en 1616.
4. Cf. tomes II, p. 219, VIII, p. 316-317, et X, p. 224. On fit ces couplets sur le premier président (Chansonnier, ms. Fr. 12 691, p. 252) :

<blockquote>
Il vend aujourd'hui la cour
   A Luxembourg,
Pour avancer ses affaires.

Il en sera chancelier
   Le premier.
Cette intrigue se démêle :
On croit qu'il y parviendra,
   Mais il faudra
Que le grand diable s'en mêle.

Voilà tout ce qu'on sait
   Du projet
De ces deux amis intimes.
Craignons tous leur union,
   Leur passion,
Leur vengeance et leurs maximes.
</blockquote>

5. Charles-Maurice le Tellier. Voyez tome I, p. 64, note 2.

[1694] DE SAINT-SIMON. 409

plus convenablement invités par lui-même[1] à cette céré- | à chacun de
monie que par M. du Maine ; qu'ainsi M. du Maine n'iroit | l'archevêque-
pas chez eux, mais qu'il prioit l'archevêque de se trouver | duc de Reims.
au Parlement, et lui ordonnoit d'écrire de sa part une
lettre d'invitation à chaque pair. Un fils de M. le Tellier
étoit fait pour tenir tout à honneur venant du Roi : il
lui répondit dans cet esprit courtisan, et de là s'en fut
chez M. du Maine[2]. Ce fut le seul de tous les pairs qui
commit cette bassesse ; pas un ne dit un mot au Roi ni à
M. du Maine, pas un ne fut chez ce dernier, ni devant ni
après la cérémonie.

Voici la lettre circulaire de l'archevêque aux pairs[3] :

« Monsieur (*en tête*[4]),

« Le Roi m'a ordonné de vous avertir que M. le duc

1. En qualité de premier pair ecclésiastique.
2. Selon Dangeau (tome V, p. 6), l'archevêque répondit au Roi « qu'il se tiendroit honoré de passer après M. le duc du Maine, » et parla « si sagement et si honnêtement, » que le Roi se montra fort content de lui. Le *Journal* ajoute : « Il y a quelques ducs qui se sont plaints de l'archevêque, et qui ont dit qu'il vouloit tirer auprès du Roi tout le mérite de leur obéissance en cette occasion ici. »
3. Nous pouvons rétablir le texte de cette lettre d'après la minute autographe et les exemplaires qui se trouvent encore dans les papiers de l'archevêque (Bibl. nat., ms. Fr. 6904, fol. 231-240) : « A Marly, ce vendredi 7 mai. — Le Roi m'a commandé, Monsieur, de vous avertir que Mgr le duc du Maine sera, demain matin, reçu pair de France au Parlement, et qu'il y prendra sa place immédiatement au-dessous de Messeigneurs les princes du sang. S. M. m'a chargé en même temps de vous faire savoir par ce billet qu'elle sera bien aise que vous vous y trouviez. Je suis, Monsieur, votre très-humble et très-obéissant serviteur. L'AR. DUC DE REIMS. » D'après une note de la main de l'archevêque, cette lettre dut être envoyée à l'évêque de Langres et aux ducs de Guémené, de la Trémoïlle, de Richelieu, de Chevreuse, de Chaulnes, de la Rochefoucauld, d'Estrées, de Foix, de Beauvillier, de Gesvres, de Choiseul, d'Aumont, de Charost, de Rohan et de la Force. Monsieur de Laon était malade, ainsi que le duc de Coislin ; le duc de Bouillon était absent.
4. Notre auteur, faisant cette remarque sur la place du *Monsieur*,

du Maine sera reçu au Parlement le 8 de ce mois de mai, en qualité de comte-pair d'Eu, et qu'il prendra sa place au-dessous de M^{rs} les princes du sang, et au-dessus de M^{rs} les pairs. Sa Majesté vous prie de vous y trouver, et m'a chargé de vous assurer que cela lui fera plaisir, et qu'elle vous en saura bon gré.

« Je suis, etc. »

Les présidents à mortier et les présidents et doyens des conseillers de chaque chambre[1] furent avertis de se trouver chez eux le 5 mai, et à peu près de l'heure, pour recevoir la sollicitation de M. du Maine. Ce jour-là, arrivé de Versailles à l'hôtel de Condé[2], il y monta dans le carrosse de Monsieur le Duc, avec M. le prince de Conti, tous deux au derrière, et lui[3] au devant, avec M. le comte de Toulouse, qui étoit compris dans la même déclaration, comme duc de Damville, mais qui ne fut pas reçu en même temps[4]. Ce carrosse étoit fort chargé de pages et environné de laquais à pied. Suivoient les carrosses de Monsieur le Duc et prince de Conti, de M. du Maine et de M. le comte de Toulouse, dans lesquels étoient les principaux de leur maison, avec force livrée, chacun un seul carrosse, excepté Monsieur le Duc, qui, outre celui dans lequel il étoit, en avoit un autre rempli des[5] principaux de chez lui. Ils firent ainsi leurs sollicitations deux jours de suite, et allèrent de

Monsieur le Duc et M. le prince de Conti mènent M. du Maine chez Mrs du Parlement.

copie ainsi, sans ponctuer, le début de la lettre : « M^r (en teste) le Roy m'a ordonné.... » C'est, du reste, une inexactitude, comme le prouve le texte original, cité dans la note précédente.

1. Il y avait neuf présidents à mortier, qui faisaient le service de la grand'chambre et des deux tournelles, et deux présidents pour chacune des cinq chambres des enquêtes et des deux chambres des requêtes.
2. Voyez tome I, p. 177, note 1.
3. Après *lui*, est biffé *seul*.
4. Voyez ci-après, p. 223, note 6.
5. Il y avait d'abord *de ses*, qui a été changé en *des*; plus loin, *de mesme* a été substitué à *ainsy*, après *allèrent*; il y a encore une retouche aux initiales de *l'enregistrement*, qui sont restées sans apostrophe.

même au Parlement, le jour de l'enregistrement des lettres patentes et de la réception de M. du Maine, mais sans M. le comte de Toulouse. Elle se fit suivant ce qui a été dit plus haut de la déclaration[1], et, au sortir de la cérémonie, ils furent dîner avec les pairs chez le premier président.

Aucun des pairs n'osa manquer à s'y trouver, de ceux qui étoient à Paris. Le bonhomme la Force s'enfuit à sa maison de la Boulaye[2], proche d'Évreux, et le duc de Rohan écrivit au Roi que sa prétention de la première érection de Rohan, pour son grand-père maternel[3], l'empêchoit d'obéir, en cette occasion, à ses ordres[4]. L'excuse étoit mal trouvée : c'étoit pour la première fois qu'il manifestoit cette bizarre prétention ; il n'en a jamais parlé depuis, et il étoit un des plus ardents opposants, avec nous, à[5] celle de M. de Luxembourg. MM. d'Elbeuf et de Vendôme n'étoient pas reçus, ni moi non plus, Dieu merci[6]! M. de Chevreuse fut celui à qui le Roi fit son remercîment pour tous les pairs, de s'être trouvés à la cérémonie, pour lesquels il lui fit force belles promesses

1. Voyez le *Journal de Dangeau*, tome V, p. 7, le *Mercure*, mai 1694, p. 283-300, et notre appendice n° II.
2. Ce château était situé dans la paroisse d'Autheuil, près de Gaillon. C'est là que le duc avait été relégué après sa conversion forcée, et la duchesse de la Force, plus persévérante que lui dans la foi protestante, y était encore tenue sous une surveillance étroite.
3. Le duché de Rohan, créé en 1603 pour Henri de Rohan, le célèbre chef des calvinistes, qui mourut en 1638, sans laisser d'enfant mâle, avait été érigé de nouveau, par brevet du 1er mai 1645, au profit de sa fille Marguerite, lorsqu'elle épousa Henri Chabot, et les lettres d'érection en avaient été expédiées au mois de décembre 1648. De ce mariage sortit le duc dont il s'agit en ce moment, auteur de la branche encore existante, dite de Rohan-Chabot.
4. *Journal de Dangeau*, tome V, p. 7, et ci-après, p. 388, Addition n° 78.
5. *De* a été corrigé en *à*.
6. Louis de Saint-Simon, encore mineur, ne se fit recevoir en remplacement de son père que huit ans plus tard. Louis XIV avait introduit la règle de ne donner séance qu'après l'âge de vingt-cinq ans.

générales, monnoie dont aucun ne se paya, ni n'espéra rien de mieux, avec trop de raison.

M. de Vendôme mené chez tous les pairs et chez Mrs du Parlement par M. du Maine, et reçu comme lui au Parlement, sans presque aucun pair.
[Add. St-S. 79]

M. de Vendôme fut tôt après reçu[1], avec les mêmes distinctions que l'avoit été M. du Maine, qui le mena, sans cortége, faire ses sollicitations à tout le Parlement, mais sans avertir[2]. Ils furent chez tous les pairs[3]; le Roi ne leur fit rien dire[4]; trois ou quatre misérables seulement se trouvèrent à cette réception[5].

Un moment avant celle de M. du Maine, il y eut une petite vivacité de M. de la Trémoïlle, qui, impatienté de l'applaudissement que Monsieur de Reims donnoit à cette

1. Cette seconde réception eut lieu le 8 juin 1694 (*Journal de Dangeau*, tome V, p. 14, 16 et 25); voyez notre appendice n° II, et comparez la suite des *Mémoires*, tome X, p. 226.

2. *Journal de Dangeau*, tome V, p. 17 et 25. Dangeau, comme Saint-Simon dans son Addition n° 79, remarque que M. de Vendôme est allé voir tous les pairs et les conseillers de grand'chambre, ce que n'avait pas fait le duc du Maine.

3. Saint-Simon avait d'abord écrit : « ils ne furent chez aucun des »; il a effacé *ne*, puis mis *tous les* au-dessus d'*aucun des*, également effacé.

4. « Le Roi, dit Dangeau, a trouvé bon que M. l'archevêque de Reims, premier des pairs, présentât ses raisons; et le Roi ayant voulu passer par-dessus, l'archevêque n'a point voulu insister, et est allé faire des compliments à M. de Vendôme, et l'a assuré qu'il se trouveroit à sa réception. » Voici comment l'archevêque de Reims raconte les choses dans une note autographe jointe aux papiers que nous avons cités plus haut (p. 109, note 3) : « Le Roi m'a parlé de M. du Maine jeudi 6 mai, à Marly. — Il a été reçu au Parlement samedi 8 mai. — J'ai parlé au Roi de M. de Vendôme à Versailles, mardi 11 mai. Je lui ai donné mémoire à Trianon samedi 15. — Mardi 18, à Trianon, je lui ai encore parlé. Le même jour, après midi, il y a eu une conférence avec le premier président et M. de Pontchartrain, de deux heures. — Le mercredi 19, à Paris, j'ai été chez le premier président. »

5. Ce terme de « trois ou quatre misérables » est exagéré. D'après le procès-verbal de la séance du 8 juin, les pairs furent représentés par Messieurs de Reims, de Langres et de Noyon, et par les ducs de Luynes (Chevreuse), d'Estrées, de Randan, de Gesvres, de Coislin, de la Ferté et de Charost; mais, comme le dit la *Gazette d'Amsterdam*, 1694, p. 198, il ne s'y trouva aucun des pairs qui avaient droit à la préséance.

étrange nouveauté, lui dit qu'il ne doutoit pas de son approbation, parce qu'il ne se soucioit guère du rang des archevêques de Reims, mais que, pour lui, il pensoit tout autrement, et[1] qu'il étoit fort sensible à celui des ducs de la Trémoïlle. L'archevêque demeura muet, et le Roi n'en fit pas semblant à M. de la Trémoïlle, et ne l'en traita pas moins bien.

Peu de jours après cette réception[2], l'ambassadeur de Venise[3], avec la république duquel[4] cela avoit été négocié, fit, à Versailles, sa visite à MM. du Maine et de Toulouse, conduit par l'introducteur des ambassadeurs, en cérémonie, et en usa, pour le premier exemple, comme avec les princes du sang. Cette parité, que le Roi avoit fort à cœur, fut exprès différée après la réception de M. du Maine au Parlement, pour ne pas donner trop d'éveil auparavant aux princes du sang, à qui cette visite ne pouvoit pas être agréable. Cet exemple eut peine à être suivi par les autres ambassadeurs ; mais, avec le temps et des négociations, il le fut à la fin, excepté des nonces[5]. MM. du Maine et de Toulouse visités comme les princes du sang par les ambassadeurs.

Le procès avec M. de Luxembourg, renvoyé au Parlement[6], y recommença avec la même vigueur, la même partialité, la même injustice. Comme nous nous vîmes exclus d'en sortir, nous ne songeâmes plus qu'à chercher les moyens d'obtenir l'assemblée de toutes les chambres, selon Situation des opposants avec le premier président Harlay.

1. *Et* est en interligne, au-dessus de *parce*, biffé.
2. Le 11 mai. Saint-Simon suit le *Journal de Dangeau*, tome V, p. 11.
3. Pierre Venier, élu ambassadeur en France le 6 octobre 1687, n'était arrivé à Paris qu'à la fin de 1688. En 1694, il passa à l'ambassade d'Espagne. Il mourut en 1705, âgé de cinquante-cinq ans.
4. *Dequel*, par mégarde, pour *duquel*.
5. Il faut sans doute entendre : « à la fin (seulement), excepté des nonces (par qui il le fut dès 1693). » C'est le seul moyen de mettre Saint-Simon d'accord ici avec Dangeau, qui dit : « Le nonce les avoit été voir l'année passée, par ordre du Pape ; il n'y a point encore d'autres ambassadeurs qui leur aient rendu cet honneur-là. » Toutefois Saint-Simon dira ailleurs (tome X, p. 41) que le nonce Gualterio fut le premier à se rendre chez les bâtards.
6. Voyez ci-dessus, p. 87.

la forme de pairie, l'usage et le droit en pareils procès. Pour y parvenir, il n'y avoit que deux voies : la procédure, ou la négociation. La dernière étoit bien la plus sûre, si elle réussissoit ; mais la difficulté étoit la situation où nous nous trouvions avec le premier président, qui pouvoit seul assembler les chambres à sa volonté, mais avec qui nous ne gardions plus de mesures. Fort peu de nous le saluoient lorsqu'ils le rencontroient ; pas un n'alloit chez lui, quoique nous sollicitassions tous nos autres juges, et tous parloient de lui sans ménagement. Il le sentoit d'autant plus vivement que c'étoit l'homme du monde le plus glorieux, le plus craint, le plus ménagé, et qui n'avoit jamais été mené de la sorte ; et ce qui le touchoit le plus, c'étoient les plaintes prouvées que nous faisions de sa probité et de son injustice, parce qu'il se piquoit là-dessus de la plus austère vertu, dont nous faisions tomber le masque.

Duc de Chaulnes. Il négocie l'assemblée de toutes les chambres avec le premier président Harlay, qui lui en

Personne ne se vouloit donc charger d'une négociation aussi difficile avec lui, lorsque M. de Chaulnes, qui s'étoit acquis une grande réputation et une grande considération par les siennes au dehors[1], voulut bien hasarder celle-ci. C'étoit, sous la corpulence, l'épaisseur, la pesanteur, la physionomie d'un bœuf[2], l'esprit le plus délié, le plus délicat, le plus souple, le plus adroit à prendre et à pousser ses avantages, avec tout l'agrément et la finesse possible,

---

1. Le duc de Chaulnes avait rempli trois fois les fonctions d'ambassadeur à Rome, et avait presque toujours réussi dans les missions les plus délicates. Son amie Mme de Sévigné caractérisait en quelques mots ses procédés diplomatiques : « On ne peut pas avoir plus cette sorte d'esprit de négociation ; les *mezzo termine* ne lui manquent jamais. Je.... lui disois : « Ah ! que c'est bien fait de vous envoyer là ! » Elle s'exprimait ainsi au moment où le duc allait partir une troisième fois pour Rome, en 1689. (*Lettres*, tome IX, p. 183, et *passim*.)

2. Le Chansonnier (ms. Fr. 12 688, p. 367) le représente aussi fort gras, très-replet, obligé de recourir aux diètes ou aux purgations fréquentes. Voyez ses portraits par J. de la Borde (1668) et Nanteuil (1676).

jointes[1] à une grande capacité et à une continuelle expé-   donne sa pa-
rience de toutes sortes d'affaires, et la réputation de la   role, et qui lui
plus exacte probité, décorée à l'extérieur d'une libéralité   en manque.
et d'une[2] magnificence également splendide, placée et bien
entendue[3], et de beaucoup de dignité avec beaucoup de
politesse. Il eut du premier président l'heure qu'il desira.

    Il ouvrit son discours par les raisons que nous avions
de nous plaindre de son procédé, et lui fit sentir après,
avec délicatesse, qu'il n'y a point de place où on ne soit
exposé à des ennemis; que tout le monde étoit convaincu
de sa partialité pour M. de Luxembourg; que seize pairs
de France, et dont plusieurs fort bien auprès du Roi ou
grandement établis, n'étoient pas toujours impuissants à
beaucoup nuire; que le seul moyen d'effacer sa partialité
de l'idée publique et de regagner les pairs qu'il s'étoit
si grandement aliénés, étoit l'assemblée de toutes les
chambres pour les juger, et de lui en donner sa parole
positive; qu'il vouloit bien lui avouer que nous l'avions
prié de lui faire cette proposition, bien moins par aucune
espérance de succès, que pour n'avoir rien à reprocher à
leur conduite[4] à son égard, pénétrer définitivement[5] où
nous en étions avec lui, et éclater ensuite avec plus de
raisons et moins de mesures[6].

    Le poids avec lequel ce discours fut prononcé étourdit

---

1. Saint-Simon a écrit ainsi *jointes*, au pluriel, tout en laissant au singulier le mot *possible*, qui, comme l'on sait, a, par ellipse, dans certains tours, une valeur adverbiale.
2. Les mots : « libéralité et d'une » ont été ajoutés au-dessus de la ligne.
3. Voyez ci-après, p. 256, note 2. Mme de Sévigné se complaisait à célébrer les fêtes qu'il donnait à la place Royale ou en Bretagne, et qui étaient réellement magnifiques.
4. Il semble qu'il faudrait *notre conduite*, d'après l'ensemble de la phrase; mais Saint-Simon a écrit *leur conduite* en songeant au mot *pairs* qui se trouve plus haut.
5. Dans le manuscrit, *diffinitivement*.
6. Il y a bien ainsi *mesures* au pluriel, ici et plus haut, p. 114, ligne 7.

le premier président, qui¹ se mit sur une défense de sa conduite avec nous confuse et embarrassée. M. de Chaulnes vit qu'il ne tendoit qu'à échapper, le remit sur l'assemblée des chambres, et le pressa vivement. Serré de si près, il se retrancha sur la difficulté de la faire, et diminua, tant qu'il put, son autorité à cet égard. M. de Chaulnes n'avoit garde de s'y laisser tromper : il se servit habilement de sa foiblesse pour les personnes de crédit à la cour, et de sa propre vanité ; il lui représenta qu'inutilement [il²] voudroit persuader qu'il n'étoit pas maître d'assembler les chambres toutes les fois qu'il le vouloit ; qu'on savoit bien que c'est honnêteté à lui, et non pas un devoir, d'en prendre avis de la grand'chambre, et qu'on ne savoit pas moins qu'il étoit tellement le maître de ses délibérations que, quand même celle de la grand'chambre y seroit nécessaire, ce n'étoit pas une difficulté qu'il pût objecter, ni qui pût être reçue, dès que son intention seroit véritable de nous accorder l'assemblée de toutes les chambres.

Ces raisons ne donnèrent pas, à la vérité, de meilleurs sentiments au premier président, mais bien un vif repentir de ne s'être pas assez ménagé avec nous, et un regret cuisant sur l'intérêt de sa réputation, qui lui arrachèrent enfin la parole positive, qu'il donna à M. de Chaulnes pour nous, qu'il assembleroit toutes les chambres pour la continuation et le jugement de notre procès, après un long raisonnement pour mieux faire valoir cet effort.

Le lendemain, M. de Chaulnes rendit compte à notre assemblée du succès inespéré de sa négociation, et il reçut de nous tous les remerciements si dignement mérités. Nous publiâmes ensuite cet engagement si solennellement pris par le premier président, avec tout ce que nous y pûmes ajouter pour compenser nos plaintes et pour l'engager de plus en plus. Mais notre politique et

---

1. *Qui* est en interligne, au-dessus d'*et il*, biffé.
2. Saint-Simon a omis *il*. Faut-il le mettre avant ou après *voudroit* ?

notre confiance en la parole du premier président furent bientôt confondues : il ne put tenir contre ses intimes liaisons prises avec M. de Luxembourg ; il lui fit l'aveu de la parole qu'il avoit donnée, et ne put résister à s'engager à lui de ne la pas tenir.

L'intérêt de M. de Luxembourg étoit grand d'empêcher l'assemblée des chambres. Il auroit fallu y revoir sommairement tout le procès, pour l'instruction de tant de nouveaux juges. Leur nombre étoit difficile à corrompre, et l'autorité du premier président, en laquelle étoient remises toutes les espérances de M. de Luxembourg, étoit entière sur la grand'chambre, et foible sur toutes les chambres assemblées. La frayeur que M. de Luxembourg en avoit conçue le trahit par la joie qu'il ne put dissimuler de l'avoir rompue. Il nous en revint des soupçons : M. de Chaulnes résolut de s'en éclaircir, et prit prétexte d'une autre affaire pour voir le premier président. Il le trouva embarrassé avec lui, et bientôt ce magistrat lui en avoua la cause par un discours confus, qui tendoit à éluder sa parole. M. de Chaulnes le pressa avec surprise, et lui dit qu'il ne pouvoit croire ce qu'il entendoit, et qu'il le prioit de se souvenir qu'en grande connoissance de cause, il lui avoit donné sa parole, nette, précise, positive, d'assembler toutes les chambres pour la continuation et le jugement de notre procès. Le premier président, avec un air respectueux et ce masque de sévérité qu'il ne quittoit jamais, avoua qu'en effet il la lui avoit donnée, forcé par son éloquence et par son autorité, mais qu'il se repentoit de s'être engagé trop légèrement ; qu'il étoit nécessité par de sérieuses réflexions de lui déclarer qu'il se trouvoit dans l'impossibilité de l'effectuer ; et tombant tout court en des respects et des compliments sans fin, se mit à reconduire M. de Chaulnes, qui n'avoit point du tout envie de s'en aller, mais comme il faisoit toujours à ceux dont il se vouloit défaire.

M. de Chaulnes, indigné de se voir si étrangement écon- *Rupture entière* des opposants avec le premier président Harlay.

duit, le quitta en lui protestant qu'il avoit sa parole, qu'il ne vouloit ni ne pouvoit la lui rendre ; qu'au reste il pouvoit en manquer et à lui, et, avec lui, à tout ce qu'il y avoit de plus distingué dans le Royaume, et en user tout comme bon lui sembleroit. Le duc vint nous en rendre compte dans une assemblée extraordinaire ; il y fut résolu non-seulement de ne plus garder aucunes mesures avec un homme aussi perfide, mais de chercher encore tous les moyens possibles de le récuser, et après, tous ceux d'obtenir par la[1] procédure l'assemblée de toutes les chambres ; surtout, de ne rien oublier pour tirer le procès en longueur, suivant nos précédentes résolutions. On peut juger du bruit, des plaintes et des discours, qui, de notre part, suivit[2] ce manquement de parole, contre un homme sur lequel aucune considération ne pouvoit plus nous retenir, et contre lequel nous ne pouvions employer d'autres armes. Aussi en fut-il d'autant plus outré, qu'il voyoit sa réputation s'en aller en pièces, et qu'il n'avoit quoi que ce soit à opposer aux faits que nous publiions, et qu'il étoit bien loin d'être accoutumé à un éclat si soutenu et qui ne ménageoit pas plus les termes que les choses.

Pour en venir à sa récusation, voici ce dont on s'avisa : ce fut[3] de mettre en procès le duc de Rohan avec l'avocat général[4], fils unique du premier président, parce que la maxime reçue est que : *qui est en procès avec le fils ne peut être jugé par le père*. Cet avocat général avoit épousé

1. *Les* a été corrigé en *la*, et, quatre lignes plus loin, *une* en *un*.
2. Tel est bien le texte. L'auteur, pour l'accord, n'a tenu compte que du premier sujet, *bruit*, dont *plaintes* et *discours* ne sont qu'une explication apposée.
3. *Ce fut* a été ajouté au-dessus de la ligne.
4. Achille IV de Harlay, d'abord substitut du procureur général, avait été pourvu d'une charge de conseiller au parlement de Paris en novembre 1689, était passé avocat général le 10 janvier 1691, en place de Denis Talon, fut nommé conseiller d'État semestre en février 1697, et mourut le 23 juillet 1717, dans sa quarante-neuvième année.

une riche héritière de Bretagne[1], dont deux[2] belles terres relevoient du duc de Rohan[3]. Il fut donc prié d'en vouloir bien faire demander le dénombrement[4] et d'ordonner à ses baillis de former un procès, bon ou mauvais, à l'avocat général, pourvu que c'en fût un ; et il le promit de bonne grâce. Mais, comme ses réflexions sont[5] plus lentes que ses décisions[6], je pense qu'il se repentit bientôt de l'engagement qu'il avoit pris : on s'en douta bientôt, et on le pressa d'engager quelques procédures, dont il ne se put défendre. Le premier président en fut bientôt averti, et sentit aussitôt ce que cela vouloit dire[7]. Sa passion de demeurer notre juge l'emportant sur son orgueil, il n'est soumissions qu'il ne fît et ne fit faire, à

1. Il avait épousé, le 2 février 1693, Anne-Renée-Louise du Louet, dame de Coëtjunval, Keranhoat, Kerhoënt, Coatmen, Kerguillio, etc., fille unique de Robert du Louet, marquis de Coëtjunval, doyen du parlement de Bretagne. Mme de Harlay mourut en mars 1749, à quatre-vingts ans.
2. Saint-Simon, après avoir d'abord écrit ainsi : « dont deux », avait effacé *dont*, pour mettre au-dessus *avoit;* puis, revenant à sa première tournure, il a rétabli *dont*, à la suite d'*avoit*, biffé.
3. On lit, dans un des recueils du P. Léonard (Arch. nat., MM 825, fol. 81), que le premier président, toujours hostile aux prétentions des princes étrangers, ayant relevé un jour très-vertement l'avocat Tessé, qui donnait cette qualité au fils aîné de M. de Soubise, le duc de Rohan fit, en retour, à l'avocat général dont il est question en ce moment, l'affront de lui rayer la qualification de « haut et puissant seigneur, » et d'y substituer celle de « noble homme, » dans un aveu féodal qu'on lui présentait pour quelqu'une des terres dont parle Saint-Simon.
4. Quarante jours après avoir fait l'aveu et hommage de son fief au seigneur dominant, le vassal devait lui fournir, par acte notarié, sur parchemin, un dénombrement, c'est-à-dire une déclaration descriptive de toutes les terres et droits que comprenait le fief. Le seigneur avait aussi quarante jours pour *blâmer* le dénombrement qu'on lui présentait, c'est-à-dire pour en faire constater l'inexactitude et en demander la rectification.
5. Si ce présent n'est pas, comme nous sommes portés à le croire, un *lapsus*, on en pourrait conclure que Saint-Simon écrivait ce passage avant 1727, date de la mort du duc de Rohan.
6. On trouvera ailleurs son portrait. — 7. Après *dire*, est biffé *et*.

Paris et en Bretagne, à M. de Rohan, et telles qui ne s'exigent pas même des moindres vassaux.

Ce procédé flatta le duc de Rohan, déjà bien ébranlé par son irrésolution naturelle : il voulut donc obliger le premier président en un point si sensible, et, pour y parvenir, nous déclara à une assemblée qu'il s'en alloit à Moret [1] faire pêcher un grand étang qui demandoit sa présence. Je sentis et ne pus souffrir cette défection. Je m'écriai que c'étoit nous abandonner dans la plus importante crise, où sa présence seule étoit plus nécessaire que celle de tous les autres ensemble ; qu'il étoit inconcevable que la pêche d'un étang l'attirât à deux lieues de Fontainebleau dans des moments si pressants, où ses gens d'affaires, ou tout au plus la duchesse sa femme, suffiroient de reste, et qu'à l'heure que je parlois, on en pêchoit quatre très-beaux à la Ferté-Vidame [2], à vingt-quatre lieues de Paris, où ma mère ni moi n'avions jamais imaginé d'aller pour aucune pêche. M. de Chaulnes, M. de la Rochefoucauld, tout ce qui étoit à l'assemblée, ducs et conseils, lui firent les prières et les remontrances les plus pressantes ; mais le parti étoit pris : il nous amusa seulement de la promesse de revenir dès que quelque chose presseroit et qu'on le manderoit. Le cas arriva en moins de huit jours, où, sans le retour de M. de Rohan, toutes ses procédures contre l'avocat général tomboient. Un laquais de M. de la Trémoïlle lui fut dépêché, toute la nuit, avec une lettre de son maître, tant pour lui que comme chargé de tous, et une de Riparfonds, qui lui expliquoit la nécessité pressante et indispensable du retour. Le courrier le fit éveiller : il lut les deux lettres, puis dit au laquais de faire ses excuses,

1. Le comté de Moret, près Fontainebleau (douze kil. S. O.), appartenait par engagement à la duchesse de Rohan, comme héritière du marquis de Vardes, et fut cédé par elle, en 1695, à M. de Caumartin. Il y avait deux étangs considérables, au moulin de Moret et à Montmachoux.

2. Voyez l'appendice II du tome I et l'*Annuaire d'Eure-et-Loir*, 1851, p. 225-228.

mais que les affaires qu'il avoit à Moret ne lui permettoient pas de les quitter, et, sans autre réponse, fit tirer son rideau et se tourna de l'autre côté. A l'arrivée du courrier, Riparfonds fit une seconde lettre à M. de Rohan, de la dernière force, pour l'engager à revenir ; elle fut signée de dix ou douze ducs qui se trouvèrent à l'assemblée, et portée tout de suite par un autre courrier.

Je m'étois donné une violente entorse, qui m'avoit empêché de me trouver aux deux assemblées d'où on avoit dépêché ces deux courriers; mais j'étois instruit de ce qui s'y étoit passé. Je n'avois donc point signé la lettre commune, ni écrit en particulier. Ma surprise fut donc grande de voir arriver ce second courrier chez moi, avec une lettre de M. de Rohan, par laquelle il expliquoit ses prétendues raisons de demeurer à Moret, et me prioit de faire ses excuses. J'envoyai aussitôt cette lettre à l'assemblée qui se tenoit pour attendre la réponse. A sa lecture, l'indignation fut grande ; on ne put plus douter de la défection préméditée, et on admira avec raison qu'un homme d'esprit comme M. de Rohan nous sacrifiât, et son honneur même, à une réconciliation personnelle dont il se flattoit par là avec le premier président, duquel l'orgueil ne lui pardonneroit jamais les bassesses qu'il lui avoit fallu faire pour se délivrer de ce procès.

Le coup manqué de la sorte, nous nous tournâmes à d'autres moyens. Ce fut d'allonger par celui[1] des ducs d'Uzès et de Lesdiguières. Ce dernier étoit un enfant[2] sous la tutelle de sa mère, espèce de fée, demeurant presque toujours seule dans un palais enchanté[3], et sur qui presque personne n'avoit aucun crédit. M. de Chaulnes, qui la voyoit quelquefois, s'offrit de lui parler, et il en obtint la

---

1. Première rédaction : *le moyen*, qui a été biffé et remplacé, en interligne, par *celui*.
2. Il était né en 1678.
3. Voyez ci-dessus, p. 17. Saint-Simon reviendra sur le « palais » et sur la « fée, » à l'occasion de la mort de celle-ci (tome XII, p. 415).

reprise de son fils avec nous, au lieu du feu duc son père, qui n'avoit pas encore été faite. De M. d'Uzès, je m'en chargeai[1], et il voulut bien se joindre à nous, sous prétexte que si ces anciennes pairies renaissoient ainsi de leurs cendres, il s'en trouveroit d'antérieures à son érection, qu'il avoit intérêt d'empêcher d'avance de pouvoir se mettre en prétention.

Harlay, premier président, récusé par les opposants. Cependant nous cherchions avec soin les moyens de récuser le premier président, lorsque son dépit nous les fournit lui-même. Nous vivions avec lui, en attendant, comme s'il l'étoit déjà[2]: Magueux et Aubry, intendants de MM. de la Trémoïlle et de la Rochefoucauld, également habiles et attachés à leurs maîtres, et vifs sur notre affaire, étoient par là devenus odieux au premier président; il n'avoit pu s'en cacher, nous le savions, et, pour cela même, jamais il n'entendoit parler de nous que par eux. Ce mépris que nous affections, et que nous publiions même, le désoloit tellement, qu'un jour qu'ils étoient allés lui parler, il leur dit qu'il ne pouvoit pas douter que nous ne cherchassions toutes sortes de moyens pour le récuser, que la chose n'étoit pourtant pas difficile, puisque nous n'avions qu'à mettre le duc de Gesvres en cause, duquel il avoit l'honneur d'être parent[3]. Il fut servi avec promptitude : M. de Gesvres reçut le surlendemain

1. Il pouvait y avoir des rapports assez fréquents entre eux, car le duc d'Uzès était petit-neveu de la marquise de Saint-Simon, tante de notre auteur, et il hérita d'elle.
2. Comme s'il était déjà récusé.
3. Comme toutes les familles parlementaires de Paris, celles de Harlay et de Potier avaient plus d'une alliance entre elles ; nous croyons que la parenté dont il est question ici, venait de ce que la duchesse de Gesvres était une Fontenay-Mareuil, fille de l'ambassadeur dont on a des mémoires, et que la quartaïeule du premier président, Catherine du Val de Fontenay, mariée en 1530, était de la même famille ; ou bien de ce que Mme de Harlay, née de Lamoignon, avait eu pour mère une Potier de Blancmesnil, arrière-petite-fille du Jacques Potier dont il a été parlé ci-dessus, p. 28, note 2.

une assignation de notre part. La raison s'en voit ci-dessus dans la généalogie[1] : il étoit fils de la fille et sœur des deux ducs de Piney Luxembourg. Je ne comprends pas comment aucun de nous ni de notre conseil ne trouva pas ce moyen. Le premier président ne tarda pas à se repentir de nous en avoir avisés, mais il demeura récusé.

L'affaire en resta[2] là pour cette année[3]. La belle saison rappela M. de Luxembourg et ses trois fils[4] en Flandres; pas un de ses gens d'affaires, ni de ses protecteurs, ne voulurent s'en charger en son absence, non plus que l'abbé de Luxembourg, son fils[5]. La mort du duc de Sully, qui arriva pendant la campagne[6], fit un délai naturel de quatre mois[7], et la maladie de Portail, notre rapporteur, dura jusqu'à la fin de l'année, et gagna la mort de M. de Luxembourg, que je rapporterai en son temps[8].

Cet hiver finit enfin la fameuse maison de Longueville, si connue par la fortune inouïe et si prodigieusement

Mort du dernier des Longuevilles.

1. Voyez plus haut, p. 26 et 27.
2. *Resta* est écrit au-dessus de *demeura*, effacé.
3. Saint-Simon ne parle pas d'un dernier incident, motivé par l'usage qu'il avait fait de ses lettres d'État. Le 6 juin, Pontchartrain écrivit cette lettre au premier président : « Le Roi ayant été prié par M. de Luxembourg de ne point permettre que les ducs contre lesquels il est en procès pour son rang se servent de lettres d'État contre lui, S. M. m'a ordonné de vous écrire que, si on en fait signifier, vous lui en parliez aussitôt, sans cependant souffrir que la procédure soit interrompue. » (Arch. nat., O¹ 38, fol. 146 v°; Bibl. nat., recueil Thoisy in-folio, tome XXIII, fol. 331.)
4. Sur ces fils, voyez tome I, p. 232, 233 et 256.
5. Pierre-Henri-Thibaud de Montmorency-Luxembourg, second fils du maréchal, né le 9 mars 1663, fait abbé d'Ourscamp en mars 1693 et grand maître de l'ordre du Saint-Esprit de Montpellier au mois d'avril suivant; mort à Paris, le 23 novembre 1700.
6. Il mourut à Sully, en juin 1694, âgé de cinquante-quatre ans et quatre mois (*Dangeau*, tome V, p. 34; *Sévigné*, tome X, p. 161; *Mercure*, juillet 1694, p. 83-87).
7. Le nouveau duc ne pouvait être mis en cause ni ester valablement avant les délais voulus pour la liquidation de la succession de son père.
8. Voyez ci-après, p. 229.

soutenue jusqu'à son extinction[1]. M. de Longueville[2], qui parut tant de divers côtés pendant les troubles de la minorité de Louis XIV[3], n'avoit laissé que la duchesse de Nemours[4] de son premier mariage avec la sœur de la princesse de Carignan[5] et du dernier comte de Soissons[6], prince du sang, tué à la bataille de Sedan, le dernier de cette branche. De son second mariage avec la fameuse duchesse de Longueville[7], sœur de Monsieur le Prince le héros et de M. le prince de Conti, il n'avoit eu que deux fils[8] : le cadet[9], d'une grande espérance, tué au passage du Rhin, sans alliance ; l'autre[10], d'un esprit foible,

1. Le comté de Longueville, au pays de Caux, après avoir appartenu aux Navarre-Évreux, à Marigny, au connétable du Guesclin, avait été donné en 1443, par Charles VII, au comte de Dunois, et érigé en duché, en 1505, pour les descendants de cet illustre bâtard de la maison d'Orléans.

2. Tome I, p. 184, note 1. — 3. Le chiffre *XIII* a été corrigé en *XIV*.

4. Marie d'Orléans-Longueville, duchesse de Nemours, née à Paris le 5 mars 1625, mourut le 16 juin 1707. Elle avait épousé, en 1657, Henri de Savoie, duc de Nemours.

5. Marie de Bourbon-Soissons, fille de Charles de Bourbon-Condé, comte de Soissons, née le 3 mai 1606 et entrée d'abord à Fontevrault, où elle devint coadjutrice, en sortit en 1624, et épousa, le 6 janvier 1625, Thomas-François de Savoie, prince de Carignan. Elle mourut le 4 juin 1692. Sa sœur, Louise de Bourbon-Soissons, avait épousé, le 30 avril 1617, le duc de Longueville, et était morte le 9 septembre 1637. Deux fils issus de cette alliance n'avaient pas vécu.

6. Louis de Bourbon, comte de Soissons, né en 1604, fut tué, le 6 juillet 1641, à la bataille de la Marfée, ainsi appelée d'un bois voisin de Sedan.

7. Voyez tome I, p. 184, note 2.

8. Il en avait eu aussi deux filles, mortes enfants.

9. Charles-Paris d'Orléans, comte de Saint-Pol, puis duc de Longueville, né à Paris le 29 janvier 1649, tué le 12 juin 1672, dans le temps qu'il venait d'être élu roi de Pologne. Sur sa naissance (il passait pour être fils de la Rochefoucauld), voyez la note du duc de Luynes donnée par les éditeurs du *Journal de Dangeau*, tome IV, p. 446.

10. Jean-Louis-Charles d'Orléans, né le 12 janvier 1646, entra chez les Jésuites de Rome en 1666, céda l'aînesse à son frère pour se faire prêtre, en 1669, et mourut le 4 février 1694. (*Mercure*, février 1694, p. 171-177 ; *Gazette*, p. 84.)

qu'on envoya à Rome, que les jésuites empaumèrent, et que le Pape fit prêtre. Revenu en France, il devint de plus en plus égaré[1], en sorte qu'il fut renfermé dans l'abbaye de Saint-Georges[2], près de Rouen, pour le reste de sa vie, où il n'étoit vu de personne, et Monsieur le Prince prit l'administration de ses biens. Il mourut les premiers jours de février[3], et il se trouva un testament de lui, fait à Lyon, allant à Rome, par lequel il donne tout son bien à son frère, tué depuis au passage du Rhin, et, à son défaut et de sa postérité, à Mme sa mère, et après elle à MM. les princes de Conti, l'un après l'autre[4]. L'aîné de ces princes[5] étoit mort il y avoit déjà[6] longtemps, en sorte que celui-ci[7] devint le seul appelé à ce grand héritage, que Mme de Nemours résolut bien de lui contester[8].

1. Selon la *Gazette d'Amsterdam* (p. 52), « l'abbé d'Orléans.... avoit eu l'esprit troublé au sortir de la maison des Jésuites, où il s'étoit voulu faire recevoir dans la Société. » Dès 1672, sa mère le fit enfermer à l'abbaye de Chezal-Benoît et interdire sur l'avis d'un conseil de famille. Après la mort de la duchesse, le Roi nomma pour administrer ses biens, du côté paternel, le prince de Condé et son fils, et du côté maternel, la duchesse de Nemours. (Arch. nat., O¹ 16, fol. 205 v°, et 23, fol. 126-129.) L'abbé était alors renfermé à l'abbaye de Saint-Georges.

2. Cette abbaye était située dans la paroisse de Saint-Martin-de Boscherville, aujourd'hui département de la Seine-Inférieure, canton de Duclair.

3. Dangeau (tome IV, p. 446) n'indique pas de jour précis, et Saint-Simon le suit, mais en faisant une légère erreur à la ligne suivante : « *allant à* Rome », au lieu de « *revenant de* Rome ». Il conserve d'ailleurs le temps présent dont s'est servi Dangeau : « donne ».

4. Comparez la *Gazette d'Amsterdam*, p. 52, 8 février 1694. Les Condé et Conti avaient déjà eu du Roi, en 1692, le don des biens du chevalier de Longueville, bâtard du jeune duc, tué au siége de Philipsbourg.

5. Louis-Armand, mort le 9 novembre 1685.

6. Devant *longtemps*, il y a *long*, corrigé en *déjà*.

7. François-Louis de Bourbon-Conti; voyez tome I, p. 131, note 3.

8. D'une part, Saint-Simon transcrit presque textuellement l'article du *Journal de Dangeau*; d'autre part, il répète sur la famille ce qu'il avait primitivement écrit dans l'Addition n° 6 (voyez tome I, p. 331). Il reviendra plus loin (p. 225-229) sur Mme de Nemours et la principauté de Neufchâtel. On peut consulter, sur toute cette affaire, le 37ᵉ plaidoyer de Daguesseau (*Œuvres*, tome III, p. 249).

Prince et princesse de Turenne.

[*Add. S^tS. 80*]

M. de Soubise fit presque en même temps le mariage de l'héritière de Ventadour¹ avec son fils aîné². Elle étoit veuve du prince de Turenne, fils aîné de M. de Bouillon et son survivancier, tué à Steinkerque et mort le lendemain de ses blessures, écrivant à sa maîtresse³. Il avoit montré par plusieurs pointes qu'il n'étoit pas indigne arrière-petit-fils du maréchal de Bouillon⁴, pour ne parler de rien plus récent⁵, et le cardinal de Bouillon⁶ en eut une telle douleur, qu'il força le P. Gaillard⁷, jésuite, fort atta-

1. Voyez tome I, p. 129, note 3.
2. Hercule-Mériadec de Rohan, dit le prince de Rohan, né le 8 mai 1669, et pourvu d'abord d'une abbaye (1685), puis appelé à remplacer son frère aîné, avait été fait mestre de camp de cavalerie (1690), gouverneur et lieutenant général de Champagne et Brie (1693). Il devint brigadier des armées (1696), maréchal de camp (1702), capitaine-lieutenant des gendarmes de la garde en place de son père (1703), lieutenant général (1704), et enfin duc de Rohan-Rohan (octobre 1714). Il mourut le 26 janvier 1749.
3. Voyez son éloge dans le *Mercure galant*, août 1692, p. 195-204. Le vainqueur de Steinkerque rendit compte en ces termes de la belle conduite du prince, dans la lettre à Louis XIV qui a été imprimée : « C'est avec bien de la douleur que je ferai ici l'éloge de M. de Turenne. Nous le trouvâmes aux gardes : il étoit de jour, mais sa bonne volonté le portoit, autant que son devoir, partout où il y avoit quelque chose à faire. Ayant trouvé qu'il n'avoit fait que trop, je le renvoyai à sa brigade après la charge des gardes. Mais malheureusement il la quitta, et vint dans le poste qu'occupoit Fimarcon, où il reçut la blessure qui fait perdre à Votre Majesté un homme qui l'auroit très-bien servie. »
4. Henri de la Tour, premier duc de Bouillon (1555-1623), fut promu maréchal de France par Henri IV en 1592, mais se compromit successivement avec Biron, avec la noblesse et avec la Reine mère. Ses *Mémoires* furent publiés dès 1666.
5. Le duc Frédéric-Maurice de Bouillon (tome I, p. 199, note 3) et son frère Turenne prirent aussi une part importante aux troubles du règne de Louis XIV. Est-ce au rôle politique ou au caractère privé de ces Bouillon que notre auteur fait allusion? Dans son Addition, Saint-Simon dit que le jeune prince « avoit tout l'esprit de sa famille. »
6. Oncle du prince de Turenne.
7. Honoré Gaillard, né à Aix le 9 novembre 1641, était entré dans la Compagnie de Jésus dès 1656 ; il avait d'abord professé à Lyon, puis était venu à Paris faire l'éducation du jeune prince de Turenne et de ses

ché à eux tous, d'en faire l'oraison funèbre[1]. Il n'en avoit point eu d'enfants, dans un assez court mariage[2]; mais elle y avoit eu le temps de se faire connoître par tant de galanteries publiques, qu'aucune femme ne la voyoit, et que les chansons qui avoient mouché[3] s'étoient chantées en Flandres, dans l'armée, où le prince de Rohan[4] ne l'avoit pas épargnée, et souvent et publiquement chantées[5]. Elle

frères. La protection de MM. de Bouillon et le succès de ses prédications au collége ou à la maison professe des Jésuites le firent appeler à la cour pour prêcher l'Avent. Il se plaça aussitôt au rang des prédicateurs les plus goûtés et les plus courus; cependant tous ses contemporains ne le jugeaient pas de même : Mme de Sévigné et Saint-Simon l'admirent sans restriction; le Gendre le traite de « pitoyable rhéteur, » et affecte de ne considérer son talent que comme affaire de convention; peut-être ne faut-il prendre ce jugement que comme un témoignage de rancune personnelle, car le Gendre était tout dévoué à l'archevêque Harlay, et nous verrons bientôt (p. 352-353) comment l'oraison funèbre de ce prélat fut « escamotée » par le P. Gaillard. Celui-ci devint successivement recteur du collége et supérieur de la maison professe; il se déchargea de ces fonctions en 1724, et mourut à Paris, le 11 juin 1727.

1. Cette oraison funèbre, prononcée à Cluny le 12 octobre 1693, fut imprimée.
2. Sur ce mariage, voyez la relation du *Mercure*, mars 1691, p. 144 et suivantes, et les chansons de Coulanges et autres, ms. Fr. 12090, p. 257, 381, 390 *bis*, 405 et 417.
3. Le mot *moucher* est plusieurs fois employé par Saint-Simon dans le sens particulier d'*aller et venir comme une mouche*. On ne trouve cette acception dans aucun des dictionnaires du dix-septième siècle, et l'Académie ne l'a jamais admise. M. Littré cite deux anciens exemples où ce verbe est pris neutralement comme dans le nôtre, mais qui du reste en diffèrent, l'un beaucoup, l'autre absolument.
4. Celui qui devait l'épouser en 1694.
5. Dans une chanson faite au Quesnoy, en mai 1693, pendant que les dames étaient seules à attendre le Roi, la princesse de Turenne a ces deux couplets :

> Pour la princesse de Turenne,
> Elle est dans un état fatal;
> Sa grossesse est sa moindre peine,
> Sa famille est son plus grand mal.

> Elle dit tout sans nul mystère,

avoit voulu épouser le chevalier de Bouillon[1], qu'elle trouvoit fort à son gré, et lui le desiroit fort, pour les grands biens qu'elle avoit déjà et d'autres immenses qui la regardoient. M. ni Mme de Ventadour ne vouloient pas ouïr parler d'un cadet fort peu accommodé; M. et Mme de Bouillon ne s'y opposoient pas moins[2], parce qu'ils desiroient[3] la remarier au duc d'Albret[4], devenu leur aîné, duquel elle ne vouloit en aucune sorte : tellement que, par concert de famille, le Roi fut supplié d'envoyer le chevalier de Bouillon refroidir ses amours à Turenne[5], où

> Mais elle se plaint en effet
> De ce qu'on l'empêche de faire
> Ce que sa race a toujours fait.
>
> (Chansonnier, ms. Fr. 12 691, p. 188.)

1. Frédéric-Jules de la Tour, frère puîné du prince de Turenne et du duc d'Albret, né le 2 mai 1672, et fait chevalier de Malte. Le Pape l'avait nommé grand-croix de son ordre en 1690, et il était capitaine de vaisseau depuis 1692. Il quitta plus tard la marine et l'ordre de Malte, prit le titre de prince d'Auvergne en 1717, se maria en 1720, avec une aventurière anglaise, et mourut le 28 juin 1733. Saint-Simon racontera comment ce fut lui qui proposa au Régent la création des bals de l'Opéra, et comment il en eut une pension.

2. En février 1693, Mme de Turenne ayant déclaré à la duchesse de Bouillon que son mariage n'avait jamais été consommé et qu'elle pouvait en conscience épouser le chevalier son beau-frère, celui-ci fut immédiatement relégué à Évreux par ses parents; il en revint au bout d'un mois, déterminé à mener à bonne fin cette affaire, quoique toute la famille de Ventadour s'y opposât. MM. de Bouillon hésitèrent pendant un temps; mais enfin le cardinal donna sa parole au Roi qu'on ne songerait point à faire le mariage, et les deux maisons s'unirent pour l'empêcher. Voyez le *Journal de Dangeau*, tome IV, p. 232, 241 et 250.

3. *Desiroient* est en interligne, au-dessus de *vouloient*, effacé.

4. Emmanuel-Théodose de la Tour, duc d'Albret, puis duc de Bouillon après son père, fut, comme lui, grand chambellan de France, eut la charge de gouverneur et lieutenant général de la province d'Auvergne, et mourut le 17 mai 1730, à soixante-trois ans. Nous le verrons épouser, en 1696, une fille du duc de la Trémoïlle.

5. Ville du Limousin, à quinze kilomètres S. E. de Brive, autrefois chef-lieu de la vicomté du même nom. On y voit encore des ruines de château fort.

apprendre le mariage qu'il venoit de conclure, tout engoué de la grande naissance et des grands biens qui s'y trouvoient joints. « Ho ! Monsieur, lui répondit la bonne femme, qui se mouroit, et qui mourut deux jours après, que voilà un grand et bon mariage pour dans soixante ou quatre-vingts ans d'ici ! »

Mariage du duc de Montfort. Le duc de Montfort, fils aîné du duc de Chevreuse, épousa en même temps la fille unique de Dangeau[1], chevalier de l'Ordre, et de sa première femme, fille de Morin dit *le Juif*[2], sœur de la maréchale d'Estrées[3]. Elle passe[4] pour très-riche, mais aussi pour ne pas retenir ses vents, dont on fit force plaisanteries[5].

d'une figure. » Gaignières dit, dans le commentaire de son Chansonnier (ms. Fr. 12 691, p. 259) : « Elle avoit l'esprit mâle et fort au-dessus de son sexe, pour sa pénétration et sa fermeté. » Ses bons mots abondent dans les *Lettres de Sévigné* et dans les mémoires du temps.

1. Philippe de Courcillon, marquis de Dangeau, avait épousé en premières noces, le 11 mai 1670, Anne-Françoise Morin, morte le 22 mars 1682. Leur fille, Marie-Anne-Jeanne de Courcillon, née en décembre 1671, épousa, le 17 février 1694, Honoré-Charles d'Albert, duc de Montfort (tome I, p. 237, note 1). Devenue veuve en 1704, elle se retira dans un couvent, et y mourut le 26 juin 1718. Sur ce mariage, voyez le *Journal de Dangeau*, tome IV, p. 452.

2. Jacques Morin, garçon de boutique, puis usurier, et enfin traitant, avait acquis une charge de secrétaire du Roi pour s'anoblir, et une autre charge de maître d'hôtel ordinaire du Roi ; il était fort décrié. Voyez le Chansonnier, ms. Fr. 12 692, p. 205, et les Papiers du P. Léonard, MM 826, fol. 90.

3. Marie-Marguerite Morin avait épousé en 1658 Jean, comte d'Estrées, vice-amiral et maréchal de France (tome I, p. 130, note 6) ; devenue veuve en 1707, elle mourut le 16 mai 1714, à soixante-quinze ans.

4. Il y a bien *passe*. Est-ce écrit avant la mort de la duchesse ?

5. Les chansons raillent aussi sa ressemblance avec la face étonnamment ronde de son père ; on connaît surtout celle que fit Madame la Duchesse (ms. Fr. 12 691, p. 309) :

> La fille à Dangeau
> Ressemble à Dangeau ;
> Dangeau, etc....

Dangeau ne parle guère d'elle qu'une ou deux fois ; ils s'entendaient

Le duc de Villeroy[1], en même temps, épousa la seconde fille de Mme de Louvois[2], fort riche et charmante, sœur de M. de Barbezieux, et sœur aussi fort cadette de la duchesse de la Rocheguyon[3]. L'archevêque de Reims,

Du duc de Villeroy.

mal ensemble sur les questions d'argent. Le P. Léonard (ms. MM 824, fol. 103) raconte qu'elle dut renoncer, en se mariant, à demander ses comptes de tutelle, mais que son oncle, l'abbé de Dangeau, lui donna ou lui assura les cinq cent mille livres que sa mère, en mourant, lui avait léguées. Le père donnait la terre de Bressuire en Poitou, son superbe hôtel de la place Royale, cent mille livres comptant, etc. Suivant le même chroniqueur (MM 826, fol. 82), la noce faillit être troublée par les réclamations d'une autre fille de Morin le Juif, Mme du Mesnil-Montmort, que Dangeau n'avait pas traitée avec assez d'égards en cette occasion.

1. Louis-Nicolas de Neufville, marquis d'Alincourt, baptisé à Paris le 25 décembre 1663, et pourvu, dès 1680, de la survivance de lieutenant général des provinces de Lyonnais, Forez et Beaujolais, était brigadier d'infanterie depuis 1693 et avait servi au siége de Charleroy. A l'occasion de son mariage, le maréchal son père eut la permission de lui céder le titre de duc de Villeroy dès la fin du mois de février, mais fut maintenu, ainsi que sa femme, dans la jouissance des honneurs qui y étaient attachés, par un brevet du 1er mai suivant (Arch. nat., O¹ 38, fol. 119, et MM 828, fol. 105; voyez le *Journal de Dangeau*, tome IV, p. 452, et l'Addition de Saint-Simon indiquée ici). Le duc de Villeroy devint maréchal de camp en 1696, lieutenant général en 1702, capitaine des gardes du corps en 1708, gouverneur du Lyonnais en survivance en 1712, et chevalier des ordres en 1724. Il mourut le 22 avril 1734.

[Add. StS. 85]

2. Mme de Louvois (tome I, p. 83, note 3) avait pour dernière fille Marguerite le Tellier, qui était née le 14 juillet 1678, et qui mourut le 23 avril 1711. Son mariage eut lieu le 20 avril 1694; Mme de Sévigné (tome X, p. 141-142 et 146, et *Lettres inédites*, publiées par M. Capmas, tome II, p. 507) en a décrit la « longue magnificence. » Comparez le *Mercure*, février 1694, p. 327, et la *Gazette d'Amsterdam*, p. 143. On venait de terminer le partage de la succession de Louvois : la nouvelle mariée avait pour sa part plus de sept cent mille livres; sa mère lui donna cinquante mille livres d'habits et de meubles; l'archevêque de Reims fit cadeau des belles pendeloques de Mademoiselle, dont parle Mme de Sévigné, etc. (Papiers du P. Léonard, MM 828, fol. 15.)

3. Madeleine-Charlotte le Tellier, née le 23 juin 1665, mariée le 23 novembre 1679, seize mois après la naissance de sa sœur, à François de la Rochefoucauld, duc de la Rocheguyon, qui prit le titre de duc de la Rochefoucauld en 1714. Elle mourut le 18 novembre 1735.

son oncle, aussi humble sur sa naissance, comme tous les Telliers[1], que les Colberts[2] sont extravagants sur la leur, et par cela même assez dangereux sur celle des autres : « Ma nièce, lui dit-il, vous allez être duchesse comme votre sœur, mais n'allez pas croire que vous soyez pareilles ; car je vous avertis que votre mari ne seroit pas bon pour être page de votre beau-frère[3]. » On peut juger combien cette franchise, qui ne fut pas tue, obligea son bon ami pourtant, le maréchal de Villeroy.

De la Chastre. Enfin le marquis de la Chastre[4] épousa la fille unique

1. Dans le portrait que Saint-Simon donnera plus tard de ce « grand prélat, » il dira que, « rustre, et haut au dernier point, il étoit humble sur sa naissance à en embarrasser. » (*Mémoires*, tome VII, p. 281.)

2. Saint-Simon reviendra sur cette « extravagance, » que partageaient Colbert et surtout Seignelay. Nous nous bornerons ici à renvoyer aux *Documents inédits sur Colbert*, publiés en 1874, par M. de Boislisle, p. 1-9.

3. L'origine très-humble des Neufville de Villeroy n'était un secret pour personne, surtout depuis qu'ils avaient eu à soutenir, en 1680, un procès soulevé par les héritiers de la famille le Gendre, à raison de ce qu'ils ne portaient plus ce nom comme l'eût voulu la substitution faite en leur faveur par le trésorier Pierre le Gendre. Des factums fort curieux avaient été produits à cette occasion, malgré le crédit du vieux maréchal, et d'ailleurs on voyait encore ses premiers ancêtres, du nom de Neufville, inscrits comme vendeurs de marée sur les registres de l'église Saint-Landry. Leur illustration n'avait commencé qu'à un Nicolas de Neufville, qui fut secrétaire du roi sous Louis XII et audiencier de la chancellerie, puis trésorier de France, à la place de son oncle Pierre le Gendre, et secrétaire des finances de François Ier. Son fils lui succéda dans cette dernière charge, son petit-fils devint ministre d'État, etc. Voyez la suite des *Mémoires*, tome III, p. 447-449, et une Addition au *Journal de Dangeau*, sur l'origine de cette fortune, tome IV, p. 450-451.

4. Louis de la Chastre, comte de Nançay, marquis de la Chastre, était colonel d'un régiment d'infanterie de son nom depuis 1684, et brigadier depuis la promotion de mars 1693. Il eut le grade de maréchal de camp en 1702, celui de lieutenant général en 1704, fut fait gouverneur des forts et citadelle de Peccais et de Tour-l'Abbé en 1712, eut aussi, selon la *Gazette*, une lieutenance générale aux pays et duchés d'Orléanais, Dunois et Vendomois, et mourut à Picpus, le 12 septembre 1730, âgé de soixante-neuf ans.

du premier mariage du marquis de Lavardin¹, chevalier de l'Ordre, avec une sœur du duc de Chevreuse².

Il y eut cet hiver force bals³, et plusieurs beaux au Palais-Royal, au premier desquels j'eus l'honneur de mener au branle Mme la princesse de Conti douairière⁴, fille du Roi ; et le mardi gras, grande mascarade à Versailles, dans le grand appartement, où le Roi amena le roi et la reine d'Angleterre, après leur avoir donné à souper⁵. Les dames y étoient partagées en quatre quadrilles⁶, conduites par Mme la duchesse de Chartres, Ma-

1. Henri-Charles, sire de Beaumanoir, marquis de Lavardin, etc., né le 15 mars 1644, colonel des régiments de Navarre et Royal-Marine, lieutenant général au gouvernement de la Marche, puis en Bretagne (1670), sur la démission du duc de Chaulnes, ambassadeur extraordinaire à Rome (1687), chevalier de l'Ordre (1688). Mort le 29 août 1701.
2. Françoise-Paule-Charlotte d'Albert de Luynes, mariée à M. de Lavardin le 3 février 1667, et morte en couches, en 1670, ayant eu deux filles, dont l'une se fit religieuse ; la seconde, dont il est question ici, Anne-Charlotte de Beaumanoir-Lavardin, dite Mlle de Malicorne, née en 1668 ou 1670, épousa, le 9 mai 1694, le marquis de la Chastre, et mourut à Malicorne, le 29 avril 1725. M. de Lavardin s'était remarié, en 1680, avec une fille du duc de Noailles, morte en 1693. — Sur le mariage la Chastre et Lavardin, voyez les *Lettres de Mme de Sévigné*, tome X, p. 143 et 145, le *Mercure*, mai 1694, p. 301, et le *Journal de Dangeau*, tome IV, p. 470 et 485, et tome V, p. 8.
3. On remarqua beaucoup la coïncidence regrettable des fêtes les plus splendides avec la disette qui durait depuis un an : « Malgré les misères qui sont extrêmes, on ne laisse pas de se marier. » (*Lettres de Mme de Sévigné*, tome X, p. 136.)
4. Voyez tome I, p. 58, note 3. Elle était née en 1656, et avait vingt-huit ans à l'époque dont parle Saint-Simon. C'était encore « Conti la belle, » la fille des Amours, la fille des Dieux, qui, dix ans plus tôt, l'emportait sur les meilleures danseuses de Paris et de l'Opéra ; mais elle avait perdu quelque chose de sa beauté, sinon de son agrément et de sa grâce infinie, et l'on commençait à trouver un peu ridicule qu'elle dansât autant que par le passé.
5. *Journal de Dangeau*, tome IV, p. 455 ; *Mercure*, février 1694, p. 391 (ainsi paginée par erreur, pour 329).
6. Dans la cinquième édition du *Dictionnaire de l'Académie* (1798), *quadrille* n'est encore qu'un terme de carrousel ; dans la sixième (1835),

demoiselle, Madame la Duchesse et Mme la princesse de Conti douairière. Malgré la mascarade, on commença par le branle, et j'y menai la fille unique du duc de la Trémoïlle[1], qui étoit parfaitement bien faite et qui dansoit des mieux. Elle étoit en moresse de la première quadrille, qui l'emporta pour la magnificence, et la dernière pour la galanterie des habits[2].

Distribution des armées.

Les armées furent distribuées à l'ordinaire[3] : la grande de Flandres à M. de Luxembourg, une moindre au maréchal de Boufflers, et le marquis d'Harcourt son camp volant; celle d'Allemagne au maréchal de Lorge, celle de Piémont au maréchal Catinat, et le duc de Noailles chez lui, en Roussillon. Le maréchal de Villeroy doubla sous M. de Luxembourg, et le maréchal de Joyeuse sous M. de Lorge. Le maréchal de Choiseul alla en Normandie, avec un commandement fort étendu. MM. de Beuvron et de Matignon[4], chevaliers de l'Ordre et lieutenants généraux de la province, firent difficulté de lui

Beuvron et Matignon refu-

---

il est, en outre, donné, comme ici, pour terme de ballet ou grand bal, plus ordinairement masculin que féminin. Il a, comme ici, ce dernier sens, au masculin, dans les *Mémoires du duc de Luynes*, tome V, p. 337.

1. Marie-Armande-Victoire de la Trémoïlle, née en 1677, et mariée, le 1er février 1696, au duc d'Albret cité plus haut, p. 128. Elle mourut le 5 mars 1717. Elle était, dit Dangeau (tome XVII, p. 36), « fort noble et fort magnifique. »

2. Ellipse facile à suppléer : « et la dernière quadrille l'emporta pour, etc. »

3. Sur cette distribution, voyez le *Journal de Dangeau*, tome IV, p. 477 et 485, et tome V, p. 1, 5, 13, 14, etc.

4. Jacques III de Matignon, comte de Torigny, puis de Matignon, auteur de la branche des comtes de Torigny, ducs de Valentinois, né le 28 mai 1644 et entré d'abord dans l'ordre de Malte, puis pourvu d'une charge de guidon des gendarmes de la garde, avait été l'un des six gentilshommes attachés, en 1680, à la personne de Monseigneur, et avait commandé le régiment de cavalerie du Roi. Fait chevalier de l'Ordre en 1688, lieutenant général en 1693, il avait la lieutenance générale au gouvernement de basse Normandie, les gouvernements de Cherbourg, Granville, Saint-Lô, etc., et le bailliage de Rouen. Il mourut à Paris, le 14 janvier 1725.

écrire *Monseigneur :* ils reçurent ordre du Roi de le faire, et il fallut obéir¹.

Monseigneur fut, après ces destinations, déclaré commander les armées en Flandres, et tous les princes avec lui².

Le régiment que j'avois acheté se trouvoit en quartier dans la généralité de Paris³, par conséquent destiné pour la Flandre, où je n'avois pas envie d'aller après tout ce qui s'étoit passé avec M. de Luxembourg. Par le conseil de M. de Beauvillier, j'écrivis au Roi mes raisons, fort abrégées, et lui présentai ma lettre comme il entroit de son lever dans son cabinet, le matin, qu'il s'en alloit à Chantilly et à Compiègne faire des revues et revenir incontinent après⁴. Je le suivis à sa messe, et de là à son carrosse, pour partir. Il mit le pied dans la portière, puis le retira, et se tournant à moi : « Monsieur, me dit-il, j'ai lu votre lettre ; je m'en souviendrai. » En effet, j'appris peu de temps après qu'on m'avoit changé avec le régiment du chevalier de Sully⁵, qui étoit à Toul, et qui alloit en Flandres en ma place, et moi en Allemagne en la sienne. J'eus d'autant plus de joie d'échapper ainsi à

sent le *Monseigneur* au maréchal de Choiseul, et le lui écrivent par ordre du Roi.

Le Roi me change de Flandres en Allemagne.

1. Sur le *Monseigneur* dû aux maréchaux, voyez les *Lettres de Mme de Sévigné*, en 1675 et 1681, tome IV, p. 62, et tome VII, p. 151, 153, 156, etc., les *Œuvres de Balzac* (éd. de 1665), tome II, p. 605-607, et les *Historiettes* de Tallemant des Réaux, tome IV, p. 136-137.

2. Ces mots : « et tous les princes avec lui », ont été ajoutés après coup.

3. Voyez ci-dessus, p. 80.

4. Sans doute le lundi 15 avril ; voyez le *Journal de Dangeau*, tome IV, p. 463.

5. Maximilien-Henri de Béthune, fils cadet du duc de Sully dont il a été question plus haut (p. 17), baptisé le 19 juillet 1669 et fait chevalier de Malte, avait servi dans les mousquetaires, puis dans les régiments du Roi et Royal, et commandait le régiment de cavalerie de son nom depuis 1693. Dans la guerre de Succession, il fut promu brigadier en 1702, mais quitta le service en 1706. Devenu duc de Sully et pair de France par la mort de son frère aîné, en 1712, il eut l'Ordre en 1724, et mourut le 2 février 1729.

M. de Créquy chassé hors du Royaume et pourquoi.
[*Add. S¹S. 84*]

M. de Luxembourg, et par une attention particulière du Roi, pleine de bonté, que je sus que M. de Luxembourg en eut¹ un dépit véritable.

Il y avoit quelques années que Monseigneur avoit été fort amoureux d'une fille du duc de la Force², que, dans la dispersion de sa famille pour la religion³, on avoit mise fille d'honneur de Madame la Dauphine, pour la première fille de duc qui eût jamais pris ces sortes de places, et le Roi en avoit chargé la duchesse d'Arpajon⁴, dame d'honneur, qui la logea et nourrit dans son appartement de Versailles, lorsque la chambre des filles fut cassée⁵. On l'avoit depuis mariée au fils du comte du Roure⁶, avec la

1. *Eut* est en interligne, au-dessus d'*avoit*, biffé.
2. Marie-Anne-Louise de Caumont, seconde fille issue du premier mariage du duc de la Force (ci-dessus, p. 18 et note 2) avec une Saint-Simon de Courtomer, avait été nommée fille d'honneur en juillet 1686. Elle fut mariée le 8 mars 1688 à M. du Roure.
3. Nous aurons ailleurs l'occasion de parler des persécutions dirigées contre le duc de la Force et sa famille lors de la révocation de l'édit de Nantes.
4. Catherine-Henriette d'Harcourt-Beuvron, mariée à Louis, duc d'Arpajon, en 1659; veuve en 1679, dame d'honneur en 1684, morte le 11 mai 1701, à soixante-dix ans.
5. Saint-Simon a écrit, par mégarde : *cassées*. — C'est en janvier 1688 que cette chambre des filles d'honneur fut supprimée, à la suite de la découverte d'un exemplaire de l'*École des filles*. La chambre était alors composée de Mlle de la Force (Mme du Roure), Mlle de Rambures (Mme de Polignac), Mlle de Levenstein (Mme de Dangeau), Mlle de Gramont (Milady Stafford), et de Mlle de Séméac, qui était, en cette occasion, la principale coupable. Voyez le Chansonnier, ms. Fr. 12 689, p. 351 et 453. Dangeau (tome II, p. 96) raconte comment Mlle de la Force fut alors placée chez la duchesse d'Arpajon.
6. Louis-Scipion de Grimoard, marquis du Roure, capitaine de chevau-légers, fut pourvu, en faveur de son mariage, de la survivance de lieutenant général et de gouverneur du Pont-Saint-Esprit; mais il périt deux ans après, à la bataille de Fleurus, le 1ᵉʳ juillet 1690. Son père, Louis-Pierre-Scipion de Grimoard de Beauvoir et de Montlaur, comte du Roure, marquis de Grisac, etc., lieutenant général du Roi en ses armées et dans la province de Languedoc, gouverneur du Pont-Saint-Esprit, etc., ne mourut que le 24 avril 1733, à quatre-vingt-huit ans. Il

survivance de sa charge de lieutenant général de Languedoc et quelque argent que le Roi donna pour s'en défaire honorablement : après quoi elle avoit reçu défense de venir à la cour, par M. de Seignelay. Monseigneur le souffrit respectueusement, et se servit du marquis de Créquy pour continuer secrètement cette intrigue ; mais il arriva que le marquis et Mme du Roure se trouvèrent au gré l'un de l'autre[1]. Monseigneur le sut : ils se brouillèrent avec éclat ; les présents furent rendus de part et d'autre, chose rare pour un dauphin, et le marquis de Créquy fut chassé hors du Royaume, où il passa quelque temps[2].

Cet hiver-ci, le feu mal éteint se ralluma[3] : Mme du

Mme du Roure

avait été marié par le Roi, en 1666, à une amie intime de Mlle de la Vallière, Mlle d'Attigny, dont Saint-Simon parlera à l'occasion de sa mort, en 1720.

1. François-Joseph, marquis de Créquy (tome I, p. 271, note 1), était, selon le marquis de Sourches (tome I, p. 135), un homme très-agréable de sa personne, avec beaucoup d'esprit et de valeur, mais aimant trop ses plaisirs ; le Chansonnier (ms. Fr. 12 688, p. 251) le représente aussi comme le plus beau et le mieux fait des courtisans, mais fort débauché.

2. Saint-Simon confond ici deux intrigues distinctes et deux filles d'honneur, Mlle de la Force et Mlle de Rambures. C'est celle-ci qui, aimée par le Dauphin, comme le fut peu après Mlle de la Force, et mariée au comte de Polignac, trahit son amant pour M. de Créquy, ainsi qu'on peut le voir dans les *Mémoires du marquis de Sourches*, tome II, p. 229 et suivantes, ou dans le *Journal de Dangeau*, tome I, p. 428 (13 décembre 1686) et 437, et comme notre auteur le raconte lui-même, soit en annotant ce passage du *Journal*, soit en parlant de Mme de Polignac, dans les *Mémoires*, à l'occasion de sa mort (1706), tome IV, p. 447-448. Le marquis de Créquy fut exilé à la fin de 1686. Il voyagea d'abord en Italie, puis alla en Bretagne, et eut la permission de reprendre son commandement en septembre 1688.

3. Le Chansonnier (ms. Fr. 12 691, p. 29, 40 et 289) ne parle pas seulement des amours de Mme du Roure avec Monseigneur, mais aussi de ses relations avec un bourgeois nommé Frérot, avec le prince de Turenne, et enfin avec le prince Philippe de Savoie. Mme de la Fayette (*Mémoires*, p. 230) dit quelques mots piquants sur le rôle de Monseigneur ; Madame, duchesse d'Orléans (*Correspondance*, éd. Brunet, tome II, p. 274), raconte que Mme du Roure s'était fait donner une promesse

exilée en Normandie.

Roure ne put voir Monseigneur à Versailles si secrètement que le Roi n'en fût averti. Il en parla à Monseigneur, et il n'y gagna rien. Ce prince ne fit point ses pâques, dont le Roi fut fort fâché : tellement qu'il chassa la dame en Normandie, dans les terres de son père, jusqu'à nouvel ordre[1]. Monseigneur n'y sut faire autre chose que lui envoyer mille louis par Joyeux[2], son premier valet de chambre, et faire après ses dévotions[3].

écrite de mariage pour le cas où son mari et la Dauphine viendraient à mourir. Selon la Beaumelle (*Mémoires pour servir à l'histoire de Mme de Maintenon*, 1re édition, tome IV, p. 216), Monseigneur eut de Mme du Roure une fille, que le Roi ne voulut pas légitimer, à cause de l'origine douteuse, et que la princesse de Conti maria au diplomate Nicolas Mesnager. D'après les notes conservées au Cabinet des titres, dans le dossier GRIMOARD, fol. 6 v°, Mme du Roure, au lieu d'aller en exil, se retira dans une maison que Monseigneur lui avait achetée au faubourg Saint-Honoré, et elle y accoucha d'un fils. Elle eut aussi de M. de Collande une fille, qui devint Mme de Morvillier.

1. « Mme du Roure a tenu quelques propos à Paris, dont on n'a pas été content ici, et on lui a envoyé ordre de s'en aller incessamment à une des terres du duc de la Force, son père ; et de peur qu'elle ne retardât son voyage sur le manque d'argent, on lui a envoyé quatre cents pistoles. » (*Journal de Dangeau*, 17 juillet 1694, tome V, p. 46.) Un ordre du 16 août suivant la relégua à Courtomer, chez son oncle maternel ; en janvier 1696, elle eut la permission d'aller voir ses parents à la Boulaye, mais pendant cinq à six jours seulement, et, le 20 août suivant, comme elle demandait l'autorisation de venir à Paris durant le séjour de la cour à Fontainebleau, le ministre eut ordre de lui répondre qu'on ne croyait pas ce voyage nécessaire, et qu'elle ne devait plus y songer. (Arch. nat., O¹ 38, fol. 221 v°, et 40, fol. 14 v° et 259.) Le 10 mars 1712, le Roi la fit enfermer dans un couvent de Montpellier (O¹ 56, fol. 67) ; mais nous ne savons quand elle mourut. Saint-Simon, dans l'Addition n° 84, dit qu'elle survécut longtemps à Monseigneur.

2. Michel Thomassin, dit *Joyeux*, avait eu un emploi chez la reine mère, puis avait fait les fonctions de maître de la garde-robe chez la Reine, et M. de Montausier l'avait nommé, en 1668, premier valet de chambre de Monseigneur. Celui-ci lui donna, en 1693, la capitainerie de Choisy et, en 1695, le gouvernement de Meudon et Chaville. En outre, il avait, comme Bontemps, une abbaye, celle de Sery-aux-Prés, qu'il conserva de 1680 à 1695, et des prieurés. Il mourut fort vieux, le 22 avril 1706.

3. Monseigneur était déjà parti depuis longtemps pour son armée de

Le Roi avoit envie qu'il allât en Allemagne; mais il préféra la Flandre, par une intrigue qui se développa pendant la campagne, et le Roi y consentit[1]. Il choisit le bonhomme la Feuillée[2], lieutenant général très-distingué, de près de quatre-vingts ans, pour être son conseil à l'armée, et ne rien faire sans son avis. Cela ne devoit pas être bien agréable à M. de Luxembourg; mais le Roi vouloit un mentor[3] particulier à son fils. Il se souvint peut-être de ce qui s'étoit passé l'année précédente à Heilbronn[4], et il lui en voulut donner un dont il n'eût pas les mêmes inconvénients à craindre. La Feuillée eut la distinction de ne prendre point jour[5] à l'armée, et d'y être pourtant reconnu et traité comme lieutenant général, toujours logé de préférence chez Monseigneur ou le plus près de lui, avec défense expresse du Roi de faire les marches autrement qu'en carrosse et de monter à cheval qu'auprès de Monseigneur, devant les ennemis[6]. C'étoit un très-honnête gentilhomme, doux, sage, valeureux, excellent officier général, et qui méritoit toute cette confiance.

Monseigneur préfère la Flandre au Rhin. La Feuillée lui est donné pour son mentor.

Flandre, quand Mme du Roure fut chassée. Lorsqu'il eut rempli ses devoirs religieux, le Roi lui écrivit, le 19 août : « Le marquis de Beringhen m'a mandé que vous aviez fait vos dévotions le jour de la Notre-Dame; je m'en réjouis, et j'espère toujours que vous deviendrez homme de bien, connoissant qu'il n'y a rien de si bon pour tout. » (*Recueil de lettres pour servir à l'histoire militaire*, tome VIII, p. 468.)

1. Voyez le *Journal de Dangeau*, tome IV, p. 479 et 483.
2. Pierre-François du Ban, comte de la Feuillée, mestre de camp de cavalerie en 1654, brigadier en 1667, maréchal de camp en 1676, lieutenant général en 1678, était gouverneur de Dôle, Gray et Châtillon-sur-Seine depuis 1674, et grand-croix de l'ordre de Saint-Louis. Il mourut en février 1699, âgé de quatre-vingts ans.
3. Saint-Simon emploiera encore le même nom, emprunté au *Télémaque* de Fénelon et pris par Fénelon à l'*Odyssée* d'Homère, lorsqu'il parlera de nouveau de M. de la Feuillée, en 1699.
4. Voyez tome I, p. 265 et note 5.
5. C'est-à-dire de n'avoir point son jour de servir, à tour de rôle.
6. Voyez le *Journal de Dangeau*, tome IV, p. 483. M. de la Feuillée avait été d'abord désigné pour l'armée du maréchal de Lorge (*ibidem*, p. 478).

M. de Chaulnes alla en son gouvernement de Bretagne ; le duc d'Aumont[1], bien qu'en année de premier gentilhomme de la chambre, à Boulogne ; le maréchal d'Estrées au pays d'Aunis, Saintonge et Poitou ; et le maréchal de Tourville commanda l'armée navale, le comte d'Estrées une moindre, et à ses ordres en cas de jonction, dont Tourville demeura le maître.

J'allai voir à Soissons mon régiment assemblé[2]. Je l'a-

1. Louis-Marie-Victor d'Aumont et de Rochebaron, duc d'Aumont, né le 9 décembre 1632, avait succédé à son père, en 1669, comme duc et pair, gouverneur de Boulogne et du Boulonnais, et capitaine d'une des compagnies de gardes du corps ; mais il avait cédé tout aussitôt cette dernière charge au marquis de Rochefort, pour acheter celle de premier gentilhomme de la chambre. Il était chevalier des ordres de la dernière promotion, et avait eu une commission de mestre de camp de cavalerie en 1693. Il mourut subitement le 19 mars 1704.

2. Comme Saint-Simon avait épuisé ses ressources pour établir son équipage sur un pied convenable, il se fit donner l'autorisation d'emprunter vingt-cinq mille livres, par un conseil de famille réuni le 14 mai 1694 (jour où, sans doute, il avait assisté au service anniversaire de Louis XIII, célébré par l'évêque de Castres), et composé du prince de Guémené, des ducs de Richelieu, de Candalle et de Villeroy, du marquis de Saint-Simon (Eustache-Titus), du comte du Bois-de-la-Roche (Volvire), du marquis de Saint-Simon Sandricourt, et de la marquise de Montalon (Marie du Fay, veuve de Louis de Villechastel). L'argent emprunté en conséquence, le 17 mai, servit à achever de payer au chevalier du Rozel le prix de son régiment, conformément au traité passé le 11 novembre 1693. (Actes conservés dans le minutier de M⁰ Galin, notaire à Paris.) — Dans un recueil inédit de « Portraits et caractères des personnes les plus illustres de la cour de France, » qui porte la date du 1ᵉʳ janvier 1703, et qui se trouve actuellement au Musée Britannique, ms. Additionnel 29 507, on lit ceci sur les débuts de notre auteur à l'armée (fol. 25 v⁰) : « Le duc de Saint-Simon est un jeune seigneur bien fait de sa personne, d'un esprit qui n'est pas du sublime, mais droit, qui fait bien sa cour et règle bien son domestique, qui iroit encore mieux, s'il ne s'en rapportoit pas tant à l'abbé le Vasseur[a]. Son équipage est des mieux entendus de l'armée en temps de guerre, pour une personne de son rang. »
— Avant de se préparer pour la campagne, le 5 mars 1694, le jeune duc avait rendu en personne, à Versailles, entre les mains du chancelier

[a] Voyez tome I, appendice n⁰ II, p. 489.

vois dit au Roi, qui me parla longtemps dans son cabinet, et me recommanda la sévérité, ce qui fut cause que j'en eus dans cette revue plus que je n'aurois fait sans cela. J'avois été voir les maréchaux de Lorge et de Joyeuse, qui étoient revenus chez moi. J'étois bien avec le second ; la probité de l'autre me plaisoit : de sorte que je me trouvai aussi content d'aller en cette armée que je me serois trouvé affligé de servir en Flandres.

Je vais à l'armée d'Allemagne.

Je partis enfin pour Strasbourg, où je fus surpris de la magnificence de cette ville et du nombre, de la grandeur et de la beauté de ses fortifications[1]. J'eus le plaisir d'y revoir un de mes anciens amis : c'étoit le P. Wolff[2], que j'envoyai d'avance quêter[3] en cinq ou six maisons de jésuites là autour, et qu'on trouva à Haguenau[4], où il étoit recteur. Il avoit été compagnon du P. Adelmann[5], confesseur de Madame la Dauphine[6] ; et comme, dès ma jeunesse,

Boucherat, l'hommage qu'il devait au Roi pour son entrée en possession du duché-pairie de Saint-Simon, de la châtellenie de Beaussart, du fief Saint-Louis de la Rochelle et de celui de Blaye. L'acte d'hommage est imprimé dans l'*Histoire généalogique* du P. Anselme, tome IV, p. 393.

1. On avait publié en 1683 une description allemande des fortifications, églises, monuments, etc. de Strasbourg.

2. Valentin Wolff, né à Geisen, le 11 décembre 1650, entré en 1668 dans la Société de Jésus.

3. *Quêter*, au sens général de *quérir*.

4. Ville impériale de la basse Alsace et place de guerre, sur la Moder, à vingt-huit kilomètres N. de Strasbourg. Le collège des Jésuites, fondé depuis près d'un siècle, comptait six ou sept Pères, chargés d'enseigner et de faire les prédications en allemand. La Compagnie avait trois autres collèges dans la partie française du diocèse de Strasbourg, et beaucoup de maisons de campagne ou de bénéfices ecclésiastiques.

5. Le P. Jacques Adelmann, né à Carlstadt, le 13 avril 1648, entré dans la Société en 1667, avait remplacé son compagnon Freygg, en octobre 1687, auprès de la Dauphine, leur compatriote, et le Roi lui avait fait venir alors un compagnon allemand, le P. Wolff. (*Dangeau*, tome II, p. 59 et 60.) — « *Compagnon* (en latin *socius*) se dit des religieux qui habitent ou marchent ensemble. » (*Furetière*.)

6. Marie-Victoire de Bavière, femme de Monseigneur, morte en 1690.

je savois et parlois parfaitement l'allemand¹, on prenoit soin de me procurer des connoissances allemandes, et ces deux-là m'avoient fort plu. A la mort de Madame la Dauphine, on les envoya en Alsace, mais on leur défendit d'aller plus loin. Le P. Adelmann ne se put tenir d'aller revoir sa patrie. Cela fut trouvé si mauvais, que, pour conserver sa pension du Roi², il fut obligé de s'en aller à Nîmes et de se confiner en Languedoc, où il mourut³. Le P. Wolff, plus sage, s'étoit tenu en Alsace, et y demeura toujours⁴.

Nous fîmes quelques repas à la mode du pays dans la belle maison de M. Rosen⁵, avec qui j'avois fait amitié, la campagne précédente, en Flandres, où il servoit de lieutenant général et étoit mestre de camp général de la cavalerie⁶, et qui, très-obligeamment, me la prêta depuis tous les ans. Je m'arrêtai six jours à Strasbourg, où

1. Voyez l'appendice II du tome I, p. 487-488, le catalogue des livres d'étude du vidame de Chartres.
2. Il avait eu une pension de mille livres à la mort de la Dauphine, le 3 juillet 1690. (Arch. nat., O¹ 34, fol. 159.)
3. Le P. Adelmann mourut à Nîmes, en 1702.
4. Le P. Wolff mourut à Molsheim, près Strasbourg, le 30 novembre 1708.
5. Conrad, marquis de Rosen (on disait souvent : *Rose*), né en 1628, originaire de Livonie et entré au service de la France sous les auspices de son oncle et beau-père le lieutenant général du même nom, avait été nommé mestre de camp de cavalerie en 1669, brigadier en 1674, maréchal de camp en 1677, commandant en chef du Languedoc en 1686, lieutenant général en 1688, maréchal d'Irlande en 1689, mestre de camp général de la cavalerie légère en 1690, grand-croix de l'ordre de Saint-Louis lors de la création. Il devint maréchal de France en 1703, chevalier des ordres en 1705, et mourut le 3 août 1715, à quatre-vingt-sept ans. Il possédait dans la haute Alsace le comté de Bollwiller, avec un château dont Saint-Simon parlera en 1715 (tome XI, p. 158), et dans la basse Alsace le comté de Dettwiller, à huit kilomètres E. de Saverne, où était la « belle maison » dont il est question ici.
6. Cette charge, qui venait immédiatement après celle de colonel général (tome I, p. 131, note 5), avait été possédée par Bussy, qui en a fait l'historique dans son *Traité de la Cavalerie légère*.

je fus conseillé de prendre le Rhin jusqu'à Philipsbourg[1]. Je pris, pour moi et le peu de gens que je menois, deux vedelins[2] attachés ensemble, qui sont de très-petits bateaux longs et étroits, fort légers, et d'autres pour ce qui me suivoit. Je couchai au Fort-Louis[3], où j'arrivai de bonne heure, et que j'eus loisir de visiter en arrivant. Rouville[4], qui en étoit gouverneur, m'y reçut avec beaucoup de politesse et bonne chère ; et le lendemain, j'allai coucher à Philipsbourg, où des Bordes[5], gouverneur, me logea et me fit bonne chère et force civilités aussi. Là je trouvai grande compagnie de gens qui alloient joindre l'armée, entre autres le prince palatin de Birkenfeld[6],

1. Cette place, bâtie par les évêques de Spire près de la rive droite du Rhin, dans le Palatinat, au S. O. d'Heidelberg, avait été prise par le grand Condé en 1644 ; reprise par les Impériaux en 1676, elle avait été de nouveau conquise par Monseigneur en 1688.

2. Expression locale, que Campe donne comme allemande, mais vieillie, dans son grand *Dictionnaire*. Aujourd'hui encore, à Strasbourg, on appelle de très-petits bateaux, comme ceux dont parle Saint-Simon, du nom de *weidling*, qui, avec la prononciation française, donne *vedelin*. En français même, nous nommons *vendelins* de petites nacelles effilées dont se servent les pontonniers.

3. Le Fort-Louis, ou Ropenin, petite place de la basse Alsace, bâtie par Louis XIV dans une île du Rhin, à quatre lieues de Lauterbourg et sept lieues au-dessous de Strasbourg. Les fortifications, construites par Vauban et très-estimées, formaient un carré régulier, avec quatre bastions, un ouvrage à cornes au delà du Rhin et un autre en deçà.

4. Louis, marquis de Rouville, lieutenant-colonel des dragons de la Lande, avait reçu le commandement d'Heidelberg en octobre 1688 et le gouvernement du Fort-Louis en juin 1689.

5. Philippe d'Espocy des Bordes, gentilhomme de Béarn, capitaine au régiment de Navarre en 1665, lieutenant-colonel en 1680, brigadier en 1686, gouverneur du fort de l'Écluse en juillet 1678 et de Landau en 1688, maréchal de camp en 1691, commandeur de Saint-Louis en 1693, lieutenant général en 1702 ; tué à la bataille de Friedlingen, le 14 octobre de la même année, à l'âge de soixante-trois ans. Il avait eu une certaine réputation parmi les protestants et ne s'était converti qu'en novembre 1685 (*Dangeau*, tome I, p. 257).

6. Christian III, duc de Bavière, comte palatin du Rhin et prince de Birkenfeld (dans le Hundsrück, sur la Nahe), né le 7 novembre 1674, fils

capitaine de cavalerie dans Bissy[1], extrêmement de mes amis.

Le lendemain, nous partîmes pour aller joindre la cavalerie, campée à Ottersheim[2], sous Mélac[3], lieutenant général; l'infanterie étoit sous Landau[4], avec les maréchaux et tous les officiers généraux. Dès que je fus arrivé, j'allai chez Mélac, qui me vint voir le lendemain. Je reçus la visite de tout ce qu'il y avoit de brigadiers et de mestres de camp, et d'une infinité d'autres officiers, et je leur fis aussi la mienne[5], c'est-à-dire aux premiers. Ce camp, si voisin du Rhin, ressembloit par sa tranquillité à un camp de paix[6]; mais bientôt toute notre cavalerie alla passer le Rhin sur le pont de Philipsbourg et joindre de l'autre côté l'infanterie, qui y étoit déjà avec tous les généraux ; et ce fut là que j'allai pour la première fois d'abord chez les deux maréchaux de France[7]. J'allai aussi voir Villars[8], lieutenant général et commissaire général

unique d'un lieutenant général, était capitaine de cavalerie depuis 1690. Il succéda à son père, comme colonel du régiment d'infanterie d'Alsace, en 1696, devint brigadier en 1697, maréchal de camp en 1702, et lieutenant général en 1704. Il se trouva appelé à la succession du duché des Deux-Ponts en 1731, et y mourut le 3 février 1735.

1. Le régiment que commandait, depuis 1677, le marquis de Bissy.

2. Saint-Simon, comme la *Gazette*, a écrit : *Obersheim;* c'est Ottersheim, localité située sur la Queich, à mi-chemin entre Landau et Philipsbourg.

3. Ézéchiel de Mélac, mestre de camp en 1675, fut nommé brigadier en 1681, gouverneur de Schleiden en 1682, maréchal de camp en 1690, lieutenant général et gouverneur de Landau en 1693, et mourut le 10 mai 1704, âgé de près de quatre-vingts ans.

4. Ville du Palatinat, sur la Queich. Landau appartenait alors à la France, et l'on voit encore sur ses portes la devise : *Nec pluribus impar.*

5. *La mienne* est en interligne, au-dessus de *ma visite*, biffé.

6. Une correspondance de la *Gazette* (p. 382-383), datée du 28 juillet 1694, donne la description de ce camp, qu'on fortifia avec soin.

7. Ce fut le 10 juin que l'armée vint camper dans la plaine des Capucins, en vue de Philipsbourg.

8. Claude-Louis-Hector, marquis, puis duc de Villars, né à Moulins

de la cavalerie, qui la commandoit, et, à mon loisir, les principaux officiers généraux.

Je me trouvai avec Souastre[1] dans la brigade d'Harlus[2], qui fermoit la gauche de la seconde ligne. C'étoient deux très-honnêtes gens et fort sociables. Souastre étoit gendre de Montbron[3], chevalier de l'Ordre et seul lieutenant général de Flandres, qui avoit été fort à la mode, et qui se tenoit presque toujours dans son gouvernement de Cambray. Harlus étoit un vieil officier de distinction, gaillard, et pourtant sachant fort vivre : il avoit une charge d'écuyer du Roi[4], et il étoit frère aîné de

en mai 1653, mestre de camp de cavalerie en 1674, commissaire général et brigadier en 1688, maréchal de camp en 1690, lieutenant général en 1693, ambassadeur extraordinaire à Vienne de 1697 à 1701, fut fait maréchal de France en 1702, à la suite de la victoire de Friedlingen, puis duc et chevalier des ordres en 1703, pair en 1709, gouverneur de Metz et du pays Messin en 1710. En 1712, il s'illustra par la victoire de Denain, fut nommé gouverneur de Provence la même année et chevalier de la Toison d'or en 1713, alla signer la paix de Rastadt en 1714 et celle de Bade en 1715, fut élu membre de l'Académie française en 1715, nommé par le Régent président du conseil de guerre et membre du conseil de régence, créé grand d'Espagne et pourvu du gouvernement de Marseille en 1723, chargé enfin du commandement des armées d'Italie, avec le titre de maréchal général, en 1733. Mort à Turin, le 17 juin 1734.

1. Eugène-Jean-Dominique de Guines de Bonnières, comte de Souastre, originaire de l'Artois, était mestre de camp de cavalerie depuis 1689. Il vivait encore en 1720. Le comte de Saint-Simon Monbléru, que nous avons vu mourir à Nerwinde, avait épousé, en 1671, une Souastre, morte quatorze mois plus tard. Voyez tome I, appendice n° I, p. 410.

2. Louis de Harlus de Vertilly, comte de Harlus, écuyer du Roi par quartier, capitaine de cavalerie en 1667, mestre de camp en 1675, brigadier en 1690, maréchal de camp en 1696, tué à Hochstedt en 1704.

3. François, comte de Montbron (voyez tome I, p. 97, note 4), avait un fils, dont Saint-Simon a déjà parlé, et une fille, nommée Marie-Françoise, qui s'était mariée en 1689 au comte de Souastre.

4. Il y avait vingt écuyers servant par quartier ; leur fonction était, depuis le lever jusqu'au coucher, d'accompagner partout le Roi, sauf dans la salle du conseil. Voyez le détail de ce service dans l'*État de la France*, article de la Petite écurie.

Vertilly[1], major de la gendarmerie[2], aussi fort galand[3] homme.

La veille de la Saint-Jean[4], dînant chez moi avec les marquis de Grignan[5], d'Arpajon[6] et de Lautrec[7], et plusieurs officiers, nous apprîmes que les ennemis parois-

1. René de Harlus, marquis de Vertilly, ancien lieutenant-colonel du régiment du Roi, mestre de camp d'un régiment de son nom en 1690 et maréchal des logis de la cavalerie à l'armée d'Allemagne, avait remplacé Druy comme major général de la gendarmerie, le 1er novembre 1693. Il devint brigadier en 1696 et maréchal de camp en 1704. Il avait eu, comme son frère, une charge d'écuyer du Roi. Devenu presque aveugle, il dut quitter la gendarmerie, et mourut le 29 avril 1729, à soixante-dix-huit ans.

2. La gendarmerie comprenait les seize compagnies de gendarmes et de chevau-légers appartenant au Roi, à la Reine, au Dauphin, à ses fils et au duc d'Orléans. C'était le premier corps de cavalerie ; il marchait immédiatement après la maison du Roi et faisait partie de la même brigade à l'armée.

3. Voyez tome I, p. 284, note 1. — 4. Le 23 juin.

5. Louis-Provence Adhémar de Monteil, marquis de Grignan, petit-fils de Mme de Sévigné, né au mois de novembre 1671, débuta en 1688, dans le régiment de Champagne, comme volontaire, et eut aussitôt une compagnie de chevau-légers. Il fut pourvu en octobre 1689 du régiment d'un de ses oncles, fut envoyé comme ambassadeur auprès du duc de Lorraine en 1700, nommé brigadier en 1702, et mourut de la petite vérole, à Thionville, dans les premiers jours d'octobre 1704. Saint-Simon, en annonçant cette mort prématurée (tome IV, p. 178), dira que le marquis avait été élevé avec lui, et l'on voit par les *Lettres de Mme de Sévigné* qu'il faisait partie, comme notre duc, de la société du jeune duc de Chartres.

6. Louis, marquis d'Arpajon, dernier du nom, mousquetaire en 1689, capitaine de cavalerie depuis 1690, fut pourvu du régiment d'infanterie de Chartres en 1695, devint brigadier en 1703 et maréchal de camp en 1709, alla servir en Espagne, où Philippe V lui donna la Toison d'or, eut au mois d'août 1715 le gouvernement de Berry, fut nommé lieutenant général en 1718, et mourut au palais du Luxembourg, le 21 août 1736, âgé de soixante-neuf ans. Sa grand'mère la duchesse d'Arpajon (ci-dessus, p. 136) était en très-bons termes avec Mme de Grignan.

7. François de Gelas de Voisins, comte de Lautrec, ancien mousquetaire, servait en Allemagne, depuis 1690, comme capitaine de cavalerie. Il eut un régiment de dragons en 1696, le grade de brigadier en 1703, et mourut à Brescia, le 2 mars 1705, âgé de trente-trois ans.

soient sur les hauteurs en assez grand nombre : nous étions campés le cul dans le Necker, à la petite portée de canon d'Heidelberg, et nous en apprîmes la confirmation au quartier général, où nous courûmes. On donna divers ordres, et, sur le minuit, l'armée se mit en marche[1].

Barbezières[2] étoit devant, avec un assez gros détachement, pour les reconnoître au plus près qu'il pourroit, mais avec défense de rien engager. Les petits détachements qu'il poussa devant lui s'approchèrent si près des ennemis, qu'ils furent obligés de se reployer sur Barbezières, qui les blâma de s'être indiscrètement avancés. Au jour, qui commençoit à se faire grand, il se reconnut fort inférieur à eux, qui venoient à lui, et il envoya[3] demander du secours au maréchal de Lorge. Ce général, qui ne vouloit rien entamer sans savoir bien ce qu'il faisoit, fut fort fâché de cet engagement, envoya soutenir Barbezières, et lui manda de se retirer. Ce secours trouva les pistolets en l'air; mais les ennemis, qui n'étoient là qu'en détachement et qui crurent notre armée tout proche, ne suivirent plus Barbezières que mollement, qui fit sa retraite aisément.

1. Le Roi, sachant que Monsieur de Bade n'avait pas plus de vingt-cinq mille hommes, avait prié le maréchal, par une lettre du 10 juin, de « faire quelque chose qui pût contribuer au rétablissement de la paix. » Quoique M. de Lorge se fût engagé, avant même son départ, à tout tenter pour joindre l'ennemi, il avait été retenu jusque-là par l'aspect redoutable des retranchements dans lesquels l'armée ennemie s'était renfermée à Eppingen : le 24 juin, il se décida à marcher sur Wiesloch, au-devant des troupes qui s'avançaient pour attaquer les postes de Lamen et de Walldorf. (Dépôt de la guerre, vol. 1265; voyez le *Mercure*, juillet 1694, p. 138-150.)

2. Charles-Louis de Barbezières-Chemerault, marquis de Barbezières, né en 1651, exempt des gardes du corps en 1673, colonel de dragons en 1676, avait été nommé brigadier en 1688, maréchal de camp en 1692, et fut fait lieutenant général en 1696. Il mourut le 20 septembre 1709.

3. Saint-Simon avait d'abord mis : *et en;* puis à *en* il a substitué *il* et récrit *envoya* à la suite.

Cependant l'armée continua sa marche en forme de croissant, en faisant de longues haltes. Elle arriva, vers une heure après midi, fort proche[1] du village de Roth[2] et fort proche aussi des ennemis, qui occupoient les hauteurs de Wiesloch[3], fort entrecoupées de haies et de vignes, dont le revers nous étoit inconnu. Le village de Wiesloch étoit sur la crête, un peu en penchant et vers notre droite, et, au bas de ces hauteurs, il y avoit un ruisseau dont les bords étoient assez mauvais. Il vint un faux avis, et qui nous fit faire halte en colonne, que les bagages, qui marchoient en assez mauvais [ordre], étoient abandonnés et au pillage. Le maréchal de Joyeuse y poussa à toute bride, mais il apprit en chemin que ce n'étoit qu'une fausse alarme, et revint promptement sur ses pas.

Les ennemis avoient de petits postes sur ce ruisseau que j'ai dit, surtout un pour en garder un petit pont de pierres. Le comte d'Averne[4], brigadier de dragons, eut ordre de l'attaquer, et il l'emporta ; mais il y fut tué, après les avoir chassés de là et poursuivis fort loin. C'étoit un Sicilien de condition, que le malheur, plus que le choix, avoit jeté dans la révolte de sa patrie, et que M. de la Feuillade ramena avec quelques autres, lorsqu'il retira les troupes françoises de Sicile[5]. Il fut fort regretté pour

[Add. S^tS. 85]

---

1. Après *proche* est biffé : « des hauteurs de W ».
2. Village situé à l'E. de Spire et à mi-chemin de Wiesloch.
3. Wiesloch (Saint-Simon écrit *Weisloch*) est situé au sud de Heidelberg, à la hauteur de Spire.
4. C'était un des Messinois établis en France et soutenus par le Roi. Il avait obtenu un régiment de dragons en octobre 1688, était passé brigadier en 1693, et touchait une pension de six mille livres.
5. Les Messinois s'étant révoltés en 1674 contre la domination espagnole, Louis XIV avait envoyé à leur secours un corps d'armée qui put se soutenir quelques années. Mais, en dernier lieu, la Feuillade, nommé vice-roi et chef de l'armée navale, eut ordre d'évacuer le territoire sicilien (1678). Il fit une retraite fort habile, qui lui donna beaucoup de réputation. Un certain nombre de familles messinoises, compromises

son mérite et sa valeur, et surtout de M. le maréchal de Lorge, à qui il s'étoit fort attaché, et à M. de la Rochefoucauld[1].

Le marquis du Châtelet[2] passa le ruisseau avec la brigade de Mérinville[3], qu'il commandoit en son absence, et chassa les ennemis des hauteurs, aidé de quelques compagnies de gendarmerie. Il n'y eut que les troupes qui fermoient les deux ailes de la droite, par où on avoit marché, qui eurent part à ce petit combat, dont le reste étoit trop éloigné[4]. Le maréchal de Lorge, qui voyoit tout près des coteaux fourrés, dont il ne connoissoit ni les revers, ni ce qui y pouvoit être de troupes, fit retirer les siennes, garda le ruisseau, et y campa dans la plaine, son quartier général à Roth. Il y demeura huit jours[5], avec beaucoup de précaution, jusqu'à ce que les magasins de farine à Philipsbourg se trouvant épuisés et les fourrages mangés dans tout ce petit pays, puis ramena son armée en deçà du Rhin[6].

pour la France, s'expatrièrent à la suite de l'armée qui abandonnait leur ville aux représailles de l'Espagne.

1. Dangeau (tome I, p. 103) raconte en effet que ce duc, qui s'était aussi attaché un autre Messinois, le duc Fornaro, obtint du Roi, en 1685, le retour du comte d'Averne, qui avait été relégué à Angoulême.

2. Antoine-Charles, marquis du Châtelet de Clémont, fils d'un maréchal de Lorraine, étant entré au service de la France, avait eu un régiment de cavalerie en 1689. Il devint brigadier en 1696, maréchal de camp en 1702, lieutenant général en 1704, gouverneur de Vincennes en 1710, et mourut en septembre 1720.

3. Gaspard des Monstiers, comte de Mérinville, ancien chevalier de Malte et mestre de camp de cavalerie, avait été fait gouverneur de Narbonne en 1689, brigadier en 1693. Il mourut le 29 décembre 1724, âgé de soixante-seize ans.

4. Ainsi que le dit Saint-Simon, le combat n'eut pas d'importance; cependant nous reproduirons dans l'appendice n° III, comme contrôle de ce récit, la relation du maréchal de Lorge. Comparez le *Journal de Dangeau*, tome V, p. 35, la *Gazette*, p. 333, et la *Gazette d'Amsterdam*, p. 222.

5. On ne resta que quatre jours à Roth, comme le prouve la lettre écrite par M. de Lorge, le 29 juin, qu'on trouvera dans l'appendice n° III.

6. L'irrégularité de cette phrase est le résultat d'une correction in-

Belle marche du maréchal de Lorge devant le prince Louis de Bade.

Il fit la plus belle marche du monde. Il décampa de Roth, à onze heures du matin, à grand bruit de guerre, sur neuf colonnes, qui firent la caracole[1] en partant, en présence des ennemis, qui occupoient l'autre côté du ruisseau et campoient sur le revers des hauteurs qui étoient derrière où le petit combat s'étoit donné. Toutes ces colonnes passèrent un bois avec tant de justesse que[2], dans la plaine de Schwetzingen[3], où elles se mirent en bataille aussitôt, chaque brigade s'y trouva dans son ordre et dans sa place. On défila ensuite, avec grand ordre et promptitude, sur un pont et par un gué d'un gros ruisseau, les troupes en bataille jusqu'à ce que ce fût à chacune à passer. Le maréchal de Joyeuse se tint au pont pour maintenir l'ordre et diligenter tout, et le maréchal de Lorge à son arrière-garde. Tout fut passé en deux heures, parce que les vivres, l'artillerie et les gros et menus bagages avoient pris les devants. On crut quelque temps que cette marche seroit inquiétée; mais on sut après que le prince Louis de Bade, qui commandoit l'armée impériale, ne l'avoit osé et avoit dit tout haut aux siens que cette marche étoit trop bien ordonnée pour qu'il la pût attaquer avec succès[4].

complète de Saint-Simon, qui, devant *ramena*, a effacé *il*, qu'il avait d'abord écrit, et y a substitué *puis*, sans corriger *trouvant* en *trouvèrent* ou *trouvassent*.

1. *Caracole* était le mouvement d'une troupe faisant demi-tour à droite ou à gauche, pour se présenter plusieurs fois à l'examen de celui qui la passait en revue, ou pour déconcerter l'ennemi et le laisser incertain du sens de l'attaque. Furetière dit que *caracole* est moins usité que le masculin *caracol*; l'Académie n'a que cette dernière forme dans sa première édition (1694); dans les deux éditions suivantes, elle donne *caracole* et *caracol*; à partir de la quatrième (1762), *caracole* seulement.

2. Après *que*, est biffé : *débouchant*.

3. Ville située à peu de distance de Heidelberg, au sud, sur la route de Philipsbourg.

4. Voyez la relation du maréchal de Lorge, dans l'appendice n° III; comparez le *Mercure*, juillet 1694, p. 321-330. Par une lettre du 4 juillet, le Roi blâma M. de Lorge d'avoir si vite rebroussé chemin : ce qui,

Nous campâmes aux Capucins de Philipsbourg, où, en allant, toute l'armée s'étoit jointe, et, comme tous les équipages étoient à Ottersheim, avec la réserve et Romainville[1], qui la commandoit, un des plus anciens et des plus dignes brigadiers[2] de cavalerie, chacun se fourra comme il put dans Philipsbourg, où le gouverneur me fit donner la chambre du major[3], et où la Chastre, qui en eut le vent[4], me fit demander de s'y venir réfugier avec moi. Le lendemain, le major nous donna à déjeuner; et tandis que l'armée défiloit sur le pont du Rhin, j'allai faire ma cour aux deux maréchaux, et de là je la fus joindre à Ottersheim, où elle campa.

Nous passâmes à Spire[5], dont je ne pus m'empêcher de déplorer la désolation. C'étoit une des plus belles et des plus florissantes villes de l'Empire; elle en conservoit les archives, elle étoit le siége de la Chambre impériale[6], et

lui disait-il, laissait « aux ennemis, qui tournent tout ordinairement à leur avantage, aux dépens même de la vérité, toutes sortes d'occasions de publier dans toutes les cours de l'Europe qu'au moyen de cette action, dans laquelle ils ont eu de la supériorité sur vous, ils vous ont chassé de l'Empire et forcé de repasser brusquement le Rhin. »

1. Charles-François le Camus de Romainville, entré au service en 1671, mestre de camp en 1677, brigadier de cavalerie en mars 1690, inspecteur de la cavalerie en novembre 1694, maréchal de camp en 1696, se retira en juillet 1700, à cause de ses infirmités, eut le cordon rouge en septembre 1701, et mourut en janvier 1704.

2. Au lieu de *brigadiers*, lisez : *officiers*, puisque Romainville n'avait que quatre ans de grade. Comparez ci-après, p. 213, et le *Journal de Dangeau*, tome VII, p. 340.

3. Le major de Philipsbourg s'appelait Roquefeuille.

4. *Avoir le vent* de quelque chose, expression empruntée à la langue des veneurs, « signifie figurément un bruit confus, une connoissance imparfaite qu'on a de quelque chose. » (*Furetière*.)

5. Spire (*Speyer*), ville impériale et évêché princier, sur le Spirebach, à une très-petite distance de la rive gauche du Rhin, au-dessus de Philipsbourg.

6. La Chambre impériale était une cour de justice souveraine pour l'empire germanique, composée par moitié de catholiques et de protestants. Elle avait siégé à Spire à partir de 1530.

les diètes de l'Empire s'y sont souvent assemblées[1]. Tout y étoit renversé par le feu que M. de Louvois y avoit fait mettre ainsi qu'à tout le Palatinat, au commencement de la guerre, et ce qu'il y avoit d'habitants, en très-petit nombre, étoit hutté sous ces ruines ou demeurant dans les caves[2]. La cathédrale[3] avoit été plus épargnée, ainsi que ses deux belles tours et la maison des Jésuites, mais pas une autre.

Chamilly[4], premier lieutenant général de l'armée et gouverneur de Strasbourg, demeura à Ottersheim avec

1. Notamment en 1526 et 1529. Ce fut cette dernière diète qui provoqua de la part des luthériens la déclaration d'où leur vint le nom de *protestants*.

2. Cette destruction, ordonnée par Louvois et Chamlay, fut exécutée par le maréchal de Duras, en mai 1689 ; voyez le *Recueil de lettres militaires*, du P. Griffet, tome VI, p. 10, 17, 21, 24-26, 32-39 et 46, et les *Mémoires de Saint-Simon*, tome XII, p. 31. En même temps que Spire, Worms, Oppenheim et Frankenthal furent brûlés et détruits. Dix ans plus tard, un correspondant de la gazette française qui se publiait à Amsterdam, et qui n'est que trop véridique, lui envoyait encore, d'une autre ville détruite par Tessé, cette description navrante qu'on peut rapprocher du texte de Saint-Simon : « La destruction a été si grande à Mannheim, que les habitants qui y retournent ne peuvent reconnoître les endroits où leurs maisons étoient bâties, et l'on ne sauroit discerner où étoient les fossés et les fortifications de la ville. On n'y voit que des montagnes de pierres, tant des églises que des tours et des maisons qui ont été renversées ; et pour tous habitants, on n'y rencontre que quelques hommes ou femmes, avec leurs enfants, qui sortent d'une grotte et qui semblent des sauvages. C'est une chose fort touchante de voir de si tristes restes d'une si belle ville, aussi bien qu'à Kaiserslautern et à Frankenthal.... » (*Gazette d'Amsterdam*, correspondance d'Heidelberg, 10 septembre 1698.)

3. Ce monument renfermait les tombeaux de plusieurs empereurs.

4. Noël Bouton de Chamilly, né le 6 avril 1636, mestre de camp de cavalerie en 1667, brigadier en 1673, gouverneur de Grave en 1674, maréchal de camp et gouverneur d'Oudenarde en 1675, lieutenant général en 1678, gouverneur de Fribourg en 1679 et de Strasbourg en 1685. Il eut le commandement des provinces d'Aunis, Poitou et Saintonge en 1701, devint maréchal de France en 1703, chevalier des ordres en 1705, et mourut le 8 janvier 1715.

Vaubecourt, maréchal de camp, et toute l'infanterie ; les maréchaux, tous les officiers généraux, toute la cavalerie, et la seule brigade de Picardie[1] allèrent à Osthofen et Westhofen[2], et, huit jours après, à Gimsheim, le cul dans le Vieux Rhin[3]. Ce fut là où se firent les réjouissances des succès de Catalogne[4].

M. de Noailles fit passer le Ter[5] à son armée, le 28 mai[6], devant le marquis de Villena[7] ou duc d'Escalone (car c'est

Bataille du Ter en Catalogne.

1. Le régiment d'infanterie de Picardie faisait brigade avec celui du chevalier de Tessé, depuis 1693.
2. Villages situés entre Alzey et le Rhin, à deux lieues N. O. de Worms, et renommés pour leurs vins.
3. La cavalerie vint camper le 3 juillet à Osthofen, avec six mille hommes d'infanterie, et elle en délogea dès le 7, pour aller à Gimsheim, où l'on promettait des fourrages depuis deux mois. Sur ce campement, où Saint-Simon a dit qu'il commença à écrire les *Mémoires*, voyez notre tome I, p. 26 et note 3. Dès qu'on y fut arrivé, le 8 juillet, Villars envoya au ministre un état détaillé de la cavalerie, où la situation du régiment de Saint-Simon est ainsi établie : « Compagnie du mestre de camp, bonne ; 39 hommes. — Lignon, bonne ; 37 hommes à cheval et 2 à pied. — Libersan, bonne ; 40 hommes. — Daucourt, bonne ; 39 hommes. — Tusseau, médiocre ; 36 hommes. — Maisontiers, mauvaise ; 35 hommes. — D'Hernolach, bonne ; 38 hommes à cheval et 1 à pied. — Billy, médiocre ; 33 hommes à cheval et 3 à pied. — Chezelles, bonne ; 38 hommes à cheval et 2 à pied. — Moy, bonne ; 38 hommes. — Des Rivières, médiocre ; 35 hommes à cheval et 4 à pied. — Longueville, médiocre ; 35 hommes à cheval et 2 à pied. » Selon l'*État de la France* de 1697 (tome III, p. 227), le régiment de Saint-Simon cavalerie avait pour lieutenant-colonel le comte de la Bretonnière, gouverneur de Dinan.
4. Sur la campagne de Catalogne, voyez le *Mercure* du mois de juin 1694, le Chansonnier, ms. Fr. 12 691, p. 317 et suivantes, les *Mémoires politiques et militaires du duc de Noailles* (fils du maréchal), rédigés par l'abbé Millot, sur les pièces originales (1777), p. 49-61, et le vol. 1282 du Dépôt de la guerre.
5. Le Ter a sa source dans les Pyrénées, traverse la Catalogne, et se jette dans la Méditerranée, à l'est de Girone.
6. Lisez : « le 27 mai ».
7. Don Jean-Emmanuel Fernandez Pachecho, né le 7 septembre 1648, huitième duc d'Escalone, marquis de Villena et Moia, comte de San-Estevan de Gormaz, etc., chevalier de la Toison d'or et grand d'Espagne, fut successivement vice-roi et capitaine général en Navarre, en Aragon,

le même), vice-roi de Catalogne, et le défit : quinze cents prisonniers, tout le canon et le bagage, et les ennemis en fuite et poursuivis. Ils y ont perdu cinq cents hommes ; M. de Noailles, trois cents[1]. Le vieux Chazeron[2], chevalier de l'Ordre et premier lieutenant général de cette armée, eut tout l'honneur du passage et du combat[3] ; M. de Noailles ne passa le Ter que pendant la déroute des ennemis : au moins c'est ce qui se débita, et qui a été cru[4].

en Catalogne, en Sicile et à Naples. Il eut la charge de majordome-major en 1713, et mourut à Madrid, en juillet 1725. Saint-Simon parlera longuement de lui au chapitre des Grands d'Espagne (tome XVIII, p. 79-82).

1. Saint-Simon tire ces deux phrases du *Journal de Dangeau*, tome V, p. 21, comme le prouve d'ailleurs le passé indéfini qu'il a conservé. Dangeau avait dit : « Nous avons plus de deux mille cinq cents prisonniers (*Saint-Simon écrit :* 1500) et beaucoup de drapeaux, et tout le bagage des ennemis.... On croit que les ennemis, outre leurs prisonniers, ont bien perdu cinq mille hommes (*Saint-Simon écrit :* 500) à cette action ; nous n'y avons perdu que trois cents hommes.... » Selon une rectification de Dangeau (tome V, p. 24), il y avait trois mille cinq cents prisonniers. On remarqua à Paris que cette victoire avait été remportée le même jour et à la même heure qu'on faisait descendre la châsse de sainte Geneviève pour implorer l'appui de Dieu.

2. François de Monestay, marquis de Chazeron, capitaine de cavalerie en 1646, lieutenant aux gardes du corps en 1667, brigadier de cavalerie en 1668, maréchal de camp en 1675, lieutenant général en 1677. Il avait la lieutenance générale de Roussillon depuis 1681, et servait en Catalogne depuis le commencement de la guerre, n'ayant quitté son poste, à la fin de 1690, que pour recevoir le collier de l'Ordre. Il mourut à Agen, en décembre 1697, revenant de la dernière campagne, à quatre-vingts ans. Il avait fait passer à son fils le gouvernement de Brest.

3. « Sur les quatre heures, les carabiniers, ayant à leur tête le sieur de Chazeron, lieutenant général, se jetèrent dans l'eau, l'épée à la main, suivis par les grenadiers, le fusil haut avec la baïonnette au bout, et par les dragons de la reine d'Angleterre, conduits par le sieur de Saint-Silvestre, lieutenant général. » (*Gazette*, p. 284.)

4. On verra bientôt, dans les accusations, ou plutôt les insinuations de notre auteur, sa haine pour les Noailles se trahir encore plus ouvertement. En ce qui concerne la journée du 27 mai, les relations officielles (Dépôt de la guerre, vol. 1282, nos 92-99) montrent, au contraire, M. de Noailles agissant tout à la fois comme général et comme simple capitaine, quoiqu'il eût été déjà arrêté par une indisposition, et risquant sa

Nous y avons eu peu d'officiers principaux blessés, et gagné force drapeaux. Le commandant de la cavalerie espagnole, un sergent-major et quelques colonels ont été pris[1]. Le marquis de Noailles[2], frère du maréchal, qui a apporté cette nouvelle, en fut brigadier, avec huit mille livres de gratification, outre sa course[3].

Palamos[4] fut emporté, le 7 juin, l'épée à la main : on leur y a tué trois cents hommes et pris six cents. La citadelle se rendit peu après, c'est-à-dire le 10; la garnison de quinze cents hommes prisonnière de guerre[5]. La place est considérable par son port et par elle-même. Cela fit chanter des *Te Deum*[6] et valut une lettre de la

Palamos, Girone, Castelfollit pris; M. de Noailles fait vice-roi de Catalogne.

vie comme le dernier des soldats, dans les sables mouvants du gué; son fils aussi faisant merveilles à la tête d'une compagnie, etc. Voyez le récit des *Mémoires de Noailles*, p. 49.

1. Dangeau dit : « Parmi les prisonniers que nous avons faits en Catalogne, il y a le commandant de la cavalerie d'Espagne, quelques sergents-majors et quelques colonels. » (Tome V, p. 22.) Les sergents-majors ou sergents de bataille, en Espagne, équivalaient à nos maréchaux de camp.

2. Jean-François, marquis de Noailles et de Montclar (1658-1696), était lieutenant général au gouvernement d'Auvergne et brigadier de cavalerie depuis le mois de mai 1692.

3. Saint-Simon continue à transcrire le *Journal de Dangeau* (tome V, p. 23), mais avec inexactitude. « Le Roi, y est-il dit, a fait le marquis de Noailles *maréchal de camp* (il étoit ancien brigadier de cavalerie), et lui a donné, outre le payement ordinaire pour sa course, huit mille livres de gratification. » Sur la mission du marquis et la victoire du maréchal, voyez le Chansonnier, ms. Fr. 12691, p. 209 et suivantes. Le texte de la lettre du Roi pour le *Te Deum* est dans le registre du Secrétariat de sa maison, aux Archives nationales, O¹ 38, fol. 157 v°.

4. Petite ville, très-avantageusement située, à vingt-cinq lieues de Barcelone, sur le bord de la mer, et très-bien fortifiée. La tranchée fut ouverte dans la nuit du 1ᵉʳ au 2 juin, et, malgré ses officiers, M. de Noailles suivit de très-près les opérations, exposé au feu de la place.

5. Saint-Simon a emprunté encore ses dates, et même ses expressions, au *Journal de Dangeau*, tome V, p. 26 et 29.

6. Voici le texte de la lettre de cachet qui ordonna de faire chanter le *Te Deum*, le 22 juin : « Je ne doute pas que mes ennemis eux-mêmes ne se soient attendus à voir la dernière victoire que je viens de remporter en Catalogne suivie de près par la prise de Palamos, et qu'après la

main du Roi¹ à la vieille duchesse de Noailles². C'étoit une sainte fort aimable, qui avoit été longtemps dame d'atour de la Reine mère, et bien avec elle et avec le Roi, toujours vertueuse à la cour, et depuis longtemps retirée à Châlons-sur-Marne, dans une grande solitude, et se confessant tous les soirs à l'évêque son fils³.

M. de Noailles suivit sa pointe, et prit Girone⁴ en six jours de tranchée ouverte. La place capitula le 29 juin, et la garnison de trois mille hommes ne servira point

prise de Palamos, ils ne s'attendent encore à des pertes plus considérables et plus sensibles. Ce sont aussi les espérances que cette conquête me donne, qui en font le plus grand prix, quoique d'ailleurs elle soit accompagnée de circonstances assez glorieuses. La ville a été prise d'assaut, quoique défendue par plus de trois mille hommes; plus de six cents y ont été tués, et autant faits prisonniers. Le reste, s'étant retiré dans le château, y a été pressé si vivement, qu'après avoir inutilement demandé à capituler, le gouverneur et quatorze cents hommes qui lui restoient se sont rendus prisonniers de guerre. Le bonheur de mes armes ne se dément point, et une si longue prospérité seroit étonnante, si elle n'étoit due à la justice de la cause que je soutiens. C'est pour en rendre grâces à Celui qui s'y intéresse par des marques si visibles de sa continuelle protection, que je vous écris cette lettre pour vous dire que mon intention est que vous fassiez chanter le *Te Deum....* le 23 de ce mois.... » (Arch. nat., O¹ 38, fol. 161 v°.)

1. *Du Roi* a été ajouté en interligne.

2. Louise Boyer, fille d'un secrétaire du Roi, mariée le 1ᵉʳ janvier 1646 à Anne de Noailles, qui devint duc et pair en 1663. Mme de Noailles fut dame d'atour de la reine Anne d'Autriche de 1657 à 1665, et mourut le 22 mai 1697, à soixante-six ans. La lettre que le Roi lui écrivit à l'occasion de la victoire du Ter, est imprimée dans la relation du *Mercure*, juin 1694, p. 318-319, et l'autographe s'en trouve à la Bibliothèque nationale. Voyez aussi celle que lui écrivit Mme de Maintenon, dans la *Correspondance générale*, tome III, p. 394, et enfin la lettre du Roi au maréchal, dans les *Mémoires de Noailles*, p. 50.

3. Louis-Antoine de Noailles, né le 27 mai 1651, nommé en 1679 évêque de Cahors, avait été transféré en 1680 à Châlons; il devint archevêque de Paris en 1695, comme on le verra plus loin (p. 358), commandeur de l'Ordre en 1698, cardinal en 1700, chef du conseil de conscience en 1715, et mourut le 4 mai 1729.

4. Ville de Catalogne, sur le Ter, à sept lieues N. O. de Palamos; déjà prise par les Français en 1655.

jusqu'au 1ᵉʳ novembre¹. Une si riante campagne valut au duc de Noailles des patentes de vice-roi de Catalogne, dont il² prit possession dans la cathédrale de Girone, et n'y oublia rien de toutes les cérémonies et les distinctions qui pouvoient le flatter³.

Il prit encore⁴, par la témérité d'un seul homme, le château de Castel-Follit⁵, sur un pain de sucre de roche fort haut, qui commande toute la plaine. Il⁶ prit envie à un soldat déterminé d'aller voir si le premier retranchement étoit gardé par beaucoup de monde : il le trouva abandonné, et y entra l'épée à la main, faisant de grands cris pour être suivi. Il le fut de cinq ou six autres, qui entrèrent avec lui dans le second. Il étoit, l'on dit⁷, plein

1. Autre emprunt au *Journal de Dangeau* (tome V, p. 39 et 40). Saint-Simon conserve même, par négligence, le futur « servira ».
2. *Il*, omis par mégarde, a été écrit au-dessus de la ligne.
3. Le maréchal avait reçu, dès le commencement de la campagne, le 12 mai, ses pouvoirs de vice-roi, comme il le raconte dans cette lettre autographe au premier président de Harlay, datée du camp devant Blanes, le 18 août 1694 : « Je reçois, Monsieur, avec toute la reconnoissance possible les marques de vos bontés et la continuation de l'honneur de vostre amitié sur ce qui se passe en ce pays cy et sur la nouvelle dignité dont le Roy m'a honnoré. J'en avois les patentes dès le commencement de la campagne : j'ay différé de les rendre publicques jusques à ce que j'ai cru qu'il estoit necessaire, après la prise de Gironne, de prendre la qualité de viceroy, afin de ne rien changer à la forme du gouvernement. C'est un grand honneur, sans aucun proffit. Soyés bien persuadé, Monsieur, que je ressens bien vivement ce qui me vient de vostre part, honnorés moy toujours de vos bonnes graces, et soyés bien persuadé qu'on ne peut estre avec un attachement plus fort et plus veritable entièrement à vous, que j'y suis. Le mᵃˡ duc DE NOAILLES. » (Bibl. nat., ms. Fr. 17 427, fol. 44.) Sur sa proclamation comme vice-roi, voyez la *Gazette d'Amsterdam*, p. 250 et Extraordinaire LXII, et les *Mémoires de Noailles*, p. 53.
4. Après *encore*, est effacé *Ostalric* (sic).
5. Castel-Follit ou Castel-Feuillet est une petite place de Catalogne, située près de la Fulvia, entre Girone et Campredon.
6. Saint-Simon avait d'abord voulu commencer la phrase par *Un*, qu'il a ensuite corrigé en *Il*.
7. *L'on dit* a été substitué à *plein de*, récrit à la suite.

de monde, mais qui s'épouvanta tellement de se voir attaqué dans un poste cru inaccessible, qu'ils crurent, aux cris, avoir un assaut à soutenir, et, s'enfuyant, donnèrent[1] une si chaude alarme au château, et furent si vivement poursuivis par ce petit nombre, qui cependant s'étoit fort accru, qu'ils entrèrent tous pêle-mêle, et que la place fut emportée, avec beaucoup de carnage. Hostalrich[2] tomba aussi entre les mains de M. de Noailles et termina cette heureuse campagne[3].

L'amiral Russel[4] avoit mouillé, avec force vaisseaux, à Barcelone[5], où le marquis de Villena s'étoit retiré avec le débris de son armée, et nos forces navales n'étoient pas bastantes[6] contre celles de Russel. Celles[7] des ennemis avoient visité nos côtes tout l'été, bombardé ce qu'elles

<small>Bombardement</small>

1. *Donnèrent* a été écrit deux fois, et biffé la seconde.
2. Petite ville forte de Catalogne, sur la Tordera, à huit lieues au S. de Girone. Elle servait de prison d'État.
3. Saint-Simon a fait une grave confusion de dates et de circonstances. Non-seulement la prise d'Hostalrich (20 juillet) précéda celle de Castel-Follit (investi le 4 septembre et pris le 9), mais c'est à Hostalrich que se rapporte l'épisode du soldat pénétrant seul dans le premier retranchement du château; voyez la *Gazette* de 1694, p. 380-381, *Dangeau*, tome V, p. 51, et les *Mémoires de Noailles*, p. 54. Castel-Follit, placé aussi sur une hauteur inaccessible, soutint trois jours de bombardement; pendant ce temps, Hostalrich, surpris par une petite armée espagnole et réduit à parlementer, eût été repris sans un retour opportun de l'armée française. — Notre auteur reviendra un peu plus loin (p. 247) sur la fin de cette « heureuse campagne » de M. de Noailles, et l'on comprendra alors ce qu'il entend par cette expression.
4. Édouard Russel, né en 1651, vice-amiral de la flotte anglaise et membre du conseil privé depuis la révolution de 1688, était un des vainqueurs de la Hougue. Destitué en 1695, rentré en faveur sous la reine Anne, qui le nomma comte d'Oxford (1697), puis disgracié de nouveau, il mourut en 1727.
5. Capitale de la Catalogne et place très-forte, sur la Méditerranée, prise déjà deux fois par les Français, en 1640 et 1677.
6. *Bastant*, suffisant; italien et espagnol, *bastante*, de *bastare*, *bastar*. L'Académie donne encore, mais comme vieux et familier, *bastant*, *bastante* et *baster*, dans sa dernière édition (1878).
7. Par mégarde, *Celle*, pour *Celles*.

avoient pu, et brûlé presque toute la ville de Dieppe¹. Le chevalier de Lorraine, qui étoit à Forges², y courut³ avec quelques preneurs d'eaux, et y aida de son mieux le maréchal de Choiseul et M. de Beuvron. Le Roi écrivit au chevalier de Lorraine pour le remercier du zèle qu'il avoit témoigné⁴.

aux côtes. Dieppe brûlé.

Il ne se passa rien en Italie, et tout s'y termina au blocus de Casal⁵. MM. de Vendôme passèrent presque toute la campagne en Provence, où le maréchal Catinat les avoit détachés avec quelques troupes.

En Flandres, on ne fit que s'observer et subsister. Il s'en passa une grande partie⁶ au camp de Vignamont⁷, où, à la fin, les fourrages devinrent éloignés et difficiles⁸. Le prince d'Orange fut obligé d'en aller chercher le premier,

Belle et diligente marche de Monseigneur et de M. de Luxembourg

1. La flotte anglaise fit d'abord une descente dans la baie de Camaret, près de Brest (18 juin), et fut repoussée grâce aux mesures prises par Vauban et au courage des troupes et de la noblesse bretonne. Le mois suivant, l'amiral Berkeley bombarda et détruisit presque aux trois quarts la ville de Dieppe (22 juillet); il réussit beaucoup moins dans le bombardement du Havre (25 et 31 juillet). Enfin Dunkerque et Calais furent l'objet de tentatives analogues à celle qui avait été faite contre Saint-Malo en 1693. La terreur était telle sur les côtes normandes, que l'on vit, au printemps suivant, les villes se dépeupler presque entièrement, et les habitants en enlever tout ce qui était combustible, meubles, bois, etc., n'y laissant que quelques tapis ou matelas, pour camper. (*Gazette d'Amsterdam*, 1695, p. 140.)

2. Forges-les-Eaux, bourg de Normandie, situé près de l'Epte, à quarante-cinq kilomètres de Rouen, entre Gournay et Neufchâtel. Ses sources minérales avaient été mises en vogue sous le règne de Louis XIII.

3. Devant *courut*, la conjonction *et* a été corrigée en *y*.

4. Voyez le *Journal de Dangeau*, tome V, p. 46-50. C'est encore le guide que suit Saint-Simon. On trouvera de curieuses relations dans la *Gazette d'Amsterdam*, p. 210, 211, 241, 246, 249, etc.

5. Capitale du pays de Montferrat, qui fut prise l'année suivante et rendue au duc de Mantoue; voyez ci-après, p. 309.

6. Toujours des accords avec l'idée. Saint-Simon tourne sa phrase comme s'il avait dit dans la précédente : « On ne fit tout le temps que s'observer.... »

7. Localité voisine de Huy, dans la province de Liége.

8. Ici ont été récrits, puis biffés les mots : *A la fin*.

du camp de Vignamont. et prit son temps de décamper le 17[1], que presque toute l'armée de Monseigneur étoit au fourrage. Néanmoins, le soir même, sa[2] gauche marcha avec les maréchaux de Villeroy et de Boufflers, lequel avoit joint depuis deux jours ; et le lendemain 18, Monseigneur et M. de Luxembourg suivirent avec le reste de l'armée. Les ennemis avoient deux marches d'avance, et Monseigneur la Sambre[3] et force ruisseaux et défilés à passer, et avoit à gagner le camp d'Espierres[4] avant qu'ils s'en fussent saisis. Son armée marcha en plusieurs corps séparés. L'infanterie fut

1. Le 17 août ; voyez le *Journal de Dangeau*, tome V, p. 61 et 64-66.
2. *La* a été corrigé en *sa*.
3. Rivière qui prend sa source en France, près de Nouvion (département de l'Aisne), entre en Belgique, traverse Charleroy, et va se jeter dans la Meuse, à Namur.
4. Ce camp d'Espierres (village à trois lieues de Courtray et proche de l'Escaut, sur la chaussée d'Oudenarde) couvrait le Tournaisis et la châtellenie de Lille ; l'intention du prince d'Orange était de s'en saisir en passant brusquement l'Escaut. Un journal des campagnes du maréchal de Luxembourg conservé au Musée Britannique, ms. Additionnel 19 671, fol. 125, rend compte en ces termes de l'opération de l'armée française : « Le maréchal de Luxembourg, voyant la difficulté d'avoir toute son infanterie à Espierres assez tôt pour empêcher l'ennemi de passer l'Escaut, avoit ordonné, dès qu'elle seroit arrivée à Wasmes, près de Saint-Ghislain, qu'on fît avancer promptement les grenadiers et les soldats les plus ingambes, et que le reste suivît aussi diligemment qu'il seroit possible. Le prince de Conti représenta aux soldats la nécessité qu'ils arrivassent sans délai à Espierres pour défendre le passage de l'Escaut : tous offrirent de le suivre. Ils laissèrent les tentes et les bagages sous la garde de ceux qui se trouvoient trop fatigués pour recommencer une nouvelle marche. Après une halte de trois heures à Wasmes, le prince se mit en mouvement, arriva le 24, au matin, à Condé, où il fit une seconde halte, et, après une grosse pluie presque continuelle, l'infanterie fut rendue à Tournay le 24 au soir ; et le lendemain 25, avant midi, la plus grande partie arriva à Espierres, où elle fut cantonnée, ainsi qu'à Dottignies et dans les villages voisins. Le maréchal de Luxembourg, s'étant avancé le 24 au matin à Bossut, découvrit la tête de l'ennemi de l'autre côté de l'Escaut.... » On trouvera une lettre de Monseigneur, annonçant cette opération à Mme de Maintenon, dans la *Correspondance générale*, tome III, p. 417.

soulagée par un grand nombre de chariots qu'on fit trouver, et la Sambre convoya l'artillerie et les vivres tant qu'on s'en put aider. La marche se fit avec un grand ordre et une telle diligence, le maréchal de Villeroy toujours en avant, que Monseigneur prit le camp d'Espierres, le 25¹, en même temps que la tête des ennemis paroissoit de l'autre côté. On se canonna le reste du jour, le ruisseau d'Espierres entre deux, et les ennemis, sur le soir, se retirèrent. Cette importante marche fut très-belle et fort admirée². Le reste de cette campagne ne fut plus que subsistances. Les princes s'en allèrent d'assez bonne heure à Fontainebleau³, et M. de Luxembourg, après leur départ, courut en vain en personne, avec quelques troupes, pour enlever le quartier du comte d'Athlone, qu'il trouva décampé sur l'avis qu'il avoit eu⁴.

Notre campagne d'Allemagne s'acheva fort tranquille-

1. Le 24, et non le 25; voyez le *Journal de Dangeau*, tome V, p. 66.
2. L'armée française n'avait pas fait moins de quarante lieues en deux jours, et le souvenir de cette marche extraordinaire fut consacré, en 1697, par une médaille qui représentait Persée tenant la tête de Méduse et monté sur le cheval Pégase, avec ces mots à l'exergue, donnés par Racine : MILITUM ALACRITAS, et cette légende : DELPHINI AD SCALDIM ITER. Voyez les *Œuvres de J. Racine*, tome V, p. 29-30, et les *Médailles sur les principaux événements du règne de Louis le Grand*, fol. 259. Un des almanachs de l'année suivante eut pour sujet de sa principale gravure : « L'arrivée subite de Mgr le Dauphin avec l'armée du Roi à Espierres, le 24 août 1694, qui a fait avorter les desseins du prince d'Orange et de ses alliés. » Il faut faire remarquer que les historiens contemporains font honneur de cet habile et audacieux mouvement à M. de Luxembourg, que Saint-Simon nomme à peine, ou dont il ne parle, comme on va le voir, que pour mentionner son expédition inutile du 19 octobre; il a cependant mis son nom dans la note marginale.
3. Le Dauphin, parti le 18 septembre, arriva le 20 à Fontainebleau.
4. Dangeau (tome V, p. 96) ne parle pas du comte d'Athlone, mais de M. d'Owerkerque, que le duc de Holstein avait laissé au camp de Rousselaer, et qui décampa dans la nuit du 18 au 19 octobre, au moment où Luxembourg se mettait en marche pour le surprendre. Le comte d'Athlone était occupé ailleurs à mettre la cavalerie en quartiers d'hiver (*Gazette*, p. 515 et 527).

ment. Nous demeurâmes quarante[1] jours à Gau-Böckelheim[2], dans le plus beau et le meilleur camp du monde, et par un temps charmant, quoique tournant un peu sur le froid. Ce commencement de froid m'y attira une dispute pour une maison avec Esclainvilliers[3], mestre de camp de cavalerie ; cela alla pourtant jusqu'à M. le maréchal de Lorge, qui sur-le-champ m'envoya dire par Permillac[4], maréchal des logis de la cavalerie[5], que la maison étoit à moi, et qui le signifia à d'Esclainvilliers. Peut-être lui en dit-il davantage, car Esclainvilliers vint dès le soir à moi, qui causois sur le pas de ma porte avec le prince de Talmond[6] et cinq ou six autres brigadiers ou mestres de camp, et me fit force excuses. Il revint encore chez moi deux jours après ; je le fus voir ensuite, puis lui donnai à dîner avec d'autres, comme j'avois toujours du monde à manger, généraux, mestres de camp et autres officiers. C'étoit un brave[7] homme, épais, mais bon homme

1. Le chiffre 40 a été substitué à un autre : 27 ou 37.
2. Petite ville de la Hesse-Darmstadt, au N. O. d'Alzey, à la même hauteur que Wörrstadt. — On quitta Gimsheim le 29 juillet, pour s'installer le 30 dans le nouveau camp. Sur celui-ci, voyez le *Mercure*, août 1694, p. 260-263. On n'en partit que le 8 septembre.
3. Charles-Timoléon de Séricourt d'Esclainvilliers, mestre de camp d'un régiment de cavalerie en 1691, brigadier en 1696, maréchal de camp en 1704; mort de maladie, à Mantoue, en février 1707.
4. Permillac, dont nous n'avons pas retrouvé les noms, venait d'acheter, en mars 1694, la charge de maréchal des logis de la cavalerie. Il se tua le 13 mai 1699. Saint-Simon parlera de lui avec détail, à cette occasion.
5. Sur cette charge, voyez le *Journal de Dangeau*, tome V, p. 122.
6. Frédéric-Guillaume de la Trémoïlle, prince de Talmond, frère cadet du duc de la Trémoïlle, né en 1658, avait été d'abord destiné à l'état ecclésiastique et pourvu de plusieurs abbayes et d'un canonicat à Strasbourg ; s'en étant démis en 1689, il avait obtenu un régiment de cavalerie. Il devint brigadier en 1702, maréchal de camp en 1704, lieutenant général en 1710, gouverneur de Sarrelouis en 1717, et mourut à Taillebourg, au mois de janvier 1739, âgé de plus de quatre-vingts ans.
7. *Brave* est en interligne, au-dessus de *bon*, biffé.

et galand¹ homme, et qui savoit fort bien mener une troupe de cavalerie.

Après un si long séjour dans ce camp abondant, il fallut aller ailleurs. Le maréchal de Lorge voulut laisser un gros corps d'infanterie en Alsace, pour empêcher les ennemis d'y entrer par un pont de bateaux diligemment jeté, quand il s'en seroit éloigné pour ses subsistances, et ne se rendit point aux représentations de la Grange², intendant de l'armée, qui l'étoit aussi d'Alsace³. Celui-ci en écrivit à la cour, manda que, si cette infanterie demeuroit en Alsace, elle mettroit la province hors d'état de payer cent mille écus prêts à toucher; que c'étoit des inquiétudes et des précautions inutiles, et qu'il répondoit sur sa tête que les ennemis ne passeroient pas le Rhin, et n'étoient pas même en état d'y songer. Barbezieux, qui, avec tous ses grands airs, sentoit plus l'intendant que le général d'armée, et plus enclin aussi à croire l'un que l'autre⁴, mit le Roi de son côté, tellement que le maréchal

Préférence de l'avis de l'intendant à celui du général, qui coûte une irruption des ennemis en Alsace.

1. Voyez tome I, p. 284, note 1, et ci-dessus, p. 146.
2. Jacques de la Grange, ancien commissaire des guerres, protégé par Louvois malgré des actes fort répréhensibles, était intendant de la province d'Alsace depuis vingt ans environ, et avait remplacé en 1093, comme intendant de l'armée d'Allemagne, M. de la Fond, intendant en Franche-Comté. Il fut disgracié au commencement de l'année 1698, et M. de la Fond lui succéda à Strasbourg. Nous ignorons la date de sa mort.
3. Quand une armée se formait sur la frontière, en Flandres, en Alsace, en Dauphiné, en Roussillon, il était d'usage que l'intendant le plus proche l'accompagnât pour y faire le service administratif; pendant son absence, l'intendance de la province était tenue par un subdélégué général.
4. On voit en effet, par la correspondance de M. de la Grange, qui est mêlée avec celle du maréchal et des officiers généraux, dans les volumes du Dépôt de la guerre, que Barbezieux demandait l'avis de cet intendant sur chaque projet et son rapport sur chaque action. Il avait d'ailleurs toujours suivi les armées du Rhin et connaissait aussi bien les ressources du pays que les fortifications qu'il avait fait exécuter dans les places fortes. — A propos d'une des campagnes précédentes, où l'autre intendant, de la Fond, s'était permis de critiquer les opérations du maréchal de Lorge, Saint-Simon a fait, sur l'article du *Journal de*

reçut un ordre positif tel que la Grange l'avoit proposé¹. A cela le maréchal de Lorge ne put qu'obéir, et, ne trouvant point de subsistances plus proches que les bords de la Nahe², il se mit, avec la première ligne, tout contre Kreuznach³, et envoya Tallard⁴, avec la seconde, au delà de cette petite rivière, guéable partout, dans le Hunds-

[Add. S^tS. 86]

Dangeau du 18 avril 1693 (tome IV, p. 268), une espèce de note ou d'addition, qu'il y a lieu d'indiquer ici.

1. Primitivement, M. de Lorge avait proposé de transporter toute l'armée en Alsace pendant un mois ou six semaines ; puis il se réduisit, sur les calculs de l'intendant, à y faire hiverner un seul corps, pendant que l'armée vivrait dans le Hundsrück. Le Roi répondit qu'il ne lui semblait même pas nécessaire d'envoyer un corps considérable, qui épuiserait la province. A quoi le maréchal répliqua, le 3 septembre : « De dire que, si l'Alsace donnoit des fourrages un mois durant à un corps, elle ne seroit plus en état d'en fournir l'hiver aux troupes que V. M. y destineroit, pour cela, Sire, ce sont des discours d'intendants qui ne songent qu'à faire décharger leurs provinces pour charger les voisines, sans considérer si c'est le bien des affaires de V. M. » (Dépôt de la guerre, vol. 1266, n°s 49, 51, 63, 72.) On quitta Gau-Böckelheim le 8 septembre ; la deuxième ligne et la réserve, qui se mirent en marche pour le Hundsrück, comprenaient vingt et un escadrons de dragons, soixante-quatre de cavalerie et cinq bataillons de la brigade du comte d'Hautefort.

2. Cette rivière (Saint-Simon écrit : *Naw*) prend sa source dans le Hundsrück, coule du S. O. au N. E., traverse Kreuznach, où elle commence à être navigable, et se jette dans le Rhin (rive gauche) près de Bingen.

3. Kreuznach, ville du Palatinat, à sept lieues environ S. O. de Mayence et trois lieues S. du confluent de la Nahe. Kreuznach possède des eaux minérales et des salines bien connues.

4. Camille de la Baume d'Hostun, comte de Tallard, né le 14 février 1652, avait été successivement guidon des gendarmes anglais (1667), mestre de camp du régiment Royal-Cravates (1668), brigadier (1677), maréchal de camp (1688), et était lieutenant général depuis 1693. Après la paix de Ryswyk, il fut nommé ambassadeur extraordinaire en Angleterre, eut l'Ordre et le gouvernement du pays de Foix en 1701, fut fait maréchal de France en 1703, gouverneur de Franche-Comté en 1704, duc d'Hostun en 1712, pair en 1715, membre du Conseil de régence en 1717, membre honoraire de l'Académie des sciences en 1723, ministre d'État en 1726, et mourut à Paris le 30 mars 1728.

rück¹, où nous eûmes des fourrages et des vivres en abondance.

À peine la goûtions-nous, que Tallard reçut ordre de partir aussitôt avec toutes ses troupes, pour aller rejoindre le maréchal de Lorge : c'est que le prince Louis de Bade avoit calculé, sur notre éloignement, qu'il auroit le loisir de faire une rafle en Alsace avant que nous pussions être rejoints, et de se retirer avant que nous pussions aller à lui. Il avoit donc jeté un pont de bateaux sur le Rhin, à Hagenbach², à la faveur d'une grande île, dans laquelle il avoit mis de l'artillerie, et de là s'étoit espacé en Alsace par corps séparés. Au premier avis³, le maréchal de Lorge s'étoit porté avec quelque cavalerie jusqu'à Landau, où le maréchal de Joyeuse lui mena ses troupes, et nous partîmes le lendemain de l'arrivée de l'ordre, pour passer la

---

1. Le Hundsrück (dos de chien) est une chaîne de montagnes boisées qui continue les Vosges, s'étend en arc de cercle entre le Rhin, la Nahe et la Moselle, et se termine vers Coblenz.

2. Petite ville du Palatinat, sur la rive gauche du Rhin, à une lieue N. de Lauterbourg.

3. Ce fut le 15 septembre qu'arriva au camp la nouvelle que les ennemis venaient d'occuper, le jour même, Hagenbach abandonné. Le maréchal de Lorge en fut désespéré. « Depuis un ou deux mois, écrivit-il au Roi, parlant à M. de la Grange sur ce passage du Rhin, je lui ai dit et répété plusieurs fois qu'il falloit savoir se couper un doigt pour se sauver le bras, et peut-être la vie; et c'étoit sur ce que je souhaitois de tenir sur le Rhin un petit corps, pour avoir toujours la vue sur M. le prince Louis de Bade, tandis que l'armée de V. M. étoit trop éloignée pour empêcher que l'armée ennemie ne prît quelque poste en deçà de ce fleuve. Mais M. de la Grange m'a toujours dit que ce seroit ruiner l'Alsace, et qu'on n'y pourroit point mettre autant de troupes en quartier d'hiver que les autres années, si je prenois ce parti, et de plus qu'il étoit persuadé qu'il étoit impossible aux ennemis de pouvoir faire conduire d'Heilbronn tous les bateaux et toutes les autres choses qu'il leur falloit pour faire un pont sur le Rhin. Et même hier, à deux lieues au delà de Neu-Linange, en nous en venant, il me dit qu'il garantiroit pour une pistole tout le mal qui pourroit arriver à l'Alsace par le passage des ennemis. » (Dépôt de la guerre, vol. 1266, n° 105.) Le 17, M. de Lorge arriva à Landau avec douze cents chevaux; l'armée le joignit le 19.

Nahe et camper le lendemain à Flonheim[1]. Tallard y eut avis que le prince de Hesse[2] se préparoit, avec vingt mille hommes, à l'attaquer le lendemain dans sa marche ; mais ce que nous appréhendions, c'étoit de trouver le défilé de Durckheim[3] occupé, où[4] il étoit aisé d'empêcher le passage et de tenir ainsi les deux lignes de notre armée séparées, et par conséquent fort embarrassées, et désoler l'Alsace tandis que la première ligne seule ne le pourroit empêcher, et que la seconde demeureroit inutile.

Dans cet embarras, il se trouva une cousine de l'homme chez qui j'étois logé, qui arrivoit de Mayence, d'où elle étoit partie la veille, et je le sus de mes gens, qui le découvrirent. Elle ne parloit qu'allemand ; je la menai à Tallard, qui me pria de lui servir d'interprète. Nous sûmes d'elle que les portes de Mayence étoient fermées, qu'on n'y laissoit entrer personne de ce côté-ci, qu'on l'en avoit fait sortir, qu'elle avoit vu quantité de tentes au delà de Mayence, et que des hussards lui avoient dit que c'étoit le prince de Hesse qui alloit joindre le prince Louis. Cela ne nous instruisit guère, et Tallard, n'ayant aucun avis des partis qu'il avoit, en envoya encore deux dehors. Nous avions bien fait quatorze lieues de France[5], et n'étions arrivés qu'à huit heures du soir, de sorte qu'il fallut bien donner la nuit au repos, et nous avions encore huit lieues jusqu'aux défilés de Durckheim. Nous marchâmes le lendemain dans la disposition[6] de trouver

1. Localité de la Hesse-Darmstadt, à une lieue N. O. d'Alzey.
2. Charles, landgrave de Hesse-Cassel, prince d'Hirschfeld, etc., né le 3 août 1654, avait succédé à son père en 1663. Il commandait, depuis l'ouverture de la campagne, un corps de douze mille hommes environ, séparé de l'armée du prince de Bade. Il mourut le 23 mars 1730.
3. Petite ville au débouché d'une vallée arrosée par l'Isenach et traversée par la route de Neustadt à Mayence, à quatre lieues O. de Mannheim.
4. *Où* corrige *et*.
5. Trois lieues de France équivalaient à deux d'Allemagne.
6. Par mégarde, *dispositions*, au pluriel.

les ennemis, dont il ne parut nul vestige; et on sut après que ce camp sous Mayence étoient huit mille hommes, plus curieux de butin que de combat. Romainville, avec sa réserve, avoit pris, en partant d'Argenthal[1], dans le Hundsrück, où nous étions, un autre chemin par les montagnes, avec les bagages, de sorte que nous marchions légèrement. Nous traversâmes les défilés de Durckheim sans aucun obstacle, et nous campâmes encore à quatre lieues au delà, à deux lieues près de la première ligne, avec laquelle le maréchal de Joyeuse nous attendoit. Tallard poussa jusqu'à lui, pour recevoir ses ordres, qui furent de marcher le lendemain sous Landau. En chemin, nous joignîmes la première ligne, et ce fut une grande joie pour toutes les deux que cette réunion.

J'allai tout de suite à Landau voir M. le maréchal de Lorge, qui avoit attendu son armée avec impatience. Je le trouvai dans le jardin de Mélac, gouverneur de la place et un des lieutenants généraux de l'armée, avec presque tous les officiers généraux et la Grange, fort embarrassé de sa contenance et la tête fort basse. Nous y apprîmes que les ennemis, répandus en plusieurs corps, avoient enlevé un grand butin et quantité d'otages, et qu'ils[2] se retranchoient fort dans l'île et dans les bois d'Hagenbach; mais le nombre de ce qui avoit passé le Rhin, on ne le sut jamais. Ce n'étoit pas faute de soins[3]. Mélac avoit

---

1. Dans le manuscrit et sur certaines de nos anciennes cartes, *Arienthal*. L'*i* français rend approximativement l'articulation gutturale adoucie du *g* allemand devant *e*. — Argenthal est une petite ville située sur la route de Trèves à Bingen, en passant par la vallée du Tiefenbach et les plateaux du Hundsrück. Elle est distante de quatre lieues O. de Bingen.

2. Dans le manuscrit, *d'otage*, et *qu'il*, pour *qu'ils*.

3. Cette phrase veut-elle dire qu'on avait fait tout ce qui était possible pour savoir au juste le nombre des ennemis? On l'évaluait de vingt à trente mille hommes. Voyez la *Gazette d'Amsterdam*, p. 315, 321, 324, et Extraordinaires LXXVII à LXXX.

battu un gros parti des ennemis, où[1] Girardin[2] avoit été légèrement blessé au ventre. C'étoit un très-bon officier, brigadier de cavalerie et fils de Vaillac[3], chevalier de l'Ordre en 1661, qui étoit à Monsieur, et gens de fort bonne maison. Il avoit servi de lieutenant général en Irlande et y avoit commandé l'armée après la mort de Saint-Rhue[4], qui y fut tué ; mais il avoit déplu à

1. C'est-à-dire action, affaire où, dans laquelle.
2. Claude-François Girardin de Vauvré, dit le comte ou le marquis de Léry-Girardin, après avoir débuté dans les dragons, avait eu un régiment de cavalerie en 1675, était brigadier et inspecteur général de cavalerie depuis 1688, et devint maréchal de camp en 1696. Il mourut dans les premiers jours de décembre 1699, âgé de cinquante-cinq ans, ayant la réputation du plus fameux buveur qui fût alors, « et bon officier avec cela. » (*Journal de Dangeau*, tome VII, p. 207.) On trouve dans le volume 1266 du Dépôt de la guerre, pièce 116 *bis*, une lettre par laquelle il rend compte de l'expédition du 18 septembre : sa cavalerie avait fait, dit-il, vingt-cinq lieues en vingt-quatre heures, sans autre subsistance que de l'avoine. Le récit que la *Gazette* (p. 465-466, 474-476) fait de ces événements, et où Girardin est nommé Léry-Girardin, présente avec celui de Saint-Simon une analogie qu'il est bon de signaler.
3. On ne sait par suite de quelle erreur Saint-Simon, dans cette fin de phrase seulement, et non dans la phrase qui suivra, confond le brigadier Girardin avec un autre officier de cavalerie, le comte de Vaillac, dont il parlera assez longuement en 1707 (tome V, p. 293), ainsi que de son père, grand ami du duc Claude et de la duchesse de Saint-Simon. Le père, dont il écrit ici le nom, et qui s'appelait Jean-Paul Ricard de Gourdon-Genouillac, comte de Vaillac, lieutenant général en 1655, chevalier des ordres en 1661, premier écuyer et capitaine des gardes françaises du duc d'Orléans, puis chevalier d'honneur de la duchesse, était mort le 18 janvier 1681, à soixante ans. Son fils avait la même réputation d'ivrognerie que Girardin ; est-ce là ce qui a produit une confusion dans l'esprit de notre auteur ? ou bien est-elle due à la ressemblance qu'offrent à l'œil, rapidement écrits, les deux noms *Gourdon* et *Girardin* ?
4. Charles Chalmot de Saint-Rhue (on écrit à tort : *Saint-Ruth*), dont Saint-Simon parlera plus longuement ailleurs, avait été d'abord page du maréchal de la Meilleraye, puis capitaine de cavalerie (1670), mestre de camp (1672), brigadier (1677), lieutenant des gardes du corps (1677), maréchal de camp (1683), gouverneur de Sommières (1684), commandant en Dauphiné (1685) et en Guyenne (1686), lieutenant gé-

M. de Louvois, qui l'avoit donné au Roi pour un ivrogne (il en étoit bien quelque chose), et il en étoit demeuré là.

Le lendemain, après une longue marche, on prit un camp fort étendu[1], d'où le marquis d'Alègre[2], maréchal de camp de jour, prit en arrivant les gardes et les dragons de Bretoncelles[3], pour aller voir ce qui étoit dans la plaine au delà. Il poussa jusqu'au bois, où il força un grand retranchement, d'où il chassa le général Soyer[4]. On se reposa le lendemain. Le jour suivant, les deux maréchaux se mirent en campagne : M. de Lorge, pour aller chasser les ennemis de Wissembourg[5], qu'il en trouva délogés ; M. de Joyeuse, pour aller dans les bois, où[6] il trouva un grand retranchement, qu'il n'avoit pas assez de troupes

Les ennemis retirés au delà du Rhin.

néral (1688), et avait été tué à la bataille d'Aghrim, le 22 juillet 1691, commandant l'armée franco-irlandaise. M. de Girardin y avait alors le grade de maréchal de camp.

1. Camp de Minsfeld, 22 septembre.
2. Yves, marquis d'Alègre, colonel de dragons en 1679, brigadier en 1690, maréchal de camp en 1693, lieutenant général et commandant à Bonn en 1702, gouverneur de Saint-Omer en 1706, lieutenant général du haut Languedoc en 1707, gouverneur des Évêchés en 1723, maréchal de France et commandant en chef en Bretagne en 1724, chevalier des ordres en 1728 ; mort le 9 mars 1733, à quatre-vingts ans.
3. Louis-François le Conte de Nonant, comte ou marquis de Bretoncelles, né en 1645, destiné d'abord à l'Église, puis fait lieutenant-colonel de dragons en 1687, colonel en 1689, brigadier en 1694. Il fut tué en juin 1696, par le major de son régiment.
4. Le baron de Soyer ou Sohier, général-major ou maréchal de camp bavarois. — Sur cette action, voyez le *Mercure*, septembre 1694, p. 331-352 ; la *Gazette* de 1694, p. 487-489, et le volume 1266 du Dépôt de la guerre, n° 120, lettre de M. de la Grange.
5. Ville d'Alsace, sur la rive droite de la Lauter, à vingt kilomètres N. O. de son embouchure dans le Rhin. Les ennemis n'avaient pas délogé par avance de Wissembourg, comme il est dit ici, puisque M. de la Lande y tua beaucoup de monde et fit cent prisonniers. Notre auteur se trompe de ville : la *Gazette* dit, à deux reprises différentes (p. 475 et 488), que « le maréchal de Lorge est parti.... pour aller chasser les ennemis de *Lauterbourg*. » Ce sont, avec changement du nom de ville, les termes mêmes de Saint-Simon. Lauterbourg est à l'embouchure de la Lauter.
6. L'initiale d'*où* remplace un *d*.

pour forcer. Le lendemain, on se reposa encore. Le surlendemain, on laissa tout plié dans le camp, et on marcha aux ennemis en colonne renversée. On n'avoit pas fait beaucoup de chemin à travers de grands abatis d'arbres, qu'on sut que les ennemis avoient repassé le Rhin et rompu et retiré leur pont, de sorte que l'armée s'en retourna au camp aussi triste qu'elle en étoit partie gaillarde[1]. Trois jours après, les ordres arrivèrent en ce même camp pour la séparation des troupes. Ils portoient que Tallard iroit aux Deux-Ponts[2], le maréchal de Joyeuse dans le Hundsrück, et le maréchal de Lorge[3] où il jugeroit à propos, avec une destination de troupes et d'officiers généraux pour chacun des trois.

Procédé entre les maréchaux de Lorge et de Joyeuse, raccommodé par les marquis d'Huxelles et de Vaubecourt.

Le maréchal de Joyeuse sut d'abord la sienne, et n'en dit mot. Soit oubli ou autre raison, le maréchal de Lorge ne lui en parla point; mais, le jour de la séparation, il lui écrivit le matin par un page qu'il le prioit de partir dans deux heures, etc. Joyeuse, piqué, répondit verbalement qu'il n'étoit préparé à rien et qu'il ne pouvoit partir, puis s'alla promener. Le maréchal de Lorge, inquiet de cette réponse, s'en alloit chez lui, lorsqu'il le rencontra se promenant, et qui ne détourna point son cheval pour aller à lui. L'autre le joignit. L'abord fut très-froid, les propos furent de même: excuses de l'un, plaintes de l'autre, et fermeté à ne point partir. Ils se quittèrent de la sorte. Le maréchal de Lorge, inquiet de plus en plus, avoit des ordres précis, et la matinée s'avançoit. Il eut

1. L'arrivée si prompte du maréchal de Lorge avait épouvanté les ennemis. Dès le 22, ils commencèrent à faire repasser leurs équipages; le 23, à minuit, toute leur armée était rentrée dans l'île, et, le 24, Hagenbach fut évacué. Mais l'intendant de la Grange eut soin d'insinuer que, si l'on n'avait perdu un jour, l'armée allemande eût pu être détruite. En somme, la campagne n'avait pas eu de résultats, et le maréchal ne put guère se défendre que par des excuses trop vagues.
2. Ville et duché du Palatinat du Rhin, sur l'Erlbach, appartenant à une des branches de la maison Palatine; à dix lieues O. N. de Landau.
3. *Lorge* paraît avoir été substitué à *Joyeuse*.

recours à la négociation et il en chargea le marquis d'Huxelles[1], chevalier de l'Ordre et lieutenant général, et Vaubecourt, maréchal de camp. Ils[2] allèrent trouver le maréchal de Joyeuse, qu'ils persuadèrent de venir au moins chez l'autre maréchal, et qu'ils y amenèrent. Ils y entendirent la messe, puis s'enfermèrent. Au bout d'une heure, ils sortirent, et les ordres furent donnés pour le départ du maréchal de Joyeuse et de ses troupes, dont j'étois, et les deux maréchaux allèrent dîner ensemble chez le marquis[3] d'Huxelles, au quartier du maréchal de Joyeuse, qui étoit le chemin du départ, qui ne se put faire qu'après midi.

J'étois fort bien avec le maréchal de Joyeuse, qui me fit loger après le dernier maréchal de camp et devant Harlus, mon brigadier, qui, comme l'ancien des brigadiers de notre petite armée, y commandoit la cavalerie. Il n'en fut point fâché; mais les autres brigadiers ne le trouvèrent pas trop bon, et moins qu'eux le prince palatin de Birkenfeld, fort de mes amis, et qui ne m'en dit rien. Il étoit capitaine dans Bissy[4], second brigadier de ce corps.

1. Nicolas de Laye du Blé, marquis d'Huxelles, baptisé le 24 janvier 1652, avait été destiné d'abord à l'Église; mais, appelé par la mort de son frère aîné à hériter du gouvernement de Chalon-sur-Saône, en 1669, et à suivre le parti des armes, il était devenu colonel du régiment d'infanterie du Dauphin en 1674, brigadier en 1677, maréchal de camp en 1683, lieutenant général et chevalier des ordres en 1688, commandant en chef de l'Alsace en 1690. Il fut directeur de l'infanterie d'Allemagne en 1694, réunit à son commandement, en 1702, celui de Strasbourg, et devint maréchal de France en 1703. Ayant servi comme plénipotentiaire aux traités d'Utrecht, en 1713, il reçut les gouvernements d'Alsace et de Strasbourg, devint, après la mort de Louis XIV, président du conseil des affaires étrangères, membre du conseil de régence en 1718, ministre d'État en 1726, se retira en 1729, et mourut le 10 avril 1730.

2. *Il* pour *ils*, dans le manuscrit.

3. Saint-Simon avait écrit d'abord *m¹*, puis il a biffé la finale *¹*.

4. Jacques de Thiard, marquis de Bissy, guidon des gendarmes d'Anjou en 1670, mestre de camp de cavalerie en 1677, brigadier en 1693, gouverneur d'Auxonne en 1701, maréchal de camp en 1702, lieutenant général en 1704, se retira en 1707, et mourut le 29 janvier 1744, à quatre-vingt-seize ans.

Notre brigade échut à Norheim[1], sur le bord de la Nahe, fort près d'Ébernbourg[2], noyés dans le fourrage. J'y demeurai jusqu'au 16 octobre[3], que le maréchal de Joyeuse me donna congé de fort bonne grâce, et je m'en allai à Paris, par Metz, où je vis M. de Sève[4], qui y étoit premier président du Parlement. C'étoit un des plus intègres et des plus éclairés magistrats, qui avoit été fort des amis de mon père.

Avant de rentrer dans Paris, il faut réparer un oubli. Lorsque nous étions au camp de Gau-Böckelheim, la Bretesche[5] fut chargé d'aller reconnoître quelque chose vers

1. Village proche de Kreuznach. Son vin est renommé. — Dans le manuscrit : « Naurum, sur le bord de la Naw, fort près d'Ébrebourg. »
2. Ebernburg, petite ville et château situés à moins d'une lieue S. O. de Kreuznach, et célèbres par le séjour qu'y firent Franz de Sickingen, Mélanchthon, Bucer et Ulrich de Hütten.
3. Saint-Simon avait écrit directement au ministre, pour lui demander de régler favorablement la mise en quartiers d'hiver de son régiment. Barbezieux lui répondit le 14 septembre 1694 : « Monsieur, j'ai reçu la lettre que vous avez pris la peine de m'écrire le 4 de ce mois. Lorsque le Roi travaillera au quartier d'hiver, je ferai volontiers souvenir S. M. d'en donner un bon au régiment que vous commandez, et il ne tiendra pas à moi que vous n'ayez lieu d'être content. A l'égard des congés que vous demandez pour les officiers dudit régiment, pour aller aux eaux de Barèges, le Roi a trouvé bon de les leur accorder, et vous les trouverez ci-joints. » (Dépôt de la guerre, vol. 1249, fol. 148.) Les quartiers d'hiver ne furent réglés qu'au milieu du mois d'octobre. « Le Roi, dit Dangeau (tome V, p. 94), à la date du 17 de ce mois, avoit ordonné que tous les colonels demeurassent à leurs garnisons cet hiver et n'en pussent partir sans congé ; il a jugé à propos présentement de leur permettre à tous de revenir travailler à leurs affaires. »
4. Guillaume de Sève, fils d'un maître des requêtes, avait été successivement conseiller au Châtelet et au Grand Conseil, puis maître des requêtes (1665), intendant à Montauban (1669) et à Bordeaux (1672) ; il faisait les fonctions de premier président du parlement de Metz depuis 1681, et celles d'intendant des Trois-Évêchés depuis 1691. Il mourut à Metz, le 13 avril 1696, âgé de cinquante-huit ans.
5. Esprit de Jousseaume, marquis de la Bretesche, né en 1638, mousquetaire en 1657, capitaine de cavalerie en 1658, colonel de dragons en 1675, gouverneur et lieutenant général de Poitiers en 1678,

Rheinfels[1]. C'étoit un gentilhomme qui avoit perdu une jambe à la guerre, qui avoit été partisan distingué, qui avoit acquis une capacité plus étendue[2], très-galand homme d'ailleurs, et en qui le maréchal de Lorge se fioit fort. Il étoit un des lieutenants généraux de son armée, et, nonobstant ce grade, il ne voulut prendre avec lui que deux cents[3] hommes de pied et cent cinquante dragons. Arrivé à la nuit, après une grande traite, à un village[4] à quatre lieues de Rheinfels, il s'y arrêta, posta son infanterie, tint quelques dragons à cheval dehors, et le reste attacha ses chevaux à une haie devant la grange, où la Bretesche se mit à manger un morceau avec les officiers. Comme ils étoient à table, la lune, qui étoit belle, s'obscurcit tout d'un coup, et voilà un orage affreux d'éclairs, de tonnerre et de pluie. Aussitôt la Bretesche, craignant quelque surprise par ce mauvais temps, fait monter les dragons à cheval, y monte lui-même, et, dans cet instant, entend une grosse décharge qui justifie sa précaution. Il donne ses ordres à celui qui commandoit les dragons, et s'en va à son infanterie et la dispose ; il revient tout de suite à ses dragons, n'y en trouve plus que deux ou trois, avec un seul capitaine, et nuls autres. Au désespoir de cet abandon, il retourne à son infanterie, charge les ennemis, profite de l'obscurité et du désordre où il les met, les pousse et les chasse du village, quoique trois fois plus

devenu brigadier en 1683, maréchal de camp en 1688, lieutenant général en 1693. Il mourut le 27 juillet 1706. Il avait eu le gouvernement de Hombourg, avec la lieutenance générale de ce gouvernement et de la Lorraine allemande, en novembre 1680, et possédait le commandement général de toute cette frontière depuis le 18 décembre 1685.

1. Ancienne forteresse située sur une île du Rhin, à deux lieues et demie au-dessus de Bacharach, près de Saint-Goar.
2. Voyez les *Mémoires du marquis de Sourches*, tome I, p. 368, note 1. Le fait d'armes le plus célèbre de la Bretesche était la prise de Lewe, où il fit passer la cavalerie et les dragons sur les glaces, en 1675.
3. Il n'avait que cent grenadiers avec les dragons.
4. Ce village s'appelle Erbach.

forts que lui, et est légèrement blessé au bras et à la cuisse; et, parce que le jour alloit poindre, se retire en bon ordre à Ébernbourg. En chemin, il rencontra une des troupes de dragons qui l'avoient abandonné. Le capitaine qui la menoit eut l'impudence de lui demander s'il vouloit qu'il l'escortât, et s'attira la réponse qu'il méritoit : sur quoi les dragons se mirent à [1] faire des excuses à la Bretesche et à rejeter cette infamie sur leurs officiers, qui les avoient emmenés malgré eux. De notre camp à Ébernbourg, il n'y avoit que trois lieues : la Bretesche, qui étoit fort aimé et estimé, fut fort visité de toute l'armée; j'y fus des premiers. Il en fut quitte pour y demeurer dix ou douze jours. Il eut la générosité de demander grâce pour ces dragons, et le maréchal de Lorge, naturellement bon et doux, la facilité de la lui accorder[2]. Il ne faut pas ôter à Marsal, capitaine des guides, l'honneur qui lui est dû : il avoit suivi la Bretesche, ne le quitta jamais d'un pas, et fit très-bien son devoir. Il eut depuis une commission de capitaine d'infanterie, et il entendoit fort bien son métier[3]. Il avoit commencé, disoit-on, par être maître de la poste d'Hombourg, d'où[4] la Bretesche étoit gouverneur et d'où il l'avoit tiré.

1. Devant *faire*, est biffé *lui*, et *à la Bretesche* est ajouté en interligne, après *excuses*.
2. Le récit de Dangeau (*Journal*, tome V, p. 61-62) confirme celui de Saint-Simon, qui d'ailleurs semble s'en être servi. On trouvera à l'appendice n° III le rapport du maréchal de Lorge, qui a aussi beaucoup de conformité avec les *Mémoires*. La *Gazette* (p. 417 et 428) dit que les grenadiers « combattirent vigoureusement, pour donner le temps aux dragons de gagner la campagne. » La *Gazette d'Amsterdam* (p. 277) prétend que les dragons avaient d'abord fui, et les grenadiers peu après.
3. Nous n'avons trouvé aucun renseignement biographique sur cet officier. Le capitaine des guides était chargé d'éclairer l'armée et de la conduire à l'aide de guides qu'il se faisait fournir dans chaque localité.
4. Il y a bien *d'où* dans le manuscrit. — Hombourg, ville forte du duché des Deux-Ponts, à environ deux lieues N. de la ville de ce nom, avait été pris par les Français en 1679, et était devenu le siége d'une

[1694] DE SAINT-SIMON. 175

Ce fut dans le loisir de ce long camp de Gau-Böckelheim que je commençai ces *Mémoires*, par le plaisir que je pris à la lecture de ceux du maréchal de Bassompierre, qui m'invita à écrire aussi ce que je verrois arriver de mon temps[1].

Nous trouvâmes à notre retour le maréchal d'Humières mort[2]. C'étoit un homme qui avoit tous les talents de la cour et du grand monde et toutes les manières d'un fort grand seigneur; avec cela, homme d'honneur, quoique fort liant avec les ministres et très-bon courtisan, ami particulier de M. de Louvois, qui contribua extrêmement à sa fortune, qui ne le fit pas attendre : il étoit brave, et se montra meilleur en second qu'en premier[3]. Il étoit magnifique en tout[4]; bien avec le Roi, qui le distinguoit fort

Maréchal d'Humières,
sa fortune
et sa famille.
Sa mort.
[*Add. S^tS. 87*]

intendance, qui comprenait le bassin de la Sarre, autrement dit Lorraine allemande. Ce pays fit retour au duché de Lorraine en 1697.

1. Voyez tome I, p. 26, 157-158, et ci-dessus, p. 153, note 3.

2. Il mourut le 31 août 1694; voyez tome I, p. 36. Le *Mercure* du mois de septembre, p. 208-216, lui consacra un article nécrologique. Son portrait, gravé en 1688 par Lubin, et en 1690 par Larmessin, présente une figure de belle expression, mais longue et dédaigneuse.

3. Il avait eu quelques succès dans les précédentes guerres, à Aire, Cassel, Gand, Courtray; mais on avait attribué à son imprudence et à sa témérité l'échec de Walcourt (1689), à la suite duquel le Roi l'avait remplacé par M. de Luxembourg; son protecteur Louvois lui avait seul évité une disgrâce plus complète. Voyez le Chansonnier, ms. Fr. 12 689, p. 509, 513, 587, 605, etc. On fit alors ces vers, par allusion à la première création de rentes viagères, qui venait d'avoir lieu :

> Je suis riche à jamais si l'on me fait la grâce
> D'enrôler sous Humières les rentiers de ma classe,
> Tandis que chaudement, sous le sage Duras,
> Je serai pour toujours éloigné des combats.

Le public accusa surtout ce maréchal d'avoir rendu Mayence (juillet 1689), de connivence avec Louvois, afin de prolonger une guerre nécessaire pour faire valoir le ministre (ms. Fr. 12 689, fol. 507 et 541).

4. On le reconnaissait généralement dans un passage du chapitre *de Quelques usages*, où la Bruyère condamne les généraux qui ont introduit dans les camps un luxe déplacé et ruineux (*Œuvres*, tome II, p. 195, 196 et 408).

et étoit familier avec lui. On peut dire que sa présence ornoit la cour et tous les lieux où il se trouvoit. Il avoit toujours sa maison pleine de tout ce qu'il y avoit de plus grand et de meilleur. Les princes du sang n'en bougeoient, et il ne se contraignoit en rien pour eux ni pour personne, mais avec un air de liberté, de politesse, de discernement, qui lui étoit naturel, et qui séparoit toute idée d'orgueil d'avec la dignité et la liberté d'un homme qui ne veut ni se contraindre ni contraindre les autres. Il avoit les plus plaisantes colères du monde, surtout en jouant; et avec cela le meilleur homme du monde, et que tout le monde aimoit.

Maréchal de Boufflers gouverneur de Flandres et Lille. Maréchal de Lorge gouverneur de Lorraine. Duc du Maine grand maître de l'artillerie. Duc de Ven-

Il avoit le gouvernement général de Flandres et de Lille, où il tenoit comme une cour, et avoit fait un beau lieu de Monchy[1], à deux lieues de Compiègne, dont il étoit capitaine[2]. Le Roi l'avoit souvent aidé à accommoder Monchy, et y avoit été plusieurs fois[3]. M. de Louvois, qui, à la mort du duc du Lude[4], voulut rogner l'office de grand maître de l'artillerie, en faveur de sa charge de secrétaire d'État, fit faire le maréchal d'Humières grand maître en son absence, comme il revenoit d'Angleterre complimenter, de la part du Roi, le roi Jacques II sur son avénement à

1. Monchy-le-Pierreux, aujourd'hui Monchy-Humières, qu'il ne faut pas confondre avec Mouchy-le-Châtel, situé aussi dans le département de l'Oise. On y voit encore une partie du château du seizième siècle restauré par le maréchal et les restes de son mausolée.
2. Il avait hérité des charges de capitaine et gouverneur des ville et château de Compiègne et de capitaine des chasses, et il en fit donner la survivance, en 1690, à son gendre M. d'Aumont.
3. Le marquis de Sourches (tome I, p. 84) et Dangeau (tome I, p. 153) racontent, en avril 1685, que le Roi va faire payer une somme de cent mille livres, promise depuis longtemps, pour l'achèvement de Monchy. Il est parlé, dans les *Fragments et notes historiques* de Racine (*Œuvres*, tome V, p. 78), de la revue que Louis XIV alla passer à Monchy en 1666, et d'un séjour qu'y fit alors Mlle de la Vallière.
4. Cet office, créé en 1601 pour Sully, avait le commandement sur tous les officiers, soldats ou ouvriers de l'artillerie, la direction de tous les travaux de siége ou de marche, des arsenaux, des fabrications, etc.

la couronne[1]. Ce ministre contribua beaucoup à le faire faire duc vérifié[2] et à lui faire accorder la grâce très-singulière de faire appeler[3] dans ses lettres[4] celui qui, avec l'agrément du Roi, épouseroit sa dernière fille, belle comme le jour, et qu'il aimoit passionnément[5]. Il avoit perdu son fils unique[6], sans alliance, au siége de Luxembourg[7]. Il

dôme général des galères.

1. Il fut désigné, en juillet 1685, pour aller féliciter Jacques II, non pas sur son avénement (16 février), mais sur la défaite du duc de Montmouth. Il fut de retour à Chambord le 16 septembre, et obtint aussitôt la charge de grand maître, avec un brevet de retenue de quatre cent mille livres. Voyez *Dangeau*, tome I, p. 202, 207, 221, 222, etc. Peu après, il eut, par une grâce exceptionnelle, les entrées de la chambre.

2. Sur les ducs vérifiés, voyez ci-dessus, p. 22, note 6, et le tome X, p. 388-390.

3. C'est-à-dire, appeler à la substitution du titre.

4. Lettres du mois d'avril 1690, enregistrées au Parlement le 28 du même mois, portant réunion de la terre de Monchy et de celles que le maréchal possédait dans le voisinage, avec celle d'Humières, située près d'Hesdin, et les érigeant en duché d'Humières. Le texte de ces lettres est imprimé dans l'*Histoire généalogique* du P. Anselme, tome V, p. 759.

5. Cette dernière fille était Anne-Louise-Julie de Crevant, dite Mlle d'Humières. En 1685, le maréchal avait essayé, par l'entremise du roi Jacques II et du cardinal de Norfolk, d'obtenir du Pape une dispense pour la marier avec son oncle le marquis de Preuilly. « Ils sont, disait-il, les seuls qui restent de ma maison, de sorte que c'est l'unique endroit par où on peut la conserver. » (Musée Britannique, ms. Additionnel 21512, fol. 59.) Mais ce projet n'eut pas de suite : M. de Preuilly mourut en 1688, et laissa son bien à Mlle d'Humières. Elle épousa, le 15 mai 1690, Louis-François d'Aumont, comte de Chappes, fils cadet du duc d'Aumont, né le 30 mars 1671, et qui devint, par son mariage, marquis d'Humières, gouverneur de Compiègne et colonel du régiment d'Humières. Titré duc dès le mois de mars suivant, sur la démission de son beau-père, il fut fait brigadier en 1694, maréchal de camp en 1702, lieutenant général en 1704, et mourut le 6 novembre 1751, à quatre-vingt-un ans. Sa femme était morte un peu avant lui, le 19 novembre 1748, à quatre-vingt-trois ans et demi. On possède plusieurs portraits d'elle en pied.

6. Henri-Louis, marquis d'Humières, colonel d'infanterie, tué le 13 mai 1684.

7. Ville et duché de la basse Allemagne, entre le pays de Liége et la Lorraine.

avoit marié sa fille aînée au prince d'Isenghien[1], en obtenant un tabouret de grâce, et la seconde à Vassé[2], vidame du Mans, qui s'étoit remariée à Surville[3], cadet d'Hautefort[4], dont[5] elle avoit été longtemps sans voir son père[6].

Le maréchal mourut assez brusquement, à Versailles[7]. Il regretta amèrement de n'avoir jamais pensé à son salut

1. Jean-Alphonse de Gand, dit Villain, prince d'Isenghien, comte du Saint-Empire, etc., fils du gouverneur des Gueldres, né à Bruxelles le 13 juillet 1655, avait épousé à Lille, le 10 février 1677, Marie-Thérèse de Crevant d'Humières, et était mort à Versailles, le 6 mai 1687. Saint-Simon parlera de nouveau, en 1696, de la princesse d'Isenghien et de son tabouret de grâce. Elle ne mourut que le 19 août 1732, à Douay, étant âgée de soixante-dix-neuf ans.

2. Anne-Louise de Crevant d'Humières épousa en premières noces, par contrat du 27 juillet 1682, Louis-Alexandre de Vassé, dit Grognet, vidame du Mans, puis marquis de Vassé, qui mourut en août 1684, quelques mois après avoir été pourvu de la capitainerie du Plessis-lès-Tours en remplacement de son père.

3. Louis-Charles d'Hautefort, marquis de Surville, colonel-lieutenant du régiment de Toulouse (1684), puis de celui du Roi, brigadier d'infanterie (1693), maréchal de camp (1696), lieutenant général (1702); mort le 19 décembre 1721, à Paris, étant âgé de soixante-trois ans.

4. Surville était fils de Gilles d'Hautefort, comte de Montignac, capitaine des gendarmes de Monsieur, lieutenant général des armées, premier écuyer de la reine Marie-Thérèse, mort le 31 décembre 1693, et il avait pour frère aîné François-Isaac, marquis d'Hautefort, colonel du régiment d'Anjou, brigadier d'infanterie en 1691, maréchal de camp en 1701, lieutenant général en 1702, gouverneur de Guise en 1717, qui mourut le 31 décembre 1718, à quatre-vingt-onze ans.

5. *Dont*, latinisme, *unde*, c'est-à-dire par suite de quoi, à cause de quoi.

6. Dangeau écrit, en avril 1687 (tome II, p. 36) : « Mme de Vassé, se trouvant grosse, a été obligée de déclarer son mariage avec M. de Surville, second fils de M. d'Hautefort. Les pères et mères y ont consenti, et l'on espère que le maréchal d'Humières leur pardonnera. » Les chansons du temps prétendent que ce mariage avait été imposé à Surville par le prince de Conti, qui aimait Mme de Vassé; celle-ci était aussi belle que peu cruelle pour ses admirateurs. (Chansonnier, mss. Fr. 12689, p. 263 et 294, et 12691, p. 189.) Elle mourut le 22 avril 1732, à soixante-douze ans.

7. Il fut malade quinze jours environ. Voyez le *Journal de Dangeau*, tome V, p. 68-69.

ni à sa santé : il pouvoit ajouter à ses affaires, et mourut pourtant fort chrétiennement, et fut généralement regretté. On put remarquer qu'il fut assisté à la mort par trois antagonistes, Monsieur de Meaux[1] et l'abbé de Fénelon, qui écrivirent bientôt après l'un contre l'autre[2], et le P. Caffaro[3], théatin[4], son confesseur, qui, s'étant avisé d'écrire un livre en faveur de la comédie, pour la prouver innocente et permise, fut puissamment réfuté par Monsieur de Meaux[5].

Le maréchal de Boufflers eut le gouvernement de Lille et de la Flandre, en se démettant de celui de Lorraine, qui fut donné au maréchal de Lorge, lequel sentit vivement

1. Jacques-Bénigne Bossuet, né à Dijon le 27 septembre 1627, chanoine de Metz en 1640, docteur de la maison de Navarre en 1652, grand archidiacre de Metz en 1654, évêque de Condom en 1669, précepteur du Dauphin en 1670, membre de l'Académie française en 1671, premier aumônier de la Dauphine en 1680, évêque de Meaux en 1681. Il devint supérieur de la maison de Navarre en 1695, conseiller d'État en 1697, premier aumônier de la duchesse de Bourgogne en 1698, et mourut à Paris, le 12 avril 1704.
2. C'est l'affaire du quiétisme, dont il sera longuement parlé dans la suite des *Mémoires*, en 1697.
3. François Caffaro, théatin, fils d'un des principaux promoteurs de la révolution de Messine (voyez ci-dessus, p. 148, note 5), était venu à Paris, dans la maison de son ordre, où il exerça le professorat pendant trente ans. Ce fut, dit-on, sans son avis et par le fait du poëte Boursault, père d'un de ses élèves, que parut, en 1694, sa *Lettre d'un théologien illustre pour savoir si la comédie peut être permise ou doit être absolument défendue*. Il mourut septuagénaire, le 31 décembre 1720.
4. Les théatins étaient une congrégation de clercs réguliers, qui tiraient leur nom de Chieti, ville d'Italie, appelée autrefois *Teate*. Ils fondèrent un premier couvent en France en 1594; mais il fut bientôt détruit. En 1644, Mazarin les rappela et les établit sur le quai Malaquais, où ils restèrent jusqu'en 1790. C'est dans leur église que se donnaient, en 1685, ces concerts et ces spectacles que la Bruyère (tome II, p. 172) a traités d'« indécences », et que le Roi dut proscrire.
5. Bossuet répondit à la *Lettre sur la comédie* par ses très-austères *Maximes et Réflexions sur la comédie*. Du reste, le théatin s'était empressé de faire un désaveu solennel, et l'archevêque de Paris avait chargé un autre religieux du même ordre de réfuter en chaire la thèse incriminée.

cette préférence de son cadet, qui, valant beaucoup, ne le valoit pourtant pas¹. M. du Maine eut l'artillerie, en quittant les galères, qui furent données à M. de Vendôme, en son absence. Ainsi les bâtards durent être assez contents de cette année.

Le Roi donna une pension de vingt mille livres à la maréchale d'Humières ², qui, sans cela, auroit été réduite à fort peu, et ce fut le premier exemple d'une si forte pension à une femme³. Elle étoit la Chastre, avoit été fort belle et riche, car elle étoit unique⁴, et avoit été dame du palais de la Reine. C'étoit une précieuse, qui importunoit quelquefois le maréchal et toute sa bonne compagnie, et qui, avec un livre de compte qu'elle avoit toujours devant elle, croyoit tout faire, et ne fit rien que se ruiner.

1. Apprenant la mort du maréchal d'Humières, M. de Lorge s'était hâté de demander son gouvernement et de rappeler au Roi « qu'il lui avoit fait l'honneur de lui promettre du bien et des honneurs ; que les honneurs étoient venus, mais point le bien. » (Lettre du 8 septembre, au Dépôt de la guerre, vol. 1266, n° 82.) Mais la dépouille était déjà partagée : depuis trois jours, le gouvernement des Flandres était donné à Boufflers, et celui de Lorraine, qui rapportait soixante-quinze mille livres, à M. de Lorge, en remplacement de son commandement de Guyenne, qui allait finir. Sur ces nominations, voyez le *Mercure*, septembre 1694, p. 216-221, et le *Journal de Dangeau*, tome V, p. 71 et 72.

2. Louise-Antoinette-Thérèse de la Chastre, fille de l'auteur de mémoires fort estimés, avait été mariée à M. d'Humières le 8 mars 1653 ; elle se retira aux Carmélites, et y mourut le 2 décembre 1723, âgée de près de quatre-vingt-huit ans. Elle passait pour avoir beaucoup contribué à la haute fortune de son mari.

3. Quoique le maréchal reçût du Roi deux cent trente mille livres par an (*Gazette d'Amsterdam*, 1694, Extraordinaire LXXIII), il était si fort endetté à sa mort, que Pontchartrain, son parent maternel, dut donner quatre mille livres pour les frais funéraires. Le Roi fit payer par le duc de Vendôme, quand il lui donna les galères (1ᵉʳ septembre 1694), le brevet de retenue de cent mille écus et une somme de cinquante-cinq mille livres que le maréchal devait à un créancier. Voyez le *Journal de Dangeau*, tome V, p. 71, 74 et 78, les Papiers du P. Léonard, MM 825, fol. 111, et les *Lettres de Sévigné*, tome X, p. 188-189.

4. Elle était seule fille, et avait un frère qui continua la maison.

Elle se retira dans une maison borgne au dehors des Carmélites du faubourg Saint-Jacques[1], s'y fit dévote en titre d'office[2], et se mêla après de tout ce dont elle n'avoit que faire[3], et peu d'accord avec ses enfants[4].

Il étoit arrivé pendant la campagne quelques aventures aux Princesses : c'étoit le nom distinctif par lequel on entendoit seulement les trois filles du Roi[5]. Monsieur avoit voulu avec raison que la duchesse de Chartres appelât toujours les deux autres *ma sœur*, et que celles-ci ne l'appelassent jamais que *Madame*[6]. Cela étoit juste, et le Roi le leur avoit ordonné, dont elles furent fort piquées. La princesse de Conti pourtant s'y soumit de bonne grâce ; mais Madame la Duchesse, comme sœur d'un même amour[7], se mit à appeler Mme de Chartres *mignonne* : or rien n'étoit moins mignon que son visage, que sa taille, que toute

Tracasseries de Monsieur et des Princesses.
[*Add. S¹S. 88*]
[*Add. S¹S. 89*]

1. Le grand couvent où nous avons vu plus haut (p. 100, note 2) Mme d'Épernon se retirer, et qui était surtout célèbre par la retraite de Mlle de la Vallière. La « maison borgne » que loua la maréchale d'Humières était celle qu'avait occupée Mlle de Portes, cette sœur de la première duchesse de Saint-Simon dont les *Mémoires* ont déjà parlé plusieurs fois. Voyez les *Lettres de Mme de Sévigné*, tome X, p. 282.

2. C'est-à-dire, s'en faisant comme une fonction assurée et régulière. L'Académie cite, au sens propre : « Sa commission fut changée en titre d'office. » Au reste, elle explique simplement les mots : « C'est un fripon en titre d'office, » par : « C'est un grand fripon. »

3. « Elle gouverne entièrement le faubourg Saint-Jacques, » dit Mme de Coulanges (*Lettres de Mme de Sévigné*, tome X, p. 282).

4. Outre les enfants dont a parlé notre auteur, Mme d'Humières avait encore une autre fille, Marie-Louise, qui était abbesse de Notre-Dame de Monchy depuis 1684, et qui mourut le 12 janvier 1710, après une vie toute de sainteté, dont Michel Félibien écrivit l'éloge.

5. La princesse de Conti douairière, la duchesse de Bourbon-Condé et la duchesse de Chartres.

6. La *Gazette d'Amsterdam* intervertit évidemment les choses quand elle dit, à la date du 5 février 1694 (p. 48) : « Le Roi a ordonné à Mme la princesse de Conti douairière et à Mme la duchesse de Bourbon, ses filles, d'appeler Mme de Chartres du nom de *sœur*, et non de celui de *Madame*, comme elles faisoient auparavant. »

7. Elles étaient l'une et l'autre filles de Mme de Montespan.

sa personne¹. Elle n'osa le trouver mauvais; mais quand, à la fin, Monsieur le sut, il en sentit le ridicule, et l'échappatoire de l'appeler² *Madame*, et il éclata. Le Roi défendit très-sévèrement à Madame la Duchesse cette familiarité, qui en fut encore plus piquée; mais elle fit en sorte qu'il n'y parût pas.

A un voyage de Trianon, ces princesses, qui y couchoient, et qui étoient jeunes, se mirent à se promener ensemble les nuits et à se divertir la nuit à quelques pétarades³. Soit malice des deux aînées, soit imprudence, elles en tirèrent une nuit sous les fenêtres de Monsieur, qui l'éveillèrent, et qui le⁴ trouva fort mauvais : il en porta ses plaintes au Roi, qui lui fit force excuses, gronda fort les princesses, et eut grand'peine à l'apaiser⁵. Sa colère fut surtout domestique : Mme la duchesse de Chartres s'en sentit longtemps, et je ne sais si les deux autres en furent fort fâchées; on accusa même Madame la Duchesse de quelques chansons sur Mme de Chartres⁶. Enfin tout

---

1. Voyez tome I, p. 97, note 1. Mme de Caylus dit d'elle : « La flatterie a fait depuis (son mariage) que ses favorites l'entretenoient continuellement de sa grande beauté, langage qui devoit d'autant plus lui plaire qu'elle y étoit moins accoutumée. » (*Souvenirs*, p. 484.)

2. C'est-à-dire cette manière d'échapper à l'appeler, cette ruse pour ne pas l'appeler. C'est un tour propre à Saint-Simon. *Échappatoire* ne s'emploie guère qu'absolument et sans régime.

3. Feux d'artifice.

4. *Qui le* a été substitué, en interligne, à *qu'il*, biffé au-dessous; puis, *mauvaises* a été changé en *mauvais*.

5. *Journal de Dangeau*, 5 juillet 1694, tome V, p. 39.

6. « Elle étoit féconde en chansons les plus cruelles » (*Mémoires*, tome VI, p. 105). Nous avons déjà indiqué (tome I, p. 97, note 1) son épigramme sur la duchesse de Chartres. Voyez aussi ce qu'en dit la *Correspondance littéraire*, tome III, p. 387-388, et les couplets reproduits dans le *Nouveau siècle de Louis XIV*, tome IV, p. 135 et suivantes. Le recueil inédit de portraits de l'année 1703 conservé au Musée Britannique s'exprime ainsi sur Madame la Duchesse : « Elle est bien faite dans sa taille et d'un visage qui fait plaisir à voir. Elle a autant d'esprit, et du délicat, que de chagrin de voir qu'elle est obligée de céder le pas à sa cadette;

fut replâtré, et Monsieur pardonna tout à fait à Mme de Chartres, par une visite qu'il reçut à Saint-Cloud de Mme de Montespan, qu'il avoit toujours fort aimée, qui raccommoda aussi ses deux filles[1], et qui avoit conservé de l'autorité sur elles, et en recevoit de grands devoirs[2].

Mme la princesse de Conti eut une autre aventure, qui fit grand bruit et qui eut de grandes suites. La comtesse de Bury[3] avoit été mise auprès d'elle, pour être sa dame d'honneur, à son mariage. C'étoit une femme d'une grande vertu, d'une grande douceur et d'une grande politesse, avec de l'esprit et de la conduite. Elle étoit Urre d'Aiguebonne[4] et veuve sans enfants, en 1666, d'un cadet de Rostaing, frère de la vieille Lavardin[5], mère du chevalier de l'Ordre ambassadeur à Rome. Mme de Bury avoit fait venir de Dauphiné Mlle Choin[6], sa nièce, qu'elle avoit mise fille d'honneur de Mme la princesse de Conti. C'étoit

Aventure de Mme la princesse de Conti, fille du Roi, qui chasse de chez elle Mlle Choin. Disgrâce, exil, etc. de Clermont. Cabale en désarroi. Mlle Choin et Monseigneur. [Add. S⁺S. 90]

mais elle s'en dédommage par les railleries et les satires piquantes qu'elle et ses amies font contre elle, dont l'aînée (sic) ne sauroit ni se garantir ni se revancher. » (Ms. Additionnel 29 507, fol. 11.)

1. Madame la Duchesse et la duchesse de Chartres.
2. Dangeau raconte cette visite et ses résultats, à la date du 6 juillet 1694. Mme de Montespan était venue à Versailles même, quelques semaines auparavant, voir la duchesse de Chartres, pendant un séjour du Roi à Choisy (*Gazette d'Amsterdam*, 3 mai 1694, p. 150).
3. Anne-Marie d'Urre d'Aiguebonne, mariée à François de Rostaing, comte de Bury, chambellan de Monsieur Gaston, et veuve en 1666, avait été nommée, en janvier 1680, dame d'honneur de la princesse de Conti. Elle quitta la cour en avril 1693, et mourut à l'âge de quatre-vingt-onze ans, le 19 octobre 1724. Il est assez souvent parlé d'elle dans les *Lettres de Mme de Sévigné*.
4. La maison d'Urre était des meilleures du Dauphiné et avait formé une grande quantité de branches, fécondes en hommes de guerre, en diplomates, etc. Le père de Mme de Bury était mort lieutenant général.
5. Le comte de Bury était frère de Marguerite-Renée de Rostaing, mariée en 1642 à Henri II de Beaumanoir, marquis de Lavardin, devenue veuve dès 1644, et morte en avril 1694.
6. Marie-Émilie Joly de Choin était fille du baron de Choin, gouverneur et grand bailli de Bourg-en-Bresse. Selon les *Mémoires de Saint-Simon* (tome VIII, p. 288), elle mourut vers 1723; selon son

une grosse fille écrasée, brune, laide, camarde, avec de l'esprit, et un esprit d'intrigue et de manége¹. Elle voyoit sans cesse Monseigneur, qui ne bougeoit de chez Mme la princesse de Conti². Elle l'amusa, et, sans qu'on s'en aperçût, se mit intimement dans sa confiance. Mme de Lillebonne et ses deux filles³, qui ne sortoient pas non plus de chez la princesse de Conti⁴, et qui étoient parvenues à l'intimité de Monseigneur, s'aperçurent les premières de la confiance entière que la Choin avoit acquise, et devinrent ses meilleures amies. M. de Luxembourg, qui avoit le nez bon, l'écuma⁵ : le Roi ne l'aimoit point, et ne se servoit de lui que par nécessité ; il le sentoit, et s'étoit entièrement tourné vers Monseigneur. M. le prince de Conti l'y avoit mis fort bien, et le duc de Montmorency, son fils. Outre l'amitié, ce prince ménageoit fort ce maréchal, pour en être instruit et vanté, dans l'espérance d'arriver au commandement des armées⁶, et la dé-

Addition (n° 90), en 1732; selon la *Nouvelle biographie générale*, en 1744. M. Édouard de Barthélemy, qui a publié en 1872 une notice sur *Mademoiselle de Choin*, n'a pas su non plus la date précise de sa mort.

1. Comparez ce portrait et l'Addition correspondante (n° 90) avec la *Correspondance de Madame*, édition Brunet, lettres du 26 avril 1719 et du 1ᵉʳ mars 1720. Voyez aussi le Chansonnier, ms. Fr. 12690, p. 173.

2. Cette princesse était, selon M. de Sourches (*Mémoires*, tome II, p. 186), la seule entre les enfants naturels du Roi pour qui Monseigneur montrât de l'inclination à cette époque.

3. Béatrix-Hiéronyme de Lorraine, dite Mlle de Lillebonne, née le 1ᵉʳ juillet 1662, passait pour être mariée secrètement au chevalier de Lorraine ; elle devint abbesse de Remiremont en 1711, et mourut le 9 février 1738. Sa sœur, Élisabeth de Lorraine, née le 5 avril 1664, était mariée, depuis le 8 octobre 1691, au prince d'Espinoy (tome I, p. 265); veuve le 24 septembre 1704, elle mourut à Paris le 7 mars 1748.

4. Sur le rôle des Lillebonne dans cette société, voyez la suite des *Mémoires*, tome III, p. 58-59, et le Chansonnier, ms. Fr. 12692, p. 7.

5. *Écumer*, au figuré, signifie, d'après Furetière, soit « prendre le meilleur d'une affaire, » soit, comme ici et tome IV, p. 172 et 264, tome VI, p. 38, tome IX, p. 365, « attraper quelque secret et en faire son profit. »

6. Nous pouvons citer, à l'appui de ce que dit ici Saint-Simon, une lettre autographe que le prince de Conti écrivait à Luxembourg, peu

bauche avoit achevé de les unir étroitement. La jalousie [Add. S'S. 94] de M. de Vendôme, en tout genre, contre le prince de Conti, n'osant s'en prendre ouvertement à lui, l'avoit brouillé avec M. de Luxembourg, et fait choisir l'armée de Catinat[1], où il n'avoit rien au-dessus de lui ; et M. du Maine, par la jalousie des préférences, n'étoit pas mieux avec le général. Tout cela l'attachoit de plus en plus au prince de Conti, et le tournoit vers Monseigneur avec plus d'application ; et c'est ce qui fit que Monseigneur avoit préféré la Flandre à l'Allemagne, où le Roi le vouloit envoyer, qui commençoit à sentir quelque chose des intrigues de M. de Luxembourg auprès de Monseigneur[2].

après sa victoire de Leuze, et que nous croyons inédite. Elle est datée du camp d'Endingen, le 27 septembre (1691), et ainsi conçue : « Par ma foy, vous estes un plaisant home, et, dans le temps que l'on ne parle par tout que de quartiers de fourage, vous vous avisés d'aller battre la cavallerie de ce pauvre Valdec. J'avois esperé que cet anée vous ne me doneriés pas la peine de vous ecrire et que vous n'auriés fait autre chose que faire repasser la Sambre au prince d'Orange et rompre les grands projets qu'il avoit fait contre la France ; mais je vois bien que vous voulés vous battre à quelque pris que ce soit. Je serois bien fasché que le gardo qui s'est detaché pour vous tuer eut reussi à son dessein : la France et vos amis y auroient trop perdu. Mais je vous avoue que je me serois consolé qu'il vous eut doné quelque coup qui vous eut un peu etourdit, pour vous aprendre à ne pas tant faire le mechant. Toutes plaisanteries cessantes, home en France ne prend tant de part à vostre gloire que moy, et, si j'ose le dire, n'est si faché de n'en pas estre le temoin, quoique je sçache bien qu'il n'y fasse pas seur. J'ay bien peur que vous n'eussiés pas autant d'envie de me voir sous vos ordres que j'en aurois d'y estre. J'espere pourtant que ma bone volonté viendroit au secours de mon ignorance. Je suis ravi de vous scavoir en bone santé, et j'ay beaucoup d'impatience que la campagne soit finie pour vous assurer moy mesme que je m'interesse plus que persone du monde à tout ce qui peut vous faire plaisir. François Louis de Bourbon. » (Musée Britannique, ms. Additionnel 21 509, fol. 105-106.)

1. C'est-à-dire que les deux Vendôme avaient obtenu de passer de l'armée de Flandres dans celle d'Italie, que commandait Catinat, et où l'on a vu (tome I, p. 279 et 303-304) que le Roi les combla de marques de faveur. Voyez ci-après, p. 232.

2. Selon le Chansonnier (ms. Fr. 12 691, p. 349), le maréchal était

Ce prince avoit pris du goût pour Clermont[1], de la branche de Chaste, enseigne des gendarmes de la garde. C'étoit un grand homme, parfaitement bien fait, qui n'avoit rien que beaucoup d'honneur, de valeur, avec un esprit assez propre à l'intrigue, et qui s'attacha à M. de Luxembourg à titre de parenté[2]. Celui-ci se fit honneur de le ramasser[3], et bientôt il le trouva propre à ses desseins. Il s'étoit introduit chez Mme la princesse de Conti,

revenu de la dernière campagne avec l'espérance de parvenir au rang de connétable par le crédit de la Choin et de Monseigneur :

> Par le secours de la Choin
> Du Dauphin,
> Il [croyoit] tout faire à sa guise....
>
> Si certain cas fût échu,
> Il eût cru
> Être du moins connétable....

La disgrâce de 1694 trompa tous ses calculs.

1. François-Alphonse de Clermont-Chaste (aujourd'hui Chatte), d'abord chevalier de Clermont, puis marquis de Clermont-Roussillon, cornette de cavalerie en 1678, capitaine en 1683, exempt des gardes du corps de la compagnie de Duras en 1684, avait acheté, en novembre 1691, le guidon des gendarmes de la garde (ou des chevau-légers), et avait eu un brevet de mestre de camp au mois de mai suivant. Forcé de se démettre de sa charge en avril 1695, il ne reparut à la cour que sous la Régence, devint alors, par le crédit de Mme de Parabère, colonel des gardes suisses du Régent (1719), puis capitaine des gardes du duc d'Orléans (1728) et premier gentilhomme de sa chambre (1737), et mourut à Paris, le 1er janvier 1740, âgé de soixante-dix-neuf ans, sans avoir été marié. Selon le président Hénault, qui raconte tout cet épisode (*Mémoires*, p. 124), et dont le récit, comme celui de Mme de Caylus (*Souvenirs*, p. 497, 498 et 506), est à rapprocher du texte de Saint-Simon, Clermont était « un homme d'une belle figure, avec un grand air du monde, sans beaucoup d'esprit. »

2. On a vu plus haut (p. 33, note 2) que la maréchale de Luxembourg était fille d'un Clermont-Tonnerre. Les Clermont-Chaste prétendaient se rattacher au second degré connu de la grande famille dauphinoise qui s'était subdivisée en Tonnerre, Thoury, Montoison, etc.; mais ils n'en donnaient pas de preuve positive, et Monsieur de Noyon repoussait leur prétention.

3. Terme déjà employé ainsi dans le tome I, p. 177, ligne 6.

il en avoit fait l'amoureux; elle la[1] devint bientôt de lui. Avec ces appuis, il devint bientôt un favori de Monseigneur, et, déjà initié avec M. de Luxembourg, il entra dans toutes les vues que M. le prince de Conti et lui s'étoient proposées de se rendre les maîtres de l'esprit de Monseigneur et de le gouverner, pour disposer de l'État quand il en seroit devenu le maître.

Dans cet esprit, ils avisèrent Clermont de s'attacher à la Choin, d'en devenir l'amant, et de paroître vouloir l'épouser. Ils lui confièrent ce qu'ils avoient découvert de Monseigneur à son égard, et que ce chemin étoit[2] sûrement pour lui celui de la fortune. Clermont, qui n'avoit rien, les crut bien aisément : il fit son personnage, et ne trouva point la Choin cruelle; l'amour qu'il feignoit, mais qu'il lui avoit donné, y mit la confiance : elle ne se cacha plus à lui de celle de Monseigneur, ni bientôt Monseigneur ne lui fit plus mystère de son amitié pour la Choin; et bientôt après la princesse de Conti fut leur dupe[3]. Là-dessus, on partit pour l'armée, où Clermont eut toutes les distinctions que M. de Luxembourg lui put donner.

Le Roi, inquiet de ce qu'il entrevoyoit de cabale auprès de son fils, les laissa tous partir, et n'oublia pas d'user du secret de la poste. Les courriers lui en déroboient souvent le fruit; mais, à la fin, l'indiscrétion de ne pas tout réserver aux courriers trahit l'intrigue[4]. Le Roi eut de leurs lettres : il y vit le dessein de Clermont et de la Choin de s'épouser, leur amour, leur projet[5] de gouver-

1. *En* a été corrigé en *la*. — 2. *Se[roit]* a été changé en *estoit*.
3. « On ne croiroit pas que cette princesse, le modèle de la beauté, fut sacrifiée à Mlle Choin, d'une figure dégoûtante, et que l'on appeloit *l'amie de Monseigneur*. » (*Mémoires du président Hénault*, p. 124.)
4. Mme de Caylus (*Souvenirs*, p. 506) dit que les lettres furent portées au Roi par Barbezieux, qui les avait trouvées dans un paquet du maréchal de Luxembourg.
5. *Projet* est en interligne, au-dessus de *dessein*, effacé.

ner Monseigneur, et présentement[1], et après lui ; combien M. de Luxembourg étoit l'âme de toute cette affaire, et les merveilles pour soi qu'il s'en proposoit ; l'excès du mépris de la Choin et de Clermont pour la princesse de Conti, de qui Clermont lui sacrifia les lettres, que le Roi eut par ce même paquet intercepté à la poste, après beaucoup d'autres dont il faisoit rendre les lettres après en avoir pris les extraits, et avec ce paquet une lettre de Clermont accompagnant le sacrifice, où la princesse de Conti étoit traitée sans ménagement, où Monseigneur n'étoit marqué que sous le nom de leur *gros ami*, et où tout le cœur sembloit se répandre. Alors le Roi crut en avoir assez, et, une[2] après-dînée de mauvais temps qu'il ne sortit point, il manda à la princesse de Conti de lui venir parler dans son cabinet. Il en avoit aussi des lettres à Clermont, et des[3] lettres de Clermont à elle, où leur amour étoit fort exprimé, et dont la Choin et lui se moquoient ensemble.

La princesse de Conti, qui, comme ses sœurs, n'alloit jamais chez le Roi qu'entre son souper et son coucher, hors des étiquettes de sermon ou des chasses, se trouva bien étonnée du message. Elle s'en alla chez le Roi, fort en peine de ce qu'il lui vouloit, car il étoit redouté de son intime famille plus, s'il se peut, encore que de ses autres sujets. Sa dame d'honneur demeura dans un premier cabinet, et le Roi l'emmena plus loin. Là, d'un ton sévère, il lui dit qu'il savoit tout, et qu'il n'étoit pas question de lui dissimuler sa foiblesse pour Clermont ; et tout de suite ajouta qu'il avoit leurs lettres, et les lui tira de sa poche en lui disant : « Connoissez-vous cette écriture ? » qui étoit la sienne ; puis celle de Clermont. A ce début, la pauvre princesse se trouva mal ; la pitié en

---

1. Il y a là une abréviation difficile à lire, mais que nous croyons, vu le sens de la phrase, devoir traduire par *présentement*.

2. Dans le manuscrit, *un*, au lieu d'*une*.

3. *Ses* ou *les* a été corrigé en *des*.

prit au Roi, qui la remit comme il put, et qui lui donna les lettres, sur lesquelles il la chapitra, mais assez humainement. Après il lui dit que ce n'étoit pas tout, et qu'il en avoit d'autres à lui montrer, par lesquelles elle verroit combien elle avoit mal placé ses affections et à quelle rivale elle étoit sacrifiée. Ce nouveau coup de foudre, peut-être plus accablant que le premier, renversa de nouveau la princesse. Le Roi la remit encore, mais ce fut pour en tirer un cruel châtiment : il voulut qu'elle lût en sa présence ses lettres sacrifiées et celles de Clermont et de la Choin. Voilà où elle pensa mourir. Elle se jeta aux pieds du Roi, baignée de ses larmes et ne pouvant presque articuler : ce ne fut que sanglots, pardons, désespoirs, rage, et à implorer justice et vengeance. Elle fut bientôt faite : la Choin fut chassée le lendemain[1], et

---

1. Dangeau écrit, à la date du 22 août 1694 : « Mme la princesse de Conti est mécontente de Mlle Choin, la plus ancienne de ses filles d'honneur, et elle lui a ordonné de se retirer; elle s'en va dans un couvent à Paris. » (*Journal*, tome V, p. 62.) Comparez une lettre de Mme de Sévigné, du 27 août 1694. — Nous croyons devoir rapprocher du texte de Saint-Simon celui de l'annotateur du Chansonnier, c'est-à-dire de Gaignières, qui a dicté à son secrétaire le même récit, presque dans les mêmes termes : « Clermont de Chaste, enseigne des gendarmes du Roi, étoit assez heureux pour être aimé de Mme la princesse de Conti et être en commerce de lettres avec elle. La Choin recevoit et rendoit les lettres de part et d'autre, mais elle aimoit de son côté Clermont et en étoit aimée, de manière qu'elle trahissoit sa maîtresse, qui ne servoit, tout aimable qu'elle étoit, que de prétexte aux amours de Clermont et de la Choin, très-laide et très-puante. La pauvre princesse de Conti vivoit dans cette ignorance, et étoit trahie par sa suivante et son amant, car celui-ci sacrifioit à la Choin les lettres de la princesse, au point qu'il les lui renvoyoit de l'armée. Par malheur, une de ces lettres sacrifiées, avec celles de Clermont, fut interceptée par le Roi, qui fut surpris, comme on peut se l'imaginer, apprenant les amours de la princesse, sa fille naturelle, et la perfidie des deux autres. Il envoya chercher cette princesse, et lui montra les lettres. Elle ne put soutenir cet affront, elle tomba évanouie sur le canapé du Roi, et ce prince, tout en colère qu'il étoit de la conduite de sa fille, fut attendri de son état présent : il la releva, l'embrassa, et lui promit qu'il ne lui parleroit jamais de cette affaire. Elle, de son côté,

[Add. S^tS. 92]

M. de Luxembourg eut ordre en même temps d'envoyer Clermont dans la place la plus voisine, qui étoit Tournay[1], avec celui de se défaire de sa charge, et de se retirer après en Dauphiné, pour ne pas sortir de la province[2]. En même temps, le Roi manda à Monseigneur ce qui s'étoit passé entre lui et sa fille, et par là le mit hors de mesure d'oser protéger les deux infortunés. On peut juger de la part que le prince de Conti, mais surtout M. de Luxembourg et son fils, prirent à cette découverte, et combien la frayeur saisit les deux derniers.

Cependant, comme l'amitié de Monseigneur pour la Choin avoit été découverte par ces mêmes lettres, la princesse de Conti n'osa ne pas garder quelques mesures. Elle envoya Mlle Choin, dans un de ses carrosses, à l'abbaye de Port-Royal[3], à Paris, et lui donna une pension[4] et des voitures pour emporter ses meubles. La comtesse de

supplia Sa Majesté de chasser sur-le-champ la Choin et d'éloigner Clermont, afin qu'elle ne le vît jamais : ce qui fut exécuté à l'heure même. » (Chansonnier, ms. Fr. 12 691, p. 354 et 412.) On voit qu'il y a beaucoup d'analogie entre le récit de Saint-Simon et celui de Gaignières. Il faut encore comparer une relation du temps, curieuse, mais inexacte, que Barrière a publiée dans son recueil de *la Cour et la Ville sous Louis XIV, Louis XV et Louis XVI* (1830), et dont M. Éd. de Barthélemy a donné un texte quelque peu différent, dans sa notice sur Mlle Choin.

1. « Qui étoit Tournay » est ajouté au-dessus de la ligne, de même que *le*, devant *mit*, quatre lignes plus loin.

2. Dangeau, qui n'avait pas dit mot de M. de Clermont en 1694, note ceci, le 6 avril 1695 : « Le Roi a donné ordre à M. le chevalier de Clermont, cornette des chevau-légers, de se défaire de sa charge; et défense à lui de paroître à la cour. Le Roi lui envoie cet ordre-là par l'évêque de Laon, son frère. » (*Journal*, tome V, p. 178-179.)

3. Le siége de la communauté des religieuses de Port-Royal-des-Champs avait été transféré, en 1626, à Paris, rue de la Bourbe, dans l'ancien hôtel de Clagny; un vaste monastère y avait été construit, sous les auspices de plusieurs grandes dames, et divers corps de logis s'étaient élevés à l'extérieur, pour recevoir des personnes du monde.

4. *Journal de Dangeau*, tome V, p. 62 et 91. Monseigneur ajouta à la pension cent pistoles par trimestre. — Nous retrouverons plus d'une fois Mlle Choin, et, lorsque Saint-Simon en parlera longuement, nous

Bury, qui ne s'étoit doutée de rien sur sa nièce, fut inconsolable, et voulut se retirer bientôt après¹.

Mme de Lillebonne et ses filles se hâtèrent d'aller voir la Choin, mais avec un extrême secret : c'étoit le moyen sûr de tenir immédiatement à Monseigneur ; mais elles ne vouloient pas se hasarder du côté du Roi, ni de la princesse de Conti, qu'elles avoient toutes sortes de raisons de ménager avec la plus grande délicatesse. Elles étoient princesses, mais le plus souvent sans habits et sans pain, à la lettre, par le désordre de M. de Lillebonne. M. de Louvois leur en avoit donné souvent ; Mme la princesse de Conti les avoit attirées² à la cour, les y nourrissoit, leur faisoit des présents continuels, leur y procuroit toutes sortes d'agréments, et c'étoit à elle qu'elles avoient l'obligation d'avoir été connues de Monseigneur, puis admises dans sa familiarité, enfin dans son amitié la plus déclarée et la plus distinguée.

Les chansons achevèrent de célébrer cette étrange aventure de la princesse et de sa confidente³.

Monsieur de Noyon⁴ en avoit fourni une autre à notre retour⁵, qui lui fut d'autant plus sensible qu'elle divertit

Monsieur de Noyon de

---

aurons à examiner s'il y eut mariage entre elle et Monseigneur, comme entre Mme de Maintenon et Louis XIV. En 1694, cette supposition est inadmissible, puisque M. de Clermont avait pour but de l'épouser ; aussi ne comprenons-nous pas que Lavallée, trouvant dans une lettre du Dauphin à Mme de Maintenon (*Correspondance générale*, tome III, p. 413, 19 juillet 1694) cette phrase : « J'ai été assez étonné que vous me parlassiez de ma femme ; cela m'a surpris d'abord et m'a fait demeurer tout court, » en ait conclu qu'il s'agissait de Mlle Choin, déjà mariée à Monseigneur.

1. Elle s'était retirée dès le mois d'avril 1693 (*Dangeau*, tome IV, p. 266).

2. Dans le manuscrit, *attiré*, sans accord.

3. Voyez le Chansonnier, ms. Fr. 12 691, p. 349, 361, etc. La première chanson est de Madame la Duchesse, dont nous verrons plus loin l'animosité contre la princesse de Conti.

4. François de Clermont-Tonnerre, évêque de Noyon.

5. Les mots : « à notre retour », sont écrits en interligne, au-dessus de : « pendant l'été », biffé.

l'Académie françoise, étrangement moqué par l'abbé de Caumartin, qui en est perdu.
[*Add. S^tS. 93*]

fort tout le monde à ses dépens. On a vu, dès l'entrée de ces *Mémoires*[1], quel étoit ce prélat. Le Roi s'amusoit de sa vanité, qui lui faisoit prendre tout pour distinction, et les effets de cette vanité feroient un livre. Il vaqua une place à l'Académie françoise[2], et le Roi voulut qu'il en fût. Il ordonna même à Dangeau, qui en étoit, de s'en expliquer de sa part aux académiciens[3]. Cela n'étoit jamais arrivé, et Monsieur de Noyon, qui se piquoit de savoir, en fut comblé, et ne vit pas que le Roi se vouloit divertir. On peut croire que le prélat eut toutes les voix[4] sans en avoir brigué aucune, et le Roi témoigna à Monsieur le Prince et à tout ce qu'il y avoit de distingué à la cour qu'il seroit bien aise qu'ils se trouvassent à sa réception[5]. Ainsi Monsieur de Noyon fut le premier du choix du Roi dans l'Académie, sans que lui-même y eût auparavant pensé, et le premier encore[6] à la réception duquel le Roi eût pris le soin de convier.

1. Tome I, p. 279-281.
2. Par le décès de Jean Barbier d'Aucour, avocat et poëte, mort le 13 septembre 1694, à cinquante-trois ans.
3. Dangeau écrit, à la date du 16 novembre 1694 : « Monsieur de Noyon fut hier choisi à l'Académie pour remplir la place de M. d'Aucour, et le Roi a témoigné qu'on lui avoit fait plaisir d'élire Monsieur de Noyon. » L'évêque était connu par des mandements, que le *Mercure* qualifiait lui-même de « tout singuliers, » par des discours au Roi, par un éloge de sa sœur l'abbesse de Saint-Paul de Beauvais, morte en 1692, etc. Toutes ces pièces ont bien le caractère glorieux, ampoulé et emphatique que Saint-Simon prête à l'auteur.
4. Dans le registre de l'Académie française, tenu en ce temps-là fort négligemment, le procès-verbal de la séance « du   novembre, » signé du secrétaire perpétuel Regnier Desmarais, et où la date du jour est ainsi en blanc, se borne à ceci : « Ce jour-là, la Compagnie ayant été convoquée par billets, on a procédé au second scrutin sur la place vacante par la mort de M. d'Aucourt (*sic*), pour laquelle M. l'évêque de Noyon avait déjà été proposé, et il a été élu par tous les suffrages. »
5. Mme de Coulanges écrit : « Le Roi lui a dit qu'il s'attendoit à être seul ce jour-là. » (*Sévigné*, tome X, p. 218.)
6. Après *encore*, est effacé : « qui eust.... Roy », plus quelques lettres illisibles devant *Roy*.

L'abbé de Caumartin[1] se trouvoit lors directeur[2] de
l'Académie, et par conséquent à répondre[3] au discours
qu'y feroit le prélat[4]. Il en connoissoit la vanité, et le

1. Jean-François-Paul Lefèvre de Caumartin, né le 16 décembre
1668, reçu d'abord chevalier de Malte en 1669, puis destiné à l'Église
et pourvu de l'abbaye de Buzay, à l'âge de sept ans, sur la démission de son parrain le cardinal de Retz, avait été élu membre de l'Académie française le 27 mars 1694, à la place de l'abbé de Lavau, n'ayant
que vingt-six ans. Il devint aussi membre honoraire de l'Académie des
inscriptions en 1701, eut par la suite plusieurs bénéfices et remplit les
fonctions de doyen et de vicaire général à Tours, mais ne parvint à l'épiscopat que grâce à Saint-Simon, sous la Régence. D'abord évêque de
Vannes en 1717, puis de Blois en 1719, il mourut le 30 août 1733.
2. Non pas directeur, mais chancelier depuis le 2 octobre. Le directeur élu à cette date était la Fontaine, qui ne put faire la réception du
13 décembre; le procès-verbal constate son absence.
3. C'est-à-dire, appelé (à répondre), ayant (à répondre).
4. Patru, élu en 1640, fut le premier académicien qui prononça le
discours de réception devenu depuis lors obligatoire. Ce fut à partir du
discours de la Bruyère (1693) que les textes durent être soumis à l'approbation du directeur et du chancelier. Il parut un premier recueil
de ces harangues en 1698, en un volume in-4°; un autre en 1714, en
plusieurs volumes in-12. On trouve dans ce dernier, tome II, p. 502 à
520, les deux harangues dont il est question ici, et qui ont été réimprimées, en 1745, dans le *Recueil A-Z*. L'édition in-4° de 1698 ne contient que le discours du récipiendaire, sans la réponse de Caumartin.
— Nous empruntons quelques détails sur le cérémonial des réceptions
de ce temps-là aux notes du P. Léonard sur les Académies (Arch. nat.,
M 763) : « Le jour qu'un académicien est reçu, la porte du lieu de
l'Académie, qui est au Louvre, est ouverte à tous les honnêtes gens.
Au milieu, il y a un grand bureau, sur lequel, ce jour-là, on met un
beau tapis. Il y a des chaises d'un côté et d'autre, pour les académiciens seulement. Ceux de dehors sont aux second et troisième rangs.
Celui qui doit être reçu est entré d'abord dans un petit cabinet, et,
quand trois heures après midi sonnent, le libraire de l'Académie avertit le candidat et l'amène dans le lieu de l'assemblée et lui montre sa
place, qui est à un des bouts du bureau, où il y a une chaise sans bras.
A la tête du bureau, tout vis-à-vis, est le directeur de l'Académie, qui
a une chaise à bras. Le candidat commence son discours, il salue l'assemblée et se couvre en même temps, et demeure couvert tant qu'il
parle. Son discours fini, il se découvre. Le directeur alors prend la parole et répond à son discours. Ayant achevé, on lit quelques pièces de

style tout particulier à lui. Il avoit beaucoup d'esprit et de savoir. Il étoit jeune et frère de différent lit de Caumartin[1], intendant des finances, fort à la mode en ce temps-là, et qui les[2] faisoit presque toutes sous Pontchartrain, contrôleur général, son parent proche et son ami intime. Cette liaison rendoit l'abbé plus hardi, et, se comptant sûr d'être approuvé du monde et soutenu du ministre, il se proposa de divertir le public aux dépens de l'évêque qu'il avoit à recevoir. Il composa donc un discours confus et imité au possible du style de Monsieur de Noyon, qui ne fut qu'un tissu des louanges les plus outrées et de comparaisons emphatiques, dont le pompeux galimatias fut une satire continuelle de la vanité du prélat, qui le tournoit pleinement en ridicule[3].

la composition de quelques-uns des académiciens : après quoi, on finit l'assemblée. » Ajoutons que les réceptions n'étaient publiques que depuis la translation de l'Académie au Louvre (1672), que les dames furent admises pour la première fois le 7 septembre 1702, à la réception de M. Chamillart, évêque de Senlis, et qu'on ouvrit pour elles une tribune donnant sur la salle. Comparez les détails donnés par les *Mémoires du duc de Luynes*, en 1743, tome V, p. 14-17.

1. Louis-Urbain Lefèvre de Caumartin, marquis de Saint-Ange, conseiller au Parlement en 1674, maître des requêtes en 1682, intendant des finances de 1690 à 1715, conseiller d'État semestre en 1697, et ordinaire en 1702; mort le 2 décembre 1720, à soixante-huit ans.

2. C'est-à-dire qui faisait presque toutes les affaires de finances. Voyez le portrait de Caumartin, tome XVII, p. 154-155.

3. Le texte imprimé de ce discours n'est pas aussi confus et emphatique que le dit Saint-Simon, et peut-être a-t-il été corrigé ; cependant on y trouve quelques passages où l'ironie se cache sous les flatteries officielles. Après avoir vanté les hautes dignités dont le prélat était revêtu, l'abbé de Caumartin ajoute : « C'est un pompeux cortége qui vous accompagne et qui ne vous mène pas; vous le prenez, vous le quittez, selon qu'il vous convient, et il est de l'intérêt de votre gloire de vous en détacher quelquefois, afin que ces honneurs qu'on vous rend ne soient attribués qu'à votre seul mérite. » Vient ensuite un éloge de l'éloquence de l'évêque de Noyon : « Cette éloquence, dont nous sommes encore tout éblouis, et dont vous avez créé le modèle, vous accompagne partout. Ce n'est point dans vos harangues, ce n'est point dans vos sermons qu'elle se renferme ; on l'a trouvée dans vos lettres et dans

Cependant, après avoir relu son ouvrage, il en eut peur, tant il le trouva au delà de toute mesure ; pour se rassurer, il le porta à Monsieur de Noyon, comme un écolier à son maître et comme un jeune homme à un grand prélat, qui ne vouloit rien omettre des louanges qui lui étoient dues, ni rien dire aussi qui ne fût de son goût et qui ne méritât son approbation. Ce respect si attentif combla l'évêque : il lut et relut le discours ; il en fut charmé, mais il ne laissa pas d'y faire quelques corrections pour le style et d'y ajouter quelques traits de sa propre louange. L'abbé revit son ouvrage de retour entre ses mains avec grand plaisir ; mais, quand il y trouva[1] les additions de la main de Monsieur de Noyon et ses ratures, il fut comblé à son tour du succès du piége qu'il lui avoit tendu, et d'avoir en main un témoignage de son approbation qui le mettoit à couvert de toute plainte.

Le jour venu de la réception[2], le lieu fut plus que rempli de tout ce que la cour et la ville avoit de plus distingué : on s'y portoit dans le desir d'en faire sa cour au Roi, et dans l'espérance de s'y divertir. Monsieur de Noyon parut avec une nombreuse suite, saluant et remarquant l'illustre et nombreuse compagnie avec une satisfaction qu'il ne dissimula pas, et prononça sa harangue avec sa confiance ordinaire, dont la confusion et le langage remplirent l'attente de l'auditoire[3]. L'abbé de Caumartin répon-

vos conversations les plus familières : les figures les plus hardies et les mieux marquées, celles que les plus grands orateurs n'emploient qu'en tremblant, vous les répandez avec profusion, vous les faites passer dans des pays qui jusqu'ici leur étoient inconnus, etc. »

1. *Trouva* est en interligne, au-dessus de *vit*, effacé.
2. Le lundi 13 décembre 1694.
3. On lit, dans le *Mercure* de décembre 1694 (p. 268), que le récipiendaire « parla avec beaucoup d'avantage de M. d'Aucour, » son prédécesseur ; et, au contraire, dans *Moréri*, qu' « il affecta de ne rien dire » de lui, parce qu'il était « d'une naissance commune, » mais que Caumartin répara cette omission, et que l'Académie fit entendre au prélat qu'il devait la réparer, lui aussi, dans le discours imprimé.

dit d'un air modeste, d'un ton mesuré, et, par de légères inflexions de voix aux endroits les plus ridicules ou les plus marqués au coin du prélat, auroit réveillé l'attention de tout ce qui l'écoutoit, si la malignité publique avoit pu être un moment distraite[1]. Celle de l'abbé, toute brillante d'esprit et d'art, surpassa tout ce qu'on en auroit pu attendre si on avoit prévu la hardiesse de son dessein, dont la surprise ajouta infiniment au plaisir qu'on y prit[2]. L'applaudissement fut donc extrême et général, et chacun, comme de concert, enivroit Monsieur de Noyon de plus en plus, en lui faisant accroire que son discours méritoit tout par lui-même, et que celui de l'abbé n'étoit goûté que parce qu'il avoit su le louer dignement. Le prélat s'en retourna charmé de l'abbé et du public, et ne conçut jamais la moindre défiance.

On peut juger du bruit que fit cette action[3] et quel put

1. Monsieur de Noyon avait insisté inutilement pour que Caumartin l'appelât *Monseigneur*. De même aussi, le cardinal d'Estrées ne put jamais obtenir qu'on lui donnât un fauteuil; quand par hasard il allait aux séances, il affectait de se tenir debout tout le temps, de façon que personne ne pût s'asseoir. — Il n'est que juste d'ajouter que Monsieur de Noyon fut un des bienfaiteurs de l'Académie. Les académiciens, depuis la mort de Pellisson, faisaient par cotisation les frais du prix de poésie : il constitua une rente pour qu'une somme de trois cents livres pût être donnée tous les deux ans à l'auteur de la meilleure pièce de vers faite en l'honneur du Roi. Voyez le *Journal de Dangeau*, tome XVIII, p. 444, et les notes du P. Léonard, M 763, *Académies*, fol. 7.

2. Voyez plus haut la note 3 de la page 194.

3. Dangeau (tome V, p. 119) dit : « L'abbé de Caumartin répondit à la harangue de M. l'évêque de Noyon. Il en fut content quand il l'entendit, et même il l'avoit vue et approuvée auparavant; cependant on lui persuada depuis qu'il avoit sujet de s'en plaindre, et il s'en plaignit au Roi. Ce discours de l'abbé de Caumartin étoit fort éloquent et fort agréable, plein de louanges; mais on prétend qu'elles étoient malignes. » La *Gazette* (p. 612) se montra très-réservée; elle dit que le discours du récipiendaire était « plein d'éloquence et d'érudition, » et que la réponse du chancelier avait été faite « avec beaucoup d'esprit et d'éloquence. » Le *Mercure* de décembre 1694 (p. 261 et suivantes) donna un compte rendu de la réception, avec des fragments du discours du ré-

être le personnage de Monsieur de Noyon, se louant dans les maisons et par les compagnies et de ce qu'il avoit dit et de ce qui lui avoit été répondu, et du nombre et de l'espèce des auditeurs, et de leur admiration unanime, et des bontés du Roi à cette occasion. Monsieur de Paris[1], chez lequel il voulut aller triompher, ne l'aimoit point : il y avoit longtemps qu'il avoit sur le cœur une humiliation qu'il en avoit essuyée. Il n'étoit point encore duc, et la cour étoit à Saint-Germain[2], où il n'y avoit point de petites cours comme à Versailles. Monsieur de Noyon, y entrant dans son carrosse[3], rencontra Monsieur de Paris à

cipiendaire et une très-courte analyse de la réponse. A ce sujet, une gazette hollandaise, celle d'Amsterdam, dit, dans sa feuille II de Nouvelles extraordinaires, qu'on lui a écrit de Paris, le 6 janvier 1695, que l'abbé de Caumartin a répondu à Monsieur de Noyon en place de la Fontaine, qui ne s'est pas trouvé en état de parler ce jour-là, et elle ajoute : « Comme cette réponse a été trouvée fort éloquente, aussi bien que le discours, on est surpris qu'elle n'ait pas été imprimée, et cela augmente d'autant plus la curiosité de la voir, que des gens ont voulu prendre ce prétexte pour faire croire, sans doute fort injustement, qu'il y a quelque chose d'équivoque dans l'éloge en faveur de ce prélat. » La réponse, nous l'avons dit, ne fut pas imprimée non plus dans la première édition des *Harangues de l'Académie françoise* qui parut en 1698, chez Coignard.

1. François de Harlay, de la branche de Champvallon, né à Paris en 1625, docteur de Sorbonne, abbé de Jumiéges en 1650, nommé archevêque de Rouen en 1651, à vingt-six ans, en remplacement de son oncle, fait commandeur des ordres en 1661, avait été transféré au siége de Paris en mars 1671, créé duc et pair en 1674, et désigné par le Roi pour avoir le chapeau de cardinal en mars 1690 ; mais il mourut avant la promotion, le 9 août 1695. Il était membre de l'Académie française, proviseur de la maison de Sorbonne, supérieur de celles de Navarre et de la Marche, etc.

2. Il s'agit, non pas de l'ancien château de François Iᵉʳ, mais de celui qu'Henri IV avait fait construire sur la croupe de la colline, et que Louis XIII, puis Louis XIV, qui y naquit en 1638, agrandirent et embellirent. De celui-ci, il ne reste plus qu'un pavillon.

3. Comme pair de France, l'évêque-comte de Noyon avait le droit d'entrer en carrosse dans la cour du Louvre ou de toute autre résidence habitée par le Roi ; voyez l'*État de la France*, 1698, tome I, p. 467-

pied. Il s'écrie; Monsieur de Paris va à lui, et croit qu'il va mettre pied à terre ; point du tout : il le prend de son carrosse par la main, et le conduit ainsi en laisse jusqu'au degré, toujours parlant et complimentant l'Archevêque, qui rageoit de tout son cœur. Monsieur de Noyon, toujours sur le même ton, monta avec lui, et fit si peu semblant de soupçonner d'avoir rien fait de mal à propos, que Monsieur de Paris n'osa en faire une[1] affaire; mais il ne le sentit pas moins[2]. Cet archevêque, à force d'être bien avec le Roi, de présider aux assemblées du clergé avec toute l'autorité et les grâces qu'on lui a connues[3], et d'avoir part à la distribution des bénéfices, qu'il perdit en-

473, et les *Mémoires de Sainctot*, Bibl. nat., ms. Fr. 14 117, p. 661. Ce fut seulement au mois d'avril 1674 que François de Harlay obtint l'érection en duché-pairie de la seigneurie de Saint-Cloud, qui appartenait à l'archevêché, et, comme le fait observer son secrétaire l'abbé le Gendre (*Mémoires*, p. 126), cette nouvelle dignité ne lui procura autre chose que l'entrée dans la cour du Louvre, puisque l'archevêque de Paris avait déjà séance, comme les pairs, au Parlement, en qualité de conseiller-né.

1. Dans le manuscrit, *un affaire*, par mégarde sans doute, bien qu'au seizième siècle encore plusieurs écrivains fassent *affaire* du masculin toujours, ou tantôt masculin et tantôt féminin.

2. Voyez l'Addition n° 57, tome I, p. 376-377. — Cette historiette est racontée comme il suit, par le président Bertin du Rocheret, dans les notes qui font aujourd'hui partie du dossier HARLAY (fol. 48), au Cabinet des titres : « Les quintes de M. de Clermont-Tonnerre, évêque de Noyon, occasionnèrent l'érection de l'archevêché de Paris en duché-pairie, parce qu'un petit évêque passoit les cours en carrosse, et l'archevêque de la cour à pied. Monsieur de Noyon lui offrit place dans son carrosse, qu'il avoit fait serrer contre le jambage de la porte. « Attends « donc, coquin! Eh! ne vois-tu pas que Mgr l'archevêque de Paris est à « pied? » — L'archevêque s'en vengea quelque temps après : l'évêque faisant.... dans un buisson, il lui fit sangler un coup de fouet.... par son cocher; dont l'évêque n'osa se vanter. » Sur cette dernière partie de l'historiette, que rend assez probable un fait raconté ailleurs par Saint-Simon (tome I, p. 378), voyez la version du Chansonnier, ms. Fr. 12 690, p. 265.

3. Il ne présida pas moins de neuf ou dix assemblées. Voyez ci-après, p. 347 et suivantes, où Saint-Simon dira ce qu'étaient ces assemblées.

fin¹, s'étoit mis peu à peu au-dessus de faire aucunes visites aux prélats, même les plus distingués, quoique tous allassent souvent chez lui. Monsieur de Noyon s'en piqua, et lui en parla fort intelligiblement. C'étoient toujours des excuses. Voyant enfin que ces excuses dureroient toujours, il en parla si bien au Roi, qu'il l'engagea² à ordonner à Monsieur de Paris de l'aller voir. Ce dernier en fut d'autant plus mortifié qu'il n'osa plus y manquer aux occasions et aux arrivées, et que cette exception l'embarrassa avec d'autres prélats considérables.

On peut donc imaginer quelle farce ce fut pour Monsieur de Paris que cette réception d'Académie, mais qu'il n'en pourroit être pleinement satisfait tant que Monsieur de Noyon continueroit de s'en applaudir : aussi ne manqua-t-il pas l'occasion de sa visite pour lui ouvrir les yeux et lui faire entendre, comme son serviteur et son confrère, ce qu'il n'osoit lui dire entièrement. Il tourna longtemps sans pouvoir être entendu par un homme si rempli de soi-même et si loin d'imaginer qu'il fût possible de s'en moquer; à la fin pourtant, il se fit écouter, et, pour l'honneur de l'épiscopat, insulté, disoit-il, par un jeune homme, il le pria de n'en pas augmenter la victoire par une plus longue duperie, et de consulter ses vrais

1. « Il étoit à la tête d'un bureau composé de plusieurs conseillers d'État, qui se tenoit dans l'Archevêché, pour les affaires ecclésiastiques. Le Roi admettoit une fois la semaine l'archevêque de Paris à une audience particulière, dans son cabinet, à laquelle il s'étoit préparé par une mûre discussion des matières qu'il devoit rapporter. » (*Moréri*, tome V, p. 530, article HARLAY, d'après l'abbé le Gendre.) C'est le vendredi que le Roi tenait ce « conseil de conscience » avec M. de Harlay et le P. de la Chaise; mais celui-ci, depuis qu'il était devenu confesseur du Roi, en 1675, avait remplacé l'Archevêque dans la direction des affaires importantes, et particulièrement dans la distribution des bénéfices.

2. Après *engagea*, Saint-Simon avait écrit d'abord Mr *de Par*, qu'il a ensuite effacé et remplacé par la surcharge : *à ordonner*. — Deux lignes plus loin, *y* surcharge un *m*; il avait voulu mettre « n'osa plus manquer ».

amis. Monsieur de Noyon jargonna[1] longtemps avant de se rendre, mais à la fin il ne put se défendre des soupçons, et de remercier l'Archevêque, avec qui il convint d'en parler au P. de la Chaise, qui étoit de ses amis. Il y courut en effet au sortir de l'Archevêché. Il dit au P. de la Chaise l'inquiétude qu'il venoit de prendre, et le pria tant de lui parler de bonne foi, que le confesseur, qui de soi étoit bon, et qui balançoit entre laisser Monsieur de Noyon dans cet extrême ridicule et faire une affaire à l'abbé de Caumartin, ne put enfin se résoudre à tromper un homme qui se fioit à lui, et lui confirma, le plus doucement qu'il put, la vérité que l'archevêque de Paris lui avoit le premier apprise. L'excès de la colère et du dépit succéda à l'excès du ravissement. Dans cet état, il retourna chez lui, et alla le lendemain à Versailles, où il fit au Roi les plaintes les plus amères de l'abbé de Caumartin, dont il étoit devenu le jouet, et la risée de tout le monde. Le Roi, qui avoit bien voulu se divertir un peu, mais qui vouloit toujours partout un certain ordre et une certaine bienséance, avoit déjà su ce qui s'étoit passé, et l'avoit trouvé fort mauvais. Ces plaintes l'irritèrent d'autant plus qu'il se sentit la cause innocente d'une scène si ridicule et[2] si publique, et que, quoiqu'il aimât à s'amuser des folies de Monsieur de Noyon, il ne laissoit pas d'avoir pour lui de la bonté et de la considération. Il envoya chercher Pontchartrain, et lui commanda de laver rudement la tête à son parent et de lui expédier une lettre de cachet pour aller se mûrir la cervelle et apprendre à vivre et à parler dans son abbaye de Buzay[3], en Bretagne.

1. *Jargonner*, « murmurer tout bas. » (*Furetière*.)
2. *Et* est ajouté en interligne; puis, après *publique* est biffée la répétition : *si ridicule*.
3. Buzay-sur-Loire (aujourd'hui commune du département de la Loire-Inférieure), près de Paimbœuf, était une abbaye de l'ordre de Cîteaux et de la filiation de Clairvaux, dont le revenu montait à trente mille livres. M. de Caumartin y avait été nommé en 1675.

[1694] DE SAINT-SIMON. 201

Pontchartrain n'osa presque répliquer : il exécuta bien la première partie de son ordre ; pour l'autre, il la suspendit au lendemain, demanda grâce, fit valoir la jeunesse de l'abbé, la tentation de profiter du ridicule du prélat, et surtout la réponse corrigée et augmentée de la main de Monsieur de Noyon, qui, puisqu'il l'avoit examinée de la sorte, n'avoit qu'à se prendre à lui-même de n'y avoir pas aperçu ce que tout le monde avoit cru y voir. Cette dernière raison, habilement maniée par un ministre agréable et de beaucoup d'esprit, fit tomber la lettre de cachet, mais non pas l'indignation. Pontchartrain, pour cette fois, n'en demandoit pas davantage. Il fit valoir le regret et la douleur de l'abbé, et sa disposition d'aller demander pardon à Monsieur de Noyon et lui témoigner qu'il n'avoit jamais eu intention de lui manquer de respect et de lui déplaire. En effet, il lui fit demander la permission d'aller lui faire cette soumission; mais l'évêque, outré, ne la voulut point recevoir, et, après avoir éclaté sans mesure contre les Caumartins, s'en alla passer sa honte dans son diocèse, où il demeura longtemps.

Il faut dire tout de suite que, peu après son retour à[1] Paris, il[2] tomba si malade qu'il reçut ses sacrements. Avant de les recevoir, il envoya chercher l'abbé de Caumartin, lui pardonna, l'embrassa, tira de son doigt un beau diamant, qu'il le pria de garder et de porter pour l'amour de lui[3] ; et quand il fut guéri, il fit auprès du Roi tout ce qu'il put pour le raccommoder : il y a travaillé toute sa vie avec chaleur et persévérance, et n'a rien ou-

Grande action de Monsieur de Noyon sur l'abbé de Caumartin.

1. Cet *à* surcharge un *d*.
2. Dans le manuscrit, *qu'il*.
3. Les mots : « tira.... pour l'amour de lui », sont écrits en interligne.
— Cette historiette est racontée presque dans les mêmes termes par la *Gazette d'Amsterdam*, année 1695, p. 74 et feuille xix de Nouvelles extraordinaires. Cette gazette, dont nous avons déjà indiqué l'article sur la réception du 13 décembre, ajoute à propos de la réconciliation :
« Cela se passa d'autant mieux qu'il n'y avoit eu entre eux qu'un mal-

blié pour le faire évêque ; mais ce trait l'avoit[1] radicalement perdu dans l'esprit du Roi, et Monsieur de Noyon n'en eut que le bien devant Dieu, par cette grande action, et l'honneur devant le monde.

<small>Dauphiné d'Auvergne et comté d'Auvergne, terres tout ordinaires. Folie du cardinal de Bouillon. [*Add. St-S. 94*]</small>

L'orgueil du cardinal de Bouillon donna vers ce même temps une autre sorte de scène. Pour l'entendre, il faut dire qu'il y a dans la province d'Auvergne deux terres particulières, dont l'une s'appelle le comté d'Auvergne[2], l'autre le dauphiné d'Auvergne[3]. Le comté a une[4] étendue ordinaire et des mouvances ordinaires d'une terre ordinaire, sans droits singuliers, et sans rien de distingué de toutes les autres. Comment elle a retenu ce nom, et le dauphiné le sien, mèneroit à[5] une dissertation trop longue[6]. Le dauphiné est encore plus petit en étendue que le comté, et, bien qu'érigé en princerie[7], n'a ni rang ni dis-

entendu assez bizarre, puisqu'il ne venoit au fond que de quelques louanges mal interprétées. »

1. Il va sans dire que *le* (*l'*) se rapporte à Caumartin.
2. Ce comté, composé de la portion du comté de Clermont que saint Louis avait laissée à Guillaume de la Tour, avait pour chef-lieu Vic-le-Comte, aujourd'hui l'un des chefs-lieux de canton de l'arrondissement de Clermont-Ferrand.
3. Le dauphiné d'Auvergne, qui faisait partie du duché de Montpensier, avait pour capitale Vodables (commune du département du Puy-de-Dôme), où l'on voit encore les ruines de l'ancien château des dauphins.
4. *Un*, par inadvertance, pour *une*; et, trois lignes plus loin, *elle* pour *il*.
5. A surcharge *en*.
6. On trouvera des détails historiques et topographiques sur l'un et l'autre, soit dans le *Mémoire concernant la province d'Auvergne* (1697), édité en 1844, par Bouillet, soit dans le *Dictionnaire géographique* d'Expilly, tome I, p. 404 et 407.
7. Comparez tome X, p. 84. Ailleurs Saint-Simon se servira de ce terme de *princerie* pour désigner la qualité de prince du cardinal de Rohan. Nous ne le trouvons sous aucune de ces deux acceptions dans les dictionnaires, mais seulement signifiant la dignité de *primicier* d'un chapitre, de même qu'on nommait *domerie* un bénéfice dont le possesseur se qualifiait *dom*. Ici, il ne faudrait pas entendre *princerie* au sens

tinction par-dessus les autres terres, ni droits particuliers, et n'a jamais donné aucune prétention à ceux qui l'ont possédé. Mais la distinction du nom de *prince-dauphin* avoit plu à la branche de Montpensier[1], qui possédoit cette[2] terre, dont quelques-uns ont porté ce titre du vivant de leur père avant de devenir ducs de Montpensier[3].

Le comté d'Auvergne, tel qu'il[4] vient d'être dépeint, étoit entré et sorti de la maison de la Tour par des mariages et des successions. Ce nom étoit friand pour des gens qui minutoient[5] de changer leur nom de la Tour en celui d'Auvergne[6], et ils firent si bien auprès du Roi, lors et depuis l'échange de Sedan, que cette terre est rentrée chez eux; et c'est de là que le frère du duc et du cardinal de Bouillon porte le nom de comte d'Auvergne[7].

Le dauphiné d'Auvergne étoit échu à Monsieur par la succession de Mademoiselle, et aussitôt le cardinal avoit conçu une envie démesurée de l'avoir. Il en parla à Béchameil[8], qui étoit surintendant de Monsieur, au chevalier de Lorraine, et fit sa cour à tous ceux qui pouvoient

précis de *principauté*, car ni le dauphiné, ni le comté d'Auvergne n'ont jamais figuré dans la liste des principautés donnée par l'*État de la France*.

1. Branche de la maison de Bourbon, formée par Louis le Bon, qui épousa, en 1426, l'héritière des comtes de Clermont, dauphins d'Auvergne.

2. *Cette* est en interligne.

3. Gilbert de Bourbon-Montpensier, mort au royaume de Naples, en 1496, s'était appelé *comte-dauphin* du vivant de son père.

4. Dans le manuscrit, *qui*, pour *qu'il*, prononciation commune autrefois.

5. *Minuter*, « tramer, machiner, » selon Richelet (1680), signifiait, selon l'Académie (1694), « projeter quelque chose pour l'accomplir bientôt, » et selon Furetière (1690), « avoir dessein de faire quelque chose, et surtout en cachette, à la sourdine. »

6. Voyez la suite des *Mémoires*, tome V, p. 85-113, et tome VIII, p. 87-88.

7. Voyez tome I, p. 131, note 4.

8. Louis Béchameil, ancien fermier général, secrétaire du Roi en 1659 et secrétaire du Conseil, était surintendant de la maison de Monsieur et de celle de Madame depuis 1685. Il eut la même charge chez le duc d'Orléans, et mourut le 4 mai 1703, à soixante-treize ans.

avoir part à déterminer Monsieur à le[1] lui vendre. A la fin et à force de donner gros, le marché fut conclu, et Monsieur en parla au Roi, qui s'étoit chargé de son agrément comme d'une bagatelle; mais il fut surpris de trouver le Roi sur la négative[2]. Monsieur insista, et ne pouvoit la comprendre. « Je parie, mon frère, lui dit le Roi, que c'est une nouvelle extravagance du cardinal de Bouillon, qui veut faire appeler un de ses neveux *prince-dauphin*. Dégagez-vous de ce marché. » Monsieur, qui avoit promis, et qui trouvoit le marché bon, insista; mais le Roi tint bon, et dit à Monsieur qu'il n'avoit qu'à faire mander au cardinal qu'il ne le vouloit pas.

Cette réponse lui fut écrite par le[3] chevalier de Lorraine, de la part de Monsieur, et le pénétra de dépit. Ce nom singulier et propre à éblouir les sots, dont le nombre est toujours le plus grand, et un nom que des princes du sang avoient porté, avoit comblé son orgueil de joie : le refus le combla de douleur. N'osant se prendre au Roi, il répondit au chevalier de Lorraine un fatras de sottises, qu'il couronna par ajouter qu'il étoit d'autant plus affligé de ce que Monsieur lui manquoit de parole, que cela l'empêcheroit d'être désormais autant[4] son serviteur qu'il l'avoit été par le passé. Monsieur eut plus envie de rire de cette espèce de déclaration de guerre que de s'en offenser. Le Roi d'abord la prit plus sérieusement; mais, touché par les prières de M. de Bouillon, et plus encore par la grandeur du châtiment d'une pareille insolence, si elle étoit

---

1. *La,* par mégarde, pour *le.*
2. *Journal de Dangeau,* tome V, p. 152, à la date du 10 février 1695. Comparez une lettre de Coulanges, du 12 février 1695 (*Lettres de Mme de Sévigné,* tome X, p. 244-245), qui prouve qu'on avait vu dans le marché des Bouillons une intention de se rendre maîtres de toute l'Auvergne et d'assurer au duc d'Albret le titre de prince-dauphin, comme le Roi lui-même va le dire. On fit des chansons sur leur déconvenue.
3. Dans le manuscrit, *de,* pour *le.*
4. *Autant* est en interligne.

prise comme elle le méritoit, il prit[1] le parti de l'ignorer, et le cardinal de Bouillon en fut quitte pour la honte, et pour s'aller cacher une quinzaine dans sa belle maison de Saint-Martin de Pontoise[2], qu'il avoit, depuis peu, trouvé moyen de séculariser par des échanges[3], et de faire de ce prieuré un bien héréditaire et patrimonial[4].

Le marquis d'Arcy[5] étoit mort à Maubeuge, à l'ouverture de la campagne. De gouverneur de M. le duc de Chartres, il étoit devenu premier gentilhomme de sa chambre et le directeur discret de sa conduite. Ce prince, qui eut le bon esprit de sentir tout ce qu'il valoit, l'a regretté toute sa vie, et l'a témoigné par tous les effets qu'il a pu à sa famille, et jusqu'à ses domestiques. Il étoit chevalier de l'Ordre de 1688, conseiller d'État d'épée, et avoit été ambassadeur en Savoie. C'étoit un homme d'une vertu[6] et d'une capacité peu commune, sans nulle pédanterie, et fort rompu au grand monde, et un très-vaillant [Add. St S. 95]

---

1. Devant *il prit* est biffé *que;* un peu plus loin, *cacher* est ajouté au-dessus de la ligne.

2. Cette maison, dont il subsiste encore des restes sur les bords de l'Oise, faisait partie d'une abbaye de bénédictins dont était titulaire, depuis 1677, le cardinal de Bouillon. Celui-ci possédait en outre, par engagement, le domaine et le vieux château de Pontoise.

3. Il y a dans le manuscrit : « que par un échange, il avoit, depuis peu, trouvé moyen de séculariser par des échanges ». Nous effaçons « par un échange », que l'auteur a sans doute oublié de biffer après y avoir substitué plus loin un pluriel qui s'accorde mieux avec ce que dit Dangeau à l'endroit où renvoie la note suivante.

4. Voyez le *Journal de Dangeau*, tome V, p. 361, à la date du 3 février 1696, et les *Lettres de Sévigné*, tome X, p. 355. Coulanges était un des hôtes habituels de Saint-Martin. Selon Piganiol de la Force (*Nouvelle description de la France*, éd. de 1753, tome I, p. 305), le jardin de Saint-Martin était des plus beaux qu'on pût voir.

5. Voyez tome I, p. 92, où Saint-Simon avait mis *Valenciennes* pour *Maubeuge*. Le marquis d'Arcy a un article nécrologique dans le *Mercure*, juin 1694, p. 211; comparez aussi une lettre de Madame à l'abbé Dubois, dans le livre de M. de Seilhac sur ce ministre, tome I, p. 218.

6. Cependant il avait été compagnon de libertinage de Bussy-Rabutin.

homme, sans nulle ostentation. Un roi à élever et à instruire eût été dignement et utilement remis entre ses mains¹. Il n'étoit point marié ni riche, et n'avoit guère que soixante ans²; homme bien fait et de fort bonne mine. Au retour de l'armée, on fut surpris de celui que le Roi mit auprès de son neveu pour le remplacer³. Ce fut Cayeux⁴, brigadier de cavalerie, brave et très-honnête gentilhomme, qui buvoit bien, et ne savoit rien au delà. M. de Chartres fut fort aise d'avoir affaire à un tel inspecteur, dont il se moqua, et le fit tomber dans tous les panneaux qu'il lui tendit.

Changements chez Monsieur.

Il y avoit eu aussi pendant la campagne quelques changements chez Monsieur. Il permit à Châtillon⁵, son ancien favori, de vendre à son frère aîné⁶ la moitié de sa charge de premier gentilhomme de sa chambre⁷. Châtillon avoit

1. Comparez tome XI, p. 173. — 2. *Ans* est écrit deux fois.
3. *Journal de Dangeau*, tome V, p. 159, et *Mercure*, mars 1695, p. 278. Ce n'est pas au retour de l'armée, mais à la fin du mois de février suivant, que se fit cette nomination.
4. Voyez tome I, p. 105. Le comte de Cayeux avait un régiment de cavalerie depuis 1675, le gouvernement de Saint-Valery depuis 1689, et était brigadier depuis 1690. Il passa maréchal de camp en 1696, fut nommé menin du duc de Bourgogne en mars 1702, puis, dans la même année, généralissime de l'armée de Flandres et lieutenant général.
5. Alexis-Henri, chevalier de Châtillon, capitaine des gardes de Philippe, duc d'Orléans, en 1674, prit le titre de marquis à l'époque de son mariage (1685), et devint alors premier gentilhomme de la chambre de Monsieur, en échange du gouvernement de la ville de Chartres et du régiment de cavalerie du même nom. Il fut fait chevalier des ordres en 1688, brigadier en 1690, passa maréchal de camp en 1710, vendit peu après sa charge de premier gentilhomme, fut disgracié en 1717, et mourut en Poitou, le 17 mars 1737, âgé de quatre-vingt-sept ans. Madame, qui détestait les favoris de son mari, raconte, dans ses lettres (éd. Brunet, tome I, p. 245), l'origine obscure de Châtillon et ses débuts pénibles; néanmoins cette famille prétendait se rattacher à la maison de Châtillon-sur-Marne, si célèbre par ses grands personnages ou par ses alliances, et Saint-Simon parlera bien souvent de ces prétentions.
6. Claude-Elzéar, comte de Châtillon, était mestre de camp de cavalerie, et obtint un régiment de dragons à lever, en 1703. Il mourut le 9 décembre 1721.
7. Selon l'*État de la France* le comte de Châtillon eut la survivance,

épousé par amour Mlle de Piennes[1] ; c'étoit, sans contredit, le plus beau couple de la cour, et le mieux fait et du plus grand air. Ils se brouillèrent et se séparèrent à ne se jamais revoir. Elle étoit dame d'atour de Madame et sœur de la marquise de Villequier[2], aussi mariée par amour. M. d'Aumont avoit été des années sans y vouloir consentir. Enfin Mme de Maintenon s'en mêla, parce que la mère[3] de cette belle étoit parente et de même nom que l'évêque de Chartres[4], directeur de Saint-

et les deux frères servirent chacun six mois, pendant les années impaires seulement, le service étant déjà partagé entre deux premiers gentilshommes.

1. Le marquis de Châtillon avait épousé, le 18 mars 1685, Marie-Rosalie de Brouilly, fille cadette du marquis de Piennes, connue sous le nom de Mlle de Brouilly (*Journal de Dangeau*, tome I, p. 128, et *Mémoires du marquis de Sourches*, tome I, p. 66). Cette marquise de Châtillon, faite dame d'atour de Madame, avec Mlle de Châteautiers, en mars 1689, se sépara de son mari en 1693, quitta sa charge en 1706, et mourut à Bercy, le 12 septembre 1735, âgée de soixante-dix ans.

2. Olympe de Brouilly, dite Mlle de Piennes, mariée, le 28 décembre 1690, à Louis d'Aumont, marquis de Villequier, plus tard duc d'Aumont (ci-dessus, p. 140, note 1). Elle mourut à Passy, le 23 octobre 1723, âgée de soixante-trois ans ; voyez les *Mémoires*, tome XIX, p. 158.

3. Antoine de Brouilly, marquis de Piennes, chevalier des ordres, lieutenant général, gouverneur de Pignerol, etc., mort en 1676, eut pour femme Françoise Godet, fille de Claude, seigneur des Marais, et veuve du financier Launay-Gravé. C'était une « demoiselle » de petite noblesse normande, qui avait commencé par être suivante de la première femme de Launay-Gravé, avant d'épouser celui-ci. Devenue veuve, ses charmes furent les seuls qui firent, au dire des chroniqueurs, une impression durable sur Colbert : il s'attacha à elle, et, par reconnaissance, lui fit épouser le marquis de Piennes. Voyez l'historiette de Launay-Gravé dans *Tallemant des Réaux*, tome VI, p. 352-376, et les *Mémoires du marquis de Sourches*, tome I, p. 321. Celle de ses filles dont parle en ce moment Saint-Simon, était grande, bien faite et blonde, mais beaucoup moins belle que Mme de Piennes. Il reviendra ailleurs sur l'une et l'autre, tome V, p. 54-55, et tome IX, p. 429.

4. Paul Godet des Marais, né en 1647, avait commencé par obtenir à quatorze ans l'abbaye d'Igny, grâce au crédit de Mme de Piennes ; puis, reçu docteur en 1677, il avait été appelé, avec d'autres prêtres, à la

Cyr[1] et de Mme de Maintenon, laquelle enfin en étoit venue à bout[2].

Le comte de Tonnerre[3], neveu de Monsieur de Noyon, dont je viens de parler, vendit aussi l'autre charge de premier gentilhomme de la chambre de Monsieur, qu'il avoit depuis longtemps, à Sassenage[4], qui quitta le service. Tonnerre avoit beaucoup d'esprit, mais c'étoit tout : il en partoit[5] souvent des traits extrêmement plaisants et salés, mais qui lui attiroient des aventures qu'il ne soutenoit pas, et qui ne purent le corriger de ne se rien refuser ; et il étoit parvenu enfin à cet état qu'il eût été honteux d'avoir une querelle avec lui : aussi ne se contraignoit-on point sur ce qu'on vouloit lui répondre ou lui dire[6]. Il étoit depuis longtemps fort mal dans sa petite

direction de la maison de Saint-Cyr, où Mme de Maintenon le distingua. Il devint son confesseur, fut nommé évêque de Chartres le 11 février 1690, passa au siége de Blois en 1697, et mourut le 26 septembre 1709.

1. Maison royale de Saint-Louis, fondée à Saint-Cyr, près de Versailles, en 1686, sous l'inspiration de Mme de Maintenon, et destinée à l'éducation de deux cent cinquante demoiselles nobles. Elle était soumise à l'autorité diocésaine de l'évêque de Chartres.

2. Voyez le *Journal de Dangeau*, tome II, p. 98, et tome III, p. 262 et 266. Comparez, sur M. et Mme de Châtillon, la suite des *Mémoires*, tome V, p. 54, et une Addition à Dangeau, 27 mars 1685.

3. François-Joseph de Clermont, comte de Tonnerre, baptisé à Ancy-le-Franc le 18 octobre 1665, pourvu de la charge de premier gentilhomme en 1684, et mort le 30 octobre 1705, à cinquante ans. C'est lui que la Champmeslé préféra à Racine, et qui vendit à Louvois ces immenses « États » dont il est si souvent question dans les lettres des Coulanges.

4. Ismidon-René, comte de Sassenage, capitaine de chevau-légers, était lieutenant des gendarmes d'Orléans depuis 1691. En mai 1693 (*Journal de Dangeau*, tome IV, p. 287, 294 et 430), il avait presque conclu marché avec M. de Châtillon ; ce fut seulement en janvier 1694 (tome IV, p. 430) qu'il traita, pour cinquante mille écus, avec le comte de Tonnerre, et quitta les gendarmes. Il revendit une moitié de sa charge en 1697, et se défit du reste en 1708, pour cause de mauvaise santé. Sous la Régence, en 1719, il acheta la lieutenance générale de Dauphiné. Mort le 16 avril 1730, à soixante ans environ.

5. Dans le manuscrit, *paroit*. — 6. Comparez tome IV, p. 320.

cour[1] par ses bons mots : il lui avoit échappé de dire qu'il ne savoit ce qu'il faisoit de demeurer en cette boutique, que Monsieur étoit la plus sotte femme du monde, et Madame le plus sot homme qu'il eût jamais vu; l'un et l'autre le surent, et en furent très-offensés[2]. Il n'en fut pourtant autre chose[3]; mais le mélange des brocards sur chacun et du mépris extrême qu'il avoit acquis, le chassèrent à la fin, pour mener une vie fort pitoyable.

Lors de ce même retour des armées[4], le Roi créa huit directeurs généraux de ses troupes, et deux inspecteurs sous chaque directeur. M. de Louvois, pour en être plus maître et anéantir l'autorité des colonels, avoit imaginé d'envoyer des officiers de son choix, sous le nom de celui du Roi, voir les troupes par frontières et par districts, et de leur donner tout crédit et toute confiance[5]. Le Roi, comptant que c'étoit la meilleure chose du monde pour son service, et encore piqué de n'avoir jamais pu tirer la charge de colonel général de la cavalerie des mains du comte d'Auvergne pour M. du Maine[6], voulut ajouter à ce que M. de Louvois avoit inventé, et s'en servir à des récompenses. Il donna douze mille livres d'appointements aux directeurs et une autorité fort étendue sur tout le détail des troupes de leur dépendance. Chacun d'eux devoit faire deux revues par an, en sortant de campagne et à la fin de l'hiver; et entre deux, les inspecteurs devoient en faire plusieurs. Ils eurent six mille [livres], devoient rendre compte de tout à leur directeur, et celui-ci au secrétaire d'État de la guerre, et quelquefois au Roi. Chaque

[Add, S^tS. 97]

Directeurs et inspecteurs en titre.

1. C'est-à-dire dans la petite cour de Monsieur.
2. Les clefs des *Caractères* s'accordent pour le reconnaître dans ce Drance qui « veut passer pour gouverner son maître, qui n'en croit rien, non plus que le public. » (*La Bruyère*, tome I, p. 212 et 463.)
3. Par mégarde, *choses*, pour *chose*.
4. Voyez ci-dessus, p. 175, la fin de la campagne de 1694.
5. Voyez l'*Histoire de Louvois*, par M. Camille Rousset, tome I, p. 206 et suivantes, et la suite des *Mémoires*, tome XII, p. 62-65.
6. Voyez tome I, p. 431, note 5.

département de directeur séparé en deux, pour les deux inspecteurs : desquels tous, la moitié étoit fixée à l'infanterie, et l'autre moitié à la cavalerie. Outre un pouvoir étendu en[1] toute espèce de détail de troupes, les directeurs les pouvoient voir en campagne, mettre aux arrêts, interdire même les brigadiers de cavalerie ou d'infanterie; et les inspecteurs, qui furent tous pris d'entre les brigadiers, eurent un logement au quartier général, et dispense de leur service de brigadier pendant la campagne[2]. Telle fut la fondation de ces emplois, qui blessa extrêmement les officiers généraux de la cavalerie et des dragons. Le comte d'Auvergne, nourri de couleuvres sur sa charge depuis longtemps, avala encore celle-ci en silence[3]. Rosen[4], étranger et soldat de fortune jusqu'à avoir tiré au billet pour maraude[5], quoique de bonne noblesse de Poméranie[6], devenu lieutenant général et mestre de camp général de la cavalerie, étoit un matois rusé, qui n'avoit garde de se blesser, et qui loua au contraire cet établissement. Villars, lieutenant général et commissaire général de la cavalerie, ébloui de sa fortune et de celle de son père[7], se fit moquer des deux autres, à qui il proposa de s'opposer à une nouveauté si préjudiciable à leurs charges, et encore plus du Roi, à qui il osa en parler.

1. *En* remplace, par surcharge, *à*.
2. *Journal de Dangeau*, tome V, p. 113, 29 et 30 novembre 1694.
3. « On dit proverbialement et figurément d'un homme qui a eu beaucoup de déplaisirs, de chagrins, sans oser s'en plaindre, qu'*il a bien avalé, qu'on lui a bien fait avaler des couleuvres.* » (*Dictionnaire de l'Académie*, 1694.)
4. Voyez ci-dessus, p. 142, note 6.
5. « On dit que des soldats *tirent au billet*, quand, de plusieurs soldats qui sont coupables d'une même faute, on n'en veut faire pendre qu'un, pour donner l'exemple; et pour cela on les fait tirer au sort, et on pend celui qui a tiré le billet noir. » (*Furetière.*) On trouvera plusieurs ordres pour faire tirer au billet (1650-1660), dans un registre des Archives nationales, O¹ 12, fol. 481.
6. Voyez la suite des *Mémoires*, tome III, p. 380, et tome IV, p. 208.
7. Voyez tome I, p. 76-80, et ci-dessus, p. 144, note 8.

Huxelles pour l'infanterie, et du Bourg¹ pour la cavalerie, eurent la direction du Rhin. Ils se retrouveront ailleurs : le premier, lieutenant général et chevalier de l'Ordre; l'autre, maréchal de camp.

Chamarande et Vaudrey², deux hommes distingués par leur valeur, par leur application et par leur mérite. Vaudrey étoit d'une naissance fort distinguée, du comté de Bourgogne³, singulièrement bien fait, mais cadet et pauvre : de chanoine de Besançon, il prit un mousquet, devint capitaine de grenadiers, et reçut trente-deux blessures, dont plusieurs presque mortelles, à l'attaque de la contrescarpe de Coni⁴, sans vouloir quitter prise, et y fut laissé pour mort. Cette action le fit connoître, et lui valut peu après le régiment de la Sarre. Chamarande⁵ avoit été premier valet de chambre du Roi en survivance de son père, qui l'avoit achetée de Beringhen, et en avoit conservé toutes les entrées⁶. Le père étoit de ces sages que tout le monde révéroit pour sa probité à toute épreuve et pour sa modestie. Il avoit vendu sa charge, et le Roi, qui l'aimoit et le considéroit fort au-dessus de son état, l'avoit fait premier maître

1. Léonor-Marie du Maine, comte du Bourg, né le 14 septembre 1655, mestre de camp du régiment Royal en 1676, inspecteur de cavalerie et brigadier en 1686, maréchal de camp en 1693, faisait depuis cette époque les fonctions de directeur de la cavalerie d'Allemagne. Il devint lieutenant général des armées en 1702, fut nommé chevalier de l'Ordre en 1709, maréchal de France en 1725, et mourut le 15 janvier 1739, étant doyen des maréchaux et gouverneur de l'Alsace et de Belfort.

2. Jean-Charles, chevalier, puis comte de Vaudrey, capitaine de grenadiers en 1688, colonel du régiment de la Sarre en 1691, brigadier en 1694, maréchal de camp en 1701, lieutenant général en 1704, fut tué au combat de Cassano, le 16 août 1705. — Saint-Simon oublie de dire que Chamarande et Vaudrey ont les deux charges d'inspecteurs d'infanterie sous Huxelles.

3. Un des anciens noms, comme l'on sait, de la Franche-Comté.

4. Ville de Piémont, au confluent de la Stura et du Gezzo, à soixante-quinze kilomètres de Turin. — Sur la conduite de Vaudrey à Coni (1691), voyez le *Journal de Dangeau*, tome III, p. 435 et 446.

5 et 6. Voyez tome I, p. 193, notes 3 et 4, et Addition n° 49, p. 372.

d'hôtel de Madame la Dauphine, lors du mariage de Monseigneur. Il fit cette charge au gré de toute la cour[1], et eut toujours la meilleure compagnie à sa table[2]. Son fils eut encore sa survivance. Ayant perdu sa charge avec sa maîtresse, il demeura à la cour, et y eut toujours chez lui la plus illustre compagnie, quoiqu'il n'eût plus de table, qu'il fût perclus de goutte, et qu'on ne vît jamais de vivres[3] chez lui. Le Roi envoyoit quelquefois savoir de ses nouvelles, car il ne pouvoit plus marcher, et lui faire des amitiés ; et je me souviens qu'il étoit en telle estime que, lorsque mon père me présenta au Roi[4] et ensuite à ce qu'il y avoit de plus principal à la cour, il me mena voir Chamarande[5]. Son fils étoit fort joliment fait, discret, sage, respectueux, et fort au gré des dames du meilleur air. Il eut par degrés le régiment de la Reine, et se distingua fort à la guerre. Monsieur le Duc, M. le prince de Conti, MM.[6] de la Rocheguyon et de Liancourt[7], MM. de

1. Dans ce poste, il eut toute la confiance du Roi et de Mme de Maintenon, qu'il menait et ramenait tous les soirs, « à la face de l'univers. » (*Lettres de Mme de Sévigné*, tome VII, p. 78.)

2. Dans la maison des princes comme dans celle du Roi, le premier maître d'hôtel tenait table ouverte pour les officiers ou les visiteurs, et recevait à cet effet, outre la « desserte, » des « livrées » considérables.

3. Nous mettons, à tout risque, *vivres*, mais en avouant que cette leçon ne nous satisfait guère, et que le mot reste pour nous très-douteux. Qu'on lise *vivres*, ou *verres*, ou *vins*, ou *restes*, le sens n'est pas meilleur. Mais la comparaison du même mot *vivres*, qui se trouve plus loin (p. 357), à l'occasion de M. de Coislin, nous fait préférer cette lecture.

4. Voyez tome I, p. 29.

5. « Il n'y a rien qui délie si bien la langue que la goutte aux pieds et aux mains, » et Chamarande était ravi qu'on allât lui tenir compagnie : aussi fut-il de ceux que l'abbé de Choisy faisait causer le plus facilement. Voyez ses *Mémoires*, p. 560.

6. Mrs surcharge *et*, suivi de deux autres lettres.

7. Henri-Roger de la Rochefoucauld, marquis de Liancourt, frère de M. de la Rocheguyon, né le 14 juin 1665, et pourvu dès 1683 du régiment de Marine. Disgracié lors de l'affaire des princes de Conti (1685), il n'avait pu reprendre du service qu'en 1690, fut fait brigadier en 1696, maréchal de camp en 1697, lieutenant général en 1702, et mourut le 21 mars 1749.

Luxembourg père et fils, et quantité d'autres des plus distingués l'aimoient fort et vivoient avec lui en confiance et en société. Monseigneur le traitoit fort bien et avec distinction, quoique la difficulté de manger avec lui[1] l'empêchât d'être de ses parties et de ses voyages. Mais le rare, avec cela, est[2] qu'ayant épousé Mlle d'Anglure[3], fille du comte de Bourlémont[4], unique et riche, et femme d'un vrai mérite, sa naissance, aidée de ce mérite et de l'amitié du Roi pour le bonhomme Chamarande, la fit entrer enfin dans les carrosses de Madame la Dauphine[5].

Romainville et Montgommery[6] furent les deux inspecteurs[7] pour la cavalerie. De Romainville, j'en ai déjà parlé[8], vieil officier, extrêmement aimé et estimé, et qui méritoit de l'être. Le nom de l'autre annonce sa haute

1. L'étiquette des repas était presque aussi sévère chez le fils du Roi que chez le Roi lui-même; celui-ci n'admettait qu'un très-petit nombre d'hommes à sa table, seulement lorsqu'il était à l'armée ou en voyage, et jamais personne à Versailles. Voyez ci-après, p. 214, l'exemple cité du comte de Montgommery, et comparez la suite des *Mémoires*, tome XII, p. 170-171, ou le *Journal de Dangeau*, tome III, p. 320.

2. *Est* a été écrit en interligne.

3. Geneviève-Scholastique d'Anglure de Bourlémont, mariée en 1681, morte le 13 mai 1717.

4. Nicolas d'Anglure, comte de Bourlémont, marquis de Busancy, etc., né le 5 février 1620, et entré au service dès 1636, était lieutenant général depuis 1655 et avait eu le gouvernement de Stenay en 1657. Il ne mourut que le 24 mai 1706. Sur lui, sa fille et leur origine, voyez la suite des *Mémoires*, tome IV, p. 443, et tome XIII, p. 368-370.

5. Voyez le *Journal de Dangeau*, tome II, p. 308, et tome VII, p. 359. Chamarande était le seul homme qui, en dehors des valets intérieurs et des courtisans admis à entrer dans la chambre du Roi « par les derrières, » assistât à la conversation que le Roi tenait tous les soirs avec la famille royale, avant le coucher. Voyez tome XII, p. 182.

6. Jean, comte de Montgommery (il signait : *Mongommery*), capitaine de chevau-légers en 1667, mestre de camp en 1675, brigadier en 1690, visiteur de la cavalerie en 1693, maréchal de camp en 1696. Il mourut le 11 mars 1731, âgé de quatre-vingt-cinq ans.

7. Saint-Simon avait voulu d'abord écrire *directeurs; in* surcharge *dir*.

8. Ci-dessus, p. 151, note 1.

naissance[1]; mais sa pauvreté profonde l'avoit réduit aux plus étranges extrémités en ses premières années, d'autant plus cruelles à supporter qu'il sentoit le poids de son nom et étoit pétri d'honneur et de vertu. Parvenu à grand'peine à une compagnie de cavalerie, il se distingua tellement en un petit combat contre le général Massiette[2], qui étoit dehors avec un fort gros parti, que Massiette, qui l'avoit pris, le renvoya sur sa parole, comblé d'éloge. Le Roi, qui commandoit son armée, le loua extrêmement, lui donna une épée et un des plus beaux chevaux de ceux qu'il montoit, et lui fit l'honneur de le faire manger avec lui, qu'aucun capitaine de cavalerie n'avoit eu avant lui[3]. Un mois après, il vaqua un régiment de cavalerie, qu'il eut avec grande distinction, et servit depuis avec application, et soutint la réputation qu'il avoit acquise. Il auroit été plus aimé, si la capacité lui avoit permis d'être moins inquiet, et si l'humeur n'avoit pas été un nuage qu'on ne se soucie pas toujours de percer pour trouver la vertu qu'il cache. Les maréchaux de Duras et de Lorge, ses parents[4], le protégeoient fort, et encore plus M. de la Feuillade, tant qu'il vécut, attaché au char de Mme de Quintin[5], chez qui Montgommery lo-

1. Les Montgommery de Lorge, venus d'Angleterre en France, sous François Ier, se rattachaient à une très-ancienne souche normande, et leur nom était bien connu depuis Gabriel de Montgommery, qui eut le malheur de tuer Henri II, et qui joua ensuite un rôle considérable dans les guerres de religion, parmi les chefs du parti protestant.

2. Ce général est appelé le colonel Masiette dans la relation de la *Gazette* (1675, p. 521-522); il commandait la place de Lewe, en Flandre, et obtint, peu après le fait d'armes dont il est question, un passe-port français pour aller se faire traiter à Bruxelles.

3. Comparez la relation de cette affaire (1er juillet 1675) dans la *Gazette*, p. 521-522. Comme le Roi l'avait promis, le comte de Montgommery eut un régiment tout aussitôt, le 29 juillet.

4. La petite-fille de Gabriel de Montgommery avait épousé, en 1603, le marquis de Duras, grand-père des deux maréchaux, qui était protestant comme elle.

5. Suzanne de Montgommery, femme d'Henri Goyon de la Moussaye,

geoit à Paris, tous deux enfants des deux frères. Il s'étoit de nouveau signalé à la bataille de Staffarde¹, où il eut une main estropiée. Il ne laissa pas d'avoir la double douleur de voir du Bourg, son cadet, maréchal de camp et directeur, et lui, d'être brigadier et inspecteur sous lui. On cria fort et de la préférence et de cette espèce d'affectation, et Montgommery, bien qu'outré, n'osa refuser, et se conduisit avec beaucoup de sagesse.

Bezons², qui n'étoit que brigadier de cavalerie, et Artagnan³, major du régiment des gardes françoises, eurent les deux directions de Flandres (je parlerai d'eux ailleurs⁴); Coigny⁵, beau-frère de MM. de Matignon⁶, et le

comte de Quintin, mort sans enfants, en août 1684. Saint-Simon parlera longuement d'elle à l'occasion de son second mariage, avec M. de Mortaigne, en 1698, et de sa mort, 18 janvier 1712. Elle avait à cette dernière époque soixante-quatre ans.

1. Victoire remportée par Catinat sur le duc de Savoie et le prince Eugène, le 18 août 1690, près de l'abbaye de Staffarde, située sur le Pô, à six kilomètres N. de Saluces. La *Gazette* parle de la blessure de M. de Montgommery, dans son Extraordinaire du 5 septembre, p. 464.

2. Jacques Bazin, chevalier, puis comte de Bezons, capitaine de cavalerie en 1671, colonel en 1675, brigadier en 1688, était maréchal de camp en 1693, quoique Saint-Simon le dise seulement brigadier en 1694. Il eut le gouvernement de Gravelines en 1700, devint lieutenant général en 1702, grand-croix de l'ordre de Saint-Louis en 1704, gouverneur de Cambray en 1708, chevalier de la Toison d'or et maréchal de France en 1709. A la mort de Louis XIV, il fut membre du conseil de régence, reçut l'Ordre en 1724, et mourut le 22 mai 1733, à quatre-vingt-huit ans.

3. Celui qui devint maréchal de France en 1709. Voyez tome I, p. 257, note 6.

4. Principalement aux tomes VII, p. 110, et XII, p. 243.

5. Robert-Jean-Antoine de Franquetot, comte de Coigny, mestre de camp du régiment Royal-Étranger en 1673, gouverneur et grand bailli de Caen en 1680, inspecteur de cavalerie en janvier 1686, brigadier au mois d'avril de la même année, maréchal de camp et aide de camp de Monseigneur en 1690, lieutenant général en 1693, fut nommé directeur général de la cavalerie et des dragons le 21 décembre 1694. Il mourut commandant en chef de l'armée de la Moselle, le 10 octobre 1704.

6. Le comte de Coigny avait épousé, en 1688, Marie-Françoise de Matignon, fille de François de Matignon, qui était mort en 1675, et sœur

vieux Genlis[1], directeurs en Catalogne[2], avec Nanclas[3] et le marquis du Cambout[4] sous eux; et en Italie, Larrey[5] et Saint-Silvestre[6], et Villepion[7], Chartoigne[8] et le comte de Chamilly[9] sous eux.

des trois comtes de Matignon, de Torigny et de Gacé. Elle mourut le 11 octobre 1719, à l'âge de soixante et onze ans.

1. René Brûlart, marquis de Genlis, fils et petit-fils de secrétaires d'État, avait été successivement cadet aux gardes, mousquetaire, capitaine aux gardes, colonel et brigadier de cavalerie, maréchal de camp en 1670, et enfin lieutenant général en 1677. Il possédait depuis 1669 a charge de capitaine-lieutenant des gendarmes d'Anjou, et, depuis le mois de mai 1681, le gouvernement du fort Barraux et le commandement des frontières de Dauphiné. Il mourut le 19 décembre 1696, âgé d'environ quatre-vingts ans. Ce Genlis ne servait pas en Espagne, et c est son neveu, avec lequel précisément notre auteur recommandera lus loin (p. 219-220) de ne pas le confondre, qui fut nommé directeur d'infanterie en Catalogne. Voyez *Dangeau*, tome V, p. 113.

2. Il y a deux fois *Catalogne*; le premier, changé, par surcharge, en *Italie*, a été biffé.

3. Isaac Laîné de Nanclas, brigadier en 1690, gouverneur de Palamos en 1694, maréchal de camp en 1696, gouverneur de Mont-Louis en 1701, lieutenant général en octobre 1704, mort le mois suivant.

4. Jacques, marquis du Cambout et comte de Careil, gouverneur de Rhuis et Succinio, colonel des dragons de Bretagne depuis 1688, brigadier depuis 1693. Il fut tué au combat de Carpi, le 9 juillet 1701.

5. Louis Lenet, marquis de Larrey, brigadier en 1684, maréchal de camp en 1688, lieutenant général en 1693, mort le 9 mars 1698, à cinquante-cinq ans. Il était fils de Pierre Lenet, qui a laissé de curieux mémoires sur la Fronde.

6. Louis du Faur de Satillieu, marquis de Saint-Silvestre, pourvu d'une compagnie de cavalerie en 1667, avait fait les fonctions d'inspecteur général de la cavalerie et des dragons en 1679, était devenu brigadier en 1681, maréchal de camp en 1690, gouverneur de Briançon et lieutenant général en 1693. Il mourut en janvier 1716, âgé de quatre-vingt-six ans.

7. Claude-Léon Cornuel de Villepion, mestre de camp en 1678, brigadier en 1690, maréchal de camp en 1696; mort en 1728, à quatre-vingt-dix ans. Il était fils de Mme Cornuel, dont il a été parlé page 129.

8. Philippe-François de Chartoigne, entré au service en 1663, capitaine de grenadiers en 1675, lieutenant-colonel en 1690, brigadier en 1693, maréchal de camp en 1702, lieutenant général en octobre 1704; tué au siége de Verrue, le 26 décembre suivant.

9. François Bouton, comte de Chamilly, neveu de celui qui devint

[1694]

Avant de quitter la guerre de cette année, il la faut finir par un étrange incident. M. de Noailles et M. de Barbezieux étoient fort mal ensemble : tous deux bien avec le Roi, tous deux hauts, tous deux gâtés. M. de Noailles avoit soutenu et obtenu quantité de choses dans son gouvernement de Roussillon, qui l'y[1] rendoient fort maître et fort indépendant du secrétaire d'État de la guerre. Mme de Maintenon, ennemie de M. de Louvois, l'y avoit aidé, et le fils, encore moins autorisé que le père, n'avoit pu y rien changer; il n'aimoit point M. de Luxembourg, très-lié à M. de Noailles; et de tout cela naissoit un groupe[2] de chaque côté, qui se regardoit fort de travers. Les succès de M. de Noailles, cette année, en Catalogne, avoient outré Barbezieux. Il en craignoit de nouveaux, comme des avant-coureurs de sa perte, par le crédit augmenté de ses ennemis. Tout ce qui avoit été exécuté en Catalogne aplanissoit les voies du siége de Barcelone, et cette conquête mettoit le sceau à celle de toute cette principauté, et mettoit le Roi en état d'attaquer avec succès, à la fin de l'hiver, le cœur de l'Espagne. Il avoit toujours eû ce but, et M. de Noailles, qui savoit par le Roi même l'affection qu'il avoit à ce projet, et qui en vit enfin les moyens si avancés, n'en souhaitoit pas moins l'exécution, et avec d'autant plus d'ardeur qu'elle assuroit solidement la vice-royauté qu'il avoit obtenue, augmenteroit son éclat et sa faveur, et le rendoit nécessairement le général de l'armée qui attaqueroit l'année suivante l'Espagne par les endroits les plus sensibles et les plus aisés à pénétrer et à la forcer à demander la paix, dont il auroit toute la gloire. Il pressa donc le Roi de donner ses ordres à temps

Horrible trahison qui conserve Barcelone à l'Espagne pour perdre M. de Noailles.

maréchal de France en 1703, était né en 1663; il commandait le régiment de Bourgogne et avait été fait brigadier en 1693. Il devint maréchal de camp en 1697, remplit les fonctions d'ambassadeur extraordinaire en Danemark de 1698 à 1702, fut fait lieutenant général en 1704, et mourut le 23 janvier 1722.

1. *Le* a été corrigé en *l'y*. — 2. Dans le manuscrit, *group*.

pour le mettre en état d'entreprendre ce siége avec sûreté, et M. de Barbezieux, qu'il mettoit au désespoir[1], n'osoit manquer à ce qui lui étoit prescrit, et qui étoit éclairé par le double intérêt de M. de Noailles de ne manquer de rien à temps, et de ne le pas ménager, s'il n'avoit toutes choses à point[2].

1. Dans le manuscrit, *despoir*.
2. C'est bien là le texte du manuscrit; il faudrait, pour que la phrase, avec les deux membres relatifs : « qu'il mettoit » et « qui étoit éclairé », fût correcte, rejeter à la fin les mots : « n'osoit manquer à ce qui lui étoit prescrit ». — Saint-Simon ayant absolument dénaturé les détails de cet épisode, nous croyons nécessaire de les rétablir à l'aide des *Mémoires de Noailles* (p. 49-61), et surtout des documents inédits du Dépôt de la guerre (vol. 1282 et 1283). Dès le commencement de la campagne, le Roi pressant M. de Noailles de se diriger sur Barcelone, ce général avait répondu, de sa propre main, le 7 juin : « Quoique V. M. m'ait fait l'honneur de me dire qu'elle avoit assez de confiance en moi pour s'en remettre entièrement à ce que je jugerois qui pourroit être du bien de son service, je n'ai pas voulu néanmoins manquer à l'informer de l'état où sont les choses et du parti que je crois le meilleur.... » Ce parti, approuvé par l'intendant Trobat et par tous les officiers généraux, était de différer le siége de Barcelone, quoique ce fût une entreprise « d'un grand éclat et d'une grande conséquence, » et de marcher sur Girone. En arrivant devant cette ville, le maréchal fut atteint de très-violentes douleurs de reins. « Je suis si abattu et si fatigué, écrivait-il, que je ne puis répondre à la lettre de V. M. par cet ordinaire. » D'autres préoccupations se joignirent à ses souffrances corporelles : Barbezieux, soit négligence, soit pénurie de fonds, soit aussi jalousie (voyez les *Mémoires de Noailles*, p. 54 et 57), n'avait pas assuré le service de l'armée de Catalogne, et c'était un embarras constant, on le conçoit facilement, pour satisfaire le Roi. Le maréchal, maître de Girone, écrivait au ministre (30 juin) : « Il ne nous reste quasi plus d'argent de notre dernière voiture. Nous avons fait trois siéges, et nous n'avons touché que deux cent soixante et tant de mille livres pour l'armée, dont la seule subsistance va bien haut pour un mois. » L'argent n'arriva point, et, lorsque Hostalrich fut pris, le trésorier n'avait plus en caisse que vingt pistoles (27 juillet); aussi le libertinage, le désordre et la maladie régnaient-ils dans l'armée. Ce fut dans ces conditions qu'on reçut l'ordre du Roi d'attaquer Barcelone, ordre daté du 8 août. Le maréchal assembla aussitôt les généraux et l'intendant; tous déclarèrent, dans le

[1694] DE SAINT-SIMON. 219

Une flotte de cinquante-deux[1] vaisseaux partit le 3 octobre de Toulon, chargée de cinq mille deux cents hommes de troupes prises en Provence, de celles de M. de Vendôme[2]; et rien ne manquoit plus qu'à mettre la main à l'œuvre, lorsque M. de Noailles voulut rendre au Roi un compte particulier de tout et recevoir directement ses ordres, et le tout à l'insu de M. de Barbezieux. Pour une commission si importante pour lui, il choisit Genlis[3], qui, étant[4] sans bien et sans fortune, s'étoit donné à lui, et

[Add. S!S. 98]

conseil tenu le 6 septembre, qu'il était difficile de faire le siége de Barcelone, impossible de songer à celui de Lerida, et qu'on pouvait seulement préparer une campagne défensive pour 1695. On était alors devant Castel-Follit, et le maréchal souffrait d'une forte fièvre, qui se compliqua de douleurs rhumatismales et de vomissements; il demanda, le 23 septembre, son congé et la séparation de l'armée. Deux jours après, le 25, il recevait encore des ordres si formels de marcher sur Barcelone, que l'armée dut s'y préparer, bien que tout le monde persistât à croire l'entreprise inexécutable sans troupes, sans argent, avec des soldats découragés, débandés, et des officiers non payés, ni même nourris. On le voit, Saint-Simon se trompe ou altère sciemment les faits lorsqu'il dit que « rien ne manquoit plus qu'à mettre la main à l'œuvre, » que M. de Noailles pressoit le Roi d'ordonner le siége de Barcelone, que Barbezieux « n'osoit manquer à ce qui lui étoit prescrit, » et que Barcelone eût été pris facilement sans l' « horrible trahison » qu'il va dévoiler.

1. Le chiffre 50 a été corrigé en 52.
2. *Journal de Dangeau*, tome V, p. 88-90. Tourville commandait cette flotte; sa correspondance avec Pontchartrain et son journal se trouvent dans le ms. Clairambault 888, fol. 342-393.
3. Michel-Hardouin Brûlart de Genlis, chevalier de Malte et commandeur de Liége depuis 1660, était neveu du vieux Genlis dont il a été parlé plus haut (p. 216). Il avait débuté comme lieutenant au régiment de la Couronne en 1672, y avait eu une compagnie en 1675, en était devenu colonel par la mort successive de deux de ses frères, en 1677, et avait été promu brigadier en 1688, maréchal de camp en 1693. Il avait pris part, cette année-là, à la prise de Roses, s'était distingué, en juin 1694, au siége de Palamos, et avait eu le gouvernement de Girone le 30 juillet suivant. C'est lui-même, et non son oncle, comme l'a dit Saint-Simon, qui fut nommé directeur d'infanterie à la fin de l'année. Il mourut à Montpellier, le 20 avril 1699.
4. *Étant* est en interligne, au-dessus d'*étoit*, biffé.

qu'il ne faut pas confondre avec le vieux Genlis dont j'ai parlé plus haut, et à qui il ne cédoit point. Ce Genlis gagna l'amitié de M. de Noailles jusqu'à faire la jalousie de toute sa petite armée. M. de Noailles lui procura un régiment, et le poussa fort brusquement à la brigade, puis à[1] être fait maréchal de camp[2]. Il avoit de l'esprit et du manége, et n'avoit d'autre connoissance ni d'autre protection que celle dont il avoit tout reçu. M. de Noailles crut donc ne pouvoir mieux faire que de le charger d'une simple lettre de créance pour le Roi et de le lui annoncer comme une lettre vivante, qui répondroit à tout sur-le-champ et qui, sans l'importuner d'une longue dépêche, lui en diroit plus en une demi-heure qu'il ne pourroit lui en écrire en plusieurs jours. Les paroles volent, l'écriture demeure[3]; un courrier peut être volé, peut tomber malade et envoyer ses dépêches : cet expédient obvioit à tous ces inconvénients, et laissoit M. de Barbezieux dans l'ignorance et dans l'angoisse de tout ce qui se passeroit ainsi par Genlis[4].

1. *Puis à* est écrit au-dessus soit d'*et à*, soit plutôt d'*où e*, biffé.
2. On a pu voir, par la note 3 de la page précédente, qu'il n'y avait rien eu de « brusque » dans l'avancement du chevalier de Genlis.
3. *Verba volant, scripta manent.* Horace a dit (livre I, épître xviii, vers 71) : *Volat irrevocabile verbum.*
4. Il n'est point exact de dire que M. de Noailles voulût rien cacher au ministre, puisqu'il venait de lui écrire une lettre pleine des détails les plus convaincants, lorsqu'il se décida à faire partir Genlis, porteur de cette lettre au Roi : « Je viens de renvoyer le courrier de M. de Barbezieux qui m'avoit apporté les dépêches de V. M. du 27 et du 28, et je me donne l'honneur de lui écrire celle-ci par M. de Genlis, que j'ai l'honneur de lui envoyer pour l'informer du véritable état de son armée et du pays. Je ne le répéterai pas à V. M., et je me remets entièrement à lui. Il a vu toutes choses de près, il est capable et zélé pour votre service ; ainsi je l'ai choisi par préférence pour aller rendre compte à V. M. de toutes choses et lui témoigner encore de ma part la peine extrême où je suis de ne pouvoir exécuter vos ordres. Mais l'impossibilité est si grande, qu'il n'y a pas moyen de la surmonter, quoique tous les officiers généraux de cette armée soient très-bien intentionnés et zélés. Je me trouve le plus malheureux de ne pouvoir exécuter une chose

Barbezieux, qui avoit d'autant plus d'espions, et de meilleurs, en Catalogne, que c'étoit pour lui l'endroit le plus dangereux, fut averti de l'envoi de Genlis et du jour de son départ, et il sut de plus qu'il devoit arriver droit au Roi, et que surtout il avoit défense de le voir en tout. Là-dessus, il prit un parti hardi : il fit attendre Genlis aux approches de Paris, et se le fit amener chez lui à Versailles, sans le perdre un moment de vue[1]. Quand il le tint, il le cajola tant, et sut si bien lui faire sentir la différence, pour sa fortune, de l'amitié de M. de Noailles, quelque accrédité qu'il fût, d'avec celle du secrétaire d'État de la guerre, et de sa sorte et de son âge, qu'il le gagna au point de l'embarquer dans la plus noire perfidie, de ne voir le Roi qu'en sa présence, et de lui dire tout le contraire de sa commission. Barbezieux lui prescrivit donc tout ce qu'il voulut, après avoir tiré de lui tout ce dont il étoit chargé, et en fut pleinement obéi[2]. Par ce moyen, le projet du siége de Barcelone fut entièrement rompu, sur le point de son exécution, et avec toutes les plus raisonnables apparences d'un succès certain, et sans crainte d'aucun secours dans l'état des forces d'Espagne sur cette frontière, comme abandonnée depuis leur défaite ; et M. de Noailles

que V. M. souhaitoit tant. J'espère qu'elle me rendra justice là-dessus, et qu'elle sera convaincue que les difficultés sont aussi invincibles qu'elles le sont, puisque je ne les surmonte pas. Mais tout manque, troupes, vivres, voitures et argent. » Comparez les *Mémoires de Noailles*, p. 59. Voilà ce que Saint-Simon appelle « souhaiter l'exécution avec ardeur, » et être « sur le point de l'exécution. »

1. Dangeau nous dit, à la date du 12 octobre (tome V, p. 91) : « M. de Genlis, maréchal de camp dans l'armée de M. de Noailles, arriva ici (à Fontainebleau) ; il vient pour recevoir les ordres du Roi sur ce qu'on peut faire en Catalogne. On croit qu'il y a des difficultés au siége de Barcelone ; cependant nos vaisseaux sont partis de Toulon du 3 de ce mois, etc. » Comparez la *Gazette d'Amsterdam*, p. 340 et 348, et Extraordinaire LXXXVII. Cette gazette avait annoncé l'embarras de M. de Noailles dès la page 257, correspondance du 21 juillet.

2. Genlis fut fait directeur d'infanterie le mois suivant.

demeuré[1] chargé auprès du Roi de toute l'iniquité du manquement d'une telle entreprise, par cette précaution-là même qu'il avoit prise de ne donner qu'une simple lettre de créance, en sorte que tout ce que dit Genlis, directement opposé à ce dont il étoit chargé, n'eut point de contradicteur, et passa en entier pour être de M. de Noailles et par son propre fait[2]. On peut croire que Barbezieux ne perdit pas de temps à expédier les ordres nécessaires pour dissiper promptement tous les préparatifs, et de procurer à la flotte ceux de regagner Toulon[3]. On peut juger aussi quel coup de foudre ce fut pour M. de Noailles ; mais l'artifice avoit si bien pris qu'il ne put jamais s'en laver auprès du Roi : on en verra les suites, qui servirent de base à la grandeur de M. de Vendôme[4].

1. Il y a bien *demeuré* dans le manuscrit ; et, huit lignes plus loin, *de*, au lieu d'*à*, devant *procurer*.

2. On a vu, par nos notes et par les pièces, toutes irréfutables, qu'elles renferment, que Barbezieux n'avait plus rien à faire pour empêcher le siége de Barcelone. On en trouvera la preuve complémentaire dans la correspondance de M. de Noailles avec Catinat, qui a été publiée en 1851 (*Bulletin de la Société de l'Histoire de France*, p. 280 et suivantes), et d'où il ressort que Catinat approuvait la résistance du maréchal aux ordres venus de Paris, et qu'il apprit le changement « avec un sensible plaisir. » Vauban était du même avis, et Pontchartrain et Boufflers s'empressèrent d'écrire des lettres consolantes au maréchal ; voyez les *Mémoires de Noailles*, p. 59 et 60. La cour elle-même se résigna ; cependant le Roi, en répondant le 21 octobre, laissa encore échapper quelques regrets que M. de Noailles lui eût fait espérer Barcelone. Aussitôt M. de Noailles se justifia par une lettre des plus émues (27 octobre), en reconnaissant seulement qu'il eût dû avertir Tourville plus à temps. Enfin nous citerons cette phrase de Mme de Maintenon (*Correspondance générale*, tome III, p. 420) : « J'ai eu bien de la peine de celle que M. le duc de Noailles aura sentie de l'affaire de Barcelone. Je voudrois qu'il fût moins sensible, et qu'il se contentât de trouver le Roi comme il le trouvera. » La *Gazette d'Amsterdam* (1695, p. 147) rapporte ce fait curieux, que le lieutenant général de Catalogne, M. de Chazeron, ayant « tenu de mauvais discours » sur son vice-roi et sur l'affaire de Barcelone, le Roi lui-même prit la peine de les réconcilier aux approches de la campagne suivante.

3. *Dangeau*, tome V, p. 95, 99, 100. — 4. Voyez ci-après, p. 287-291.

[1694] DE SAINT-SIMON. 223

Vers ce temps-ci, la capitation fut établie[1]. L'invention et la proposition fut de Bâville[2], fameux intendant de Languedoc. Un secours si aisé à imposer[3] d'une manière arbitraire, à augmenter de même, et de perception si facile, étoit bien tentant pour un contrôleur général embarrassé à fournir à tout[4]. Pontchartrain néanmoins y résista longtemps et de toutes ses forces, et ses raisons étoient les mêmes que je viens de rapporter. Il en prévoyoit les terribles conséquences, et que cet impôt étoit de nature à ne jamais cesser. A la fin, à force de cris de besoins, les brigues lui forcèrent la main[5].

Établissement de la capitation.

[Add. S^tS. 99]

Le 27 novembre, M. le comte de Toulouse, qui avoit acheté le duché-pairie de Damville[6] et en avoit obtenu une érection nouvelle en sa faveur, fut reçu en cette qua-

Comte de Toulouse reçu au Parlement et installé à la

1. Sur la capitation, voyez l'appendice n° IV.
2. Nicolas de Lamoignon, comte de Launay-Courson et marquis de la Mothe, mais connu sous le nom de Bâville (terre de famille qui appartenait à son frère aîné), né le 26 avril 1648, était le cinquième fils du premier président de Lamoignon. Avocat en 1666, bailli d'épée du comté de Limours en 1668, gouverneur du château, capitaine des chasses et gruyer du même lieu en 1669, conseiller au Parlement en 1670, maître des requêtes en 1673, il remplit les fonctions d'intendant à Poitiers (1682) avant de passer en Languedoc (1685), où il ne resta pas moins de trente-trois ans. Conseiller d'État semestre en janvier 1685, conseiller ordinaire le 19 février 1697, il ne quitta son intendance qu'en juin 1718, et mourut le 17 mai 1724.
3. Saint-Simon avait écrit d'abord : *imposé;* et, à la fin de la phrase suivante : *cessé.* Un peu plus loin, entre *cris* et *de*, il y a deux lettres, peut-être *et*, ajoutées, puis biffées, en interligne.
4. Voyez le tome I de la *Correspondance des contrôleurs généraux avec les intendants des provinces*, dont la seconde partie est consacrée au ministère de Pontchartrain.
5. Comparez l'Addition au *Journal de Dangeau*, 23 novembre 1694, et la suite des *Mémoires*, année 1701, tome III, p. 4.
6. Damville-sur-l'Iton (aujourd'hui département de l'Eure, à vingt kilomètres d'Évreux). Cette terre, érigée en duché pour Charles de Montmorency (1610), puis pour François-Christophe de Levis, comte de Brion (1648), avait été acquise des légataires de ce dernier, le 21 juillet 1694, pour le comte de Toulouse, et érigée de nouveau en duché par lettres du mois de septembre suivant. On la paya deux cent mille livres.

Table de marbre par Harlay, premier président.
[Add. S¹S. 100]

lité au Parlement, comme l'avoient été M. du Maine et, après lui, M. de Vendôme. La planche faite par M. du Maine, comme il a été dit[1], le Roi avoit cessé de faire inviter les pairs par Monsieur de Reims pour[2] M. de Vendôme, qui les visita, ce qui n'avoit pas été hasardé la première fois. M. le comte de Toulouse les visita, comme avoit fait M. de Vendôme, et Messieurs du Parlement. Peu de pairs osèrent ne s'y pas trouver[3]. Il fut peu de jours après installé, comme amiral de France, à la Table de marbre[4], par le premier président[5]. M. de Vendôme[6],

1. Pages 108-112. — 2. Dans le manuscrit, *par*, au lieu de *pour*.
3. Voyez le *Journal de Dangeau*, tome V, p. 108 et 117. La réception eut lieu le 27 novembre. Y assistèrent, comme pairs : les princes de Condé et de Conti, l'archevêque de Reims, les évêques de Langres et de Châlons, les ducs de la Trémoïlle, de Luynes, de la Rochefoucauld, d'Estrées, de Saint-Aignan, de Choiseul, de Randan, de Coislin, d'Aumont, de la Ferté-Senneterre et de Charost. Les ducs de Bourbon et du Maine, en raison de leur parenté, ne prirent place sur les hauts bancs qu'après que les avis eurent été recueillis. Le premier président adressa au nouveau pair un compliment élogieux, auquel il répondit modestement et brièvement, mais avec beaucoup de grâce. (Registres du Parlement ; *Mercure*, décembre 1694, p. 301-320 ; *Gazette d'Amsterdam*, p. 380 et 384.)
4. La célèbre table de marbre du Palais, placée à un bout de la grand'salle, avait servi aux festins royaux et aux farces des clercs de la Bazoche, jusqu'en 1618, que le feu la réduisit en pièces ; mais son nom était resté à cette partie du Palais, où siégeaient plusieurs tribunaux secondaires, tels que l'Amirauté, le Bailliage, les Eaux et forêts, la Connétablie, etc. « La juridiction de l'Amirauté de France étoit anciennement à la Table de marbre ; elle se tient présentement dans la grand'salle du Palais, au Bailliage. Elle connoît de toutes les affaires qui concernent l'amirauté, débris de vaisseaux, naufrages, et commerce de la mer, tant en première instance que par appel des différends des officiers des siéges particuliers de la marine qui sont établis à la Rochelle, Calais, etc. » (*Mémoire de la généralité de Paris*, dressé en 1700.)
5. Cette réception eut lieu le 23 décembre 1694 ; il y avait plus de onze ans que le comte de Toulouse était pourvu de l'amirauté (20 novembre 1683). Voyez le *Journal de Dangeau*, tome V, p. 117 et 123-125, et la *Gazette d'Amsterdam*, 1694, p. 411.
6. Voyez ci-dessus, p. 103, note 1. Ce duc de Vendôme avait été pourvu de l'amirauté le 12 mai 1650.

grand[1]-père de celui-ci, y avoit été installé en la même qualité par un conseiller[2].

M. de Luxembourg fit en arrivant un étrange mariage pour sa fille[3]. On a vu ci-dessus[4] la mort du dernier de tous les Longuevilles et son testament en faveur de M. le prince de Conti, son cousin germain. Mme de Nemours[5] étoit sa sœur du premier lit[6], fille de la sœur de la princesse de Carignan[7] et du dernier prince du sang de la branche de Soissons[8], tué en 1641, à la bataille de Sedan[9], sans avoir été marié. Mme de Nemours étoit veuve sans enfants du dernier des ducs de Nemours de la maison de Savoie. C'étoit une femme fort haute, extraordinaire, de beaucoup d'esprit[10], qui se tenoit fort chez elle, à l'hôtel de Soissons[11], où elle ne voyoit pas trop

Procès de M. le prince de Conti contre Mme de Nemours pour les biens de Longueville.

1. *Grand* a été ajouté au-dessus de la ligne.
2. Saint-Simon prend ceci dans le *Journal de Dangeau*, tome V, p. 117, sans s'apercevoir que Dangeau a reconnu plus loin (p. 125) que le duc de Vendôme n'avait pas la qualité d'amiral, mais seulement celle de surintendant de la marine, et que le dernier amiral, le duc de Montmorency, avait été installé par le premier président; donc point de nouveauté.
3. Angélique-Cunégonde de Montmorency-Luxembourg, née le 18 janvier 1666, mariée le 7 octobre 1694, morte à Paris le 7 juin 1736.
4. Pages 123-125.
5. Marie d'Orléans-Longueville. Voyez p. 124, note 4.
6. Henri d'Orléans, duc de Longueville, avait épousé en premières noces Louise de Bourbon, fille du comte de Soissons, d'où la duchesse de Nemours et, en secondes noces, Anne-Geneviève de Bourbon-Condé, d'où le dernier Longueville.
7. Marie de Bourbon-Soissons, née le 3 mai 1606, mariée, le 6 janvier 1625, à Thomas-François de Savoie, prince de Carignan, et morte le 3 juin 1692.
8. Louis de Bourbon, comte de Soissons et de Clermont (1604-1641).
9. Plus connue sous le nom de bataille de la Marfée, 6 juillet 1641.
10. Elle avait sérieusement étudié. Ses *Mémoires*, qui furent publiés pour la première fois en 1709, sont bien écrits, intéressants, spirituels, piquants, mais entachés de partialité.
11. L'hôtel de Soissons, bâti par Jean Bullant pour Catherine de Médicis, entre les rues des Deux-Écus, du Four, de Grenelle et Coquillière, avait été acheté en 1604 par Charles de Bourbon, comte de Soissons,

bonne compagnie ; riche infiniment et vivant très-magnifiquement, avec une figure tout à fait singulière et son habit de même, quoique sentant fort sa grande dame[1]. Elle avoit hérité de la haine de la branche de sa mère contre celle de Condé[2] ; elle s'étoit fort accrue par l'administration des grands biens de M. de Longueville, qu'après la mort de sa mère, sœur de Monsieur le Prince[3], le même Monsieur le Prince avoit emportée[4] sur elle, et Monsieur le Prince son fils après lui. Le testament fait en faveur de M. le prince de Conti ne la diminua pas. Il s'en trouva un postérieur, fait en faveur de Mme de Nemours. Elle prétendit le faire valoir, et anéantir le premier ; M. le prince de Conti soutint le sien et disputa l'autre, comme fait depuis la démence : cela forma un grand procès[5].

et appartenait depuis 1625 aux Savoie-Carignan et Soissons, qui s'en partageaient l'habitation. Détruit en 1748, puis remplacé par la halle aux Blés, il n'en reste qu'une colonne cannelée, renfermant un escalier à vis, qu'on prétend avoir servi aux observations astrologiques de la reine mère.

1. On a de cette princesse un petit portrait gravé, qui la représente dans sa vieillesse, avec des cheveux gris frisés, le front haut, les sourcils très-marqués, les yeux clairs, le nez droit, la bouche fine, la figure traversée par des rides profondes. Au cou, une grande collerette blanche ; sur la tête, une coiffe haute, qui vient se nouer sous la gorge. C'est bien la physionomie de « tourière » que Saint-Simon indique dans un autre endroit des *Mémoires*, tome V, p. 279.

2. Les deux branches de Condé et de Soissons étaient issues de Louis Ier de Bourbon, prince de Condé.

3. Le grand Condé.

4. Il y a, dans le manuscrit, *emporté*, sans accord ; puis, à la suite, *sur et elle*.

5. Saint-Simon dira, au commencement de 1696, l'issue de ce procès ; mais il faut en indiquer ici, plus complètement qu'il ne l'a fait, l'origine et les circonstances. On a vu plus haut (p. 125) que le dernier Longueville, mort en 1694, avait légué sa principauté de Neufchâtel et son comté de Saint-Paul à ses cousins les princes de Conti. Déjà, en 1692, les princes de Condé et de Conti avaient obtenu le don des biens du chevalier de Longueville, vacants par bâtardise (brevet du 31 mai 1692). La perte de ces deux successions ne fut pas acceptée par la

Dans la colère où il mit Mme de Nemours, et dans le mépris où elle avoit toujours vécu pour ses héritiers, elle déterra un vieux bâtard obscur du dernier comte de Soissons[1], frère de sa mère, qui avoit l'abbaye de la Couture du Mans[2], dont il vivoit dans les tavernes[3]. Il n'avoit pas

duchesse de Nemours; elle affecta de considérer le testament de l'abbé d'Orléans comme fait pendant la démence, et, les états suisses n'admettant pas d'ailleurs que la souveraineté de Neufchâtel pût être aliénée par testament ou par aucune autre voie, elle partit, malgré son grand âge et deux attaques d'apoplexie, pour se faire mettre en possession de la principauté et pour en assurer la transmission à celui qu'elle venait de prendre comme héritier, le chevalier de Soissons; à son défaut, elle comptait la faire passer aux Orléans-Rothelin, ou même à la Confédération suisse. (Voyez *Dangeau*, tome IV, p. 446-450.) A peine partie, on sut qu'elle possédait un testament postérieur de trois ans à celui qui avait institué les Conti héritiers, et le révoquant. Ce fut cette nouvelle pièce qui forma la base du procès en Parlement; mais, tout d'abord, Mme de Nemours obtint sa mise en possession solennelle (18 mars 1694), malgré les protestations des représentants du prince de Conti et du margrave de Bade-Dourlach, et elle revint aussitôt à Paris pour faire prendre le titre de prince de Neufchâtel à son héritier présomptif. Voyez d'abondants détails sur cette affaire dans la *Gazette d'Amsterdam*, que semble avoir suivie Dangeau, année 1694, p. 70, 74, 115, 118-119 et 202, Extraordinaire XXIX; dans le *Mercure*, avril 1694, p. 48, et dans le *Moréri*, à l'article Neufchâtel.

1. Louis-Henri, fils naturel de Louis de Bourbon, comte de Soissons, et de la veuve d'un ministre réformé, était né à Sedan en août 1640, et avait été légitimé en décembre 1643 et reçu dans l'ordre de Malte. Il portait les titres de chevalier de Soissons, comte de Noyers et seigneur de Luzarches. Ayant eu l'abbaye de la Couture en 1657, comme successeur de son cousin Eugène-Maurice de Savoie-Carignan, comte de Soissons, il l'avait soumise à la réformation de la règle de Saint-Maur. Quand il se maria, le 7 octobre 1694, il renonça à la fois à l'ordre de Malte et à ses bénéfices, et prit les titres de prince de Neufchâtel et de comte de Dunois. Il mourut le 8 février 1703, laissant deux filles. Voyez l'Addition n° 6, tome I, p. 327.

2. Abbaye de bénédictins, valant douze ou quinze mille livres de rente. Les bâtiments servent aujourd'hui d'hôtel de la préfecture et de musée.

3. On peut hésiter entre *tavernes* et *cavernes;* mais nous trouvons dans la même page du manuscrit plusieurs mots commençant par *t*, dont l'initiale est tout à fait semblable à celle que nous avons ici.

le sens commun, n'avoit jamais servi, ni fréquenté en toute sa vie un homme qu'on pût nommer[1]. Elle le fit venir loger chez elle et lui donna tout ce qu'elle pouvoit donner, en[2] la meilleure forme ; et ce qu'elle pouvoit donner étoit immense. Dès lors, elle le fit appeler le prince de Neufchâtel[3], et chercha à l'appuyer d'un grand mariage. Mlle de Luxembourg n'étoit rien moins que belle, que jeune, que spirituelle ; elle ne vouloit point être religieuse[4], et on ne lui vouloit rien donner. La duchesse de Meckelbourg dénicha ce nouveau parti[5]. Son orgueil ne rougit point d'y penser, ni celui de M. de Luxembourg, son frère, à qui elle en écrivit ; mais il palpita assez pour oser se proposer un rang en considération de ce mariage, sous prétexte de la souveraineté de Neufchâtel, donnée à ce bâtard, qui en portoit déjà le nom. M. de Luxembourg, qui, en partant, avoit obtenu une grande grâce, qui étoit encore secrète, et dont je parlerai bientôt[6], n'osa proposer celle-ci, et en laissa la conduite à l'adresse de sa sœur ; et pour éviter tout embarras entre le demander et ne le

Un bâtard obscur du dernier comte de Soissons prince du sang, comblé de biens par Mme de Nemours. Il prend le nom de prince de Neufchâtel et épouse la fille de M. de Luxembourg.

---

1. Comme il avait perdu un œil et passait pour peu intelligent, les commentateurs des *Caractères* voulurent le reconnaître dans ce passage du chapitre de l'Homme (*Œuvres de la Bruyère*, tome II, p. 39 et 295-296) : « On sait à peine que l'on est borgne ; on ne sait point du tout que l'on manque d'esprit. » Le public, toujours favorable au prince de Conti, accueillit très-mal la nouvelle du choix fait par Mme de Nemours. (*Gazette d'Amsterdam*, février 1694, p. 65.)

2. Saint-Simon a écrit deux fois *en*.

3. Ville et comté souverain de Suisse, sur le lac du même nom. Les d'Orléans-Longueville en étaient propriétaires depuis 1504.

4. Elle n'était qu'abbesse séculière de Poussay (ci-dessus, p. 41, note 4).

5. Pendant l'été de 1694, Mme de Nemours avait presque conclu avec Mlle de la Ferté-Mennetou, une des danseuses de Saint-Simon (ci-dessus, p. 80) ; puis elle l'avait délaissée, pour négocier avec les Luxembourg. (*Journal de Dangeau*, tome V, p. 53.) Sur ce dernier mariage, dont on commença à parler au mois d'août, voyez la *Gazette d'Amsterdam*, p. 266, 274, 294, 309.

6. La promesse d'un titre de duc pour son second fils ; voyez ci-après, Addition n° 67, p. 380, et la suite du tome I, éd. 1873, p. 294.

demander point, il ne parla point au Roi de ce mariage
par aucune de ses lettres. Il avoit déjà transpiré, avec
l'idée du rang, lorsque Mme de Meckelbourg alla de-
mander au Roi la permission d'entendre à ce mariage. Au [Add. S⁺S. 101]
premier mot qu'elle en dit, le Roi l'interrompit, et lui
dit que M. de Luxembourg ne lui en[1] avoit rien mandé,
qu'il n'empêcheroit point qu'elle ne fît là-dessus ce que
son frère et elle jugeroient à propos, mais qu'au moins il
comptoit bien qu'ils n'imagineroient pas de lui demander
un rang pour le chevalier de Soissons[2], sous aucun prétexte, à qui il n'en accorderoit jamais; et barra ainsi cette
belle chimère. Le mariage ne s'en fit pas moins, et il fut
célébré au plus petit bruit à l'hôtel de Soissons, dès que
M. de Luxembourg fut arrivé[3]. Mme de Nemours y logea
les mariés, et les combla d'argent, de présents et de revenus, en attendant sa succession, et se prit de la plus
parfaite affection pour le mari et pour la femme, qui se
renfermèrent auprès d'elle et ne virent d'autre monde que
le sien[4].

M. de Luxembourg ne survécut pas longtemps à ce beau   1695.
mariage. A soixante-sept ans, il s'en croyoit vingt-cinq, et Mort de M. de
vivoit comme un homme qui n'en a pas davantage. Au   Luxembourg.
défaut de bonnes fortunes, dont son âge et sa figure l'ex-
cluoient, il y suppléoit par de l'argent, et l'intimité de

1. *En* a été ajouté en interligne ; et de même *y*, huit lignes plus bas,
devant *logea*.
2. Ceci est pris presque mot pour mot du *Journal de Dangeau*, tome V,
p. 56. Comparez la *Gazette d'Amsterdam*, qui dit que le Roi n'autorise
pas le titre de prince de Neufchâtel et ne permet à M. de Soissons de
prendre que celui de comte de Dunois, dans le contrat de mariage.
3. Voyez le *Mercure*, octobre 1694, p. 276-277, et le *Journal de
Dangeau*, tome V, p. 89.
4. Ici finit l'année 1694. C'est cette année-là que mourut à Paris, le
7 juillet, le marquis de Saint-Luc (François d'Espinay), ancien officier
des gendarmes de la garde. Saint-Simon ne parle pas de lui dans ses
Mémoires, quoiqu'il lui ait consacré une de ses Additions au *Journal* [Add. S⁺S. 102]
de Dangeau. Nous mentionnons sa mort à cause de cette Addition.

son fils et de lui, de M. le prince de Conti et d'Albergotti, portoit[1] presque toute sur des mœurs communes et des parties secrètes qu'ils faisoient ensemble avec des filles. Tout le faix des marches, des ordres, des subsistances portoient[2], toutes les campagnes, sur Puységur, qui même dégrossissoit les projets. Rien de plus juste que le coup d'œil de M. de Luxembourg, rien de plus brillant, de plus avisé, de plus prévoyant que lui devant les ennemis ou un jour de bataille, avec une audace, une flatterie[3], et en même temps un sang-froid[4] qui lui laissoit tout voir et tout prévoir au milieu du plus grand feu et du danger du succès le plus imminent ; et c'étoit là où il étoit grand. Pour le reste, la paresse même : peu de promenades sans grande[5] nécessité ; du jeu, de la conversation avec ses familiers, et tous les soirs un souper avec un très-petit nombre, presque toujours le même, et, si on étoit voisin de quelque ville, on avoit soin que le sexe y fût agréablement mêlé. Alors il étoit inaccessible à tout, et, s'il arrivoit quelque chose de pressé, c'étoit à Puységur à y donner ordre[6].

Telle étoit à l'armée la vie de ce grand général, et telle encore à Paris, où la cour et le grand monde occupoient ses journées, et les soirs ses plaisirs[7]. A la fin, l'âge, le

1. La première syllabe *por* surcharge d'autres lettres ; on dirait que l'auteur avait d'abord voulu écrire *consistoit*. A la suite, *toutes* a été corrigé en *toute*.

2. Nous avons déjà vu plusieurs fois Saint-Simon mettre ainsi le pluriel avec un sujet singulier (surtout de sens, comme ici, collectif), lorsqu'il est suivi de compléments pluriels. Voyez ci-après, p. 232, note 3.

3. Sans doute au sens, assez extraordinaire, de « confiance, bon espoir », sens analogue à celui du verbe réfléchi « se flatter ». Il va sans dire qu'un peu plus loin le mot *succès* est pris dans l'acception générale d'*issue :* « du danger qu'offroit l'issue imminente ».

4. Saint-Simon écrit tantôt *sang froid*, tantôt *sens froid*. Ici, il y a bien *sang froid*.

5. *Grande* est ajouté en interligne.

6. Tout cela sera répété en 1703, dans le portrait de Puységur (tome IV, p. 27).

7. Voyez ci-après, p. 232, note 7, un extrait de la *Gazette d'Amsterdam*.

tempérament, la conformation le trahirent : il tomba malade à Versailles d'une péripulmonie¹, dont Fagon eut tout d'abord très-mauvaise opinion². Sa porte fut assiégée de tout ce qu'il y avoit de plus grand : les princes du sang n'en bougeoient, et Monsieur y alla plusieurs fois. Condamné par Fagon, Caretti³, Italien à secrets qui avoient souvent réussi, l'entreprit et le soulagea ; mais ce fut l'espérance de quelques moments. Le Roi y envoya quelquefois, par honneur plus que par sentiment : j'ai déjà fait remarquer qu'il ne l'aimoit point ; mais le brillant de ses campagnes et la difficulté de le remplacer faisoit toute l'inquiétude⁴. Devenu plus mal, le P. Bour-

1. M. Littré n'a pas relevé ailleurs qu'ici ce mot hybride, moitié grec et moitié latin, équivalant à *péripneumonie*. Le *Mercure* dit : « une fausse pleurésie, » et la *Gazette d'Amsterdam* : « une pleurésie. »

2. Il tomba malade le 31 décembre 1694 ; voyez le *Journal de Dangeau*, dont Saint-Simon s'est évidemment servi, tome V, p. 128-131.

3. Caretti, ou plutôt Caretto, dont Saint-Simon retracera ailleurs (tome II, p. 59-60) l'existence singulière, s'appelait, croyons-nous, Octave del Caretto, et prétendait au titre de marquis de Balestrina de Savone[a]. Sa réputation, comme empirique, était très-grande depuis dix ans et plus qu'il résidait à Paris, quoique sa méthode fût loin d'être infaillible ; parmi les cures qu'il venait de faire en dernier lieu, on citait celle de M. de Caderousse, celle du cardinal de Fürstenberg (Papiers du P. Léonard, MM 825, fol. 28), et celle de Mme de Coulanges ; mais, dans ce dernier cas, quoique ses gouttes eussent fait d'abord des miracles (*Lettres de Sévigné*, tome X, p. 162 et suivantes), on le quitta pour consulter Helvétius. La Bruyère l'a pris plusieurs fois pour type de l'aventurier heureux (*Œuvres*, tome I, p. 520, et tome II, p. 318 et 412).

4. Le *Journal de Dangeau* (tome V, p. 128) cite ces paroles du Roi à Monsieur : « Si nous sommes assez malheureux pour perdre ce pauvre homme-là, celui qui en porteroit la nouvelle au prince d'Orange seroit bien reçu ; » et celles-ci à Fagon : « Faites, Monsieur, pour M. de Luxembourg tout ce que vous feriez pour moi-même, si j'étois dans l'état où

[a] Un autre Italien, presque de même nom, et se qualifiant patricien romain, Nicolas Scevoli del Carretto, qui s'était aussi établi à Paris, y obtint, en janvier 1685, des lettres de naturalité et la permission d'ouvrir un laboratoire pour faire des travaux de chimie et préparer ses principaux remèdes. (Arch. nat., O¹ 29, fol. 92.)

daloue¹, ce fameux jésuite que ses admirables sermons doivent immortaliser², s'empara tout à fait de lui. Il fut question de le raccommoder avec MM. de Vendôme, que la jalousie de son amitié et de ses préférences pour M. le prince de Conti avoient³ fait éclater en rupture et se réfugier à l'armée d'Italie, comme je l'ai déjà dit⁴. Roquelaure⁵, l'ami de tous et le confident de personne, les amena l'un après l'autre au lit de M. de Luxembourg, où tout se passa de bonne grâce et en peu de paroles⁶. Il reçut ses sacrements, témoigna de la religion et de la fermeté. Il mourut le matin du 4 janvier 1695, cinquième jour de sa maladie, et fut regretté de beaucoup de gens, quoique, comme particulier, estimé de personne et aimé de fort peu⁷.

il est. » On s'étonna ensuite qu'il n'y eût ni service solennel à Versailles, ni inhumation à Saint-Denis ; le Roi se borna à tolérer que le corps du maréchal restât un jour, contre l'usage, dans la chambre du château où il était mort.

1. Louis Bourdaloue, né à Bourges le 28 août 1632, mort à Paris le 13 mai 1704. Entré dans la Compagnie de Jésus en 1648 et employé d'abord au professorat, il s'était révélé comme prédicateur, à Paris, en 1669, et à la cour, en 1670 ; mais ses succès de la chaire étaient encore dépassés par son zèle efficace à faire des conversions ou à assister les malades. On a remarqué que Saint-Simon avait oublié de parler de la mort de Bourdaloue dans ses *Mémoires*.

2. *Immortalisé* a été corrigé en *immortaliser*.

3. Voyez ci-dessus, p. 230 et note 2.

4. Plus haut, p. 185.

5. Gaston-Jean-Baptiste-Antoine, duc de Roquelaure, né en 1656, mestre de camp de cavalerie en 1674, fait gouverneur de Lectoure en mars 1683, après son père, et duc et pair par nouvelle érection du mois de décembre suivant, lieutenant général au gouvernement de Champagne en 1685, brigadier en 1689, maréchal de camp en 1691, lieutenant général en 1696. Il eut le commandement en chef du Languedoc en 1706, fut fait maréchal de France en 1724, chevalier des ordres en 1728, et mourut le 6 mai 1738, à quatre-vingt-deux ans.

6. Comparez le *Journal de Dangeau*, tome V, p. 129, et le *Mercure* de janvier 1695, p. 255.

7. La *Gazette d'Amsterdam* (année 1695, p. 19) contient quelques détails intéressants sur la mort du maréchal. « Il étoit né posthume

Pendant sa maladie, il fit faire un dernier effort auprès du Roi, par le duc de Chevreuse, pour obtenir sa charge pour son fils, gendre de ce duc. Il en fut refusé, et le Roi lui fit dire qu'il devoit se souvenir qu'il ne lui avoit donné le gouvernement de Normandie comme en survivance pour son fils qu'à condition qu'il ne lui parleroit jamais de la charge[1]. Tous ses enfants et Mme de Mec-

en 1627, dit-elle, et avoit suivi feu Monsieur le Prince partout depuis la bataille de Rocroy, où il se trouva, de sorte qu'on peut dire qu'il n'y avoit point de général qui eût vu tant d'actions que lui. A présent qu'il est mort, chacun fait son éloge à la cour, et ses envieux lui rendent justice. Pendant sa maladie, le Roi envoyoit demander incessamment de ses nouvelles, et S. M. a témoigné publiquement qu'elle ne pouvoit pas faire une plus grande perte. L'abbé de Fénelon l'assista au commencement, et le P. Bourdaloue continua jusqu'à sa mort. Entre les discours que ce père lui fit sur son état présent, il lui demanda : « Hé bien ! « Monsieur, n'est-il pas vrai que vous aimeriez mieux avoir donné un « verre d'eau de plus à un pauvre pendant votre vie, et n'avoir pas ga-« gné tant de batailles? » M. de Luxembourg lui protesta qu'oui, et fit connoître par sa réponse que tous les sentiments de gloire s'évanouissent dans ce moment irrévocable qui décide de la destinée de tous les hommes. On parle diversement de la cause de sa maladie, et quelques-uns n'en veulent pas juger si favorablement que les autres, à cause qu'elle vint à la suite de quelques repas et divertissements qu'il avoit pris dans cette saison avec d'autres seigneurs.

1. En 1691, le maréchal de Luxembourg avait abandonné son gouvernement de Champagne pour se faire donner celui de Normandie, quoique le duc de Longueville, dit Dangeau, fût encore en vie, et que M. de Montausier n'eût eu, en pareille occasion, que le titre de commandant. La Normandie, que le duc de la Rochefoucauld avait espéré avoir, valait quatre-vingt mille livres, vingt mille livres de plus que la Champagne, et le Roi joignait en outre au gouvernement la charge de bailli de Rouen. Comme il n'était plus admis qu'on donnât des survivances de ces gouvernements, un détour fut pris pour faire passer la Normandie sur la tête du fils aîné du maréchal : celui-ci, pourvu de son gouvernement le 3 mai, pour trois ans, prêta serment le 8, et donna sa démission aussitôt, si bien que le fils put prêter serment à son tour le 9 ; le même jour, une commission fut donnée au père pour commander malgré sa démission et jouir de tous les avantages de la charge, y compris les appointements. (Ms. Clairambault 290, p. 478-479, et *Journal de Dangeau*, tome III, p. 332 et 334.) Dès que le maréchal fut

kelbourg, sa sœur, ne le quittèrent que lorsqu'on les mit hors de sa chambre, comme il alloit passer, où ils laissèrent éclater leur douleur. Le P. Bourdaloue les reprit de ce qu'ils s'affligeoient de ce qu'un homme payoit le tribut à la nature ; il ajouta[1] qu'il mouroit en chrétien et en grand homme, et que peut-être aucun d'eux n'auroit le bonheur de mourir de la sorte[2]. Pour en grands hommes, aucun d'eux n'y étoit tourné ; en chrétiens, ce sera leur affaire[3] ; mais la prophétie ne tarda pas à s'accomplir en la personne de la duchesse de Meckelbourg : elle mourut dans le même mois de janvier[4], et de la même maladie, peu de jours après lui, sans aucun secours spirituel, ni presque de corporels, laissant tout ce qu'elle avoit au comte de Luxe[5], second fils de son frère[6].

M. de Luxembourg ne vit à la mort pas un des ducs qu'il avoit attaqués ; pas un aussi ne s'empressa pour lui. Je n'y allai ni n'y envoyai pas une seule fois, quoique je

mort, son héritier entra en possession, et, de plus, le Roi lui donna un brevet de justaucorps bleu le 27 février suivant.

1. « Il ajouta » est écrit au-dessus de la ligne.
2. Bourdaloue dit en quittant le moribond : « Je n'ai pas vécu comme M. de Luxembourg, mais je voudrois mourir comme lui. » (Lettre de Mme de Coulanges, dans les *Lettres de Sévigné*, tome X, p. 228.)
3. Des quatre fils dont il est question ici, un, celui qui était d'Église, mourut en 1700 ; les autres vécurent jusqu'en 1726, 1731 et 1746 : le futur « sera » indiquerait-il que ce passage a été composé avant 1726 ?
4. Elle mourut le 24 janvier 1695 (*Journal de Dangeau*, tome V, p. 142, et *Mercure*, janvier 1695, p. 279-281, février, p. 307). Saint-Simon a résumé, dans une Addition à l'article de Dangeau, les principaux traits de la vie et de la mort de cette célèbre princesse.
5. Le comte de Luxe était le troisième fils du maréchal de Luxembourg, comme on l'a vu au tome I, p. 256.
6. Dangeau et la *Gazette d'Amsterdam* (1695, p. 37) indiquent avec plus de précision comment fut partagée la succession de la duchesse de Mecklenbourg, qu'on estimait monter à quatre millions, et dont certaines portions allèrent à sa mère ou à ses autres neveux. Voyez, sur l'avarice de la duchesse, une lettre indignée de Mme de Sévigné, qui avait été jusque-là son amie intime, sa « sœur. » (*Lettres de Sévigné*, tome X, p. 234, 237 et 239.)

fusse à Versailles, et il faut avouer que je sentis ma délivrance d'un tel ennemi[1]. On eut la malignité de me vouloir faire parler sur cette mort : je me contentai de répondre que je respectois trop le discernement du Roi dans ses choix pour le remplacer, et avois[2] trop bonne opinion de ses généraux et de ses troupes pour m'affliger pour l'État d'une perte dont, en mon particulier, j'avois tant de raisons de me consoler. Avec cette réponse, je vis tarir les questions[3].

1. « Tout le monde paroît ici fort attristé de son mal, » dit Dangeau (p. 130). Mais Mme de Coulanges (*Sévigné*, tome X, p. 229) prétend, dès le 21 janvier, qu'on ne « songe point qu'il y ait eu un M. de Luxembourg dans le monde.... *De Caron, pas un mot.* »

2. *Avois* est en interligne.

3. Dangeau disant, dans son *Journal*, d'abord (tome V, p. 133) que l'on a songé à faire inhumer le maréchal de Luxembourg dans les caveaux de Saint-Denis, puis (p. 147) que le Roi a autorisé la famille à faire prononcer une oraison funèbre, Saint-Simon a relevé ces deux faits dans deux Additions dont le sujet ne se retrouve pas au cours des *Mémoires*. L'oraison funèbre fut prononcée, le 21 avril 1695, dans l'église des Jésuites de la rue Saint-Antoine, par le P. de la Rue, et il y eut un service magnifique, où officia Monsieur de Noyon, et qui coûta dix-huit mille livres ; mais la famille se plaignit qu'aucun des princes de Condé et de Conti, quoique parents, n'y eût assisté. (Papiers du P. Léonard, MM 825, fol. 161 ; *Mercure*, mai 1695, p. 244-249.) Les poëtes firent de nombreuses épitaphes en vers pour le capitaine que la France ne croyait pas pouvoir remplacer. Voyez, dans le *Mercure* (mai 1695, p. 225-244), son Apothéose, en trois actes, représentée au collége des Jésuites de Rennes. Une pièce populaire imprimée (Chansonnier, ms. Fr. 12 691, p. 385 et suivantes) finit par ces mots, bons à citer, malgré leur platitude, comme expression sincère de l'universelle admiration :

[Add. St-S. 104 et 105]

> Il est mort, ce grand Luxembourg ;
> La mort a fini ses jours
> Le quatre de janvier, dedans Versailles.
> Prions le grand Dieu tout-puissant
> Qui (*sic*) le mette dedans son firmament
> Après ces belles batailles.

A l'étranger, on fit paraître, sous ce titre : *le Maréchal de Luxembourg au lit de la mort*, un pamphlet des plus violents contre la cour de Louis XIV. Voyez aussi les critiques de la *Gazette d'Amsterdam* (Extraordinaires XLIII et XLIV) sur certains passages politiques de l'oraison funèbre.

Maréchal de Villeroy capitaine des gardes et général de l'armée de Flandre.

Le maréchal de Villeroy eut la charge de capitaine des gardes du corps, en payant cinq cent mille livres de brevet de retenue, dont il eut un pareil[1], et lui succéda au commandement de l'armée de Flandres. Tout le monde s'attendoit à cette disposition : Villeroy, élevé avec le Roi, avoit toujours été fort bien avec lui et dans la confiance domestique et de maîtresses la plus intime, fils de son gouverneur[2], et tous deux bas et fins courtisans toute leur vie. Quelques nuages étrangers avoient quelquefois éloigné celui-ci; mais le goût du Roi, ramené[3] par l'art des souplesses et des bassesses[4], l'avoit toujours rétabli en sa première faveur[5].

Opposition

Disons tout de suite ce qui se passa entre le duc de

[Add. S.-S. 106]

1. *Dangeau*, tome V, p. 132, et *Lettres de Mme de Sévigné*, tome X, p. 239. Les provisions de capitaine furent signées le 1er février 1695. (Arch. nat., O¹ 39, fol. 17.)
2. Nicolas de Neufville, marquis de Villeroy et d'Alincourt, père du maréchal actuel, né vers 1597 et mort le 28 novembre 1685, avait commencé par être enfant d'honneur de Louis XIII, et avait eu la survivance du gouvernement de Lyon dès 1615. Après avoir servi dans toutes les guerres de cette époque, il fut fait, en 1646, gouverneur de Louis XIV et maréchal de France, ministre d'État et chef du conseil royal des finances en 1661, chevalier des ordres en 1662, duc et pair en 1663. On comptait qu'il ne touchait pas moins de deux cent trente mille livres du Roi par an. Saint-Simon a réuni quelques-uns des traits caractéristiques de ce personnage ou de ses bons mots dans une Addition que nous rattachons, faute d'autre occasion, à ce passage des *Mémoires*.
3. *Ramené* est en interligne au-dessus du même mot, qui a été biffé parce qu'il en surchargeait peu lisiblement un autre; à la ligne suivante, *l'avoient* est au pluriel.
4. On a voulu voir une allusion à la bassesse de Villeroy dans un passage des *Caractères*, chapitre de la Cour (tome II, p. 320 et 531); mais, d'autre part, les commentateurs s'accordaient, au dix-huitième siècle, pour reconnaître le père dans ce beau type du chapitre de l'Homme (tome II, p. 54 et 307) : « Un vieillard qui a vécu à la cour, qui a un grand sens et une mémoire fidèle, est un trésor inestimable, etc. »
5. Les provisions de la charge de capitaine des gardes du corps rappelèrent principalement la belle conduite de Villeroy à Nerwinde, à Charleroy, et en 1694.

Montmorency et[1] nous dans le cours de cet hiver, qui prit le nom de duc de Luxembourg à la mort de son père[2]. Nos assemblées se continuèrent. MM. d'Elbeuf, Montbazon, la Trémoïlle, Sully[3], qui avoit repris le procès depuis la mort de son père, Chaulnes, la Rochefoucauld, Richelieu, Monaco, Rohan et moi, signâmes deux oppositions à ce que nul hoir mâle sorti du[4] feu maréchal duc de Luxembourg ne fût reçu au Parlement en qualité de pair de France, pour les raisons que nous réservions à dire en temps et lieu, dont l'une fut signifiée à Dongois[5], qui faisoit la charge de greffier en chef du Parlement, l'autre à la personne du procureur général ; et nous résolûmes en même temps de faire rayer au fils la qualité qu'il prenoit de *premier baron de France,* comme nous y avions obligé le père. Ce jeu de mots[6] leur a fort

à la réception au Parlement du duc de Montmorency, qui prend le nom de duc de Luxembourg.

Qualité de premier baron

---

1. *Et* est au-dessus de la ligne.
2. Immédiatement, les ducs et pairs firent une procédure pour l'obliger à déclarer sous quel titre et en quel rang il prétendait prendre place parmi eux. Dangeau, après avoir enregistré cette nouvelle (tome V, p. 134), ajoute, le 2 février suivant (p. 149) : « Le Roi a permis et conseillé à M. de Montmorency de prendre le nom de duc de Luxembourg. Mme sa mère, qui est à Ligny, lui avoit mandé d'en prendre le nom, et il va recommencer le procès que Monsieur son père avoit contre les ducs. » Dans une Addition en trois lignes, Saint-Simon a protesté contre l'ingérence du Roi dans cette question. [*Add. S¹S. 107*]
3. Maximilien-Pierre-François-Nicolas de Béthune, prince d'Henrichemont, puis duc de Sully, né le 25 septembre 1664, nommé lieutenant général du Vexin français et gouverneur de Mantes en 1694, de Gien en 1699 ; mort le 24 décembre 1712.
4. *De* a été corrigé en *du.*
5. Nicolas Dongois était premier et principal commis au greffe civil, greffier d'audience de la grand'chambre et greffier des décrets, depuis 1675. Il devint, en 1709, l'un des quatre greffiers en chef, puis, en 1716, protonotaire et greffier en chef civil, et mourut le 23 juillet 1717, à quatre-vingt-trois ans. Il était fils d'une sœur de Boileau-Despréaux.
6. Une tradition de famille voulait que le premier des Montmorency eût reçu le baptême aussitôt après Clovis, et leur cri de guerre était : *Dieu aide au premier chrétien!* Voyez le livre I, chapitre v, de l'*Histoire de la maison de Montmorency,* par André du Chesne (1624). Les lettres

servi à abuser le monde et à se faire passer pour premiers barons du Royaume, et se préparer par là des chimères, tandis que la terre de Montmorency, mouvante[1] de l'abbaye de Saint-Denis, est peut-être première baronnie de ce district étroit connu sous le nom de l'Ile-de-France, comme on dit de cette même abbaye : « Saint-Denis en France[2]. »

<small>de France, fausse et insidieuse, que les opposants ont fait rayer au maréchal duc de Luxembourg.</small>

Ensuite nous remîmes sur le tapis notre résolution précédente de mettre en cause le duc de Gesvres, pour récuser par ce moyen le premier président[3]. Ce magistrat, depuis la mort de M. de Luxembourg, prenoit toutes sortes de formes pour éviter cet affront : il employa des présidents à mortier amis de quelques-uns de nous, et d'autres personnes de leur confiance, qui, sous prétexte d'amitié et d'intérêt à ce qui les touchoit, leur exagérèrent la peine et la douleur du premier président de s'être brouillé avec nous ; qu'il sentoit amèrement ses torts à notre égard, et combien la mort de celui dont il espéroit un grand appui le laissoit exposé à notre haine : qu'ils étoient sûrs qu'il donneroit toutes choses pour se rapprocher de nous, et qu'ils ne doutoient point que sa profonde capacité ne lui fournît des moyens, depuis cette mort, d'être autant pour nous qu'il nous avoit été contraire. Ils ajoutèrent même qu'ils lui en avoient ouï échapper des demi-mots bien significatifs, et qui les

---

par lesquelles Henri II créa le duché de Montmorency, en 1551, débutent ainsi : « Ayant égard que la baronnie de Montmorency est la première baronnie de France.... » Mademoiselle (*Mémoires*, tome IV, p. 176) appelle Luxembourg « le premier baron chrétien de la nation. »

1. Le mot *mouvant*, en droit féodal, indique qu'un fief relève d'une seigneurie supérieure, dominante. On ne sait pas précisément si la baronnie de Montmorency avait été ainsi vassale de l'abbaye de Saint-Denis.

2. On appliquait exclusivement le nom de *France* à une petite partie des deux diocèses de Paris et de Meaux, bornée au sud par la Marne, puis par la Seine, lorsque la Marne a opéré sa jonction avec ce fleuve, à l'ouest par l'Oise, au nord par la Thève, à l'est par la Beuvronne.

3. Voyez ci-dessus, p. 122.

assuroient que le cœur s'expliquoit par sa bouche.
MM. de Chaulnes, de la Rochefoucauld et de la Force
s'infatuèrent de ce piége, et opinèrent fortement à y donner. MM. de la Trémoïlle, de Rohan et moi, ne prîmes
point un si dangereux change[1] : nous remîmes aux yeux
de ces Messieurs toutes les injustices, et quelque chose
de pis, que nous avions essuyées[2] du premier président ;
son refus d'audience, qui nous força aux lettres d'État ;
son manque de parole, et sans détour, au duc de Chaulnes,
sur l'assemblée de toutes les chambres ; le danger de se
fier à un homme si autorisé au Parlement, et d'autant
plus offensé contre nous que nous avions publié ses iniquités et ses perfidies sans plus garder de mesures avec
lui. Nous remontrâmes combien il étoit apparent que ces
attaques nous étoient faites sous sa direction, par l'ardeur
de venger son orgueil blessé, et quelle seroit notre honte
et notre imprudence d'être ses dupes en nous remettant volontairement en ses filets. Nous n'étions que nous six ce
jour à l'assemblée, et trois contre trois ne purent se persuader l'un l'autre. Elle se rompit donc, sans rien conclure,
un peu tumultuairement[3], et M. de la Trémoïlle déclara, en
sortant, qu'il protestoit et protesteroit contre l'opinion des
autres trois, et que, pour éviter des querelles inutiles et
personnelles, il cesseroit de se trouver aux assemblées. Ce
commencement de scission nous fit prendre le parti, au duc
de Rohan et à moi, de tenter de convertir M. de la Rochefoucauld, et cette pensée nous réussit deux jours après fort
heureusement, en une heure de temps que nous fûmes en-
fermés tous trois ensemble dans sa chambre, à Versailles.
Nous remîmes donc cette affaire sur le tapis avec plus de
confiance à la première assemblée, où M. de la Trémoïlle

1. Cette expression, du vocabulaire de la vénerie, signifie que l'on
quitte la bonne voie, celle de l'animal de chasse, pour en prendre une
mauvaise. Mais il est rare que, dans ce tour figuré, *change* soit accompagné d'une qualification.
2. Dans le manuscrit, *essuyés*. — 3. « En hâte et sans ordre. » (*Furetière.*)

ne parut point. M. de Chaulnes fut étonné et fort fâché de se voir abandonné de M. de la Rochefoucauld, revenu à notre avis. Il avoit de l'amitié pour moi : son chagrin tomba sur le duc de Rohan, qui, vif, aigre et peu considéré, mit le bonhomme Chaulnes, toujours si mesuré, en telle colère, que de part et d'autre[1] les grosses paroles commençoient à échapper entre les dents. Cela nous hâta, de peur de pis, de rompre brusquement l'assemblée, où il ne fut encore rien conclu.

M. de la Rochefoucauld et moi raisonnâmes le lendemain ensemble, et sentîmes que le plus grand mal qui nous pût arriver seroit la désunion ; et nous conclûmes qu'avant tout il falloit se hâter de raccommoder ces deux ducs, et les disposer à opiner plus paisiblement, et, mettant tout autre intérêt à part et toute fantaisie personnelle, n'aller qu'au but et au bien de notre affaire commune. Après un assez long entretien tête à tête, M. de la Rochefoucauld s'en chargea : il n'y perdit pas un moment, et heureusement il y réussit avant la première assemblée. Celle-ci fut tranquille, et M. de la Trémoïlle y revint. Il fut proposé de négocier avec le premier président et de le faire sonder ; mais ce hameçon[2] fut modestement, mais très-fermement rejeté, et enfin la récusation du premier président résolue. On accorda seulement à la considération que nous avions tous pour M. de Chaulnes qu'on ne feroit point[3] assigner M. de Gesvres tant que rien ne péricliteroit, et qu'[on] attendroit à le faire autant qu'on le pourroit sans hasarder ce qui venoit d'être résolu. Ensuite on proposa de prendre une requête civile[4] au nom des

1. Dans le manuscrit, *d'autres*.
2. M. Littré cite, outre Palsgrave, deux exemples du seizième siècle où l'*h* de ce mot est aspirée. Elle ne l'est ni dans le *Dictionnaire de l'Académie*, ni dans *Furetière;* mais Saint-Simon l'aspire presque toujours.
3. *Point* est ajouté au-dessus de la ligne.
4. « On désigne ainsi une voie ouverte pour se pourvoir contre les arrêts et jugements en dernier ressort, lorsqu'on ne peut pas revenir

ducs de Lesdiguières, de Brissac et de Rohan, dont, pour abréger, je n'expliquerai ni les raisons ni la procédure ; mais M. de Rohan refusa d'y consentir jusqu'à ce que préalablement le duc de Gesvres eût été mis en cause, et ne se contenta d'aucunes raisons ni d'aucunes paroles qu'on lui voulût donner. Son consentement enfin ne s'arracha qu'après tant d'allées et venues, que le projet de la requête civile vint à M. de Luxembourg, qui prit aussitôt ses mesures avec le vieux chancelier Boucherat, gouverné par Mme de Harlay, sa fille[1], qui ménageoit fort le premier président, cousin de son mari[2], qui fit en sorte qu'aucun des maîtres des requêtes ne scellât rien là-dessus du petit sceau[3] sans grande connoissance de cause, c'est-à-dire sans que M. de Luxembourg fût averti à temps de s'y opposer. Il est difficile de comprendre comment une aussi bonne tête que M. de Chaulnes, et un homme aussi digne que lui, se montra si difficile à la récusation du premier président, après qu'il lui avoit si indignement manqué de parole, et avec la connoissance

contre par opposition.... Cette requête est appelée *civile* parce que, comme on se pourvoit devant les mêmes juges qui ont rendu l'arrêt ou jugement en dernier ressort, on ne doit parler des juges et de leur jugement qu'avec le respect qui convient, et que cela se fait sans inculper les juges. » (*Répertoire de jurisprudence*, de Guyot, tome XV, p. 309-310.) On voit dans les *Œuvres de Daguesseau* (tome III, p. 684) que MM. de Ventadour, de Brissac et de Rohan présentèrent la requête civile le 13 août 1695.

1. Anne-Françoise-Louise-Marie Boucherat, fille du chancelier Louis Boucherat et de sa seconde femme, Anne-Françoise de Loménie. Elle avait épousé M. de Harlay-Bonneuil (ci-dessus, p. 85) le 20 décembre 1670, et mourut le 23 novembre 1730, dans sa soixante et quatorzième année.

2. Ils étaient fils de deux frères.

3. On nommait *grand sceau* celui dont se servait le chancelier pour sceller toutes les lettres qui avaient besoin « de la grâce et de l'autorité du Roi ; » mais il y avait, en outre, une chancellerie et un *petit sceau* auprès de chaque parlement, *sigillum parvum pro absentia magni*, pour sceller les commissions et expéditions de justice, et le petit sceau de Paris était tenu par les plus anciens maîtres des requêtes tour à tour.

qu'il avoit de ses souplesses et de tous ses tours et détours de perfidie, dont il avoit usé jusqu'à découvert avec nous ; et d'autre part, il ne fut pas moins étrange que M. de Rohan se montrât si roide pour la récusation, après la mollesse et la variation, pour ne pas dire pis, avec laquelle il l'avoit fait avorter entre ses mains, après l'avoir entreprise, et avec certitude de succès, comme je l'ai raconté plus haut[1]. Toutes ces longueurs coulèrent le temps jusqu'à l'ouverture de la campagne : M. de Luxembourg, maréchal de camp servant dans l'armée de Flandres, s'y rendit, et notre procès demeura accroché[2] jusqu'à l'hiver suivant. Il avoit perdu sa femme[3], et perdit tôt après le seul enfant qu'il en avoit eu, sans que son union intime avec M. et[4] Mme de Chevreuse en ait été en rien diminuée.

Il y avoit eu, sur les fins de l'été et dans les commencements de l'hiver, des tentatives de négociations de paix, je ne sais sur quoi fondées[5]. Crécy[6] alla en Suisse, comme

1. Ci-dessus, p. 118-121.
2. C'est-à-dire suspendu. On sait que les pièces de chaque procédure se conservaient dans des sacs, qui pouvaient s'accrocher au mur ou au plafond, quand on n'en avait plus besoin. Est-ce de là que vient ce sens figuré du mot *accrocher*, que nous retrouverons dans les *Mémoires*?
3. Marie-Anne d'Albert, fille aînée du duc de Chevreuse, morte le 17 septembre 1694, ne laissant qu'une fille, Marie-Henriette, qui mourut le 11 février 1696.
4. Saint-Simon, après avoir mis d'abord *de*, y a substitué *et*.
5. Outre les renseignements contenus dans les recueils relatifs à la paix de Ryswyk, nous possédons d'autres documents précis sur une première phase de négociations, qui se firent pendant l'année 1693 et furent tenues très-secrètes. Saint-Simon ne parle pas de cette première phase, mais de la seconde, qui commença au mois de novembre 1694, et dont le public s'occupa beaucoup ; voyez le *Journal de Dangeau*, tome V, p. 97, 105, 106, 116, et la *Gazette d'Amsterdam*, p. 352. Louis XIV poussait aussi loin que possible les concessions de tout genre, afin d'arriver à la conclusion de la paix.
6. Louis Verjus, comte de Crécy, fils d'un bailli de Joigny, remplit d'abord des fonctions de secrétaire auprès du cardinal de Retz (Papiers du P. Léonard, MM 828, fol. 83) ; après quoi, M. d'Estrées, évêque de Laon, lui fit obtenir une place de secrétaire des commandements de la

en pays neutre et mitoyen entre l'Empereur et Monsieur de Savoie, et pas fort éloigné de Venise, qui se mêloit de bons offices. Il étoit frère du P. Verjus[1], jésuite, ami particulier du P. de la Chaise, et il avoit été résident en plusieurs cours d'Allemagne, dont il connoissoit parfaitement le droit public, les diverses cours des princes et leurs intérêts. C'étoit un homme sage, mesuré, et qui, sous un extérieur et des manières peu agréables, et qui sentoient bien plus l'étranger, le[2] nouveau débarqué, que le François, à force d'avoir séjourné dehors, et un langage de même, cachoit une adresse et une finesse peu commune, une prompte connoissance, par le discernement, des gens avec qui il avoit à traiter et de leur but, et qui, à force de n'entendre que ce qu'il vouloit bien entendre, de patience et de suite infatigable, et de fécondité à présenter sous toutes sortes de faces différentes les mêmes choses qui avoient été rebutées, arrivoit souvent à son but[3].

L'abbé Morel[4] alla vers Aix-la-Chapelle, pour négocier

reine de Portugal. Puis il eut des missions diplomatiques en Angleterre, en Savoie, en Allemagne, à la diète de Ratisbonne, acheta la terre de Crécy et une des charges de secrétaire du cabinet (1675), devint conseiller d'État et membre de l'Académie française (1679), signa le traité du 10 août 1684 avec l'Espagne, fut envoyé comme plénipotentiaire à Ratisbonne en 1686, alla comme second plénipotentiaire et ambassadeur extraordinaire à Ryswyk (1697), et se retira ensuite de la diplomatie. Il mourut le 13 décembre 1709, étant âgé de quatre-vingt-trois ans et laissant la réputation la mieux établie de négociateur habile et heureux.

1. Antoine Verjus, né le 22 janvier 1632, était entré, en 1651, dans la Compagnie de Jésus. Il avait accompagné son frère en Portugal et en Allemagne, où il avait eu beaucoup de succès, puis était devenu procureur des missions du Levant. Il mourut subitement le 16 mai 1706. Voyez son article biographique et la liste de ses ouvrages dans le *Moréri*. Un autre frère du comte de Crécy était entré à l'Oratoire, et devint évêque de Grasse.

2. *Le* a été ajouté au-dessus de la ligne.

3. Saint-Simon répétera presque mot pour mot le même article, en parlant de la mort de M. de Crécy (tome VII, p. 128).

4. Jean Morel, conseiller de grand'chambre, était fils d'un bourgeois de Champagne, qui, après avoir été intendant du cardinal de Fürsten-

[Add. St-S. 108] dans l'Empire. C'étoit une excellente tête, pleine de sens et de jugement, produite par Saint-Pouenge, dont il étoit ami de table et de plaisir, et que M. de Louvois, et le Roi ensuite, qui s'en étoit bien trouvé, avoit employé [1] en plusieurs voyages secrets. Il avoit un frère conseiller au Parlement et chanoine de Notre-Dame[2], qui ne lui ressembloit que par aimer encore mieux le vin que lui et ne le porter pas si bien[3], et qu'il fit enfin aumônier du Roi.

Harlay, conseiller d'État et gendre du chancelier, homme d'esprit, mais c'étoit à peu près tout, étoit allé à Maëstricht[4] sonder les Hollandois. Mais ces démarches ne firent qu'enorgueillir les ennemis et les éloigner de la

---

berg, entra dans les affaires du Roi, fit fortune, et mourut en avril 1697, maître de la Chambre aux deniers et riche de quinze cent mille livres. (Papiers du P. Léonard, MM 826, fol. 88.) Trois de ses fils étaient entrés au Parlement, dont deux comme conseillers clercs; celui dont il s'agit ici, Jean Morel, formé à la diplomatie par M. de Lionne (*Mémoires du marquis de Sourches*, tome I, p. 8), était conseiller clerc depuis 1674, et avait eu en 1676 l'abbaye de Saint-Arnoul de Metz. Envoyé d'abord à Mantoue, en 1680, pour négocier la cession du Montferrat, puis nommé résident auprès de l'Empereur et de l'Électeur palatin (1685), il était allé aussi à Rome, en 1689, comme conclaviste du cardinal de Fürstenberg, et avait reçu plusieurs missions secrètes en 1692 et 1693. Il mourut fort âgé, le 21 décembre 1719.

1. Il y a bien *employé* au masculin; c'est une reprise de l'accord avec le sujet de la phrase précédente : « L'abbé Morel ».

2. François-Philippe Morel, baptisé le 23 septembre 1660, reçu avocat en 1688, prêtre en 1691, docteur et conseiller clerc à la seconde chambre des enquêtes en 1692, venait d'acheter une charge d'aumônier du Roi en juillet 1694, et fut nommé abbé de Molosme en 1701. Il vendit sa charge d'aumônier en 1716.

3. L'abbé Jean Morel passait en effet pour un homme débauché, quoique d'esprit et de mérite (Chansonnier, ms. Fr. 12 690, p. 253-254).

4. Ville très-forte, sur la Meuse, à cinq lieues de Liége, conquise par les Hollandais en 1633. Louis XIV l'avait prise en treize jours, en 1673; mais il l'avait rendue à la Hollande par le traité de Nimègue. — M. de Harlay y eut plusieurs conférences avec Dijckweldt, l'un des principaux ministres de Guillaume III. (*Dangeau*, tome V, p. 103-106.)

paix à proportion qu'ils nous la jugeoient plus nécessaire et qu'ils y voyoient un empressement et des recherches si opposées à l'orgueil avec lequel on s'étoit piqué de terminer toutes les guerres précédentes. Ce fut tout le fruit que ces Messieurs rapportèrent dans les premiers mois de cet hiver. Ils[1] eurent même l'impudence de faire sentir à M. de Harlay, dont la maigreur et la pâleur étoient extraordinaires, qu'ils le prenoient pour un échantillon de la réduction où se trouvoit la France. Lui, sans se fâcher, répondit plaisamment que, s'ils vouloient lui donner le temps de faire venir sa femme, ils pourroient en concevoir une autre opinion de l'état du Royaume : en effet, elle étoit extrêmement grosse et étoit[2] très-haute en couleur. Il fut assez brutalement congédié, et se hâta de regagner notre frontière[3].

Les hivers ne se passent guère sans aventures et sans tracasseries. M. d'Elbeuf trouva plaisant de faire l'amoureux de la duchesse de Villeroy[4], toute nouvelle mariée, et qui n'y donnoit aucun lieu. Il lui en coûta quelque séjour à Paris pour laisser passer cette fantaisie, qui alloit plus à insulter MM. de Villeroy qu'à toute autre chose. Ce n'étoit pas que M. d'Elbeuf eût aucun lieu de se plaindre d'eux ; mais c'étoit un homme dont l'esprit audacieux se plaisoit à des scènes éclatantes, et que sa

M. d'Elbeuf.

1. Les Hollandais.
2. On liroit plutôt : *avoit*; toutefois, il semble que les premières lettres ont été retouchées.
3. Les trois négociateurs revinrent rendre compte de leurs tentatives infructueuses dans les premiers jours du mois de janvier 1695 ; voyez le *Journal de Dangeau*, tome V, p. 126 et 132, et la *Gazette d'Amsterdam*, 1695, p. 6 et 23.
4. Saint-Simon a parlé plus haut (p. 131-132) du mariage conclu le 20 avril 1694 entre Marguerite le Tellier, fille de Louvois, et Louis-Nicolas de Neufville, duc de Villeroy. Il fera de cette duchesse de Villeroy deux très-curieux portraits, l'un (tome VI, p. 108) en 1708, époque où elle devint la favorite de la duchesse de Bourgogne, et l'autre (tome VIII, p. 310) au moment de sa mort.

figure, sa naissance et les bontés du Roi avoient solidement[1] gâté[2].

Roquelaure insulté par MM. de Vendôme.
[*Add. St-S. 109*]

Roquelaure, duc à brevet et plaisant de profession[3], essuya une triste aventure. Il avoit été toute sa vie extrêmement du grand monde, et ami intime de M. de Vendôme. Comme il vouloit tenir à tout, il s'étoit fourré parmi les amis de M. de Luxembourg, de la brillante situation duquel[4] il espéroit tirer parti, et de ce qu'il entrevoyoit dans la cour de Monseigneur, que ce général, intimement uni avec le prince de Conti, méditoit de gouverner et d'avoir une part principale à tout lorsque le Roi n'y seroit plus. La difficulté pour Roquelaure étoit de demeurer bien avec des gens si opposés, qui devint bien plus fâcheuse lors de la rupture ouverte de MM. de Vendôme avec M. de Luxembourg, dont j'ai parlé plus haut[5], et de ses causes. Elle fut si entière qu'il fallut opter, et Roquelaure, qui ne lisoit pas dans l'avenir, ne balança pas à quitter son ancien ami de tous les temps pour ceux qu'il venoit de se faire, et dont il espéroit beaucoup. M. de Vendôme en fut piqué au vif; mais il n'étoit pas temps de le montrer. L'éloignement de l'Italie,

1. Nous trouverons plusieurs fois dans les *Mémoires* cet emploi figuré de *solidement*, marquant un fort superlatif.
2. Henri de Lorraine, duc d'Elbeuf (voyez tome I, p. 46), était réputé le plus grand menteur du monde, et, outre cela, fripon, escroc, perdu de vices. Le Chansonnier raconte que, voulant séduire Mme de Villeroy, il lui fit remettre un billet par le jeune la Feuillade; mais elle le montra aussitôt à son frère Barbezieux et à sa belle-mère. (Ms. Fr. 12 692, p. 179.) En 1697, le duc d'Elbeuf eut encore une aventure analogue avec Mme de Barbezieux; voyez le tome II, p. 150. Mme de Caylus dit de lui (*Souvenirs*, p. 489) : « Il a passé sa jeunesse à être le fléau de toutes les familles, par ses mauvais procédés avec les femmes et par se vanter souvent de faveurs qu'il n'avoit pas reçues. »
3. La bouffonnerie, souvent spirituelle, mais non moins souvent grossière, était comme héréditaire dans cette famille depuis deux générations. Saint-Simon citera plusieurs traits du duc dont il est question ici.
4. *Duquel* est en interligne.
5. Ci-dessus, p. 185 et 232.

où il s'étoit réfugié de Flandres, faisoit qu'il ne passoit que peu de temps à la cour, et y vivoit assez à l'ordinaire avec Roquelaure, lorsqu'ils se trouvoient en mêmes lieux[1]. C'est ce qui fit qu'à la mort de M. de Luxembourg, ce fut lui qui mena MM. de Vendôme, comme j'ai dit ci-dessus[2]; mais cela même avoit renouvelé leur dépit de sa défection de leur amitié, tellement que le vide que laissoit M. de Luxembourg et l'audace[3] de la nouvelle grandeur et de leur liaison avec M. du Maine, qui les y avoit fait monter, rompit les bornes où jusqu'alors ils s'étoient contenus avec Roquelaure.

A peu de jours de là[4], celui-ci[5] entra chez Monsieur le Grand[6], un soir, qui tenoit soir et matin une grande table à la cour, et un grand jeu toute la journée, où la foule de la cour entroit et sortoit comme d'une église, et où celle des joueurs à tous jeux, mais surtout au lansquenet, ne manquoit jamais[7]. M. de Vendôme, qui étoit un des cou-

1. Dans le manuscrit, *en même lieux*. On peut donc choisir entre les deux leçons : *même lieu* et *mêmes lieux*.
2. Voyez p. 232.
3. La conjonction et l'article : *et l'*, ont été biffés, puis récrits.
4. Le jeudi 20 janvier 1695 ; voyez *Dangeau*, tome V, p. 139-140.
5. Saint-Simon avait d'abord, après *ce*, écrit *M.*; il y a substitué *lui* (*luy*), et ajouté *ci* (*cy*) en interligne.
6. Le grand écuyer, de la maison de Lorraine. Voyez tome I, p. 60.
7. Pour donner une idée du caractère de ces réunions, très-fréquentes alors, nous reproduirons l'avis suivant, inséré dans la *Gazette d'Amsterdam*, le 31 mars 1695 (p. 104) : « Le mardi 15 février, jour auquel M. le prince de Montauban donne à jouer, il fut pris dans la chambre du jeu deux flambeaux de vermeil doré ciselé, pesant six marcs, marqués aux armes de Guémené et de Nogent. Le mardi suivant, 22, on a encore volé un porte-mouchettes en soleil, les mouchettes tenues par une chaîne, marquées aux mêmes armes que les flambeaux. L'assemblée ayant été nombreuse, on ne sait sur qui jeter le soupçon. Ceux qui en pourront découvrir quelque nouvelle, seront récompensés à l'hôtel de ce prince très-honnêtement. » — Ces avis se renouvelaient souvent. Madame a fait une peinture saisissante de la folie du jeu qui régnait partout alors, dans une lettre commençant par ces mots : « La danse est maintenant passée de mode partout. Ici, en France, aussitôt qu'on est

peurs¹, eut dispute avec un autre sur un mécompte de sept pistoles. Il étoit beau joueur, mais opiniâtre et disputeur, au jeu comme partout ailleurs. Les autres coupeurs le condamnèrent : il paya, quitta, et vint, grommelant contre ce jugement, à la cheminée, où il trouva Roquelaure debout, qui s'y chauffoit. Celui-ci, avec la familiarité qu'il usurpoit toujours et cet air de plaisanterie qu'il mêloit à tout, dit à l'autre qu'il avoit tort et qu'il avoit été bien jugé. Vendôme, piqué de la chose, le fut encore plus de cette indiscrétion, lui répondit en colère et jurant « qu'il étoit un f…. décideur², et qu'il se mêloit toujours de ce qu'il n'avoit que faire. » Roquelaure, étonné de la sortie, fila doux³, et lui dit qu'il ne croyoit pas le fâcher; mais Vendôme, s'emportant de plus en plus, lui répliqua des duretés, avec une hauteur, qui ne se pouvoient souffrir que par un valet, et dont le ton de voix ne fut pas ménagé. Roquelaure, outré, mais beaucoup trop embarrassé, se contenta de lui répondre que, s'ils étoient ailleurs, il ne lui parleroit pas de la sorte. Vendôme, se rapprochant plus près et le menaçant, répliqua en jurant « qu'il le connoissoit bien, et que là ni ailleurs il ne seroit pas plus méchant. » Là-dessus, le grand prieur, qui étoit assez loin, s'approcha d'eux, et prit Roquelaure par le bout de sa cravate, et lui dit des choses aussi fâcheuses que celles qu'il venoit d'essuyer de son frère, et⁴ sans altérer un flegme fort à contre-temps. Aussitôt, voilà toute la chambre en émoi. Mme d'Arma-

réuni, on ne fait rien que jouer au lansquenet ; c'est le jeu qui est le plus en vogue…. » (*Nouvelles lettres*, traduites par Brunet, p. 2.)

1. « On appelle *coupeurs* ceux qui tiennent les cartes au lansquenet. » *Dictionnaire de Trévoux.*)

2. Nous ne trouvons ce mot dans aucun dictionnaire du temps; M. Littré n'en cite pas d'autre exemple que celui-ci. De l'adjectif qui précède, il n'y a bien dans le manuscrit que l'initiale suivie de quatre points.

3. « On dit *filer doux* pour dire : se modérer, se retenir, se comporter avec douceur, avec modestie, avec soumission. » (*Académie*, 1694.)

4. *Et* est en interligne.

gnac¹ et le maréchal de Villeroy coururent à la cheminée. Elle se hâta d'emmener MM. de Vendôme ; et le maréchal de Villeroy, Roquelaure, qui n'eut ni le courage de tirer raison d'un tel affront, ni le supplément de prendre prétexte du lieu² pour³ en porter sa plainte au Roi. Le pis fut que, dès le lendemain d'une scène si publique, il se laissa raccommoder, et en particulier, avec MM. de Vendôme, par Mme d'Armagnac, dans son cabinet. Pour y mettre le comble, la duchesse de Roquelaure⁴ alla partout disant qu'elle étoit bien fâchée de ce qui étoit arrivé, mais que voilà aussi ce que c'étoit que de s'attaquer à son mari : ce ne pouvoit être bêtise, et l'ignorance auroit été bien forte ; on ne comprend pas ce qu'elle put espérer d'un si ridicule propos. Quelque effronté que fût Roquelaure, il parut les premiers jours déconcerté, et bientôt après il se remit à ses bouffonneries ordinaires et se trouva partout impudemment avec MM. de Vendôme, à Marly, à Choisy, et partout où cela se rencontroit, et n'évitoit pas même de leur parler, quand cela se présentoit, à l'étonnement de tout le monde.

Un soir, longtemps après, qu'il fit chez le Roi plus de bruit et d'éclats de rire qu'à l'ordinaire, et qu'on le remarquoit, je répondis froidement que la cause de tant de gaieté n'étoit pas difficile à deviner, puisque ce même soir MM. de Vendôme prenoient congé du Roi pour re-

1. Catherine de Neufville-Villeroy, qui avait épousé, le 7 octobre 1660, le comte d'Armagnac, grand écuyer, et qui mourut le 25 décembre 1707, à soixante-huit ans. Elle était sœur du maréchal de Villeroy.
2. C'est-à-dire, il ne prit point, à défaut de courage, pour suppléer au courage, prétexte du lieu, etc.
3. Il semble que *pour* ait été substitué à *et*.
4. Marie-Louise de Montmorency-Laval, de la branche de Lezay, fille d'honneur de la Dauphine, mariée, le 20 mai 1683, au duc de Roquelaure, et morte le 12 mars 1735, à soixante-dix-huit ans. C'était une femme fort vertueuse, quoique l'on eût fait courir le bruit que ses relations avec le Roi avaient nécessité un prompt mariage. (Chansonnier, ms. Fr. 12 688, p. 479 ; *Souvenirs de Mme de Caylus*, p. 494-495, et *Mémoires de Saint-Simon*, tome IV, p. 329-330.)

tourner en Provence¹. Ce propos fut relevé, et je n'en fus point fâché, parce que [je] croyois n'avoir pas lieu d'aimer Roquelaure.

Mort de la princesse d'Orange, dont le Roi défend le deuil aux parents.

Deux événements étrangers se suivirent fort près à près : la mort de la princesse d'Orange², à la fin de janvier, dans Londres ; la cour n'en eut aucune part³, et le roi d'Angleterre⁴ pria le Roi qu'on n'en prît point le deuil, qui fut même défendu à MM. de Bouillon, de Duras, et à tous ceux qui étoient parents du prince d'Orange⁵. On obéit et on se tut, mais on trouva cette sorte de vengeance petite. On eut des espérances de changements⁶ en Angleterre, mais elles s'évanouirent incontinent, et le prince d'Orange y parut plus accrédité, plus autorisé et plus affermi que jamais. Cette princesse, qui avoit toujours été fort attachée à son mari, n'avoit pas paru moins ardente que lui pour son usurpation, ni moins flattée de se voir sur le trône de son pays, aux dépens de son père et de ses autres enfants. Elle fut fort

1. Le 26 avril 1695, à Versailles.
2. Marie Stuart, fille du roi Jacques II et de Anne Hyde, née le 10 mai 1662, mariée le 15 novembre 1677 à Guillaume-Henri de Nassau, prince d'Orange, couronnée reine, en place de son père détrôné, le 21 avril 1689, et morte de la petite vérole, le 7 janvier 1695 (et non à la fin de janvier, comme le dit Saint-Simon), sans enfants. La France ne lui reconnaissait pas le titre de *reine d'Angleterre*.
3. La première nouvelle en vint le 11, par des matelots. (*Dangeau*, tome V, p. 134 et 135.)
4. Ces mots : *le roi d'Angleterre* désignent toujours, comme on l'a déjà dit, Jacques II.
5. *Dangeau*, tome V, p. 136 ; *Gazette d'Amsterdam*, p. 53 ; *Lettres de Sévigné*, tome X, p. 233. Les Duras et Lorge, ainsi que MM. de Bouillon, avaient le même bisaïeul que le prince d'Orange ; les la Trémoïlle étaient éloignés d'un degré de plus. — Plus tard (tome III, p. 256), Saint-Simon, racontant en termes semblables que le Roi a défendu de porter le deuil de Guillaume III, oubliera le cas de 1695 et dira qu'il « n'y avoit pas encore eu d'exemple. »
6. Saint-Simon avait mis d'abord : « On espéra des changements » ; puis il a biffé le verbe et écrit au-dessus : « eut des espérances », sans changer, par oubli sans doute, le *des* suivant en *de*.

regrettée, et le prince d'Orange[1], qui l'aimoit et la considéroit avec une confiance entière, et même avec un respect fort marqué, en fut quelques jours malade de douleur[2].

L'autre événement fut étrange. Le duc d'Hanovre[3], qui briguoit un neuvième électorat en sa faveur[4], et qui, par la révolution d'Angleterre, étoit appelé à cette couronne après le prince et la princesse d'Orange, et après la princesse de Danemark[5], comme le plus proche de ligne protestante[6], étoit fils aîné de la duchesse Sophie[7], laquelle

Catastrophe de Königsmarck et de la duchesse d'Hanovre.
[Add. S^tS. 110]

1. Avant *Orange*, il y a deux fois *d'*; écrit d'abord à la fin d'une ligne, il est répété au commencement de la suivante.
2. Voyez les articles de la *Gazette d'Amsterdam*, 1695, p. 18 et 21, et Extraordinaires v, vi, xi, les articles du *Mercure*, janvier 1695, p. 311-325, février, p. 109-110, et Macaulay, *Histoire de Guillaume III*, tome III, p. 258-259.
3. Le duc régnant d'Hanovre était, en 1695, Ernest-Auguste de Brunswick-Zell, né en 1629, évêque d'Osnabrück en 1662, devenu duc régnant en 1680, après la mort de son frère Jean-Frédéric (tome I, p. 110, note 2), et qui ne mourut que le 3 février 1698. Mais Saint-Simon parle ici de son fils, Georges-Louis, né en 1660, lequel devint aussi duc de Brunswick-Hanovre en 1698, roi d'Angleterre en 1714, et mourut en 1727.
4. Si Saint-Simon se sert ici, en 1695, du mot « briguoit », quoique le neuvième électorat eût été déjà créé par l'empereur Léopold, en reconnaissance des services que le duc Ernest-Auguste lui rendait contre Louis XIV, et que même l'investiture en eût été donnée à Ernest-Auguste le 19 décembre 1692, c'est que plusieurs princes de l'Empire protestaient contre cette création, et que le duc d'Hanovre, fils d'Ernest-Auguste, ne fut admis au collége électoral qu'en 1703. — Les huit électeurs auxquels fut adjoint le duc d'Hanovre se composaient de trois princes ecclésiastiques, les archevêques de Mayence, de Trèves et de Cologne, et cinq laïques, les princes régnants de la Saxe, du Brandebourg, du Palatinat du Rhin, de la Bavière et de la Bohême.
5. Anne Stuart, née le 6 février 1664, fille de Jacques II et sœur puînée de la reine Marie, avait épousé, le 17 août 1683, Georges, prince de Danemark et duc de Cumberland. A la mort de Guillaume III, elle se trouva effectivement appelée au trône d'Angleterre, fut couronnée le 4 mai 1702, et mourut le 12 août 1714.
6. Depuis la fuite de Jacques II, une loi excluait de la couronne d'Angleterre tout prince catholique.
7. Sophie de Bavière, née en 1630, mariée en 1653, appelée en 1701,

étoit fille de l'électeur palatin[1] qui se fit couronner roi de Bohême et qui en perdit sa dignité et ses États, et d'une fille[2] de Jacques Ier, roi d'Écosse, puis d'Angleterre[3], fils de la fameuse Marie Stuart[4], et père de Charles I[er][5], qui eurent la tête coupée, et[6] du roi Jacques II, détrôné par le prince d'Orange. Ce duc d'Hanovre avoit épousé sa cousine germaine, de même maison, fille du duc de Zell[7]. Elle étoit belle ; il vécut bien avec elle pendant quelque temps. Le comte de Königsmarck[8], jeune et fort bien fait, vint à sa cour, et lui donna de l'ombrage. Il devint jaloux,

par le parlement anglais, à recueillir la couronne au défaut d'héritiers de la princesse Anne, et morte le 8 juin 1714, laissant, entre autres enfants, ce fils qui devint le roi Georges.

1. Frédéric V, duc de Bavière et électeur palatin, né en 1596, élu roi de Bohême en 1619, proscrit en 1621, et dépouillé de ses États au profit de Maximilien de Bavière ; mort en 1632. Un de ses fils, Édouard, fut le mari de cette duchesse d'Hanovre dont Saint-Simon a déjà parlé.

2. Élisabeth Stuart, née en 1596, mariée en 1613, morte en 1662.

3. Jacques Stuart, sixième du nom comme roi d'Écosse (1567), et premier comme roi de la Grande-Bretagne (1603) ; mort le 27 mars 1625.

4. Marie Stuart, née en 1542, mariée, en 1558, à François II, roi de France, puis, en 1564, à Henri Stuart, baron de Darnley, d'où vint Jacques Ier, et enfin au comte de Bothwell ; décapitée en 1587.

5. Charles Stuart, premier du nom, né en 1600, couronné roi en 1626, et décapité le 9 février 1649.

6. Devant les mots : « du roi Jacques II », est biffé : « père aussi », précédé de *grand* en interligne. L'auteur eût dû laisser : « grand-père », puisque Jacques II, frère et successeur de Charles II, n'était que le petit-fils de Jacques Ier. — A la ligne suivante, il avait d'abord écrit *de R*, puis il s'est repris pour mettre *d'Orange*.

7. Sophie-Dorothée, fille de Georges-Guillaume, duc de Brunswick-Zell (1624-1705), née le 15 septembre 1666, mariée : 1°, en 1675, à son cousin Auguste-Frédéric de Wolfenbüttel ; 2°, le 21 octobre 1682, à Georges-Louis, duc d'Hanovre.

8. Philippe-Christophe, comte de Königsmarck, né vers 1640, neveu d'un général suédois qui avait été ambassadeur et lieutenant général en France, et fils d'un autre général au service de la Hollande, avait mené une vie assez errante. D'abord colonel en Suède, puis fixé, vers 1662, à la cour d'Hanovre, il était venu passer quelque temps en France, et y avait même obtenu, en 1682, le commandement d'un régiment d'in-

il les épia, et se crut pleinement assuré de ce qu'il eût voulu ignorer toute sa vie ; mais ce ne fut qu'après longtemps. La fureur le saisit : il fit arrêter le comte, et tout de suite jeter dans un four chaud. Aussitôt après, il renvoya sa femme à son père, qui la mit en un de ses châteaux, gardée étroitement par des gens du duc d'Hanovre[1]. Il fit assembler le consistoire pour rompre son mariage : il y fut décidé fort singulièrement qu'il l'étoit à son égard, et qu'il pouvoit épouser[2] une autre femme, mais qu'il subsistoit à l'égard de la duchesse d'Hanovre, qu'elle ne pouvoit se remarier, et que les enfants qu'elle avoit eus pendant son mariage étoient légitimes. Le duc d'Hanovre ne demeura pas persuadé de ce dernier article[3].

Le Roi, tout occupé de la grandeur solide de ses en- *Échange forcé*
fanterie étranger. (Voyez le *Journal de Dangeau*, tome I, p. 280.) Retourné en Hanovre, il était devenu colonel des gardes du duc, puis s'était retiré en Saxe, où il eut le grade de général-major. Ce fut le 1ᵉʳ juillet 1694 que, ayant été appelé par une prétendue lettre de Sophie-Dorothée dans le palais qu'elle habitait à Hanovre, il fut tué au sortir de la chambre de la princesse, mais non pas dans les circonstances que dit Saint-Simon, ici et tome XVIII, p. 441. D'après les découvertes les plus récentes et les dernières études publiées sur cet événement mystérieux (voyez un article de M. Blaze de Bury, *Revue des Deux Mondes*, 15 mai 1853), il paraît certain que Königsmarck tomba sous les coups d'assassins apostés par la comtesse de Platen, maîtresse du duc d'Hanovre, et que son corps fut mis dans de la chaux vive. On a retrouvé en Suède la correspondance de Königsmarck et de Sophie-Dorothée ; elle semble prouver que leurs relations ne commencèrent qu'après la naissance du prince qui fut plus tard le roi Georges II, peut-être même après celle de la princesse qui fut la mère du grand Frédéric.

1. Séparée de son mari par un jugement public du 28 décembre 1694 (voyez le *Mercure*, septembre 1695, p. 181-189), la duchesse resta renfermée pendant trente-deux ans dans le château d'Ahlden, où elle mourut le 23 novembre 1726.

2. Dans le manuscrit, *esposer*.

3. Saint-Simon reviendra sur cet épisode beaucoup plus tard, à propos du prince de Galles (tome XIV, p. 215), et c'est là que se placera l'Addition qu'il a mise, à la même occasion, dans le *Journal de Dangeau* (tome XVII, p. 214).

des gouvernements de Guyenne et de Bretagne.
[*Add. S^tS. 111*]

fants naturels, venoit de donner au comte de Toulouse toutes les distinctions, l'autorité et les avantages dont son office d'amiral pouvoit être susceptible entre ses mains[1]. Il lui avoit donné depuis longtemps le gouvernement de Guyenne, à la mort du duc de Roquelaure[2], père de celui-ci[3]; et pendant sa jeunesse, le maréchal de Lorge en avoit eu le commandement et tous les appointements, qui n'avoient cessé que lorsque, par la cascade que fit la mort du maréchal d'Humières, il eut le gouvernement de Lorraine, comme je l'ai dit[4]. M. de Chaulnes avoit depuis très-longtemps le gouvernement de Bretagne[5], et il y étoit adoré. A ce gouvernement l'amirauté de la province[6] étoit unie, qui valoit extrêmement[7]. Rien ne convenoit mieux

1. On avait réorganisé pour lui le conseil de marine, le conseil des prises, le tribunal de l'Amirauté, etc. En septembre 1695, le Roi lui fit rendre le dixième des prises et le droit de délivrer des commissions pour la course, que la Compagnie des Indes, puis les gouverneurs des Iles avaient usurpés.
2. Gaston-Jean-Baptiste, duc de Roquelaure, marquis de Laverdenx et de Biran, lieutenant général et maître de la garde-robe, gouverneur de Lectoure, fait duc et pair par brevet du mois de juin 1652, chevalier des ordres en 1661, gouverneur de Guyenne en 1676, et mort le 11 mars 1683, à soixante-huit ans; père du duc dont il a été parlé un peu plus haut, p. 232 et 246. On a fait, au dix-huitième siècle, un recueil de ses facéties, sous le titre de *Momus françois*.
3. *Ci* est écrit au-dessus de la ligne.
4. Ci-dessus, p. 179.
5. Il était lieutenant général depuis 1669 et gouverneur depuis 1670.
6. Primitivement l'amiral de France n'avait eu d'autorité sur les côtes que depuis Calais jusqu'au Mont-Saint-Michel; le gouverneur de Bretagne commandait alors depuis cette plage jusqu'au Raz, celui de Guyenne depuis le Raz jusqu'à Bayonne, et celui de Provence était amiral du Levant, c'est-à-dire de la Méditerranée. De cette ancienne organisation il était resté, d'une part, la division du Levant et du Ponant entre deux vice-amiraux, et d'autre part le pouvoir maintenu au gouverneur de Bretagne sur tout le littoral de cette province : comme l'amiral de France, il percevait un dixième des prises, rançons ou représailles, un tiers des épaves, prenait des droits sur les navires armés en course, nommait les juges et officiers des tribunaux d'amirauté, etc.
7. Selon Dangeau (tome V, p. 165 et 169), le gouvernement de Bre-

à un amiral de France que de la réunir à lui, et que le gouvernement de cette vaste péninsule, bordée par la mer de trois côtés. Le Roi y pensa donc avec d'autant plus d'empressement qu'il s'étoit engagé à Monsieur pour le premier gouvernement de province qui¹ viendroit à vaquer, pour M. le duc de Chartres, et c'étoit une parole donnée à l'occasion du mariage de ce prince. M. de Chaulnes étoit vieux et fort gros; le Roi craignoit que la Bretagne lui échappât pour le comte de Toulouse, par sa vacance, et résolut, pour la prévenir, le¹ troc de ces deux gouvernements. Pour l'adoucir au duc de Chaulnes, qui y perdoit tout, et pour tirer le duc de Chevreuse, qu'il aimoit, de l'état fâcheux où il avoit mis ses affaires, à force de s'y croire habile et de vastes projets qui l'avoient ruiné², le Roi voulut lui donner en même temps la survivance de la Guyenne, comme au neveu, à l'ami et à l'héritier du duc de Chaulnes, et de son même nom, à qui il avoit substitué tous ses biens par son contrat de mariage, c'est-à-dire au second fils qui en naîtroit, en cas que luimême mourût sans enfants, et il n'en a jamais eu.

Le Roi fit entrer un matin le duc de Chaulnes dans son cabinet³, lui dora la pilule⁴ au mieux qu'il put, et toutefois conclut en maître⁵. M. de Chaulnes, surpris et

tagne ne valait que soixante-dix mille livres, tandis que celui de Guyenne, donné en échange, devait en rapporter cent neuf mille; mais le casuel de l'amirauté portait bien au delà de ce chiffre les profits du gouverneur de Bretagne. C'est ce que Mme de Sévigné appeloit « les lingots » ou « la pluie d'or » de Saint-Malo (*Lettres*, tome X, p. 235 et 246). Comparez la suite des *Mémoires*, tome II, p. 103.

1. *De* a été changé en *le*.
2. Voyez, dans la suite des *Mémoires*, le portrait du duc de Chevreuse, tome IX, p. 349-350 et 382-383.
3. Les mots : « dans son cabinet », sont ajoutés au-dessus de la ligne.
4. Les emplois métaphoriques du mot *pilule* sont fréquents au dix-septième siècle, et en particulier pour la locution que nous avons ici : « dorer la pilule ». M. Littré, outre notre exemple, en cite deux antérieurs, l'un de Molière et l'autre de Th. Corneille.
5. Les provisions du comte de Toulouse furent expédiées le 19 mars

outré au dernier point, n'eut pas la force de rien répondre. Il dit qu'il n'avoit qu'à obéir, et sortit incontinent du cabinet du Roi, les larmes aux yeux. Il s'en alla tout de suite à Paris, et il éclata contre le duc de Chevreuse, qu'il ne douta point avoir eu toute la part, et peut-être fourni au Roi une invention à lui si utile. La vérité étoit pourtant que le duc ni la duchesse de Chevreuse n'en avoient rien su qu'en même temps que M. de Chaulnes.

Celui-ci ne voulut pas voir son neveu ni sa nièce, et Mme de Chaulnes, si accoutumée à être la reine de la Bretagne, et qui y étoit aussi passionnément aimée, s'emporta plus encore que son mari. Ni l'un ni l'autre ne cachèrent leur douleur, tellement que je dis au duc de Chaulnes que je ne lui ferois aucun compliment, mais que je les porterois tous à M. de Chevreuse. Il m'embrassa, et me témoigna me savoir gré de sentir ainsi pour lui. On fut longtemps à les apaiser l'un et l'autre. A la fin, M. de Beauvillier et d'autres amis communs obtinrent de M. et de Mme de Chaulnes de vouloir bien recevoir M. et Mme de Chevreuse. La visite se fit, et fut très-sèchement reçue. Jamais on ne put ôter de leur esprit que M. de Chevreuse n'eût rien contribué à cet échange forcé, et jamais ni lui ni Mme de Chevreuse ne purent fondre à leur égard les glaces[1] de M. et de Mme de Chaulnes[2].

1695; on les rédigea dans les termes les plus flatteurs pour ce jeune prince, si vaillant et si généreux.

1. Voyez tome I, p. 292, note 2.

2. Voici ce que dit Gaignières, dans le commentaire de son Chansonnier, au sujet du duc de Chaulnes et de la perte de son gouvernement : « C'est une chose prodigieuse que la dépense que le duc de Chaulnes faisoit en Bretagne pour la table, et le détail en paroîtroit fabuleux, aussi bien que trop long. Il suffit de dire que, pendant les états de cette province, il a tenu jusqu'à huit tables soir et matin, et qu'il avoit jusqu'à trente cuisiniers, ceux qui avoient apprêté le dîner ne pouvant suffire pour le souper. L'auteur malin (*de la chanson*) n'a garde de par-

Les Bretons furent au désespoir¹ : tous le montrèrent par leurs lettres, leurs larmes et leurs discours ; tout ce qu'il y en avoit à Paris ne bougea de l'hôtel de Chaulnes², avec plus d'assiduité encore qu'à l'ordinaire ; et M. et Mme de Chaulnes, touchés de cet amour si général et si constant, étoient de plus en plus profondément affligés. Ils ne s'en consolèrent ni l'un ni l'autre, et ne le portèrent pas loin³. Le Roi envoya chez lui, à Versailles, les trois enfants de France⁴, et, sur cet exemple, personne ne se dispensa de le visiter : il reçut ces compliments avec une triste

ler des autres magnificences de ce duc; mais il est pourtant vrai que le duc de Chaulnes a répandu un argent infini en Bretagne, pour secourir les pauvres et mettre la paix dans les familles : à quoi il s'appliquoit avec une grande charité et beaucoup de succès. En un mot, il n'y a jamais eu un plus digne gouverneur de province. Aussi, à la réserve de quelque esprit malin comme l'auteur, tous les Bretons l'ont regretté. *Nota* que cet échange du gouvernement de Bretagne contre celui de Guyenne se fit malgré le duc de Chaulnes, et même à son insu. On prévoyoit depuis longtemps qu'à sa mort, le gouvernement de Bretagne seroit donné au comte de Toulouse, qui, étant amiral de France, trouvoit un grand avantage à avoir ce gouvernement, auquel l'amirauté de cette province étoit jointe. Mais, comme ce duc se portoit bien, à soixante-dix ans qu'il avoit, l'affaire ne paroissoit pas prête à se conclure. Charles-Honoré d'Albert, duc de Chevreuse et de Luynes, pair de France, etc., et neveu à la mode de Bretagne du duc de Chaulnes, et son héritier en partie..., se chargea de proposer de la part du Roi le change des deux gouvernements, et stipula, dit-on, qu'il auroit la survivance de celui de Guyenne lorsque le duc de Chaulnes en seroit revêtu. Cela fut exécuté, et ce dernier, n'ayant osé désobéir aux ordres du Roi, échangea la Bretagne contre la Guyenne, et le duc de Chevreuse en eut la survivance. » (Ms. Fr. 12 691, p. 464.)

1. Voyez la note qui précède. Quoique tous les contemporains s'accordent à dire que le duc de Chaulnes était « adoré » des Bretons, un des plus récents historiens de cette province, le comte de Carné (*les États de Bretagne*, tome I, p. 364), a contesté ce fait, sans doute en souvenir de la terrible répression des troubles de 1675.

2. Cet hôtel, dont parle bien souvent Mme de Sévigné, était situé place Royale.

3. Le duc mourut en 1698, la duchesse en 1699.

4. Les trois fils du grand Dauphin.

politesse ; il ne permit pas au courtisan de cacher l'homme pénétré de douleur, et il s'enfuit à Paris le soir même[1].

Cela s'étoit déclaré à l'issue du lever du Roi. Monsieur, qui s'éveilloit beaucoup plus tard, l'apprit en tirant son rideau, et en fut extrêmement piqué[2]. M. le comte de Toulouse vint peu après le lui dire lui-même. Il l'interrompit, et, devant beaucoup de monde qui étoit à son lever : « Le Roi, lui dit-il, vous a fait là un beau présent ; il témoigne combien il vous aime, mais je ne sais s'il s'accorde bien avec la bonne politique[3]. » Monsieur alla ce même jour chez le Roi à son ordinaire, qui étoit, entre le Conseil et le petit couvert[4], seul dans son cabinet. Là il ne put contenir ses reproches de le tromper par un troc forcé, qui

1. Selon Dangeau (tome V, p. 169), M. de Chaulnes, « après y avoir eu un peu de peine, fit la chose de fort bonne grâce. » Coulanges prit encore mieux les choses (*Sévigné*, tome X, p. 258) : « Plus on va en avant, dit-il, plus tous les zélés serviteurs et amis du duc et de la duchesse trouvent qu'ils sont trop heureux d'être sortis d'intrigue (*intrico*, embarras) aussi noblement qu'ils ont fait. Enfin les voilà les plus grands seigneurs de France, les mieux en leurs affaires, et avec le plaisir d'entendre chanter leurs louanges de tous les côtés.... » Et Mme de Sévigné, qui ne plaint pas non plus ses amis, répond (*ibidem*, p. 261) : « J'ai suivi tous les sentiments de ces gouverneurs, je n'en ai trouvé aucun qui n'ait été en sa place, et qui ne soit venu de la raison et de la générosité la plus parfaite.... Ils ont eu besoin de leur courage pour vaincre la force de l'habitude qui les avoit comme unis à cette Bretagne, etc. » Ils s'étaient retirés à Chaulnes vers le 24 avril.

2. Il se montrait depuis quelque temps fort empressé auprès de M. de Chaulnes et lui faisait de fréquentes visites. (*Lettres de Sévigné*, tome X, p. 230.)

3. Dangeau rapporte (tome V, p. 169) que l'entretien fut très-court, Monsieur ayant dit qu'il « avoit des affaires ; » mais il croit devoir ajouter, quelques jours plus tard (p. 171), que, si Monsieur et Madame sont allés à Saint-Cloud, « ce n'est point qu'ils soient mécontents, comme on l'avoit voulu dire. »

4. Le dîner du *petit couvert* se servait dans la chambre ou le salon du Roi, sur une table que deux chefs de la paneterie-bouche apportaient toute servie. Voyez le détail dans l'*État de la France* de 1698, chapitre du Grand maître de la maison, tome I, p. 96, et dans les *Mémoires*, tome XII, p. 175-177.

prévenoit une vacance prochaine et la disposition du gouvernement de Bretagne pour M. le duc de Chartres. Le Roi, dont en effet ç'avoit été le motif, se laissa gronder, content d'avoir rempli ses vues. Il essuya la mauvaise humeur de Monsieur tant qu'il voulut : il savoit bien le moyen de l'apaiser. Le chevalier de Lorraine fit sa charge accoutumée, et quelque argent pour jouer et pour embellir Saint-Cloud[1] effacèrent bientôt le chagrin du gouvernement de Bretagne[2].

[Add. S^tS. 112]

M. d'Elbeuf, voyant ce grand vol des bâtards, fit un tour de courtisan le vendredi saint de cette année[3]. Les Lorrains, ni aucun de ceux qui ont rang de prince étranger, ne se trouvoit jamais à l'adoration de la Croix ni à la Cène, à cause de la dispute de préséance avec les ducs, qui étoient aussi exclus de la Cène, mais non de l'adoration de la Croix[4]. L'un et l'autre avoit été rendu à MM. de Vendôme, depuis la préséance au Parlement sur tous les pairs : ils s'y trouvèrent donc cette année, et le duc d'Elbeuf aussi, qui, comme duc et pair, y pouvoit être[5]. Comme le grand prieur en revenoit, le Roi ne vit personne qui y allât. Il attendit un moment ; puis, se tournant, il vit le duc de Beauvillier, et lui dit : « Allez donc, Monsieur. — Sire, répondit le duc, voilà M. le duc d'Elbeuf, qui est mon ancien. » Et aussitôt M. d'Elbeuf, comme revenant d'une profonde rêverie, se mit en mouvement et y alla. Le grand écuyer et le chevalier de Lorraine lui en dirent fortement leur avis : il leur donna pour excuse qu'il n'y avoit pas pensé ; mais le Roi lui en sut très-bon gré.

M. d'Elbeuf à l'adoration de la Croix, après MM. de Vendôme. [Add. S^tS. 113]

[Add. S^tS. 114 et 115]

1. C'est par des acquisitions successives et des embellissements continuels que Monsieur fit de Saint-Cloud une résidence délicieuse.
2. Monsieur avait déjà eu le même déboire en 1689, pour le gouvernement de Guyenne, et s'était consolé de même. Voyez l'Addition 112.
3. Le 1er avril 1695. Voyez le *Journal de Dangeau*, tome V, p. 175 ; Saint-Simon y a pris une partie de cet épisode. M. de Vendôme avait assisté à la Cène de 1694.
4. Sur cette dernière cérémonie, voyez les *Mémoires*, tome IV, p. 67-68.
5. Ce membre de phrase : « qui, comme, etc., » est en interligne.

Tout cet hiver, ma mère n'étoit occupée qu'à me trouver un bon mariage, bien fâchée de ne l'avoir pu dès le précédent[1]. J'étois fils unique, et j'avois une dignité et des établissements qui faisoient aussi qu'on pensoit fort à moi. Il fut question de Mlle d'Armagnac[2] et de Mlle de la Trémoïlle[3], mais fort en l'air, et de plusieurs autres. La duchesse de Bracciano[4] vivoit depuis longtemps à Paris, loin de son mari et de Rome[5]. Elle logeoit tout auprès de nous[6]; elle étoit amie de ma mère, qu'elle voyoit souvent[7]. Son esprit, ses grâces, ses manières m'avoient enchanté : elle me recevoit avec bonté, et je ne bougeois de chez elle. Elle avoit auprès d'elle Mlle de Cosnac[8], sa parente, et Mlle de Royan[9], fille de sa sœur, et de la maison de la

Origine de mon amitié particulière avec la duchesse de Bracciano, depuis dite princesse des Ursins.
[Add. St S. 116]

[Add. St S. 117]

1. Voyez ci-dessus, p. 2-13, l'épisode Beauvillier.
2. Charlotte de Lorraine, seule fille non mariée du grand écuyer, était née le 6 mai 1678; elle mourut le 21 janvier 1757, sans alliance.
3. Marie-Armande-Victoire, fille du duc de la Trémoïlle, premier gentilhomme de la chambre. Née en 1677, elle épousa, le 31 janvier 1696, le duc d'Albret, grand chambellan de France, et mourut le 5 mars 1717.
4. Anne-Marie de la Trémoïlle, fille du premier duc de Noirmoutier, avait épousé : 1° en 1659, Adrien-Blaise de Talleyrand, prince de Chalais, qui mourut en Italie, en 1670; 2° au mois de mars 1675, Flavio Ursini, duc de Bracciano et de Santo-Gemini, premier laïque de Rome et prince du Soglio, grand d'Espagne, chevalier des ordres du Roi, etc. La duchesse de Bracciano devint veuve en 1698, prit le titre de princesse des Ursins, passa en Espagne, y gouverna la cour de 1701 à 1714, comme *camerera mayor*, et, ayant été exilée en 1715, se retira à Rome, où elle mourut le 5 décembre 1722, âgée de plus de quatre-vingts ans.
5. Comparez la suite des *Mémoires*, tome II, p. 30-31.
6. Elle logeait ordinairement à l'hôtel de Noirmoutier, dans une maison de la rue Saint-Dominique que son frère le duc de Noirmoutier tenait en location des Jacobins ; voyez tome IV, p. 281.
7. Comparez tome IV, p. 228.
8. Marie-Angélique de Cosnac, petite-nièce de l'archevêque d'Aix dont on a des mémoires curieux, et arrière-petite-fille d'une Talleyrand-Chalais, dut d'abord épouser M. de Lesdiguières, puis M. de Châtillon, et fut mariée, le 25 mars 1697, à Procope-François, comte d'Egmont, baron du Saint-Empire, etc. Morte le 14 avril 1717, à quarante-trois ans.
9. Marie-Anne de la Trémoïlle, marquise de Royan et comtesse d'Olonne, fille du dernier marquis de Royan et d'une sœur de Mme de

Trémoïlle comme elle, toutes deux héritières et sans père ni mère¹. Mme de Bracciano mouroit d'envie de me donner Mlle de Royan : elle me parloit souvent d'établissements, elle en parloit aussi à ma mère, pour voir si on ne lui jetteroit point quelque propos qu'elle pût ramasser. C'eût été un noble et riche mariage ; mais j'étois seul², et je voulois un beau-père et une famille dont je pusse m'appuyer.

Phélypeaux³, fils unique de Pontchartrain, avoit la survivance de sa charge de secrétaire d'État. La petite vérole l'avoit éborgné, mais la fortune l'avoit aveuglé : une héritière de la maison de la Trémoïlle ne lui avoit point paru au-dessus de ce qu'il pouvoit prétendre ; il y tournoit autour du pot⁴, et son père ménageoit extrêmement la tante dans cette même vue, qui, en habile femme, profitoit de ces ménagements, en se moquant en par elle⁵ de leur cause. Le père avoit toujours été ami du mien, et avoit fort desiré que je le fusse de son fils, qui en fit

Phélypeaux, fils et survivancier de Pontchartrain.

Origine de ma liaison avec lui.

Bracciano morte en 1693, était née le 10 novembre 1676. Après la mort de son père, le Roi l'avait fait élever au couvent du Pont-aux-Dames ; mais, depuis le mois de juin 1693, on l'avait remise aux mains de sa tante, qui, à ce qu'il semble, faisait entendre que des projets de mariage étaient déjà arrêtés. (Arch. nat., O¹ 37, fol. 17 et 130.) Mlle de Royan épousa, le 6 mars 1696, Paul-Sigismond de Montmorency-Luxembourg, comte de Luxe, devenu duc de Châtillon. Elle mourut le 2 juillet 1708. Selon sa tante, elle était jolie et n'avait pas « l'esprit monacal. » (*Lettres inédites de la princesse des Ursins*, publiées par M. Geffroy, p. 25.) Avec le temps, elle devint extrêmement grasse et prit l'habitude d'un *tic* effrayant (*Mémoires*, tome VI, p. 42).

1. Mme de Bracciano, écrivait Coulanges, en janvier 1695, « donne de petits bals, qui finissent à dix heures du soir. On y voit toutes les héritières à marier, et c'est à ceux qui y prétendent à les aller faire danser. » (*Sévigné*, tome X, p. 233.)

2. C'est la quatrième fois que Saint-Simon revient sur cette idée.

3. Jérôme Phélypeaux, qu'on appela plus tard le comte de Pontchartrain. Voyez tome I, p. 299, note 2.

4. « Ne dire pas franchement sa pensée, agir d'une manière fine et couverte. » (*Richelet*.)

5. C'est ainsi qu'écrit Saint-Simon, au sens d'*à part elle*.

toutes les avances ; et nous vivions dans une grande liaison. Il ne craignoit guère que moi pour la préférence de Mlle de Royan, et il essayoit à découvrir mes pensées sur elle en me parlant de divers partis. Je ne me défiois point de sa curiosité, et moins encore de ses vues, mais je me contentai de lui répondre vaguement.

Maréchal et maréchale de Lorge. Cependant mon mariage s'approchoit. Dès l'année précédente, il avoit été question de la fille aînée du maréchal de Lorge pour moi[1]. Il s'étoit rompu presque aussitôt que traité, et de part et d'autre le desir étoit grand de[2] renouer cette affaire. Le maréchal, qui n'avoit rien[3], et dont la première récompense fut le bâton de maréchal de France[4], avoit épousé incontinent après la fille de Frémont[5],

---

1. Voyez ci-dessus, p. 13. On remarquera qu'en 1694, la charge de capitaine des gardes du corps de M. de Lorge devait faire partie de la dot de sa fille ; c'est du moins ainsi que se peut interpréter la phrase de Saint-Simon. Plus tard, en 1711 (tome IX, p. 96), il tentera en vain d'obtenir la charge de Boufflers.

2. Après *de* est biffé *le*.

3. Bussy dit que « c'est un pauvre diable de qualité à qui le Roi a donné des honneurs, mais qui n'a de solide que le bien que lui apportera la fille du laquais qu'il a épousée. » (*Sévigné*, tome VIII, p. 26.)

4. Quand Saint-Simon fera plus complétement l'éloge de son beau-père (tome III, p. 328-342), nous verrons dans quelles conditions et avec quel applaudissement du public M. de Lorge fut nommé maréchal de France, le 21 février 1676. On peut déjà remarquer que notre auteur insiste sur la simultanéité presque complète de cette promotion de M. de Lorge à la dignité de maréchal et à la charge de capitaine des gardes du corps, avec son mariage. Il y reviendra encore (tome III, p. 335), et nous rapprocherons alors de ce second récit un passage curieux du livre intitulé : *Testament politique de M. Colbert*.

5. Geneviève de Frémont, née le 7 mai 1658 et mariée au duc de Lorge par contrat du 19 mars 1676, mourut le 6 septembre 1727, chez Saint-Simon, au château de la Ferté-Vidame. Son père, Nicolas de Frémont, né en 1622, successivement trésorier de France en la généralité de Provence (1644), intéressé aux fermes générales et aux gabelles de 1653 à 1687, secrétaire du Roi (1655), grand audiencier de France (1674), garde du Trésor royal et conseiller du Roi en ses conseils (1689-1694), avait obtenu l'érection du marquisat de Rosay, au bailliage de Gisors, en février 1680, et était en outre seigneur d'Auneuil

garde du Trésor royal[1], et qui, sous M. Colbert, avoit gagné de grands biens et avoit été le financier le plus habile et le plus consulté[2]. Aussitôt après ce mariage,

en Beauvaisis, Audinville en Vimeu, Dominois en Ponthieu, Argueil et autres lieux. Il avait été marié deux fois : 1º en 1648, à Isabeau Catelan, fille d'un fameux partisan ; 2º le 1er août 1655, à Geneviève Damond. Du premier lit, il avait eu deux filles, mortes religieuses ; du second lit, outre la maréchale de Lorge, un fils, Nicolas de Frémont, baptisé le 5 février 1666, qui fut seigneur d'Auneuil, marquis de Rosay, etc., conseiller au Châtelet en 1685 et au Parlement en 1688, maître des requêtes en 1690, et qui épousa, le 4 février 1704, Renée-Élisabeth Pucelle, fille du premier président du parlement de Dauphiné. Ce fils mourut en 1749, laissant postérité. Son père était mort le 10 septembre 1696, sa mère le 19 août 1703, à soixante-neuf ans, tous deux inhumés à la Visitation de Chaillot, dont ils avaient fait bâtir l'église, et où une des filles de Frémont avait pris le voile le 2 janvier 1687.

1. C'est au Trésor royal, anciennement l'Épargne, que se centralisaient les recettes et les revenus du Royaume, et que les trésoriers, payeurs ou autres parties prenantes venaient toucher les sommes qui leur étaient assignées sur tel ou tel fonds par le contrôleur général. Les anciens trésoriers de l'Épargne avaient été remplacés, en avril 1664, par deux gardes du Trésor royal, dont les commissions primitives furent érigées en titre d'office au mois de février 1689. C'est alors que Nicolas de Frémont, ayant quitté la ferme générale depuis deux ans, acheta une des deux charges, qui étaient taxées à huit cent mille livres et rapportaient quarante mille livres de gages par an, sans compter les autres produits. Il la revendit, en mars 1694, à Pierre Gruyn, pour le prix d'un million, et ne conserva plus que le titre de grand audiencier honoraire.

2. Dans sa table du manuscrit de Dangeau, à la mort de Frémont, Saint-Simon a écrit qu'il « passoit pour le plus riche homme de France et le plus habile dans les finances. » Cette dernière expression est exagérée ; cependant Colbert employa Frémont à des missions délicates, comme la recherche des biens des partisans taxés, en 1667, et il lui donna part dans beaucoup de traités semblables à ceux où Frémont avait commencé sa fortune au temps de Mazarin. (Voyez, à la Bibliothèque nationale, dans le ms. Duchesne 28, fol. 152, un état imprimé des recettes et dépenses de plusieurs traités qu'il avait eus de 1653 à 1658, et aux Archives nationales, G⁷ 694, un dossier formé par Desmaretz, en 1683, et relatif à d'autres traités de 1645 et des années suivantes, dont la liquidation était suspecte.) Quant à ses richesses, nous verrons par la suite qu'il laissa une fortune très-embarrassée. Sous la Régence, en 1716,

le maréchal eut la compagnie des gardes du corps que la mort du maréchal de Rochefort laissa vacante. Il avoit toujours servi avec grande réputation d'honneur, de valeur et de capacité, et commandé les armées avec tout le succès que la haine héréditaire de M. de Louvois pour M. de Turenne et pour tous les siens avoit pu se voir forcer à laisser prendre au neveu favori et à l'élève de ce grand capitaine. La probité, la droiture, la franchise du maréchal de Lorge me plaisoient infiniment : je l'avois vue d'un peu plus près pendant la campagne que j'avois faite dans son armée. L'estime et l'amour que lui portoit toute cette armée; sa considération à la cour; la magnificence avec laquelle il vivoit partout; sa naissance fort distinguée; ses grandes alliances, et proches, qui contrebalançoient celle qu'il s'étoit vu obligé de faire le premier de sa race[1]; un frère aîné très-considéré aussi; la singu-

quand le duc de Noailles et M. Rouillé forcèrent le duc d'Orléans à poursuivre les traitants enrichis sous Louis XIV, on n'eut garde d'oublier l'oncle de Mme de Saint-Simon, le maître des requêtes Frémont d'Auneuil, « dont le père étoit entré en plusieurs affaires du temps de M. Colbert, avoit été depuis garde du Trésor royal *avec autant de bonne réputation que ces gens-là en peuvent avoir*, et avoit, longtemps avant sa mort, quitté sa charge et toute affaire, et entièrement assuré ses comptes à la Chambre des comptes. » Saint-Simon fut obligé de faire intervenir le Régent pour que l'assignation déjà lancée n'eût pas de suites. C'est lui-même qui nous racontera ainsi les choses, tome XII, p. 432 ; comparez sa lettre de remercîment au duc de Noailles, donnée dans l'Appendice du tome XIX, p. 288. D'après les *Mémoires du duc de Luynes* (tome IV, p. 445), le « bien » de Mme de Saint-Simon ne dépassa pas quinze cent mille livres.

1. Sortis ou non de la maison souveraine de Foix, les Durfort ou Durasfort avaient toujours compté dans la meilleure noblesse de Guyenne, et pris alliance avec les Lomagne, les Caumont, les Périgord, les Gontaut. Quand Symphorien de Durfort, colonel des légionnaires de Guyenne (mort en 1563), eut embrassé la religion protestante, son fils épousa une Montgommery, et son petit-fils une fille d'Henri, duc de Bouillon, et d'Élisabeth de Nassau. C'est de ce dernier mariage qu'étaient sortis les deux frères, et l'aîné, M. de Duras (tome I, p. 115), avait épousé, en 1668, une fille du duc de Ventadour.

larité unique des mêmes dignités, de la même charge, des mêmes établissements dans tous les deux[1]; surtout l'union intime des deux frères et de toute cette grande et nombreuse famille ; et plus que tout encore, la bonté et la vérité du maréchal de Lorge, si rares à trouver, et si effectives en lui, m'avoient donné un desir extrême de ce mariage, où je croyois avoir trouvé tout ce qui me manquoit pour me soutenir et cheminer, et pour vivre agréablement au milieu de tant de proches illustres et dans une maison aimable.

Je trouvois encore dans la vertu sans reproche de la maréchale[2], et dans le talent qu'elle avoit eu enfin de rapprocher M. de Louvois de son mari et de le faire duc pour prix de cette réconciliation, tout ce que je me pouvois proposer pour la conduite d'une jeune femme que je voulois qui fût à la cour, et[3] où sa mère étoit considérée et applaudie par la manière polie, sage et noble avec laquelle elle savoit tenir une maison ouverte à la meilleure compagnie sans aucun mélange, en se conduisant avec tant de modestie, sans toutefois rien perdre de ce qui étoit de son mari, qu'elle avoit fait oublier ce qu'elle étoit née[4], Famille

1. Les deux frères sont devenus « jumeaux, » dit Mme de Sévigné (tome IV, p. 479).
2. Le Chansonnier (ms. Fr. 12689, p. 301) prétend que sa pruderie était affectée; il cite même un nom, mais sans justifier cette insinuation.
3. Cet *et*, qui semble de trop, est bien dans le manuscrit.
4. Nous avons vu que Bussy qualifiait Mlle de Frémont de « fille de laquais, » et l'on disait en effet que Frémont avait commencé par être en service avant de passer commis chez Catelan, secrétaire du Conseil, dont il épousa la fille en 1648. L'extraction de cette famille était réellement fort humble, et son nom même (Saint-Simon l'écrit tantôt avec et tantôt sans la particule) semble n'avoir été qu'un surnom ajouté au nom primitif, qui était Loye, et que portait encore le père de Nicolas de Frémont, simple huissier ou chaussetier à Rouen. Nicolas et son frère Robert, qui s'enrichit aussi dans la finance, s'anoblirent l'un et l'autre par le moyen d'une charge de secrétaire du Roi. Le public n'oubliait jamais ces origines, surtout à l'égard des traitants, et, quoique Mme de Lorge, « élevée comme devant être un jour une grande dame » (*Sévigné*,

du maréchal de Lorge.
Mon mariage.

et à la famille du maréchal, et à la cour, et au monde, où elle s'étoit acquis une estime parfaite et une considération personnelle. Elle ne vivoit d'ailleurs que pour son mari, et pour les siens, qui avoit en elle une confiance entière et vivoit avec elle et avec tous ses parents avec une amitié et une considération qui lui faisoit honneur[1].

Ils n'avoient qu'un fils unique, qu'ils aimoient éperdument, et qui n'avoit que douze ans, et cinq filles[2]. Les

tome IV, p. 395), fût considérée et estimée de tout le monde, il n'en resta pas moins établi que ce mariage, « admirable » au point de vue de la dot et de la femme, était une vraie mésalliance, et que M. de Lorge avait une fois de plus donné raison au proverbe : *Ad turpia cogit egestas*, aussi bien d'ailleurs que d'autres maréchaux ses confrères (Chansonnier, ms. Fr. 12 692, p. 120) :

> L'on vit les maréchales
> S'approcher lentement,
> Qui revenaient des Halles
> Visiter leurs parents :
> La Tourville et d'Estrées,
> La de Lorge et l'Estrades, etc.

Il faut ajouter que, du côté de la belle-mère, les Damond ne rachetaient point ce qu'il pouvait y avoir de défectueux chez les Frémont, ou chez leurs alliés les Douilly, dont Mme de Sévigné se moque si plaisamment (*Lettres*, tome X, p. 359-360). Voyez ci-contre, p. 267, note 2.

1. Comparez un autre éloge de Mme de Lorge, tome III, p. 335.
2. Le fils, Guy de Durfort, titré comte, puis duc de Quintin, et plus tard duc de Lorge, était né le 20 février 1683, et mourut le 3 mars 1758. Il eut un régiment de cavalerie de 1702 à 1705. Les filles étaient : 1° Marie-Gabrielle, née vers 1678, mariée à l'âge de dix-sept ans, le 8 avril 1695, avec notre duc de Saint-Simon, et morte à la Ferté-Vidame, le 21 janvier 1743 ; 2° Geneviève-Marie, mariée, le 21 mai 1695, avec le duc de Lauzun (voyez ci-après, p. 276), et morte sans enfants, le 19 mai 1740, à l'âge de soixante ans ; 3° Élisabeth-Gabrielle, qui fut religieuse aux Bénédictines de Conflans, devint abbesse d'Andecies, au diocèse de Châlons, en janvier 1717, par le crédit de Saint-Simon, et mourut au mois de décembre 1727 ; 4° Claude-Suzanne-Thérèse, aussi religieuse à Conflans, pour qui Saint-Simon obtint en 1721 l'abbaye de Saint-Amand de Rouen, et qui mourut en novembre 1745, âgée de cinquante-sept ans ; 5° Marie-Louise-Gabrielle, née le 10 octobre 1685, qui fut également religieuse, et vivait encore, au couvent de Sainte-Marie de Chaillot, en 1758 (*Mémoires du duc de Luynes*, tome XVI, p. 382).

deux aînées, qui avoient passé leur première vie aux Bénédictines de Conflans¹, dont la sœur de Mme Frémont étoit prieure², étoient depuis deux ou trois ans élevées chez Mme Frémont, mère de la maréchale de Lorge, dont les maisons étoient contiguës et communiquées³. L'aînée avoit dix-sept ans, l'autre quinze⁴. Leur grand'mère ne les perdoit jamais de vue : c'étoit une femme de grand sens, d'une vertu parfaite, qui⁵ avoit été fort belle et en avoit des restes, d'une grande piété, pleine de bonnes œuvres, et d'une application singulière à l'éducation de ses deux petites-filles. Son mari, depuis longtemps accablé de paralysie et d'autres maux, conservoit toute sa tête et son bon esprit, et gouvernoit toutes ses affaires. Le maréchal vivoit avec eux avec toute sorte⁶ d'amitié et de devoirs ; eux aussi le respectoient et l'aimoient tendrement.

Leur préférence secrète à tous trois étoit pour Mlle de Lorge ; celle de la maréchale étoit pour Mlle de Quintin⁷,

1. Couvent fondé en 1633 à Lagny, puis transféré à Conflans-sur-Marne. Le maréchal de Lorge ordonna d'y enterrer son cœur.
2. Claude Damond, nommée prieure par l'archevêque de Harlay, en 1672, et morte le 21 décembre 1697. Cette religieuse et Mme de Frémont étaient filles de Claude Damond, secrétaire du Roi, mort en 1661, et de Françoise de la Lande, morte en 1653. Elles avaient eu pour frères et sœur : 1º Michel Damond, contrôleur général de la chancellerie, puis trésorier général du marc d'or (1659), et enfin trésorier des parties casuelles (1689) ; 2º Barthélemy Damond, seigneur d'Hérouville, lieutenant des gardes de la porte de Monsieur ; 3º François Damond, seigneur de Mercy ; 4º Marie Damond, mariée à Charles Croiset, marquis d'Estivaux, contrôleur général de la chancellerie, duquel mariage était né le président aux enquêtes, père de Mme d'Imbercourt.
3. Frémont habitait, dans la rue Neuve-Saint-Augustin, une maison contiguë, mise en communication avec l'hôtel qu'il avait cédé à sa fille ; voyez ci-après, p. 272, note 2.
4. Mlle de Quintin n'avait que quatorze ans, selon son acte de mariage.
5. *Et* a été biffé devant *qui*.
6. Saint-Simon, après avoir écrit *touttes* (sic) *sortes*, a biffé l's final de *sortes*.
7. Quintin (chef-lieu de canton du département des Côtes-du-Nord)

qui étoit la cadette, et il n'avoit pas tenu à ses desirs, à ses soins, et à quelque chose de plus, que l'aînée n'eût pris le parti du couvent, pour mieux marier sa favorite. Celle-ci étoit une brune, avec de beaux yeux ; l'autre, blonde, avec un teint et une taille parfaite, un visage fort aimable, l'air extrêmement noble et modeste, et je ne sais quoi de majestueux par un air de vertu et de douceur naturelle[1]. C'étoit aussi celle que j'aimai[2] le mieux, dès que je les vis l'une et l'autre, sans aucune comparaison, et avec qui j'espérai le bonheur de ma vie, qui depuis l'a fait uniquement et tout entier. Comme elle est devenue ma femme, je m'abstiendrai ici d'en dire davantage, sinon qu'elle a tenu infiniment au delà de ce qu'on m'en avoit promis, par tout ce qui m'étoit revenu d'elle, et de tout ce que j'en avois moi-même espéré[3].

Nous étions, ma mère et moi, informés de tous ces détails par une Mme Damond[4], femme du frère de Mme Frémont, qui étoit fort bien faite, fort bien avec eux, et qui étoit plus du monde que ces sortes de femmes-là n'ont accoutumé d'être. Elle étoit amie de ma mère, et je l'aimois fort aussi ; elle l'avoit été de mon père, et toute sa

avait été racheté des Montgommery par M. de Lorge et érigé en duché à son profit.

1. Que sont devenus les nombreux portraits de la duchesse qui ornaient l'hôtel de Saint-Simon ou le château de la Ferté (voyez le livre de M. Baschet, p. 61, 63, 66 et 73), et ce médaillon qui ne quitta jamais la poche de son mari et qu'il légua à la maréchale de Montmorency (tome XIX, p. 430) ? Nous ne connaissons qu'une peinture, qui est actuellement en la possession de la veuve de M. le général de Saint-Simon. Mais on peut voir ce que dit de Mlle de Lorge l'article du *Mercure* que nous reproduisons dans l'appendice n° V, et que Saint-Simon avait certainement sous les yeux en écrivant les pages qui vont suivre.

2. Saint-Simon a corrigé *j'aimois* en *j'aimai*.

3. Comparez un autre passage des *Mémoires*, tome IV, p. 361, et le testament de Saint-Simon, tome XIX, p. 428.

4. Michel Damond, l'ancien trésorier des parties casuelles (ci-dessus, p. 267, note 2), avait épousé Anne Aubourg, fille du garde des rôles des offices.

vie elle avoit imaginé et desiré ce mariage, et en avoit parlé une fois à Mlle de Lorge. Ce fut elle aussi qui le traita, et qui, avec adresse, mais avec probité, en vint à bout, à travers les difficultés qui traversent toujours ces affaires si principales de la vie. M. de Lamoignon[1], ami intime du maréchal, et Riparfonds sous lui, cet avocat dont j'ai parlé[2], et qui nous servit si bien contre M. de Luxembourg, furent ceux dont ils se servirent, et qui tous deux n'avoient aucune envie de réussir : Lamoignon vouloit M. de Luxembourg, veuf de la fille du duc de Chevreuse[3], sans enfants, qui le desiroit passionnément, et Riparfonds me vouloit pour Mlle de la Trémoïlle, ce que nous découvrîmes après. Érard[4], notre avocat, et M. Bignon[5], conseiller d'État, étoient notre conseil. Ce dernier

1. Chrétien-François de Lamoignon, marquis de Bâville, fils aîné du premier président et frère de Bâville, successivement conseiller au Parlement (1666), maître des requêtes (1670), avocat général au Parlement (1673), devint président à mortier en 1698. Il refusa, en 1703, d'entrer à l'Académie française, où il venait d'être élu ; mais l'Académie des sciences le nomma membre honoraire en 1704. Né à Paris le 26 juin 1644, il y mourut le 7 août 1709. Saint-Simon, qui n'aimait pas les Lamoignon, dira ailleurs (tome VII, p. 60) que celui-ci « se vouloit mêler de tous les mariages et de tous les testaments. » Il lui gardait sans doute rancune de son ingérence dans cette négociation matrimoniale de 1695.
2. Ci-dessus, p. 70.
3. Ci-dessus, p. 242, note 2. De ce mariage était restée une fille, qui ne mourut qu'en 1696. Saint-Simon a donc tort de dire : « sans enfants. »
4. Claude Érard, né en 1646, et avocat depuis 1664, était aussi renommé pour sa probité que pour son talent. Attaché aux maisons de Mazarin et de Bouillon, il avait prononcé, en 1689, une célèbre plaidoirie pour le duc Mazarin, contre Hortense Mancini, sa femme. Il mourut le 7 janvier 1700. Un recueil de ses principaux plaidoyers a été publié en 1696 et réédité en 1734.
5. Jérôme Bignon (voyez ci-dessus, p. 85, note 4) avait épousé une sœur de M. de Pontchartrain, et c'est cette alliance avec les amis de la famille de Saint-Simon qui l'avait porté à accepter la tutelle spéciale de notre duc, en 1684, comme celui-ci le rappellera encore dans la suite des *Mémoires*, tome II (édition de 1873), p. 223.

avoit[1] été assez ami de mon père pour, sans aucune parenté, avoir bien voulu être mon tuteur, lorsqu'en 1684 j'avois été légataire universel de Mme la duchesse de Brissac, morte sans enfants et fille unique du premier lit de mon père[2]. Il avoit été avocat général avec une grande réputation de capacité et d'intégrité, et il l'avoit soutenue toute entière au Conseil. Pontchartrain, contrôleur général et secrétaire d'État, dont il avoit épousé la sœur[3], l'aimoit et le considéroit extrêmement, et regarda et traita toujours ses enfants comme s'ils eussent été les siens. Enfin toutes les difficultés s'aplanirent moyennant quatre cent mille livres comptant[4], sans renoncer à rien, et des nourritures indéfinies[5] à la cour et à l'armée.

Trahison inutile* de Phélypeaux.

Les choses à ce point[6], mais encore secrètes, je crus en pouvoir avancer la confidence de quelques jours à l'apparente amitié et à la curiosité de Phélypeaux, d'autant plus même qu'il étoit neveu de Bignon. A peine eut-il mon secret, qu'il courut à Paris le dire à la duchesse de Bracciano. J'allai la voir aussi en arrivant à Paris, et je fus surpris qu'elle me tourna de toutes les façons pour me faire avouer que je me mariois. La plaisanterie me secourut un temps ; mais à la fin elle me nomma à qui, et me montra qu'elle étoit bien instruite. Alors la trahison me sauta aux yeux ; mais je demeurai ferme dans les termes où je m'étois mis, sans nier ni avouer rien, et me

1. *Étoit* a été corrigé en *avoit*.
2. Tome I, p. 22 et 210 ; comparez tome IV (éd. de 1873), p. 334.
3. Suzanne Phélypeaux, dont la mère était une Talon, avait été mariée, en juin 1656, à Jérôme Bignon, et était morte le 24 mars 1690, laissant quatre fils, dont Saint-Simon aura occasion de parler.
4. Cela n'est pas tout à fait exact. Voyez le contrat de mariage, dans notre appendice n° V.
5. C'est-à-dire l'entretien du nouveau ménage pour un temps indéterminé, et probablement sans fixer le nombre des personnes de la suite. Voyez *Œuvres de la Bruyère*, tome I, p. 232.
6. Il y avait d'abord : « en ce point ».

* *Inutile* est en interligne, au-dessus de *ridicule*, biffé.

rabattant à dire qu'elle me marioit si bien que je ne pouvois que desirer que la chose fût véritable. Elle me prit en particulier à deux ou trois reprises, espérant de réussir mieux ainsi qu'elle n'avoit fait, par les reproches qu'elle et ses deux nièces m'avoient faits de mon peu de confiance; et je vis que son dessein alloit à essayer de rompre l'affaire par un aveu qui en auroit éventé le secret, auquel le maréchal étoit fort attaché, ou, par une négative formelle, se fonder un sujet de plainte véritable de ce mensonge. Toutefois elle n'eut pas contentement, et ne put jamais tirer de moi ni l'un ni l'autre. Je sortis d'un entretien si pénible outré contre Phélypeaux. Un éclaircissement, ou plutôt un reproche de sa trahison, m'auroit mené trop loin avec un homme de sa profession et de son état : je pris donc le parti du silence et de ne lui en faire aucun semblant, mais de vivre désormais avec la réserve que mérite la trahison. Mme de Bracciano me l'avoua dans les suites, et j'eus le plaisir qu'elle-même me conta sa folle espérance et s'en moqua bien avec moi[1].

Mon mariage convenu et réglé, le maréchal de Lorge en parla au Roi, pour lui et pour moi, pour ne rien éventer[2]. Le Roi eut la bonté de lui répondre qu'il ne pou-

1. Mme de Bracciano étant retournée à Rome au mois d'octobre suivant, ses deux nièces furent mises au couvent. Mlle de Royan épousa, dès l'année suivante, le duc de Châtillon, et Mlle de Cosnac se maria, en 1697, avec M. d'Egmont, comme nous le verrons à cette époque.

2. Dangeau n'annonce ce mariage que le 31 mars; il donne le détail de la dot, à une inexactitude près. Dans un curieux article que nous reproduisons à l'Appendice, n° V, et que, nous l'avons déjà dit, Saint-Simon devait avoir sous les yeux lorsqu'il écrivit le récit de son mariage, le *Mercure galant* indique les faits dans l'ordre suivant : 1° démarche pour avoir l'agrément du Roi; 2° le 2 avril (samedi saint), démarche analogue auprès des Condé, comme parents; 3° mercredi 6, signature des articles et envoi à la mariée des « corbeilles de galanteries; » 4° le lendemain (jeudi 7), signature du contrat par le Roi et la famille royale (Dangeau place cette signature par le Roi à la matinée du lundi 4), et grand souper à l'hôtel de Lorge; 5° à minuit sonnant (vendredi 8 avril), messe et mariage.

voit mieux faire, et de lui parler de moi fort obligeamment : il me le conta dans la suite avec plaisir. Je lui avois plu pendant la campagne que j'avois faite dans son armée, où, dans la pensée de renouer avec moi, il m'avoit secrètement suivi de l'œil, et dès lors avoit résolu de me préférer à M. de Luxembourg, au duc de Montfort, fils du duc de Chevreuse, et à bien d'autres. M. de Beauvillier, sans qui je ne faisois rien, me porta tant qu'il put à la préférence de ce mariage, sans aucun égard pour les vues de son neveu, nonobstant la liaison plus qu'intime qui étoit entre le duc de Chevreuse et lui et les deux sœurs leurs femmes.

Le jeudi donc avant les Rameaux[1], nous signâmes les articles à l'hôtel de Lorge[2]; nous portâmes le contrat de

1. Ce serait donc le 24 mars, et non pas le 6 avril, comme le dit le *Mercure*, qu'eut lieu cette signature préliminaire des articles sous seing privé qui formaient la base du contrat à dresser. Le contrat même se signa en l'hôtel du maréchal de Lorge, le 7 avril. On y remarquera que M. et Mme de Frémont n'assurent pas trois cent mille livres à leur petite-fille, comme l'a écrit Dangeau (tome V, p. 175 et 204) : sur la dot de quatre cent mille livres, les parents en donnent trois cent mille, et le dernier quart seulement est représenté par une promesse de cent mille livres payables au décès de M. de Frémont, promesse que celui-ci passa le 5 avril, deux jours avant la signature du contrat, au profit de M. et Mme de Lorge, et qui fut transférée aux nouveaux époux, quand ils reçurent le reste de la dot, le 7 avril.

2. L'hôtel de Lorge avait été bâti pour Frémont, dans la rue Neuve-Saint-Augustin, à côté de l'ancienne porte Gaillon, et donné par lui à sa fille, le 9 avril 1687. Le principal agrément de cette demeure était l'étendue des jardins, qui allaient jusqu'au rempart ou boulevard, avec une perspective fort belle sur Montmartre, les Porcherons et la plaine Saint-Denis. Beaucoup de financiers logeaient dans ces parages, Monnerot, la Touanne, Ferriol, Boisfranc, la Cour des Chiens, dont l'hôtel superbe passa plus tard au duc d'Antin, puis au maréchal de Richelieu. Douilly, beau-frère de Frémont et receveur général des finances de Poitiers, avait fait bâtir vis-à-vis les filles de Saint-Thomas une maison de cent mille écus. Plus proche de la porte Gaillon était l'hôtel d'Huxelles, dont Saint-Simon aura l'occasion de parler. Après les Lorge, l'ancien hôtel Frémont fut occupé par Chamillart, puis par la princesse douairière de Conti, et passa aux la Vallière; mais l'ouverture de rues nouvelles

mariage au Roi, etc., deux jours après, et j'allois tous les soirs à l'hôtel de Lorge, lorsque tout d'un coup le mariage se rompit entièrement, sur quelque chose de mal expliqué, que chacun se roidit à interpréter à sa manière. Heureusement, comme on en étoit là, buté de part et d'autre, d'Auneuil[1], maître des requêtes, seul frère de la maréchale de Lorge, arriva de la campagne, où il étoit allé faire un tour, et leva la difficulté à ses dépens[2]. C'est un honneur que je lui dois rendre, et dont la reconnoissance m'est toujours profondément demeurée. C'est ainsi que Dieu fait réussir ce qui lui plaît par les moyens les moins attendus. Cette aventure ne transpira presque point, et le mariage s'accomplit à l'hôtel de Lorge, le 8 avril, que j'ai toujours regardé, avec grande raison[3], comme le plus heureux jour de ma vie. Ma mère m'y traita comme la meilleure mère du monde. Nous nous rendîmes à l'hôtel de Lorge le jeudi avant la Quasimodo, sur les sept heures du soir. Le contrat fut signé, on servit un grand repas à la famille la plus étroite de part et d'autre[4], et à minuit le curé de Saint-Roch[5] dit la messe

(la rue de Lorge, puis de Chamillart, plus tard de Port-Mahon, et la rue de la Michodière) détruisit en partie les jardins.

1. Nicolas de Frémont, seigneur d'Auneuil, oncle maternel de la future; voyez ci-dessus, p. 262, note 5.

2. Nous ne trouvons pas de trace, dans le contrat, de cette heureuse intervention, à moins qu'il ne s'agisse de la donation de cent mille livres payables au décès de M. de Frémont père, que celui-ci passa, le 5 avril, au profit de M. et de Mme de Lorge. On croirait volontiers que les Saint-Simon avaient découvert un peu tard le mauvais état de la fortune de Nicolas de Frémont, et qu'il fallut obtenir un sacrifice de M. d'Auneuil pour parfaire la dot de quatre cent mille livres, qui, après tout, n'était pas en rapport avec la fortune présumée du financier : Mlle de Brou en apporta tout autant, le mois suivant, au président de Mesmes (*Dangeau*, tome V, p. 173 et 204).

3. Saint-Simon a écrit : « avec grand raison ».

4. On invita jusqu'aux cousins germains des mariés, dit la relation du *Mercure*, que nous reproduisons à la suite du contrat de mariage.

5. Denis Coignet, docteur de Sorbonne, était curé de l'église Saint-

et nous maria dans la chapelle de la maison[1]. La veille, ma mère avoit envoyé pour quarante mille livres de pierreries à Mlle de Lorge, et moi six cents louis[2] dans une corbeille remplie de toutes les galanteries[3] qu'on donne en ces occasions.

Nous couchâmes dans le grand appartement de l'hôtel de Lorge. Le lendemain, M. d'Auneuil, qui logeoit vis-à-vis[4], nous donna un grand dîner, après lequel la mariée reçut sur son lit[5] toute la France, à l'hôtel de Lorge, où les devoirs de la vie civile et la curiosité attira la foule ; et la première qui vint fut la duchesse de Bracciano, avec ses deux nièces. Ma mère étoit encore dans son second deuil et son appartement noir et gris[6], ce qui nous fit préférer

Roch, d'abord simple succursale de Saint-Germain l'Auxerrois, devenue paroisse en 1633.

1. Cette chapelle avait été construite, en 1691, par le maréchal de Lorge, et faisait saillie sur la rue. (Arch. nat., O¹ 35, fol. 229.)

2. Le louis d'or, créé en 1640, valait douze livres.

3. « *Galanterie* se prend pour les choses que l'on fait pour les dames, ou qu'on leur donne par galanterie.... Il lui a envoyé une galanterie aux étrennes. » (*Académie*, 1694.)

4. Depuis 1687, ses parents ayant abandonné leur hôtel au maréchal de Lorge, il habitait une maison située de l'autre côté de la rue, sur l'emplacement qu'occupent aujourd'hui, dit-on, les nos 27 et 29. Voyez ci-dessus, p. 272, note 2.

5. Voyez la critique que la Bruyère a faite de cette étrange mode, au chapitre de la Ville (*Œuvres*, tome I, p. 293). Walckenaër a fait remarquer (*Mémoires sur Mme de Sévigné*, tome II, p. 390-391) le rapport qu'il y avait entre cet usage et celui de tenir salon dans les alcôves et les ruelles. Il disparut au siècle suivant (*Mémoires du duc de Luynes*, tome II, p. 175, et tome XII, p. 435).

6. A cette époque les deuils avaient encore leur durée primitive, qui fut diminuée de moitié par l'ordonnance de 1716. (Voyez le *Journal de Dangeau*, avec une Addition de Saint-Simon, tome XVI, p. 393-394.) Le deuil de veuve était donc de deux ans (*Mémoires*, tome II, p. 292), et la seconde année allait finir le 2 mai, pour Mme de Saint-Simon. Pendant la durée du deuil, les antichambres devaient être tendues de noir, la chambre à coucher et le cabinet de gris ; durant les six premiers mois, tous les meubles, glaces, tableaux, etc., disparaissaient sous ces tentures. Quant aux costumes, on en peut voir la description minutieuse

l'hôtel de Lorge pour y recevoir le monde. Le lendemain de ces visites, auxquelles on ne donna qu'un jour, nous allâmes à Versailles. Le soir, le Roi voulut bien voir la nouvelle mariée chez Mme de Maintenon, où ma mère et la sienne la lui présentèrent. En y allant, le Roi m'en parla en badinant, et il eut la bonté de les recevoir avec beaucoup de distinction et de louanges. De là, elles furent au souper, où la nouvelle duchesse prit son tabouret. En arrivant à table, le Roi lui dit : « Madame, s'il vous plaît de vous asseoir[1]. » La serviette du Roi déployée, il vit toutes les duchesses et princesses encore debout ; il se souleva sur sa chaise, et dit à Mme de Saint-Simon : « Madame, je vous ai déjà priée de vous asseoir ; » et toutes celles qui le devoient être s'assirent, et Mme de Saint-Simon entre ma mère et la sienne, qui étoit après elle[2]. Le lendemain, elle reçut toute la cour sur son lit, dans l'appartement de la duchesse d'Arpajon, comme plus commode parce qu'il étoit de plain-pied[3] : M. le maréchal de Lorge et moi ne nous y trouvâmes que pour les visites de la maison royale. Le jour suivant, elles allèrent à Saint-Germain[4], puis à Paris, où je donnai le soir[5] un

dans le *Dictionnaire historique des mœurs, usages et coutumes des François*, de 1767 (par la Chenaye des Bois).

1. Sur cette formule, voyez les *Mémoires de Luynes*, tomes II, p. 173-174, III, p. 237, IV, p. 193, et VI, p. 433.

2. Saint-Simon aurait dû dire quelque part dans cette page que, peu de jours après la présentation, il alla pour la première fois à Marly, avec plusieurs courtisans qui n'y avaient pas encore paru. Voyez le *Journal de Dangeau*, tome V, p. 192, à la date du 25 avril 1695, et la *Gazette d'Amsterdam*, p. 147. Et cependant il parlera plus loin (p. 368) de son voyage du 30 novembre 1695 comme étant le premier.

3. « De plain pied à la galerie, » dit le *Mercure*, que Saint-Simon suit phrase par phrase. Il a écrit : « de plein pied ». A la suite, il a changé *et* en *M*.

4. Séjour de la cour de Jacques II.

5. Selon le *Mercure*, ce fut le lundi 11 qu'on rendit les visites et qu'on alla à Saint-Germain ; le mardi 12, on retourna à Paris, et le mercredi seulement fut donné le souper, qui fut « des plus somptueux. »

grand repas chez moi à toute la noce, et le lendemain un souper particulier à ce qui restoit d'anciens amis de mon père, à qui j'avois eu soin d'apprendre mon mariage avant qu'il fût public, et lesquels j'ai tous cultivés avec grand soin jusqu'à leur mort.

Mlle de Quintin ne tarda pas longtemps à avoir son tour. M. de Lauzun la vit sur le lit de sa sœur, avec plusieurs autres filles à marier. Elle avoit quinze ans, et lui plus de soixante-trois ans[1] : c'étoit une étrange disproportion d'âge ; mais sa vie jusqu'alors avoit été un roman, il ne le croyoit pas achevé, et il avoit encore l'ambition et les espérances d'un jeune homme[2]. Depuis son retour à la cour et son rétablissement dans les distinctions qu'il y avoit eues, depuis même que le roi et la reine d'Angleterre, qui le lui avoient valu, lui avoient encore procuré la dignité de duc vérifié[3], il n'étoit rien qu'il n'eût tenté par leurs affaires pour se remettre en quelque confiance avec le Roi, sans avoir pu y réussir. Il se flatta qu'en épousant une fille d'un général d'armée, il pourroit faire en sorte de se mettre entre le Roi et lui, et, par les

Mariage de ma belle-sœur avec le duc de Lauzun.
[*Add. S^tS. 118*]

---

1. Le chiffre 64 a été corrigé en 63. — Sur Lauzun, voyez le tome I, p. 34, note 3. Mlle de Quintin n'avait pas encore quinze ans.
2. Nous pouvons placer ici un portrait inédit de Lauzun qui se rapporte précisément à ses prétentions galantes et à son mariage. Il est tiré du recueil du Musée Britannique déjà cité page 140, note 2 : « Le duc de Lauzun est un petit bout d'homme, dont la mine n'a rien d'avantageux, quoiqu'il ait eu toujours beaucoup de présomption, surtout depuis l'honneur que Mademoiselle de Montpensier lui fit de le demander au Roi pour son époux. Le vif de sa jeunesse est dégénéré en une sotte vanité de croire qu'à l'âge de soixante et quinze (?) ans, il peut encore plaire à quelques dames. Sa principale occupation est de donner à des grisettes des rendez-vous aux Tuileries. C'est dommage qu'un jaloux de soixante et dix (?) ans ait épousé une demoiselle de dix-huit (?) ans, d'un mérite et d'une vertu extraordinaire, qu'il rend malheureuse. Son voyage infructueux en Irlande lui a fait avoir du défunt roi Jacques le titre de duc et le cordon bleu, dont il étoit indigne. » (*Portraits.... de la cour de France*, 1703, ms. Additionnel 29 507, fol. 25 v°.)
3. Lettres d'érection vérifiées au Parlement le 13 mai 1692.

affaires du Rhin¹, s'initier de nouveau et se rouvrir un chemin à succéder à son beau-père dans la charge de capitaine des gardes, qu'il ne se consoloit point d'avoir perdue².

Plein de ces pensées, il fit parler à Mme la maréchale de Lorge, qui le connoissoit trop de réputation et qui aimoit trop sa fille pour entendre à un mariage qui ne pouvoit la rendre heureuse. M. de Lauzun redoubla ses empressements, proposa d'épouser sans dot, fit parler sur ce pied-là à Mme de Frémont et à MM. de Lorge et de Duras, chez lequel l'affaire fut écoutée, concertée et résolue, par cette grande raison de *sans dot*³, au grand déplaisir de la mère, qui, à la fin, se rendit, par la difficulté de faire sa fille duchesse comme l'aînée, à qui elle vouloit l'égaler. Phélypeaux, qui se croyoit à portée de tout, la vouloit aussi pour rien, à cause des alliances et des entours, et la peur qu'en eut Mlle de Quintin la fit consentir avec joie à épouser le duc de Lauzun, qui avoit un nom, un⁴ rang et des trésors. La distance des âges et l'inexpérience du sien lui fit regarder ce mariage comme la contrainte de deux ou trois ans, tout au plus, pour être après libre, riche et grande dame : sans quoi elle n'y eût jamais consenti, à ce qu'elle a bien des fois avoué depuis.

Cette affaire fut conduite et conclue dans le plus grand

1. C'est-à-dire en servant d'intermédiaire pour la correspondance relative à l'armée du Rhin, que commandait M. de Lorge.
2. A la fin de l'année 1672, on voulut forcer Lauzun, alors emprisonné, de céder sa charge au duc de Luxembourg (voyez la lettre qu'il écrivit à ce sujet, de la citadelle de Pignerol, le 29 novembre 1672 ; l'autographe existe dans le ms. Clairambault 1163, fol. 34, et le texte en a été publié dans le *Cabinet historique*, année 1875, p. 110) ; malgré le refus de Lauzun, le duc de Luxembourg entra en fonction au mois d'octobre 1672, et eut des provisions le 11 février 1673. Lauzun, ainsi destitué, ne donna cependant sa démission qu'en 1682, moyennant quatre cent mille livres.
3. Allusion à la scène si connue de *l'Avare*, de Molière (acte I, scène v).
4. *Nom, un* est en interligne.

secret. Lorsque M. le maréchal de Lorge en parla au Roi[1] : « Vous êtes hardi, lui dit-il, de mettre Lauzun dans votre famille ; je souhaite que vous ne vous en repentiez pas. De vos affaires, vous en êtes le maître ; mais pour des miennes[2], je ne vous permets de faire ce mariage qu'à condition que vous ne lui en direz jamais le moindre mot. »

Le jour qu'il fut rendu public[3], M. le maréchal de Lorge m'envoya chercher de fort bonne heure, me le dit, et m'expliqua ses raisons : la principale étoit qu'il ne donnoit rien et que M. de Lauzun se contentoit de quatre cent mille livres à la mort de M. Frémont, si autant s'y trouvoit outre le partage de ses enfants, et faisoit après lui des avantages prodigieux à sa femme[4]. Nous portâmes le contrat à signer au Roi, qui plaisanta M. de Lauzun et se mit fort à rire, et M. de Lauzun lui répondit qu'il étoit trop heureux de se marier, puisque c'étoit la pre-

1. Le maréchal amena Lauzun au Roi le 17 mai (*Journal de Dangeau*, tome V, p. 203-204) ; mais il avait dû parler déjà de son projet.
2. C'est un tour elliptique : « Mais pour ce qui est de mes affaires à moi, etc. »
3. Dangeau ne l'annonce que le jour de la visite au Roi (17 mai). Le *Mercure* (mai 1695, p. 316-319) explique la rapide conclusion de ce mariage : « Quand la beauté et le vrai mérite font naître l'amour, il fait bien du chemin en peu de temps.... Je ne dis rien de M. le duc de Lauzun ; sa vie est un tissu d'accidents si éclatants, qu'il n'y a personne qui les ignore. »
4. Ce dernier membre de phrase : « et faisoit.... » est ajouté en marge ; il y a un signe de renvoi après *enfants*. — Par le contrat qui fut signé le 19 mai (minutier de Mᵉ Démonts, notaire à Paris), les parents de Mlle de Quintin lui assurèrent trois cent mille livres sur la succession Frémont et une somme supplémentaire de cent mille livres, « si autant s'y trouvoit, » comme dit Saint-Simon, après les partages faits. Lauzun, de son côté, assurait à la future duchesse un préciput de cent mille livres et un douaire de quatorze mille. Il lui donna dix ou vingt mille écus de pierreries (Papiers du P. Léonard, MM 825, fol. 143, et *Journal de Dangeau*, tome V, p. 204), et, dès le mois suivant, fit faire pour elle un collier de diamants de deux cent mille livres (*Lettres de Sévigné*, tome X, p. 282).

mière fois, depuis son retour, qu'il l'avoit vu rire avec lui. On pressa la noce tout de suite, en sorte que personne ne put avoir d'habits. Le présent de M. de Lauzun fut d'étoffes, de pierreries et de galanteries, mais point d'argent. Il n'y eut que sept ou huit personnes en tout au mariage, qui se fit à l'hôtel de Lorge, à minuit[1]. M. de Lauzun voulut se déshabiller seul avec ses valets de chambre, et il n'entra dans celle de sa femme qu'après que tout le monde en fut sorti, elle couchée et ses rideaux fermés, et lui assuré de ne trouver personne sur son passage.

Il fit le lendemain trophée de ses prouesses. Sa femme vit le monde sur son lit à l'hôtel de Lorge, où elle et son mari devoient loger[2], et, le jour suivant, nous allâmes à Versailles, où la nouvelle mariée fut présentée par Madame sa mère chez Mme de Maintenon, et de là prit son tabouret au souper[3]. Le lendemain, elle vit toute la cour sur son lit[4], et tout s'y passa comme à mon mariage. Celui-ci ne trouva que des censeurs ; on ne comprenoit ni le beau-père ni le gendre : les raisons de celui-ci ne se pouvoient imaginer ; celle de *sans dot* n'étoit reçue de personne, et il n'y avoit celui qui ne prévît une prochaine rupture, de l'humeur si connue de M. de Lauzun. En revenant à Paris, nous trouvâmes au Cours[5] presque toutes les filles de qualité à marier, et cette vue consola

1. Le 21 mai 1695. On avait obtenu dispense des trois bans et permission de fiancer et marier en un seul jour, à la première heure. Voyez l'acte dans notre appendice V.
2. Dans le manuscrit, *logés;* mais il arrive çà et là à notre auteur de substituer, par mégarde, *és* à la finale *er*. Il se pourrait aussi qu'il eût sauté le verbe *être* devant *logés*.
3. La duchesse de Saint-Simon assista à ce souper, dit le *Mercure*.
4. Lauzun venait d'obtenir l'appartement occupé jusque-là par le maréchal d'Humières (*Sévigné*, tome X, p. 282).
5. Le Cours-la-Reine, promenade magnifique plantée en 1628, par la reine Marie de Médicis, s'étendait le long de la Seine, depuis l'abreuvoir des Tuileries jusqu'au pré de la manufacture de la Savonnerie. Quatre rangs d'ormes formaient trois allées de plus de mille pas

un peu Mme la maréchale de Lorge, ayant ses filles dans son carrosse, qu'elle venoit d'établir en si peu de temps toutes deux.

Peu de jours après, le Roi se promenant dans ses jardins à Versailles, dans son fauteuil à roues[1], il me demanda fort attentivement l'état et l'âge de la famille de M. le maréchal de Lorge, et, avec un détail qui me surprit, l'occupation de ses enfants, la figure des filles, si elles étoient aimées, et si aucune ne penchoit à être religieuse. Il se mit ensuite à plaisanter avec moi sur le mariage de M. de Lauzun, puis sur le mien ; il me dit, malgré cette gravité qui ne le quittoit jamais, qu'il avoit su du maréchal que je m'en étois bien acquitté, mais qu'il croyoit que la maréchale en savoit encore mieux des nouvelles.

Mort de la marquise de Saint-Simon et de sa nièce la duchesse d'Uzès.

A peine mon mariage étoit-il célébré, que la marquise de Saint-Simon[2] mourut, à quatre-vingt-onze ans, à Paris. Elle étoit tante paternelle du duc d'Uzès, veuve en premières noces du marquis de Portes, chevalier de l'Ordre, tué devant Privas, frère de la connétable de Montmorency, mère de Mme la princesse de Condé et du

de longueur, celle du milieu ayant vingt pas de largeur ; chaque extrémité était fermée par des portes de fer. « Cette promenade, dit Germain Brice, amène en été tout ce qu'il y a de beau monde à Paris : on y compte souvent jusqu'à sept ou huit cents carrosses, qui se promènent dans le plus bel ordre du monde et sans s'embarrasser les uns dans les autres. » (*Description de Paris*, 1687, tome II, p. 249.) Comparez plusieurs passages du chapitre de la Ville, dans les *Caractères*.

1. Depuis l'opération de 1686, le Roi se servait d'une petite chaise roulante pour tirer le gibier sans mettre pied à terre, ou pour se promener, dans ses fréquentes attaques de goutte. (*Dangeau*, tome II, p. 6, 8, 216, 217.) A l'époque où nous sommes en ce moment, M. de la Rochefoucauld, recevant le Roi à Liancourt, fit faire pour son usage une autre petite chaise roulante, dont parle Dangeau (tome V, p. 201), et, au mois d'août 1695, le Roi se servait presque constamment de véhicules de ce genre, que des Suisses traînaient (*ibidem*, p. 259).

2. Tome I, p. 132, note 2. Elle mourut le 19 avril 1695, et fut inhumée, le 22, à l'Abbaye-aux-Bois. Voyez le *Journal de Dangeau*, tome V, p. 191-192, et le *Mercure*, avril 1695, p. 272-276.

dernier duc de Montmorency, décapité à Toulouse[1]. Elle en avoit eu la première femme de mon père et Mlle de Portes. Elle étoit veuve du frère aîné de mon père, dont elle avoit eu les biens, et nous en avoit laissé les dettes, sans en avoir eu d'enfants. C'étoit une femme d'esprit, altière et méchante, qui n'avoit jamais pu pardonner à mon père de s'être remarié, et qui l'avoit, tant qu'elle avoit pu, séparé de son frère[2]. Ce fut ainsi un deuil sans douleur. La duchesse d'Uzès[3], veuve du fils de son frère et fille unique du feu duc de Montausier, mourut en même temps.

La perte de deux hommes illustres fit plus de bruit que celle de ces deux grandes dames : de la Fontaine[4], si connu par ses fables et ses contes, et toutefois si pesant en conversation ; et de Mignard[5], si illustre par son pin-

De la Fontaine, de Mignard.

1. Ce sont presque exactement les termes dont Saint-Simon s'est déjà servi deux fois, tome I, p. 138-139 et p. 195.
2. Comparez encore un passage du tome I, p. 142. Le duc d'Uzès et le prince de Conti héritèrent, l'un de la fortune de sa tante, l'autre du douaire dont il était jusque-là chargé en qualité de légataire de Mlle de Portes. Le marquis de Crussol-Florensac, à qui Mme de Saint-Simon avait laissé vingt-cinq mille écus « en bons effets, » en fut payé par notre duc, qui versa entre ses mains, le 3 avril 1696, une soulte de quarante-cinq mille sept cent quarante-quatre livres (Minutier de Me Galin, notaire à Paris).
3. Julie-Françoise de Sainte-Maure, fille unique du duc de Montausier et de Julie d'Angennes, née en 1647 et mariée, le 16 mars 1664, à Emmanuel de Crussol, qui devint duc d'Uzès en 1680. Veuve depuis 1692, elle mourut le 14 avril 1695, à quarante-huit ans. Sur sa jeunesse, voyez les *Historiettes de Tallemant des Réaux*, tome II, p. 532-536. Elle est assez maltraitée dans le Chansonnier, ms. Fr. 12 618, p. 247.
4. Jean de la Fontaine, né à Château-Thierry le 8 juillet 1621, mort à Paris le 13 avril 1695. Il avait été avocat au Parlement, maître particulier des eaux et forêts de Château-Thierry, gentilhomme servant de Mme la duchesse d'Orléans douairière, et membre de l'Académie française. On remarquera que Saint-Simon a pris ses deux mots d'éloge à Dangeau, qui dit : « La Fontaine, *fameux par ses fables et par ses contes.* » (Tome V, p. 187.)
5. Pierre Mignard, né à Troyes en novembre 1610, mort à Paris le

ceau. Il avoit une fille unique, parfaitement belle[1] : c'étoit sur elle qu'il travailloit le plus volontiers[2], et elle est répétée en plusieurs de ces magnifiques tableaux historiques qui ornent la grande galerie de Versailles et ses deux salons, et qui n'ont pas eu peu de part à irriter toute l'Europe contre le Roi et à la liguer plus encore contre sa personne que contre son royaume[3].

De Barbançon. Barbançon[4], premier maître d'hôtel de Monsieur, mou-

29 mai 1695. D'abord peintre ordinaire de la reine Anne d'Autriche, il avait succédé à le Brun, en 1690, comme premier peintre du Roi, directeur des Gobelins et membre de l'Académie de peinture. Il était, dit la *Gazette* (1695, p. 264), « fameux par beaucoup d'excellents ouvrages. » Les principaux étaient le dôme du Val-de-Grâce, la petite galerie de Versailles, le cabinet du Dauphin, la galerie de Saint-Cloud, sans parler d'une grande quantité de portraits, dont les derniers, en 1694, avaient été ceux du Roi, de Mme de Maintenon et de la famille d'Angleterre. Il allait commencer la décoration du dôme des Invalides, quand la mort l'enleva.

1. Catherine-Marguerite Mignard naquit à Rome, en mai 1657, trois ans et quatre mois avant le mariage de ses parents, et fut reconnue par eux, ainsi qu'un fils, lorsqu'ils s'épousèrent à l'église Saint-Eustache de Paris, le 12 août 1660. Saint-Simon parlera bientôt de son mariage avec un frère de Feuquière (1er mai 1696). Elle mourut le 2 février 1742.

2. On a prétendu qu'elle lui servait de modèle pour peindre ses Vénus et ses Andromèdes. (*Mélanges historiques et satiriques*, de Boisjourdain, 1807, tome III, p. 87.) Tout le monde connaît d'ailleurs, au moins par la gravure, le magnifique tableau où il l'a représentée en Renommée, soutenant le portrait de son père.

3. Il a déjà été question (tome I, p. 71 et note 1) de la grande galerie de Versailles ; la décoration était de le Brun, et non de Mignard, comme le dit Saint-Simon ici et ailleurs (tome VIII, p. 176). C'est dans l'appartement du Roi que Mignard avait orné la petite galerie et deux salons de peintures allégoriques, dont Piganiol de la Force a expliqué le sens dans le tome VIII de sa *Description de Paris* (éd. de 1742), p. 87-89. La petite galerie et les salons furent détruits après la mort de Louis XIV.

4. François du Prat s'était distingué d'abord sous le nom de chevalier de Nantouillet, au passage du Rhin, étant alors capitaine de cavalerie au régiment de la Reine ; voyez la lettre de Mme de Sévigné du 3 juillet 1672, et l'épître IV, vers 107, de Boileau. Substitué plus tard aux nom

rut aussi, si goûté du monde par le sel de ses chansons[1] et l'agrément et le naturel de son esprit[2].

Le Roi[3], accoutumé à dominer dans sa famille autant pour le moins que sur ses courtisans et sur son peuple, et qui la vouloit toujours rassemblée sous ses yeux, n'avoit pas vu avec plaisir le don[4] de Choisy à Monseigneur[5] et les voyages fréquents qu'il y faisoit avec le petit nombre de ceux qu'il nommoit à chacun pour l'y suivre. Cela faisoit une séparation de la cour qui, à l'âge de son fils, ne se pouvoit éviter, dès que le présent de cette maison l'avoit fait naître; mais il voulut au moins le rapprocher de lui. Meudon[6], bien plus vaste, et extrêmement superbe par les millions que M. de Louvois y avoit enfouis, lui parut propre pour cela. Il en proposa donc l'échange à Barbezieux, pour sa mère, qui l'avoit pris dans les biens pour cinq cent mille livres, et le chargea de lui en offrir quatre cent mille livres de plus, avec Choisy

[Add. St-S. 119]

Échange de Meudon et de Choisy, avec un grand retour.

et armes de son arrière-grand-oncle Louis, comte de Barbançon et marquis de Cany, il avait acquis la charge de premier maître d'hôtel de Monsieur en 1685; mais il n'en possédait plus qu'une moitié depuis 1688. Il mourut d'une attaque d'apoplexie, le 23 juin 1695, « fort regretté pour son mérite et pour les belles qualités de son esprit. » (*Gazette d'Amsterdam*, p. 203.) « C'étoit, dit le *Mercure* (juin 1695, p. 262), un homme de beaucoup d'esprit, et dont les sentiments ont toujours été comme décisifs sur les beaux ouvrages. » — Nous avons écrit : *Barbanson* au tome I (p. 126, note 5); mais de nouvelles recherches nous font croire que c'est le même nom que celui de la maison flamande de *Barbançon*.

1. Nous avons déjà reproduit, dans l'Appendice du tome I, p. 361, une Addition (n° 33) où Saint-Simon parle de certaine chanson fort salée contre Mme de Montauban et Terrat. Voyez ce que Gaignières dit de l'auteur, dans le Chansonnier, ms. Fr. 12 691, p. 453.

2. Cette phrase sur Barbançon a été ajoutée après coup. Elle achève la ligne qui commence par les mots : « contre son royaume. » La fin : « et le naturel de son esprit » dépasse la ligne et se trouve en marge.

3. *Roi* est écrit au-dessus de *prince*, biffé.

4. *Dons* a été corrigé en *don*. — 5. Voyez tome I, p. 126.

6. Sur ce château, voyez la *Description de Paris*, par Piganiol de la Force, tome VIII, p. 57-65, et nos notes de la page suivante.

en retour. Mme de Louvois, pour qui Meudon étoit trop grand et trop difficile à remplir, fut ravie de recevoir neuf cent mille livres, avec une maison plus à sa portée, et d'ailleurs fort agréable ; et le même jour que le Roi témoigna desirer cet échange, il fut conclu[1]. Le Roi ne l'avoit pas fait sans en avoir parlé à Monseigneur, pour qui ses moindres apparences de desirs étoient des ordres. Mme de Louvois passa depuis les étés en bonne compagnie à Choisy, et Monseigneur n'en voltigea que de plus en plus de Versailles à Meudon, où, à l'imitation du Roi, il fit beaucoup de choses dans la maison et dans les jardins et combla[2] les merveilles que les cardinaux de Meudon[3] et de Lorraine[4] et MM. Servien et de Louvois y avoient successivement ajoutées[5].

1. Comparez le *Journal de Dangeau*, à la date du 1er juin 1695, la *Gazette d'Amsterdam*, 1695, p. 185 et 187, et les *Lettres de Sévigné*, tome X, p. 173, 270, 274, et *passim*. « En vérité, disait Coulanges dès l'été de 1694, c'est un lieu enchanté, et je ne comprendrai jamais que le Roi ne veuille point jouir d'un tel enchantement, car cette maison, avec toute sa vaste étendue, lui convient beaucoup mieux qu'à Mme de Louvois.... » Aussitôt l'achat conclu, le Roi alla visiter Meudon, comme il avait fait pour Choisy. Le *Mercure* (novembre 1695, p. 238-274) rend compte d'une fête magnifique que le Dauphin donna le jour de saint Martin, patron de la paroisse.

2. *Combler*, mettre le comble à, était plus usité figurément avec des noms de qualité, comme dans Racine, « combler sa perfidie. » (*Phèdre*, IV, II), qu'avec des noms de choses pris, comme ici *merveilles*, au sens concret.

3. Antoine Sanguin, évêque d'Orléans, puis archevêque de Toulouse, grand aumônier de France et gouverneur de Paris, fut élevé au cardinalat en 1539, et prit le nom de *cardinal de Meudon*. Il légua cette terre à sa nièce, la duchesse d'Étampes, et mourut le 22 décembre 1559.

4. Charles, cardinal de Lorraine, archevêque de Reims, né en 1524, mort en 1574, était un des fils puînés du premier duc de Guise. Il acheta Meudon et y fit construire par Philibert de l'Orme un nouveau château, sur le point le plus élevé de la colline qui regarde la Seine.

5. Abel Servien, après avoir été procureur général au parlement de Grenoble et conseiller d'État, secrétaire d'État et ambassadeur, devint ministre en 1648, surintendant des finances en 1653, chancelier des ordres en 1654, et fut un des premiers membres de l'Académie fran-

Les armées et les corps séparés eurent les mêmes généraux que l'année précédente[1], excepté que le maréchal de Villeroy succéda au maréchal de Luxembourg et eut M.[2] le duc de Chartres pour général de la cavalerie, les deux princes du sang et M. du Maine pour lieutenants généraux, parmi les autres, et le comte de Toulouse servant à la tête de son régiment[3].

M. de Noailles, brouillé avec le Roi jusqu'à être presque perdu par l'artifice de Barbezieux que j'ai raconté page 57[4], sur le projet manqué du siége de Barcelone, n'avoit pu se faire écouter de tout l'hiver sur la noirceur qui l'avoit accablé. Il comprit le danger d'une situation si forcée à la tête d'une armée, si même il la pouvoit obtenir, et jugea sagement que, parvenu au bâton de maréchal de France, il n'y avoit de bon parti pour lui que de se raccommoder solidement avec le Roi par un sacrifice qui lui seroit agréable, et de demeurer à la cour avec une faveur renouvelée, et à l'abri d'un ennemi avec qui il n'auroit plus à compter. Trop rusé courtisan, quoique d'ailleurs fort lourd, pour ne pas sentir l'essor du goût du Roi pour les bâtards, par tout ce qu'il[5] venoit de faire pour eux, et son peu d'inclination à rien faire pour Monsieur le Duc et M. le prince de Conti, il avisa à se rétablir pleinement

Distribution des armées.

[Add. S^tS. 120]

Profonde adresse de M. de Noailles, qui le remet mieux que jamais avec le Roi, en portant M. de Vendôme à la tête des armées.

çaise. Il acheta Meudon de la maison de Lorraine, et y mourut le 17 février 1659. — Louvois avait acquis Meudon en 1680 et y avait fait des embellissements considérables; mais Monseigneur, devenu maître du château, le fit aussitôt reconstruire par Mansart, et le Nostre fut chargé de dessiner le jardin et le parc.

1. Voyez ci-dessus, p. 134.
2. Cet *M* a été substitué à un *l*; Saint-Simon avait voulu d'abord écrire : « eut le duc de Chartres ».
3. Le comte de Toulouse, comme le duc du Maine, avait un régiment d'infanterie de son nom, ordinairement commandé par un colonel-lieutenant.
4. Saint-Simon aurait dû renvoyer aux pages 58 et 59 de son manuscrit (ci-dessus, p. 219-222), au lieu de la page 57, qui correspond à nos pages 204-211.
5. Après *il*, est un *f*, corrigé en *v*.

dans les bonnes grâces du Roi en flattant son goût pour les uns et lui ouvrant une porte qui le tireroit d'embarras avec les autres [1].

1. Les mots : « avec les autres » sont en interligne. — Sur cette nouvelle campagne, Saint-Simon va encore faire une série de suppositions et d'insinuations que Lavallée (*Correspondance générale de Mme de Maintenon*, tome IV, p. 6, note 2) a qualifiée de « conte sans vraisemblance. » En effet, ce n'est que la suite des accusations de 1694 dont nous avons montré la fausseté. Cette fois encore, rien, dans les documents authentiques que fournit le Dépôt de la guerre (vol. 1336-1338), et que l'abbé Millot a presque tous reproduits dans les *Mémoires de Noailles*, p. 62 et suivantes, ne laisse voir ni machinations entre le maréchal et Louis XIV, ni spéculations intéressées, ni même aucune feinte. Toujours menacé d'un retour du mal, le maréchal voulut faire son devoir jusqu'au bout. Mme de Maintenon écrivait à son frère, l'évêque de Châlons (18 mai 1695) : « Il ne faut point qu'il y retourne (en Catalogne), et je vous assure encore qu'il ne tenoit qu'à lui de demeurer ici ; il a pris le parti d'un homme zélé et affectionné, et, quand on a de telles impressions, on ne se repent point. » Mais, selon les *Mémoires de Noailles*, le Roi exigea ce départ et se borna à désigner Vendôme pour prendre le commandement au cas où le maréchal ne pourrait pas le conserver. Celui-ci quitta la cour le 27 avril ; deux lettres partirent de Compiègne, pour lui et pour Vendôme, le 3 mai. L'une contenait les patentes toutes préparées pour faire passer l'armée de Catalogne sous les ordres du prince ; ce dernier était averti par l'autre lettre qu'on l'avait choisi comme successeur éventuel de M. de Noailles, et que, s'il était appelé de ce côté, il eût à s'y rendre sans retard. « Je m'assure, lui disait le Roi, que vous exécuterez ce que je vous ordonne avec autant de plaisir que j'en ai à vous donner en cette rencontre des marques essentielles de l'estime et de l'amitié que j'ai pour vous, et de la confiance que j'ai en votre affection, expérience, zèle et capacité. » Tout cela, on le voit, se faisait dans les formes ordinaires, par l'intermédiaire régulier du secrétaire d'État, dans les registres duquel la correspondance entière est transcrite, et Dangeau note même dans son *Journal*, à la date du 7 juin 1695, que Barbezieux a été chargé de faire préparer les lettres patentes dans le plus grand secret. Il est donc étonnant que Saint-Simon, pour établir sa version, prétende que ce ministre n'eut pas « le moindre vent » des projets du Roi ; mais il faut ajouter que l'on retrouve une partie de son interprétation dans les épigrammes du temps et dans le commentaire du Chansonnier de Gaignières (ms. Fr. 12 691, p. 601), qui dit, lui aussi, que ce « tour de passe » était combiné au détriment des princes du sang, et que, pour prix de sa

Pour cela, il fit confidence de son projet, sous le dernier secret, à M. de Vendôme, non pour se servir de lui, mais pour qu'il lui en sût tout le [gré¹], et par lui M. du Maine. Puis il témoigna au Roi qu'ayant été assez malheureux de lui déplaire à la tête d'une armée qui avoit réussi partout, et dont le fruit des ² succès lui avoit été enlevé malgré lui, sans qu'il eût pu se justifier sur une chose si certaine, il ne pouvoit se résoudre ni à se voir ôter cette même armée, ni³ à la commander : que le premier seroit un châtiment qui le déshonoreroit, que l'autre l'exposeroit sans cesse aux noirceurs de Barbezieux ; qu'il aimoit mieux y succomber de bonne grâce, mais en secret, et en faire au Roi un sacrifice ; que, pour cela, il avoit imaginé de se rendre à l'ordinaire en Catalogne, d'y tomber malade en arrivant, de continuer à l'être de plus en plus, d'envoyer un courrier pour demander son retour ; qu'en même temps il ne voyoit personne à portée de ces frontières plus propre à commander l'armée de Catalogne que M. de Vendôme, qui avoit déjà un corps séparé vers Nice, aux ordres du maréchal Catinat ; et que, si cet arrangement convenoit au Roi, il pourroit, pour ne perdre point de temps à laisser son armée sans général, emporter des patentes de général de son armée pour M. de Vendôme, et les lui envoyer par un autre courrier en même temps qu'il demanderoit son retour.

Il est impossible d'exprimer le soulagement et la satisfaction avec laquelle cette proposition fut reçue. La jalou-

---

complaisance, M. de Noailles devait avoir l'épée de connétable, de même qu'on avait promis jadis la simarre de chancelier au ministre Claude le Peletier, lorsqu'il avait cédé le contrôle général à Pontchartrain, malgré les droits acquis depuis longtemps à son propre frère, le Peletier de Souzy. C'est peut-être pour répondre à ces bruits vagues que le *Mercure* publia, dans son volume de juin, p. 173-178, les deux lettres écrites par le Roi le 3 mai, en expliquant comment M. de Noailles avait été obligé de se servir des patentes.

1. Après *tout le*, qui termine la page, a été omis le mot *gré*.
2. L's final de *des* a été ajouté après coup. — 3. *Ni* corrige *et*.

sie étoit extrême entre le prince de Conti et M. de Vendôme[1]. Le Roi, par politique, et plus encore par aversion depuis le voyage de Hongrie[2], ne vouloit point mettre M. le prince de Conti à la tête de ses armées, ni aucun autre prince du sang ; cela même le retenoit de faire faire ce grand pas à M. de Vendôme. Son goût pour sa naissance l'en pressoit, et plus encore d'en faire en ce genre le chausse-pied de M. du Maine ; mais le comment, il n'avoit encore pu le trouver sans[3] mettre les princes du sang au désespoir, relever le mérite, à lui déjà si importun, du prince de Conti, l'amour des armées, de la ville, et jusque de la cour, malgré lui, et exciter un cri public d'autant plus fâcheux qu'il seroit plus juste. M. de Noailles l'affranchissoit de tous ces inconvénients : c'étoit un général arrivé à son armée, mais hors d'état de la commander : nécessité donc de lui en substituer un autre sans délai, et, pour cela, de le prendre au plus près qu'il étoit possible. M. de Vendôme, une fois général d'armée, ne pouvoit plus servir en autre qualité : c'étoit donc une affaire finie, et finie par un hasard dont les princes du sang pouvoient être fâchés, mais non offensés ; et ce chausse-pied de M. du Maine une fois établi, c'étoit toujours la moitié de la chose exécutée.

De ce moment, M. de Noailles rentra plus que jamais dans les bonnes grâces du Roi. Ce prince fit la confidence à M. de Vendôme, qui obtint en même temps pour le grand prieur, son frère, le commandement de ce corps séparé vers Nice[4]. Le secret demeura impénétrable entre

[Add. S!S. 121]

1. Voyez ci-dessus, p. 185, et l'Addition n° 91.
2. Ce fut en 1685 que les princes de Conti firent le voyage de Hongrie que rappelle Saint-Simon. Il a donné sur ce voyage, dans une Addition au *Journal de Dangeau* (tome I, p. 203-204), des détails qu'il n a pas reproduits dans ses *Mémoires*, et qui expliquent quelle rancune le Roi pouvait avoir conservée contre les princes au sujet de certaines lettres surprises sur un courrier.
3. Après *sans*, il y a un *f*, corrigé en *m*.
4. *Journal de Dangeau*, tome V, p. 193.

le Roi et les ducs de Vendôme et de Noailles, sans que le grand prieur même en sût un mot, ni que Barbezieux en eût le moindre vent. Chacun partit pour sa destination à l'ordinaire, et tout s'exécuta pour la Catalogne comme je viens de l'expliquer[1]. Mais l'exécution même trahit tout le

1. La première lettre écrite de Perpignan, le 13 mai, par M. de Noailles, débute ainsi : « J'ai l'honneur, Sire, de rendre compte à V. M. de mon arrivée en ce pays-ci, où je suis depuis hier, et, sans le zèle que j'ai pour son service et la confiance qu'il m'a paru que V. M. y vouloit bien avoir, et à mes bonnes intentions, je ne serois pas parti sitôt, étant encore très-incommodé et ayant de violentes douleurs, qui ont pensé me faire demeurer trois fois en chemin. Je souhaite qu'elles n'augmentent pas, afin d'être en état de servir. On a tellement gâté toutes choses en ce pays-ci, qu'il est presque impossible de les raccommoder; et quand on auroit voulu seconder en cela le dessein des ennemis, on n'auroit pas pu y mieux réussir, etc. » (Dépôt de la guerre, vol. 1337, n° 91.) Chacune des lettres suivantes est pleine de détails semblables. Le 18 (n° 99), le maréchal accuse réception du paquet du 3 mai, et promet de ne s'en servir ni trop tôt ni trop tard. Le 22 (n° 108), il dit à Barbezieux que son mal, une espèce de colique néphrétique, est trop violent pour qu'il puisse partir avec l'armée, et que, si les douleurs continuent, il sera obligé de se servir des ordres du Roi. L'intendant Trobat parle également (n° 119) d'un rhumatisme violent et de remèdes : très-mauvaises nuits, faiblesse, abattement, impossibilité de monter à cheval, etc. Est-ce là de la comédie ? En tout cas, Barbezieux était averti. Après un répit momentané, les douleurs redevinrent telles, que force fut au maréchal d'adresser cette lettre autographe au Roi, le 3 juin : « C'est avec un extrême déplaisir que je me trouve obligé de me servir des ordres que V. M. m'a fait l'honneur de m'envoyer; mais mon mal continuant toujours de la même force, et les médecins m'ayant assuré que, quelque bien que je pusse être, je ne pourrois monter à cheval avant quinze jours, et que, quand même je le pourrois, je ne serois pas en état d'agir ni de faire les mouvements qu'il conviendroit peut-être de faire dans la suite pour le service de V. M., je croirois manquer en conscience à ce que je dois et à Dieu et à V. M., si je retardois l'arrivée d'une personne à ma place, qui puisse gouverner les affaires en ce pays-ci. J'ai même à me reprocher, et j'en demande pardon à V. M., de ne l'avoir pas fait plus tôt, quoique, grâce au Seigneur, il n'en soit rien arrivé. Au contraire, deux places près d'être rendues ont été ravitaillées pour deux mois. J'ai donné d'ici des ordres, jusques à présent, à toutes choses; mais enfin j'appréhenderois que

secret. On fut surpris d'apprendre M. de Noailles, à peine arrivé à Perpignan, demander[1] à revenir, et beaucoup plus qu'il avoit envoyé en même temps, et sans attendre aucune réponse, chercher M. de Vendôme[2] vers Nice, pour lui remettre le commandement de son armée ; et ce qui acheva de lever tous les voiles, c'est qu'on sut incontinent

mon absence, ou celle d'un autre qui pût rétablir un peu les affaires, ne fût nuisible au service de V. M. Celui qu'elle a choisi pour cela s'en acquittera beaucoup mieux que moi, et il ne lui peut manquer qu'une connoissance du pays qu'il aura bientôt acquise.... » (Dépôt de la guerre, vol. 1338, n° 10.) En même temps, une autre lettre (n° 11) annonçait à Barbezieux que le courrier partait pour rejoindre M. de Vendôme. On ne savait rien de cette grave détermination dans l'armée de Catalogne ; mais toutes les lettres des officiers généraux ou des intendants ne cessaient de donner de fâcheux renseignements sur l'affection, un rhumatisme graveleux, dont souffrait le maréchal, et qui, malgré les soins de Barbeyrac, venu exprès de Montpellier, produisait ses effets ordinaires sur l'esprit comme sur le corps du malade. Le jour même que M. de Vendôme arriva (12 juin), il fallut encore pratiquer une saignée, donner de l'opium, et Barbeyrac, qui avait mauvaise opinion du mal, emmena le maréchal à Montpellier. Le Roi avait répondu, le 8 juin, une lettre très-brève, finissant en ces termes : « Je suis très-fâché que vous ne receviez aucun soulagement au mal que vous souffrez, et vous permets de songer à votre guérison, que je souhaite qui puisse arriver bientôt. » Quant à Barbezieux, voici ce qu'il écrivait, le 13 juin, au nouveau général : « Je n'ai jamais douté de la parfaite joie que vous receviez d'avoir de nouvelles marques de l'estime et de l'amitié que S. M. paroît avoir pour vous, et j'ose vous dire que je suis un de ceux qui prend le plus d'intérêt à ce qui peut vous faire plaisir. » Le premier soin de Vendôme, pour remercier le Roi, fut de promettre que Barcelone serait sans tarder en son pouvoir ; mais on verra qu'il se borna à ravitailler les places prises en 1694 et à préparer ses quartiers d'hiver.

1. « D'apprendre M. de Noailles.... demander, » pour « d'apprendre que M. de Noailles demandait. » C'est une construction toute latine, dans laquelle *apprendre*, à l'imitation de *voir*, d'*entendre*, prend pour complément un infinitif ; elle frappe d'autant plus qu'ensuite l'auteur continue par le tour français : « qu'il avoit envoyé, etc. » — Voyez au tome I, p. 72, une note relative à un tour analogue.

2. Après *Vendôme* est biffé *à* ; puis, à la suite, un *N* majuscule a été changé en *vers*.

après qu'il lui avoit remis des lettres patentes de général de l'armée, qu'il n'avoit pu recevoir d'ici, et que peu après il avoit pris le chemin du retour[1].

Les princes du sang sentirent le coup dans toute sa force ; mais les apparences avoient été gardées en sorte qu'ils furent réduits au silence. M. de Noailles arriva, et fut reçu comme son adresse le méritoit[2]. Il fit l'estropié de rhumatisme, et le joua longtemps ; mais il lui échappoit quelquefois de l'oublier et de faire un peu rire la compagnie. Il se fixa pour toujours à la cour, où il fut en pleine faveur, et y gagna beaucoup plus qu'il n'eût pu espérer de la guerre, au grand dépit de Barbezieux, qui eut à compter avec M. de Vendôme, lequel[3], secouru de M. du Maine, ne le laissa pas broncher à son égard.

Tout le monde partit pour les armées[4]. Celle du Rhin ne

1. Nous avons dit que les lettres patentes du duc de Vendôme étaient parties de Compiègne dès le 3 mai. Le maréchal ne rentra à Versailles que le 12 juillet.

2. On a déjà vu que le public, à en juger par le Chansonnier, interpréta la conduite du maréchal comme le fait Saint-Simon. Nous trouvons cependant cette note justificative dans une gazette, celle d'Amsterdam, qui n'était point inspirée d'ordinaire par la cour : « La santé du maréchal duc de Noailles n'est point encore rétablie (à la date du 18 juillet), et il n'y a pas même d'apparence qu'elle le soit sitôt, tant son état est fâcheux, ce qui n'est que trop suffisant pour désabuser ceux qui ont cru que son retour avoit eu une autre cause que sa maladie, et à plus forte raison depuis qu'on sait le très-favorable accueil qu'il a reçu de Sa Majesté. » (*Gazette d'Amsterdam*, 1695, p. 234.) Ainsi on aurait cru soit à une maladie simulée, et c'est de cette première opinion que Saint-Simon se fait l'écho, soit à une disgrâce. Pour nous, qui avons sous les yeux la correspondance du maréchal avec le Roi, et qui suivons les progrès de la maladie depuis la campagne de 1694, nous ne pouvons, de ces divers bruits, admettre qu'un fait, c'est que tout avait été convenu et arrangé avant le départ du maréchal pour que le commandement passât à M. de Vendôme dans le cas, facile à prévoir et même assuré, où M. de Noailles ne pourrait pas le conserver. Voyez d'ailleurs les pièces réunies dans notre appendice VI.

3. *Lequel* est en interligne, au-dessus de *qui*, biffé.

4. L'ordre fut donné de partir le 20 mai (*Dangeau*, tome V, p. 204). Le

Maladie du maréchal de Lorge delà le Rhin. Attachement de son armée pour lui.

tarda pas à le passer ; mais à peine étions-nous sur le prince Louis de Bade et en état d'entreprendre, que M. le maréchal de Lorge tomba extrêmement malade, le lundi 20 juin[1], au camp d'Unter-Neisheim[2], sa droite appuyée à Bruchsal[3] et les ennemis retranchés à Eppingen[4].

maréchal de Lorge se mit en route aussitôt après le mariage de sa seconde fille : le 28 mai, il arriva de Nancy à Strasbourg, et partit le 31 pour Landau, accompagné du marquis d'Huxelles, et, sans doute, du duc de Saint-Simon. Celui-ci, avant de quitter Paris, avait donné procuration à sa femme, le 25 mai 1695, « attendu, dit l'acte, son départ pour l'armée. » (Minutier de M⁰ Galin, notaire à Paris.) Quelque temps auparavant, Barbezieux lui avait adressé cette lettre de service, datée de Compiègne, le 8 mai 1695 : « Monsieur, j'ai reçu la lettre que vous avez pris la peine de m'écrire le 4 de ce mois, par laquelle le Roi ayant vu le témoignage avantageux que vous rendez, tant de la conduite de M. de Maisontiers, lieutenant-colonel de votre régiment, que du bon état auquel est sa compagnie, S. M. a trouvé bon de lui accorder le congé ci-joint pour aller aux eaux de Barèges. » (Dépôt de la guerre, vol. 1294, fol. 98.) — D'après les rapports envoyés au Roi, l'armée du Rhin, forte de vingt mille hommes de pied et de dix-huit mille chevaux, s'était considérablement améliorée. M. de Lorge écrivit que la gendarmerie était admirable, et la cavalerie parfaitement belle. (*Dangeau*, tome V, p. 164 et 222.)

1. Dès le 19, M. de Lorge sentit les attaques du mal, au retour d'une reconnaissance faite en vue de changer de camp. Le 20 et le 21, la fièvre fut très-forte. A cette dernière date, l'intendant de la Grange écrit, le soir, qu'on a dû arrêter le mouvement des troupes. (Dépôt de la guerre, vol. 1322, n° 80.)

2. Neisheim, comme l'écrit Saint-Simon, ou Nainsen, comme l'écrivent la *Gazette* et la carte du cours du Rhin dressée par de l'Isle (vers 1704), est une petite localité située à quelque distance N. N. E. de Bruchsal, sur le Kraich, barrant la sortie des défilés boisés qui s'étendent jusqu'à Eppingen. La *Gazette*, au lieu d'*Unter-Nainsen*, écrit : *Nider-Nainsen*, et M. de la Grange : *Niederentzen*. Le maréchal de Joyeuse date une lettre d' « Under-Ebisheim, » aujourd'hui Unter-Öwisheim, localité située plus près de Bruchsal, au centre du campement.

3. Petite ville appartenant à l'évêque de Spire, à deux lieues environ S. E. de Philipsbourg, sur la rivière de Saltz.

4. Petite ville située sur l'Elsenz, à quatre lieues d'Heilbronn et sept lieues E. de Philipsbourg. Le prince de Bade s'y était établi depuis le 12 juin ; des collines boisées la séparaient du camp français.

On manquoit de fourrage, parce que ce n'étoit pas un lieu à demeurer et qu'il n'y en avoit guère dans le voisinage. L'armée, qui toujours en est si avide, pensa moins à elle qu'à son général. Tous les majors de brigade[1] eurent ordre de demander instamment que l'on ne décampât point, et jamais armée ne montra tant d'intérêt à la vie de son chef, ni d'amour pour sa personne[2]. Il fut à la dernière extrémité, tellement que, les médecins qu'on avoit fait venir de Strasbourg désespérant entièrement de lui, je pris sur moi de lui faire prendre des gouttes d'Angleterre[3]. On lui en donna cent trente en trois prises : celles qu'on mit dans du bouillon n'eurent aucun effet; les autres, dans du vin d'Espagne, réussirent[4]. Il est surprenant qu'un remède aussi spiritueux, et qui n'a rien de purgatif, ait[5] mis ceux qui avoient été donnés en si grand mouvement, et qui, depuis plus de vingt-quatre heures

1. « Il y a, dit le *Dictionnaire militaire* de 1743 (p. 257-259), *major général* d'une armée, *major* de chaque brigade,... *major* d'un régiment de cavalerie, *major* d'un régiment d'infanterie (voyez tome I, p. 227), *major* d'une place de guerre, et *major* des quatre compagnies des gardes du corps.... Le *major de brigade* fait, dans les régiments de sa brigade, le même détail que le major général fait dans toute l'armée.... »
2. Voyez plus loin, p. 296, note 1, la lettre de M. de Lorge, en date du 6 juillet.
3. *Black-drop* (goutte noire), médicament anglais dont l'opium était la base ; mais, selon le *Dictionnaire de Trévoux*, on devait y faire entrer les plus étranges ingrédients, poudre de crâne de pendu, vipères sèches, etc.
4. Selon les lettres du camp, il y avait eu deux fois du mieux : le 21, après qu'on eut administré le quinquina, et le 28, par l'effet de l'émétique ; mais, ce mieux ne se soutenant pas et le pourpre paraissant (voyez ci-après, p. 294, note 2), on administra, non pas cent trente gouttes, comme le dit Saint-Simon, mais soixante et dix ou soixante et quinze seulement. (Lettres de MM. de Joyeuse et de la Grange, et *Journal de Dangeau*, tome V, p. 234.) Dangeau dit que les médecins ne vouloient point que ce remède d'empirique fût employé ; mais on ne voit nulle part que la proposition soit venue de Saint-Simon. La fièvre disparut en deux jours.
5. Dans le manuscrit, *ayent*.

qu'on les donnoit, n'avoient eu aucun effet. L'opération[1] fut douce, mais prodigieuse par bas; la connoissance revint, et peu à peu le pourpre[2] parut partout. Cette éruption fut son salut, mais non la fin de la maladie.

Cependant l'armée souffroit beaucoup. Le maréchal de Joyeuse, qui en avoit pris le commandement[3], nous exposa son état, à moi et aux neveux[4] de M. le maréchal de Lorge. Il nous dit que, quoi qu'il pût arriver, il ne prendroit aucun parti que de notre consentement, et en usa en homme de sa naissance, avec toutes sortes de soins et d'égards. L'armée, informée qu'il s'agissoit de prendre un parti, déclara par la bouche de tous ses officiers, qui nuit et jour assiégeoient la maison du malade, qu'il n'y avoit point d'extrémité qu'elle ne préférât au moindre danger de son chef, et ne voulut jamais qu'on fît le moindre mouvement.

Le prince Louis de Bade offrit par des trompettes

1. *Opération* « se dit de l'action des remèdes. » (*Furetière* et *Richelet*.)
2. On avait qualifié d'abord le mal de fièvre double et tierce, ou continue avec rémission. La *Gazette d'Amsterdam* (1695, p. 214) parle de « fièvre pourprée. » — Le *pourpre*, dont il est souvent question en ce temps-là, et qui se caractérisait par une hémorrhagie cutanée sous-épidermique en forme de larges taches rouges, ne devait être autre chose qu'une rougeole ou scarlatine maligne.
3. M. de Joyeuse reçut le 30 juin ses pouvoirs, avec des instructions sur le plan arrêté entre le Roi et M. de Lorge. (Dépôt de la guerre, vol. 1322, n° 108.) Voyez, dans le Chansonnier, ms. Fr. 12 691, p. 499 et suivantes, des couplets sur la manière dont il s'acquitta de ce commandement.
4. M. de Joyeuse écrit le 28 : « Sa parenté est fort embarrassée sur le parti qu'ils doivent prendre, ses médecins disant qu'il n'est pas en état de soutenir le transport sans courir risque de la vie. Il faut cependant que l'armée marche, manque de fourrages. » Le maréchal de Lorge avait auprès de lui (*Dangeau*, tome V, p. 230) le duc de Duras (Jacques-Henri de Durfort, né en 1670, mort en 1697), fils de son frère aîné et mestre de camp de cavalerie, et (voyez plus loin, p. 335-336) deux des fils de Mme de la Rochefoucauld-Roucy, sœur du maréchal, le comte de Roucy et le chevalier de Roye.

toutes sortes de secours de médecins et de remèdes, et sa parole de toute la sûreté et de tous les soulagements de vivres et de fourrages pour le général, pour[1] ce qui demeureroit auprès de lui et pour l'escorte qui lui seroit laissée, si l'armée s'éloignoit de lui, avec l'entière sûreté pour la rejoindre ou aller partout où il voudroit, avec tous ces accompagnements, sitôt qu'il le voudroit. Il fut remercié comme il le méritoit de ces offres si honnêtes, dont on ne voulut point profiter[2].

Peu à peu la santé se fit entièrement espérer, et l'armée, d'elle-même, en fit éclater sa joie par des feux de joie à la tête de tous les camps, des tables qui y furent établies, et des salves qu'on ne put jamais empêcher[3]. On ne vit jamais un témoignage d'amour si universel ni si flatteur. Cependant Mme la maréchale de Lorge étoit arrivée à Strasbourg, puis à Landau, dans une chaise de M. de Barbezieux, des gens à lui outre les siens, pour la conduire plus diligemment[4], et la Cour[5], capitaine des gardes de M. le maréchal de Lorge, qui avoit été dépêché sur son extrémité. Le Roi l'avoit entretenu près d'une heure, à Marly, sur l'état de son général et de l'armée, avoit lui-même consulté Fagon, son premier

1. Devant *pour*, il y a en interligne *et*, biffé.
2. Selon une lettre de M. de Joyeuse, le prince fit proposer son médecin, un des plus habiles de l'Allemagne, et multiplia ses offres de service; comparez le *Journal de Dangeau*, tome V, p. 229-230. Les parents du malade songèrent d'abord à accepter ces honnêtetés et à demander tout au moins une sauvegarde pour le laisser, après le départ de l'armée, dans le château d'Unter-Öwisheim; mais M. de Lorge fut le premier à faire renoncer à toute démarche de ce genre. (Dépôt de la guerre, vol. 1322, n° 101.)
3. Comparez ci-après, p. 334.
4. Dans une lettre du 6 juillet, le maréchal de Lorge remercie M. de Barbezieux de ses attentions, et particulièrement de la chaise qu'il a prêtée à la maréchale. (Dépôt de la guerre, vol. 1322, n° 146.)
5. Pierre de la Cour, que Saint-Simon mentionnera, en 1705, parmi les joueurs qui allaient chez M. de Livry (tome IV, p. 339). Sur son arrivée à Marly, voyez le *Journal de Dangeau*, tome V, p. 229, 29 juin.

médecin, et avoit paru extrêmement sensible à ce grand accident. Toute la cour en fut infiniment touchée : il n'y étoit pas moins aimé et honoré que dans les troupes. Enfin, dès qu'il fut possible de transporter M. le maréchal de Lorge à Philipsbourg, Mme la maréchale de Lorge y vint de Landau l'attendre : on peut juger de la joie avec laquelle ils se revirent[1]. J'avois été au-devant d'elle jusqu'à Landau. Toute la fleur de l'armée avoit[2] accompagné son général à Philipsbourg, et la plupart des officiers généraux. Le lendemain, M. le maréchal de Lorge, entre deux draps, en carrosse, et Mme la maréchale en chaise, s'en alla à Landau, suivis de tout ce qu'il étoit venu de plus distingué à Philipsbourg. Il s'établit au gouvernement, chez Mélac, qui lui étoit fort attaché, et moi chez

Maréchal et maréchale de Lorge à Landau, et le maréchal de Joyeuse

1. Le 5 juillet. On transporta le malade dans la voiture du prince d'Espinoy, qui était un carrosse à ressorts et à soufflet. Dès le jour suivant, le maréchal écrivit au Roi pour lui rendre compte des instructions qu'il avait laissées à M. de Joyeuse ; il ajoutait : « Je suis, Sire, très-redevable à V. M. des marques de bonté qu'elle me fait l'honneur de me témoigner sur ma maladie ; mais j'avoue que l'ordre qu'elle me donne de m'en retourner m'a tout à fait surpris, croyant que V. M. n'étoit pas mal satisfaite de ma conduite, et qu'ainsi elle me feroit la grâce de me laisser le choix de retourner à l'armée ou de n'y retourner pas, selon que mes forces reviendroient, lesquelles sont présentement au delà de tout ce que l'on pouvoit s'imaginer après la maladie que j'ai eue. Ainsi, Sire, j'espère que V. M. voudra bien me permettre de retourner à l'armée, si je suis en état de la servir ; et même je crois que l'armée ne sera pas fâchée de me revoir, puisqu'il n'y a point de soldats, cavaliers ou dragons qui n'aient marqué beaucoup de chagrin de l'état où j'ai été, et de la joie espérant de me revoir bientôt à leur tête ; et même, dans le commencement de ma maladie, toute l'armée m'obligea d'y rester, étant très-fâchée de la résolution que je prenois de la vouloir quitter, me voyant hors d'état d'y être utile pour le service de V. M. ; et il n'y eut que les instances que l'on me fit qui m'obligèrent d'y rester.... » Le Roi répondit avec bienveillance, le 13 juillet, qu'il lui permettait d'aller reprendre son commandement dès que ses forces seraient revenues. (Dépôt de la guerre, vol. 1322, nos 145 et 180.)

2. *Avoit* corrige *accom[pagna]*.

Verpel[1], ingénieur, dans une très-jolie maison tout proche. Dès le lendemain, nous repartîmes tous et allâmes rejoindre l'armée. Nous couchâmes à Philipsbourg, où des Bordes, gouverneur, nous dit avoir défense du maréchal de Joyeuse de laisser passer personne pour[2] son nouveau camp, tellement qu'il nous fallut longer le Rhin en deçà et le passer en bateau au village de Ketsch[3], où on dressoit un pont. Comme l'escorte et la compagnie étoit nombreuse, le passage fut fort long; nous prîmes les devants pour la plupart, et allâmes à trois lieues de là, où nous trouvâmes l'armée, sa droite à Roth et sa gauche à Walddorf[4], où étoit le quartier général. Nous y apprîmes que le maréchal de Joyeuse avoit perdu une belle occasion de battre les ennemis en venant en ce camp, qui s'étoient présentés avec peu de précaution sur les hauteurs de Malsch[5]. Comme je n'y étois pas, je n'en dirai pas davantage[6]. Le lendemain de notre arrivée, une partie de l'armée monta à cheval ou se mit sous les armes, sur les sept heures du matin, pour une légère alarme. Le général Schwartz[7], avec dix-huit mille hommes[8] de

fort près des ennemis.

1. Alexandre, chevalier de Verpel. Entré au régiment de Navarre en 1673 et fait capitaine en 1677, il prit rang peu après dans le génie, fut fait brigadier d'infanterie en 1696, commanda en chef le corps des ingénieurs à l'armée d'Allemagne pendant la campagne de 1704, et mourut au mois de mars 1714.
2. Il y a bien *pour* dans le manuscrit. Faut-il lire *par*?
3. Localité située à mi-chemin de Spire à Mannheim, sur la rive droite du Rhin.
4. Walddorf (*Waltorff* sur la carte de 1704, dans le manuscrit *Waldesdorff*) est situé entre le Kraich et le Leimbach, dans la plaine, sous les hauteurs de Wiesloch. — Le jour même du départ de M. de Lorge, M. de Joyeuse était venu s'établir dans ce nouveau campement.
5. Bourg situé à une lieue S. E. de Roth.
6. Joyeuse rend compte, dans une lettre du 7 juillet, de cette journée, et dit que son armée, à peine arrivée, n'eût pu attaquer l'ennemi.
7. Selon la *Gazette d'Amsterdam*, le baron de Swartz (*sic*) commandait le contingent de Munster.
8. C'est le chiffre donné par la *Gazette* (p. 343), que Saint-Simon copie

contingents de Hesse, de Munster et de Lünebourg, parut sur les hauteurs de Wiesloch, et s'y allongea comme pour joindre l'armée du prince Louis de Bade[1]. On reconnut bientôt qu'il prenoit un camp séparé : d'un lieu un peu éminent, à notre gauche, on découvroit très-distinctement les trois armées. De notre gauche à la droite de Schwartz, il n'y avoit guère que demi-lieue, et un petit quart de lieue de notre droite à la gauche du prince Louis, qui étoit à Kissloch[2]. Tout étoit séparé par des défilés qu'on jugeoit inaccessibles ; mais on ne laissoit pas de monter toutes les nuits un bivouac à chaque aile, avec un lieutenant général à l'un et un maréchal de camp à l'autre. Celui de la gauche étoit aux trouées et au moulin du ruisseau de Wiesloch[3], tout proche du pont où le pauvre d'Averne[4] avoit été tué la dernière campagne. Mon tour de le monter n'arriva qu'une fois : ce fut sous Vaubecourt, pour maréchal de camp, et Harlus, dans la brigade duquel j'étois encore. Schwartz avoit un assez gros poste au Neuf-Wiesloch[5], et nous au château du Vieux, qu'Argenteuil[6], lieutenant-colonel d'Harlus, qui étoit un officier de distinction, alla relever avec beaucoup

ici textuellement. Ces contingents étaient ceux des landgraves de Hesse-Cassel et de Hesse-Darmstadt, de l'évêque-prince de Munster et du duc de Brunswick-Lünebourg.

1. Selon Dangeau (tome V, p. 243), les troupes de Hesse et de Munster montaient à quatorze mille hommes, et, pour joindre le prince de Bade, elles passèrent derrière le ruisseau de Wiesloch. « Le maréchal de Joyeuse, dit-il, étoit allé, ce jour-là, voir le pont que nous avons sur le Rhin, entre Spire et Mannheim ; mais, quand il auroit été à son armée, il auroit été difficile qu'il eût attaqué les troupes de Hesse, parce que le ruisseau qui les séparoit de nous est fort difficile à passer. »

2. Petite localité sur le Kraich, au S. O. et à une petite distance de Malsch. Aujourd'hui, *Kisslau*.

3. Le Leimbach. Voyez ci-dessus, p. 297, note 4.

4. Voyez ci-dessus, p. 148.

5. Voyez la lettre de Chamilly reproduite ci-dessous, p. 299, note 2.

6. François le Bascle d'Argenteuil, comte d'Épineuil, dont la terre était voisine de celle de son mestre de camp Harlus, en Champagne.

d'adresse. Sur les trois heures du matin, nous entendîmes cinq ou six fort grosses décharges sur la droite : Vaubecourt y voulut courir de sa personne, et Harlus, en ce moment-là, n'étoit pas avec nous. Je représentai à Vaubecourt que ce ne pouvoit être qu'un poste attaqué ou une escarmouche de notre bivouac de la droite; qu'au premier cas, tout seroit décidé et fini avant qu'il y pût être; qu'au second, c'étoit un engagement de combat qui ne s'exécuteroit point sans un concert du prince Louis et de Schwartz, lequel attaqueroit bientôt le nôtre, qui étant le poste du maréchal de camp, il seroit fâché de ne s'y être pas trouvé. Il me crut, et envoya au maréchal de Joyeuse, qui lui manda que les ennemis avoient voulu surprendre un poste que nous tenions dans l'église de Lehn [1], à cinq cents pas derrière notre droite, au delà d'un ruisseau; qu'ils en avoient été repoussés avec beaucoup de perte, et qu'il ne nous en avoit coûté que quelques soldats, avec le capitaine, qui étoit un fort bon officier et qui fut regretté [2].

Cependant nous manquions tout à fait de fourrages, le

Situation des armées.

1. Les lettres de l'armée appellent cette localité *Saint-Lem, Saint-Laene*, ou *Saint-Hélène;* la *Gazette* écrit : *Saint-Lehn;* la carte de 1704, *Sainte-Lehne;* celle de 1840, *Saint-Léon*. Sur le Kraich, au N. N. E. de Kisslau.
2. Dans une lettre du 11 juillet, Chamilly rend compte de cette escarmouche : « Aujourd'hui, les ennemis ont attaqué, à deux heures du matin, avec six cents grenadiers, le poste de Saint-Lem, qui est dans le derrière de notre droite, qui aboutit à Roth, où nous avions deux cents hommes commandés par un capitaine des grenadiers de Luxembourg, qui y a été tué et qui n'a point été emporté. Les ennemis ont laissé quelques gens morts sur la place et se sont retirés par les bois à leur gauche, qui porte au vieux château de Kisloch (*sic*, corrigé de *Wisloch*). Leur armée est toujours à Langenbrücken; les Hessois et Munstériens, qui ont joint le prince Louis de Bade, ont leur droite au vieux château de Wiesloch, leur gauche s'étendant vers les hauteurs de Malsch, assez près de l'armée du prince de Bade. Nous occupons toujours la petite ville de Wiesloch, dont ledit vieux château est éloigné de la portée du canon, dans la montagne. » (Dépôt de la guerre, vol. 1322, nos 174 et 175; comparez la *Gazette*, p. 344, et le *Journal de Dangeau*, tome V, p. 244.) Le capitaine du régiment de Luxembourg s'appelait Villepion.

nez dans les bois, fort en gaufre¹ entre ces deux camps, et acculés au Rhin, tandis que les ennemis avoient abondance de tout et se faisoient apporter de loin tout ce qu'ils vouloient : c'étoit à qui décamperoit le dernier. Toute communication nous étoit coupée avec Philipsbourg, et tout moyen d'y aller repasser le Rhin sous la protection de la place : le prince Louis avoit² occupé le défilé des Capucins³ ; lui et Schwartz étoient postés à nos deux flancs, et étoient ensemble beaucoup plus nombreux que nous, et leur⁴ situation rendoit fort délicat de défiler devant eux dans la plaine d'Hockenheim⁵. Le plus fâcheux inconvénient étoit l'humeur du maréchal de Joyeuse⁶, qui ne se communiquoit à personne, et à qui il échappoit des brusqueries si fréquentes et si fortes, même aux officiers généraux les plus principaux, que personne n'osoit lui parler, et que chacun l'évitoit et le laissoit faire. Enfin l'excès du besoin lui fit prendre son parti. Il le communiqua d'abord au comte du Bourg, maréchal de camp, puis à Tallard, lieutenant général, enfin à Barbezières, un de nos meilleurs maréchaux de camp, qu'il chargea d'aller reconnoître ce qu'il vouloit savoir, et de l'exécution, s'il la trouvoit possible. Barbezières prit ce qu'il voulut d'infanterie et de cavalerie, et en chemin on

1. L'orthographe du manuscrit est *goffre*. — Furetière dit qu'un homme « fait la *gaufre*, quand il est pressé de deux côtés ; » et l'Académie (1694), qu'« on dit figurément : être la *gaufre* dans une affaire, pour dire : se trouver entre deux extrémités fâcheuses, entre deux personnes redoutables et opposées. » Nous ne trouvons dans aucun des anciens dictionnaires la locution *en gaufre*.

2. Il semble que, dans le manuscrit, *avoit* corrige *tenoit*.

3. Ci-dessus, p. 144, note 7.

4. Saint-Simon avait d'abord fait un *n*, qu'il a surchargé pour mettre *leur*.

5. Sur le Kraich, en pays plat, à très-petite distance du Rhin et à la hauteur de Spire. — Saint-Simon, comme beaucoup d'écrivains et de cartes du temps, écrit ici : *Hockenun* ; ailleurs : *Hockenum* et *Hocknum*.

6. En faisant le portrait de ce maréchal, Saint-Simon le comparera à un « roi des Huns. » (*Mémoires*, tome VIII, p. 45.)

lui fit trouver beaucoup d'outils. Je fus de ce détachement.

Barbezières, en marchant, m'apprit le dessein. Il alloit visiter les ruines de Mannheim[1], que M. de Louvois avoit fait brûler en 1688, avec tout le Palatinat, et il alloit voir si, dans leurs derrières, on pourroit faire un pont de bateaux pour le passage de l'armée. En passant le ruisseau de Schwetzingen, il y laissa le bonhomme Chalmazel[2], lieutenant-colonel de Picardie[3] et un des meilleurs et des plus estimés brigadiers d'infanterie, avec beaucoup d'infanterie, avec ordre d'y faire une centaine de ponts[4]. Arrivé aux ruines de Mannheim, il fit demeurer toutes les troupes dans la plaine qui est au-devant, prit avec lui cent maîtres[5] et ceux qu'il avoit menés pour travailler, et alla tout reconnoître. Il me permit de le suivre. Nous fîmes le tour de tout ce qui étoit la ville et le château de Mannheim. Nous coulâmes ensuite derrière ces ruines, le long du Rhin, pour en reconnoître les bords; et après qu'il eut tout fort exactement examiné, il jugea que le pont y seroit construit avec facilité au moyen que je vais expliquer. On pouvoit mettre l'entrée du pont en sûreté

---

1. Place du Palatinat, sur la rive droite du Rhin, au confluent du Necker, à trois lieues au-dessous de Spire. — Sur la destruction des villes du Palatinat, en 1688, voyez ci-dessus, p. 152, note 2. Saint-Simon reprochera souvent cette barbarie à Louvois.

2. Hubert-François de Talaru, dit le marquis de Chalmazel, lieutenant au régiment de Picardie en 1666, capitaine en 1672, lieutenant-colonel commandant en 1690, était devenu brigadier en 1692. Nommé commandant de Toulon en 1698, il mourut en cette ville, le 19 juin 1716.

3. Du régiment d'infanterie de Picardie, le premier des six *vieux corps*.

4. Ce n'étaient évidemment que des passerelles sur le ruisseau qui, venant se jeter dans le Rhin, barrait le passage à mi-route de Mannheim.

5. Dans l'origine des compagnies de gens d'armes ou d'ordonnances, chaque cavalier se présentait accompagné d'écuyers et d'archers, comme un seigneur, comme un maître suivi de ses vassaux ou de ses serviteurs. De là l'usage de compter par *maîtres* l'effectif des compagnies de cavalerie. Un exemple de Saint-Simon lui-même, tome XIV, p. 106, 107 et 112, prouve que les gendarmes et les mousquetaires distinguaient entre les mots *maître* et *cavalier*.

avec peu de travail dans ces ruines et peu d'infanterie à le garder. Il se trouvoit en cet endroit du Rhin une petite île d'abord, et une plus grande ensuite, ce qui donnoit la commodité de trois ponts, et celle de rompre le premier quand tout auroit passé dans la première île, et le second de même, si le passage se trouvoit inquiété ou pressé[1].

Tout ainsi bien reconnu, nous retournâmes à Chalmazel sur le ruisseau de Schwetzingen, où nous mangeâmes une halte[2] que j'avois, après avoir été douze heures à cheval. Chalmazel[3] demeura avec toute notre infanterie pour la garde des ponts qu'il faisoit, et nous nous retirâmes à l'armée. En approchant du camp, nous trouvâmes tous les vivandiers de l'armée qui s'en alloient passer le Rhin sur le pont de bateaux que nous avions à Ketsch, d'où nous comprîmes qu'elle marcheroit le lendemain. Du Héron[4], colonel de dragons, étoit à une demi-lieue au delà de ce pont avec tous les gros bagages, il y avoit quelques jours, et nous trouvâmes en arrivant l'ordre donné pour que les menus bagages prissent à minuit le chemin du même pont et le passer[5].

1. Ces ponts furent jetés au nord-est de la ville actuelle.
2. Comparez tomes V, p. 189, et VI, p. 159. Ni Richelet, ni Furetière, ni l'Académie n'étendent le sens de *halte* à celui de « repas fait pendant la halte; » mais plusieurs passages des *Mémoires du duc de Luynes* (tome VIII, p. 268, IX, p. 20, XI, p. 154, etc.) prouvent que cette acception était commune dans le langage des camps et de la cour.
3. Après *Chalmazel*, il y a *y*, biffé.
4. Le marquis du Héron, fils d'un conseiller au parlement de Rouen, avait rempli une mission diplomatique à Cologne en 1688, et, sans avoir jamais servi, avait obtenu à son retour, le 25 octobre 1689, un régiment de dragons. En 1691, il dut acheter la lieutenance des gendarmes d'Orléans; le marché ayant manqué, on lui confia de nouvelles missions, notamment à Wolfenbüttel, en 1697, et en Pologne (1700), où il subit un court emprisonnement au début de la guerre de Succession (1702). Ayant repris du service, il fut blessé le 30 juillet 1703, à l'affaire de Minderkingen, et mourut peu après à Ulm.
5. Tel est bien le texte. Il continue par l'infinitif la tournure commencée par le subjonctif.

L'armée partit en effet le lendemain 20 juillet et marcha sur quatre colonnes par les bois, jusque dans la plaine de Hockenheim, les deux lignes rompues par leurs centres[1], qui eurent l'avant-garde, et les droites et les gauches l'arrière-garde. Mélac, lieutenant général de jour, fit l'arrière-garde de tout à la gauche, avec un gros détachement, et le maréchal de Joyeuse, avec un autre, se chargea de l'arrière-garde de tout à la droite; le tout sans aucun bruit de trompettes, de timbales ni de tambours. La Bretesche, lieutenant général, menoit notre colonne. Il entendit quelque bruit de guerre malgré les défenses; nous étions vus et entendus des troupes de Schwartz, postées sur des hauteurs, qui fit ce qu'il put pour nous attirer vers lui. Comme on ne gagnoit rien à cette sourdine imparfaite, la Bretesche permit tout le bruit de guerre. Le prince Louis ne montra aucune troupe au maréchal de Joyeuse, et nous arrivâmes tous à la plaine d'Hockenheim, sans avoir été suivis de personne. Le débouché se fit dans une telle confusion, que personne ne se trouva à sa place, ni à la tête ou à la suite des troupes avec lesquelles on devoit être. A ce désordre il s'en joignit d'autres : la cavalerie étoit parmi le bois, l'infanterie dans la plaine; nul intervalle entre les lignes, ni entre les bataillons et les escadrons, tout en foule et pêle-mêle, et sans aucun espace à se pouvoir remuer. Une situation si propre à faire battre toute l'armée par une poignée de gens qui l'auroit[2] suivie, ou qui s'en seroit aperçue à temps, dura plus de quatre heures qu'on mit à se débrouiller et à se débarrasser les uns des autres, sans qu'il fût possible aux officiers généraux de replacer les troupes dans leur ordre. On attendit là que les menus bagages eussent passé le Rhin à Ketsch et que notre

Maréchal de Joyeuse repasse le Rhin.

1. Dans le manuscrit, *leur centres*.
2. Dans le manuscrit, *auroient*, et ensuite *s'en seroit apperçue;* après le premier *qui,* accord du verbe avec *gens;* après le second, avec *poignée*.

pont de bateaux y fût rompu et amené et redressé à Mannheim.

Deux raisons[1] avoient empêché de faire traverser l'armée à Ketsch : la difficulté d'y faire d'assez grands et bons retranchements pour bien assurer le passage de l'arrière-garde, et la hauteur des bords du Rhin, très-supérieure à l'autre côté, qui auroient donné aux batteries que les ennemis auroient pu établir la facilité de rompre le pont sous l'armée à demi passée, de fouetter l'autre rivage, et d'y démonter les batteries que nous y aurions faites.

Après quatre heures de halte assez inutiles pour remettre quelque ordre dans l'armée, elle continua sa marche sur les quatre mêmes colonnes, autant qu'elle le put, jusqu'aux ponts que Chalmazel avoit faits sur le ruisseau de Schwetzingen ; et bientôt après on entendit sept ou huit coups de canon : des brigades entières firent volte-face, et coururent, sans aucun commandement, vers ce bruit, pendant un bon quart d'heure, que les officiers généraux arrêtèrent tout, et les firent remarcher d'où elles étoient parties. C'étoit Schwartz qui, sorti des bois avec très-peu de monde et quelques petites pièces de campagne, étoit venu enfin voir s'il ne pourroit point profiter de notre désordre, et, suivant ce qu'il trouveroit, se faire soutenir de tout son corps. Mais il s'en étoit avisé trop tard : le maréchal de Joyeuse débanda[2] sur lui Gobert[3], excellent brigadier de dragons, avec son régiment et quelques troupes détachées, qui rechassèrent fort brusquement ce peu de monde dans

---

1. *Raisons* est en interligne, sur le même mot biffé.
2. *Débander*, c'est détacher de la colonne et lancer. Le sens est clair. M. Littré en a cherché un autre, et traduit par « s'emporter contre, » parce qu'il avait lu, en sautant *lui*, qui est pourtant dans l'édition de 1840, à laquelle il renvoie : « débanda sur Gobert. »
3. N.... Gobert, nommé colonel de dragons en mars 1690, vendit son régiment à la fin de l'année 1699.

les bois. Si le maréchal eût fait soutenir Gobert, comme il en fut fort pressé, il auroit eu bon marché de cette poignée de gens, trop éloignée de leur gros, et leur eût pris leurs pièces de campagne ; mais il aima mieux allonger sa marche, sans s'amuser à ce petit succès, dans l'incertitude de ce qui pouvoit être dans les bois, où on sut depuis qu'il n'y avoit personne, par Dezondes[1], major de Gobert et officier très-distingué, qui fut pris et comblé de civilités par le prince Louis, qui blâma fort cette équipée, que Schwartz avoit hasardée de lui-même[2].

On continua donc la marche, par une telle chaleur que plusieurs soldats moururent de soif et de lassitude. Le tonnerre tomba en plusieurs endroits, et même sur l'artillerie, où heureusement il ne causa aucun accident. Les bois et les défilés qu'on rencontra de nouveau la retardèrent tellement et avec tant de confusion, que les premières troupes n'arrivèrent qu'à une heure de nuit, et les dernières fort avant dans la matinée du lendemain. On campa dans la plaine qui règne le long du Necker depuis vis-à-vis d'Heidelberg jusqu'à son embouchure, le cul à Mannheim et la gauche appuyée au bord du Necker, au village de Seckenheim[3], en attendant la queue de l'armée, encore fort éloignée à cause des défilés.

La Bretesche, lieutenant général, et moi crûmes que le quartier général étoit en ce village, et, comme la brigade de Harlus, dont j'étois, y touchoit, j'y allai avec lui :

1. Le nom de cet officier est écrit *d'Ézon* dans la lettre du maréchal de Joyeuse qu'on va indiquer, et *Dezon* dans une lettre de M. de Lorge, du 31 juillet. Dangeau (tome V, p. 248) raconte le renvoi de cet officier par le prince de Bade, mais sans le nommer.

2. Le maréchal de Joyeuse rend compte de cette petite affaire dans une lettre datée du 22 juillet (Dépôt de la guerre, vol. 1323, n° 24). Cette lettre prouve la minutieuse exactitude du récit de Saint-Simon, et montre que, s'il n'a pas été écrit sur les lieux mêmes, il doit avoir été composé d'après des notes prises au jour le jour.

3. Localité située à une lieue et demie de Mannheim, en remontant le Necker.

il n'y avoit personne; nous ne laissâmes pas d'entrer dans une assez grande maison, de faire jeter force paille fraîche dans une grande chambre en bas, et d'y faire décharger ce que, malgré les défenses, j'avois à manger. Plusieurs officiers étoient avec nous. Comme nous tâchions à nous refaire des fatigues de la journée, nous entendîmes grand bruit, et bientôt un vacarme épouvantable : c'étoit un débandement[1] de l'armée, qui, à travers la nuit, cherchant de l'eau, avoit trouvé ce village, qui, par le bout opposé à celui où nous étions, touchoit au Necker, et qui, après s'être désaltéré, se mit à piller, violer, massacrer, et faire toutes les horreurs que la licence la plus effrénée inspire, couverte par une nuit fort noire. Incontinent le désordre vint jusqu'à nous, et nous eûmes peine à nous défendre dans notre maison. Il faut pourtant dire qu'au milieu de cette fureur, la livrée de M. le maréchal de Lorge, dont quelques-uns avoient suivi mes gens, parce que le gros de ses équipages étoit demeuré[2] à l'armée, fut respectée de ces furieux, et mit à couvert les maisons auprès desquelles elle fut reconnue, tandis qu'en même temps un garde du maréchal de Joyeuse, et bien reconnu pour tel avec ses marques, et en sauvegarde[3], fut battu, dépouillé et chassé. La Bretesche se sut bon gré

---

1. Ce mot manque dans les anciens dictionnaires. Trévoux le donne en 1704 au sens de « relâchement, action de détendre; » en 1771, ainsi que l'Académie en 1762, dans le sens qu'il a ici.

2. *Étoit demeuré* est en surcharge sur deux mots illisibles.

3. « On appelle *sauvegarde* le soldat ou cavalier que le général envoie dans un château ou une terre ennemie, pour la préserver des insultes des soldats dans le passage ou le voisinage des troupes. » (*Furetière*.) — « Les sauvegardes appartiennent au général, dit le *Dictionnaire militaire* de 1743, p. 378, s'il est intéressé, et il peut étendre tant qu'il veut les sauvegardes vivantes. » On accusa le maréchal de Villars d'avoir gagné ainsi cinq ou six cent mille écus; il n'avouait que deux cent dix mille livres. Voyez sa lettre à Chamillart, publiée par Soulavie, en 1791, dans le tome XII des *Œuvres complètes de Louis de Saint-Simon*, p. 265. Le soldat placé en sauvegarde était presque toujours un des gardes particuliers du général, et portait une instruction écrite par celui-ci. Il reco-

de ne m'avoir pas cru, qui lui avois conseillé de défaire sa jambe de bois pour se reposer plus à son aise; il m'a souvent dit qu'il n'avoit jamais rien vu de semblable, quoiqu'il se fût plusieurs fois trouvé à des pillages et à des sacs. Nous achevâmes de passer la nuit du mieux que nous pûmes en ce malheureux endroit, qui ne fut abandonné que longtemps après qu'il n'y eut plus rien à y trouver[1]. Dès qu'il fit grand jour, la Bretesche et moi allâmes au camp.

Nous trouvâmes l'armée qui commençoit à s'ébranler. Elle avoit passé la nuit comme elle avoit pu, sans ordre, les troupes arrivant toujours, et les dernières ne faisant que de joindre. On alla camper sur sept ou huit lignes, à une grande demi-lieue, la droite et le quartier général au village de Neckerau[2], la gauche au Necker, le centre et le cul aux ruines de Mannheim. On avoit réparé comme on avoit pu, avec des palissades, celles de la citadelle, et on y travailloit encore; on y jeta six brigades d'infanterie, avec Chamilly, premier lieutenant général de l'armée, et Vaubecourt, maréchal de camp. L'embouchure du Necker dans le Rhin étoit tout à fait près de notre gauche. On demeura là deux jours, et tous, sans exception, réduits à la paille et à la gamelle des cavaliers, jusqu'à ce que le pont de bateaux fût achevé où Barbezières l'avoit marqué. Et cependant on dressa une batterie de canon dans la première île. Enfin, le 24, toute l'armée repassa le Rhin, sans que les ennemis eussent seulement

vait de l'hôte qu'il protégeait cinq livres par jour, outre la subsistance; il ne pouvait rester à plus de six heures de chemin de son armée.

1. L'intendant de la Grange écrit le 2 août : « L'armée a beaucoup pillé dans le Palatinat. M. le maréchal de Joyeuse a fait retenir quinze mille livres aux troupes, lorsqu'elles ont été distribuées, et je vois encore des mémoires pour plus de dix mille livres. Il fit hier pendre un cavalier du régiment Dauphin, pour maraude. Cet exemple pourra arrêter le cours de ce désordre. » (Dépôt de la guerre, vol. 1323, n° 72.)

2. Localité située à une lieue S. E. de Mannheim.

fait mine de nous suivre, en sorte que tout se passa avec la plus grande tranquillité. Nous n'ouïmes plus parler d'eux de toute la campagne, et, le lendemain de ce passage, le maréchal de Joyeuse me permit d'aller à Landau, où je demeurai avec M. et Mme la maréchale de Lorge jusqu'à ce que ce général s'alla remettre à la tête de l'armée[1].

M. de Vendôme promit de grandes choses, prit[2] Hostalrich, battit quelques miquelets[3], se présenta pour secou-

1. M. de Lorge envoya de Landau, le 31 juillet, un compte rendu des observations que le major Dezon (sic) avait pu faire dans l'armée allemande, grâce à la liberté que lui laissait le prince de Bade. Cette lettre se termine ainsi : « V. M. m'a ordonné de lui dire toujours l'état de ma santé. Je me remets plus vite que les médecins ne pouvoient espérer, quand même je serois beaucoup plus jeune que je ne suis. Cependant il me reste encore une assez grande foiblesse à la tête, qui m'empêcha, il y a deux jours, de raisonner avec M. le comte de Tallard, que M. le maréchal de Joyeuse avoit chargé de me parler sur les projets que je pourrois faire pour l'armée. Nous commençâmes, avec M. l'intendant, à vouloir entrer en discussion, tant des postes que des autres choses ; mais la tête me tourna si fort, qu'il me fallut absolument quitter cet entretien, et il me paroît que je ne puis encore parler avec application, que cela ne me fasse le même effet. J'espère néanmoins que, mes forces revenant entièrement, cette incommodité se passera ; mais, tant qu'elle me durera, je ne retournerai pas à l'armée, où je serois inutile pour le service de V. M. » (Dépôt de la guerre, vol. 1323, n° 64.) — Nous verrons bientôt (p. 335) qu'une nouvelle indisposition empêcha M. de Lorge de terminer la campagne, comme il l'eût voulu.

2. « Prit » est un *lapsus*, car M. de Vendôme, ayant remplacé M. de Noailles (ci-dessus, p. 290), se borna à dégager successivement les places occupées par des garnisons françaises, que l'armée espagnole avait investies, et à les raser immédiatement, pour qu'elles ne pussent plus servir à l'ennemi. Castelfollit, Hostalrich et Palamos subirent le même sort. Voyez le *Journal de Dangeau*, tome V, p. 235, 241, 250 et 333.

3. On nommait ainsi les habitants des frontières espagnoles de Catalogne et d'Aragon. Toujours armés et habitués au brigandage en temps de paix, ils se formaient, pour la guerre, en corps de partisans. Sur leur organisation de l'année 1695 en deux armées, et sur les défaites qu'on leur fit subir, voyez le *Mercure*, juin 1695, p. 222-228. — En espagnol, le mot *miquelete* signifie aussi bien « guide des Pyrénées » que « soldat des Pyrénées. »

rir Palamos, que les ennemis assiégeoient, se retira aussitôt sans rien entreprendre ; et ce qu'il n'avoit pu, l'arrivée de la flotte du Roi sur ces côtes l'opéra, et Palamos, par cela seul, fut délivré du siége[1].

L'Italie ne fournit rien non plus que le siége de Casal[2], qui fut long ; à la fin, Crenan[3], lieutenant général, qui en étoit gouverneur, capitula par ordre du Roi. Le traité fut que la place et le château seroient démolis, qu'il y demeureroit avec sa garnison jusqu'à la démolition entièrement achevée, qu'il seroit après conduit à Pignerol avec toutes ses troupes et leurs armes et bagages, qu'il emmèneroit avec lui toute l'artillerie de la place et du château qui se trouveroit marquée aux armes de France,

Traité de Casal.

1. Apprenant le siége de Palamos par les Anglo-Espagnols, le duc de Vendôme écrivit au Roi : « V. M. peut compter qu'en peu de jours ils me battront, ou je les battrai. » Mais, après avoir reconnu les lignes de l'armée assiégeante, il déclara que toute tentative échouerait. Cependant le siége fut levé quelques jours plus tard, avant même que les trente-deux vaisseaux qu'on préparait à Toulon, et que surveillait l'amiral Russel, fussent sortis du port. Aussitôt M. de Vendôme fit raser les fortifications de Palamos, et il ne songea plus dès lors qu'à « donner du repos à ses troupes et à les tenir en de bons quartiers, » entre Palamos et l'embouchure de la rivière de Ter. (*Dangeau*, tome V, p. 264, 268, 271 et 284.)

2. Cette capitale du pays de Montferrat, située sur le Pô, entre Turin et Valence, était une des plus fortes places d'Italie ; défendue par un château et une citadelle très-solides, elle avait repoussé plusieurs fois les attaques des Espagnols dans le temps où elle appartenait au duc de Mantoue et avait une garnison d'auxiliaires français. Louis XIV en avait obtenu la cession en 1681. L'armée confédérée en commença l'investissement dès le mois d'avril 1695 ; mais les opérations du siége ne devinrent réelles qu'à la fin du mois de juin, et la capitulation fut signée le 11 juillet.

3. Pierre de Perrien, marquis de Crenan, enseigne au régiment du Roi en 1668, capitaine en 1671, colonel-lieutenant du régiment d'infanterie de la Reine en 1675, inspecteur général en 1682, brigadier en 1683, maréchal de camp en 1688, lieutenant général en 1693, directeur général de l'infanterie en 1699. Il avait remplacé Catinat, en 1687, dans le gouvernement de Casal. Il mourut des suites d'une blessure reçue près de Crémone, le 9 février 1702.

et que Casal seroit remis au duc de Mantoue[1], comme à son seigneur naturel[2].

Bombardement aux côtes.
Succès à la mer.

Les flottes ennemies bombardèrent nos côtes de Bretagne et de Normandie[3]. Saint-Malo s'en ressentit peu, Dieppe[4] beaucoup davantage. Nos armateurs et nos escadres leur prirent force vaisseaux marchands, en battirent les convois, et valurent force millions à notre commerce, au Roi et à M. le comte de Toulouse[5].

Il se passa en Flandres des choses plus intéressantes. Ce fut d'abord un beau jeu d'échecs et plusieurs marches du prince d'Orange et des corps détachés de son

1. Ferdinand-Charles de Gonzague, quatrième du nom, né en 1652, devenu duc de Mantoue et de Montferrat en 1665. Quand vint la guerre de Succession, ce prince, s'étant déclaré pour Philippe V et étant passé en France, perdit ses États, fut mis au ban de l'Empire, et mourut le 5 juillet 1708, sans laisser de postérité légitime.

2. Ce passage sur la capitulation de Casal est tiré presque textuellement du *Journal de Dangeau*, tome V, p. 242. Comparez la *Gazette*, p. 348, et la *Gazette d'Amsterdam*, p. 236, 238 et 241, et Extraordinaires LX (articles de la capitulation) et LXI.

3. Saint-Simon commet encore ici des erreurs semblables à celles que nous avons eu à relever au sujet de la Catalogne ; il est évident qu'il se trompe d'année. La côte normande ne fut pas visitée par les flottes ennemies en 1695, comme elle l'avait été en 1694 (ci-dessus, p. 158-159) : en 1695, Saint-Malo, Dunkerque et Calais furent seuls bombardés. Voyez le *Journal de Dangeau*, tome V, p. 243, 244, 259 et 269; le *Mercure*, juillet 1695, p. 263-280, et août, p. 236-261, 338-340; la *Gazette*, p. 393-395, 438, 474, 487. La *Gazette d'Amsterdam* (Extraordinaire LX) prétendit qu'on avait dissimulé les dommages causés par les bombes anglaises, et que Saint-Malo surtout avait été « presque entièrement brûlé ou détruit, et outre cela pillé par les soldats, qui ont pris tout ce qu'ils pouvoient sauver de l'embrasement. » Sur le bombardement de cette ville, on peut consulter les volumes du Dépôt de la guerre 1310, n° 154, et 1311, n°˚ 7, 8, 10.

4. Lisez : *Dunkerque* ou *Calais*.

5. Sur ces prises, voyez le *Journal de Dangeau*, tome V, p. 273 et 293. Le comte de Toulouse, comme amiral, avoit droit au dixième du butin : ses profits de l'année 1695 lui permirent de donner vingt-quatre pièces de canon à la ville de Saint-Malo et de tenir table ouverte (*Mercure*, janvier 1696, p. 321-322).

armée sous l'électeur de Bavière et sous le comte d'Athlone[1]. Le maréchal de Villeroy avec la grande armée, le maréchal de Boufflers avec la moindre, le marquis d'Harcourt avec son corps vers la Meuse, et le vieux Montal vers la mer, régloient leurs mouvements sur ceux qu'ils voyoient faire ou qu'ils croyoient deviner. Montal, toujours le même malgré son grand âge et la douleur du bâton[2], sauva la Kenoque[3], et eut divers avantages l'épée à la main, en prit d'autres par sa capacité et sa prudence, et eut enfin Dixmude[4] et Deynze[5], avec les garnisons prisonnières de guerre.

Après diverses montres[6] de différents côtés et avoir menacé plusieurs de nos places, le prince d'Orange, qui avoit bien pris toutes ses mesures pour couvrir son vrai dessein et n'y manquer de rien, tourna tout à coup sur Namur, et l'investit les premiers jours de juillet[7]. L'électeur de Bavière, demeuré au gros de l'armée, l'y fut promptement joindre avec un grand détachement, et laissa le reste sous M. de Vaudémont. Le maréchal de Boufflers s'en étoit toujours douté : il avoit eu soin que la place fût abondamment fournie; il avoit sans cesse

Siége de Namur par le prince d'Orange. Le maréchal de Boufflers s'y jette.

1. Tome I, p. 259, note 4.
2. Tome I, p. 121-122. On trouvera un article, sur le rôle que joua Montal dans cette campagne, dans le *Mercure* de mai 1695, p. 328-329.
3. La Kenoque ou Knocke, forteresse de la Flandre occidentale, située sur l'Yperlée et l'Yser, à petite distance de Dixmude. La *Gazette* de 1695 (p. 312) rend compte de cette affaire, qui eut lieu le 19 juin.
4. Cette ville fut prise le 27 juillet, avec six mille hommes de garnison. (*Gazette*, p. 369.)
5. Ville forte, sur la Lys, à quatre lieues S. O. de Gand. Elle fut prise le 29 juillet, avec deux mille quatre cents hommes. (*Gazette*, p. 370; *Dangeau*, tome V, p. 250-251.) Les deux garnisons furent dirigées vers l'intérieur du Royaume, et l'on verra plus loin (p. 328-330) quelles représailles cette mesure attira sur le maréchal de Boufflers.
6. *Montres* est pris ici au sens où nous employons aujourd'hui, avec et sans épithète, *démonstrations*.
7. Voyez le *Journal de Dangeau*, tome V, p. 231-234.

averti Guiscard, lieutenant général, qui en étoit gouverneur[1], et qui étoit dedans avec Lomont[2], qui y commandoit sous lui; et ce maréchal cependant s'étoit mis à portée, et il se jeta dans Namur par la porte du Condroz[3], le 2 juillet, la seule qui étoit encore libre, et qui, dès le soir du même jour, ne la fut plus[4]. Il mena avec lui Mesgrigny[5], gouverneur de la citadelle de Tournay, maréchal de camp et ingénieur de grande réputation, d'autres ingénieurs et sept régiments de dragons. Il y en

1. Le comte de Guiscard avait été nommé gouverneur après la prise de cette place, en 1692 (tome I, p. 54, note 2).
2. Florent du Châtelet, comte de Lomont, né le 8 février 1652, entra d'abord dans l'Église, et eut un canonicat à Besançon, qu'il quitta pour servir comme aide de camp (1673), puis comme capitaine d'infanterie (1674). Il était devenu grand bailli d'Auxois en 1684, colonel du régiment de Ponthieu en 1685, commandant de la place du Havre en 1689, brigadier en 1690. A la suite du siége de Namur, il eut le commandement de Dunkerque et le grade de maréchal de camp ; il passa lieutenant général en 1702, grand-croix de l'ordre de Saint-Louis en 1704, et mourut dans son gouvernement de Semur-en-Auxois, le 27 janvier 1732.
3. On donnait et on donne encore ce nom de Condroz (les *Condrusi* étaient l'un des vingt-quatre peuples qui habitaient la Belgique au temps de Jules-César) au territoire compris entre la rive droite de la Meuse, l'Ourthe et la Lesse.
4. Saint-Simon se servira du *Journal de Dangeau* pour tout ce qui concerne le siége de Namur. Ici il copie ou résume l'article du 4 juillet (tome V, p. 232-233), qui d'ailleurs présente beaucoup de conformité avec la *Gazette*, p. 323 et 334. Comparez le *Mercure*, juillet 1695, p. 318.
5. Jean, comte de Mesgrigny, capitaine au régiment de Navarre en 1651, major en 1665, avait servi comme ingénieur dans la plupart des siéges d'Italie et de Flandre, et était surtout renommé pour la direction des travaux des mines. En 1668, Louvois l'avait fait nommer lieutenant de Roi à Salins et à Tournay et directeur des fortifications de Flandre. En juin 1674, il avait eu aussi le commandement de Besançon. En 1692, il avait dirigé, sous Vauban, les siéges de Mons, Namur et Furnes, qui lui avaient valu le grade de maréchal de camp. Après la défense de Namur, il fut créé lieutenant général et commandeur de Saint-Louis ; mais nous le verrons, en 1709, à quatre-vingts ans, passer au service des alliés, pour conserver sa citadelle de Tournay. Il mourut en 1720.

avoit un huitième déjà dans la place, et vingt et un bataillons, qui, tous ensemble, firent plus de quinze mille hommes effectifs. Harcourt et Bartillat[1] avoit accompagné le maréchal, et ramenèrent la cavalerie qu'il avoit avec lui et les chevaux de six des sept régiments de dragons entrés avec lui; le comte de Hornes[2], colonel de cavalerie, et plusieurs autres l'y suivirent volontaires.

Cette grande entreprise parut d'abord téméraire à notre cour, d'où on m'écrivit qu'on s'en réjouissoit comme d'une expédition qui ruineroit leurs troupes et ne réussiroit pas. J'en eus une autre opinion, et je me persuadai qu'un homme de la profondeur du prince d'Orange ne se commettroit pas à un siége si important sans savoir bien comment en sortir, autant que toute prudence humaine en peut être capable.

Le comte d'Albert[3], frère du duc de Chevreuse d'un

1. Nicolas Jehannot de Bartillat, capitaine d'infanterie en 1667, mestre de camp de cavalerie en 1668, brigadier en 1676, inspecteur général en 1681, maréchal de camp en 1688, lieutenant général en 1693, gouverneur de Rocroy en 1697; mort le 28 septembre 1718.

2. Philippe-Maximilien, dit le comte de Hornes, d'une maison ancienne du Brabant, dont le nom avait été illustré, au seizième siècle, par plusieurs Montmorency de la branche de Nivelle, servait la France depuis une dizaine d'années. Après qu'il eut été lieutenant au régiment du Roi (1685), puis capitaine de cavalerie (1690), Boufflers lui avait fait donner, le 6 mai 1692, un régiment. Il fut fait brigadier à la suite du siége de Namur, avec une pension de six mille livres, maréchal de camp en 1702, lieutenant général en 1704, et mourut à Cambray en 1709, étant retenu comme prisonnier de guerre, depuis 1705, par les alliés.

3. Louis-Joseph d'Albert, fils du duc de Luynes et de sa seconde femme, Anne de Rohan-Montbazon, né le 1er avril 1672 et connu d'abord sous le titre de chevalier, puis sous celui de comte d'Albert, servait depuis 1688 et commandait le régiment des dragons du Dauphin, en qualité de lieutenant-colonel, depuis l'année 1692. Il avait déjà reçu plusieurs blessures à Fleurus et à Steinkerque. Plus tard, en 1703, ayant été emprisonné pendant deux ans et dépouillé de son grade pour s'être battu en duel, il se retira à la cour de Bavière et fut nommé chambellan et ministre de l'Électeur. Quand ce prince devint l'empereur Charles VII, le comte d'Albert fut fait conseiller d'État, feld-

autre lit, étoit demeuré à Paris, avec congé du Roi, pour des affaires. Les dragons-Dauphin[1], dont il étoit colonel, étoient dans Namur; il y courut, se déguisa à Dinant en batelier, traversa le camp des assiégeants, et entra dans Namur en passant la Meuse à la nage[2].

Cependant le maréchal de Villeroy serroit M. de Vaudémont le plus près qu'il pouvoit, et celui-ci, de beaucoup plus foible, mettoit toute son industrie à esquiver. L'un et l'autre sentoient que tout étoit entre leurs mains : Vaudémont, que de son salut dépendoit le succès du siége de Namur; et Villeroy, qu'à[3] sa victoire étoit attaché le sort des Pays-Bas, et très-vraisemblablement une paix glorieuse, et toutes les suites personnelles d'un pareil événement. Il prit donc si bien mesures[4] qu'il se saisit de trois châteaux[5] occupés, sur la Mandel[6], par cinq cents hommes des ennemis, et qu'il s'approcha tellement de M. de Vaudémont, le 13 au soir, qu'il étoit impossible qu'il lui échappât le 14, et le manda ainsi au Roi par un

maréchal des armées impériales, ambassadeur extraordinaire en France, conseiller intime, prince de Grimberghen et du Saint-Empire, etc. Il mourut le 2 novembre 1758.

1. Saint-Simon a écrit avec accord : « les dragons dauphins. » — Ce régiment, créé d'abord, en 1673, pour le marquis de Sauvebeuf, avait été pris par le Roi en 1675, et donné au Dauphin.

2. Ceci est tiré textuellement du *Journal de Dangeau*, tome V, p. 238 et 239. — Le comte d'Albert fut blessé pendant le siége, et on crut durant quelques jours que les chirurgiens l'avaient trépané (*ibidem*, p. 246 et 249).

3. La préposition *à* est en interligne, au-dessus de *de*, biffé ; un peu après, il y avait d'abord *glorieuses*, au pluriel.

4. Saint-Simon a bien écrit ainsi : « Il prit mesures », sans *ses*.

5. Ces trois châteaux, appelés Ingelmunster, Meulebeck et Marckeghem, furent pris le 13 juillet.

6. Le Mandel ou Mandelbeke, rivière venant de la Flandre occidentale pour se jeter dans la Lys, rive gauche. — Saint-Simon écrit ici d'après Dangeau (tome V, p. 240); il fait, comme lui, *Mandel* (on lirait plutôt *Mundel*) du féminin. Dans tout ce que nous avons vu de cartes et de dictionnaires, ce nom est masculin.

courrier. Le 14, dès le petit jour, tout fut prêt. Monsieur le Duc commandoit la droite, M. du Maine la gauche, M. le[1] prince de Conti toute l'infanterie, M. le duc de Chartres la cavalerie[2]; c'étoit à la gauche à commencer, parce qu'elle étoit la plus proche. Vaudémont, pris à découvert, n'avoit osé entreprendre de se retirer la nuit devant des ennemis si proches, si supérieurs en nombre et en bonté de troupes[3], toutes les meilleures étant au siége, et un ennemi dont rien ne le séparoit. Il n'osa encore l'attendre sans être couvert de quoi que ce soit, et il n'eut de parti à prendre que de marcher au jour, avec toutes les précautions d'un général qui compte bien qu'il sera attaqué dans sa marche, mais qui a un grand intérêt à s'allonger toujours pour se tirer d'une situation fâcheuse et gagner comme il pourra un pays plus couvert et coupé, à trois bonnes lieues d'où il se trouvoit[4].

Vaudémont et son armée échappés au plus grand danger.

1. *Le* corrige *de.*
2. Voyez un tableau de l'ordre de bataille de cette armée, dans le *Mercure* du mois de juin 1695.
3. Villeroy avait soixante-treize, ou même quatre-vingt-cinq bataillons, et cent cinquante-trois escadrons, tandis que le prince de Vaudémont ne pouvait mettre en ligne que soixante bataillons et cinquante escadrons.
4. « Les ennemis, dit la *Gazette d'Amsterdam*, marchèrent le 14 (juillet), et s'étendoient toujours vers leur gauche, qui étoit notre droite, l'endroit le plus facile à attaquer, ce qu'ils ne firent pas néanmoins; et leur mouvement fit juger au prince de Vaudémont qu'ils avoient dessein de nous envelopper et de nous couper la communication de Gand et de Deynze, ce qui leur étoit facile, parce que leur armée étoit plus forte du double que la nôtre; mais ce dessein, qui leur paroissoit le plus sûr pour ménager leurs troupes, prit du temps, et le prince, qui avoit observé leur marche et connu la raison pour laquelle ils ne se pressoient pas d'attaquer, résolut de faire sa retraite avant qu'ils pussent le couper.... » (*Gazette d'Amsterdam*, 1695, p. 232, et Extraordinaire LVIII.) C'est sans doute à ce passage de la gazette de Hollande que Saint-Simon fait allusion dans l'Addition indiquée plus loin, n° 122, comme ayant provoqué un accès de colère de Louis XIV. Celui-ci avait jadis, en août 1672, campé à Deynze, et c'est de là qu'il avait écrit à Colbert ce billet si fier : « J'ai cru qu'il étoit bon de faire voir aux ennemis qu'ils

Le maréchal de Villeroy manda, dès qu'il fut jour, à M. du Maine d'attaquer et d'engager l'action, comptant de le soutenir avec toute son armée, et qui, pour arriver à temps, avoit besoin que les ennemis fussent retardés, puis empêchés de marcher, par l'engagement dans lequel notre gauche les auroit mis. Impatient de ne point entendre l'effet de cet ordre, il dépêche de nouveau à M. du Maine, et redouble cinq ou six fois. M. du Maine voulut d'abord reconnoître, puis se confesser, après mettre son aile en ordre, qui y étoit depuis longtemps, et qui petilloit d'entrer en action. Pendant tous ces délais, Vaudémont marchoit le plus diligemment que la précaution le lui pouvoit permettre[1]. Les officiers généraux de notre gauche se récrioient. Montrevel[2], lieutenant général le plus ancien d'eux, ne pouvant plus souffrir ce qu'il voyoit, pressa M. du Maine, lui remontra l'instance des ordres réitérés qu'il recevoit du maréchal de Villeroy, la victoire facile et sûre, l'importance pour sa gloire, pour le succès de Namur, pour le grand fruit qui s'en devoit attendre de l'effroi et de la nudité[3] des Pays-Bas après la déroute de la seule armée qui les pouvoit défendre; il se jeta à ses mains, il ne put retenir ses larmes : rien ne fut refusé ni réfuté, mais tout fut inutile. M. du Maine balbutioit,

ne devoient pas s'assembler devant moi. C'est pourquoi j'ai marché à eux, et les ai fait retirer tous séparés. Je ne sais s'ils feront quelque chose ; mais j'ai su, à n'en pouvoir douter, que l'épouvante est grande dans leur armée, et qu'ils fuyoient de dix lieues. »

1. Selon Gaignières (Chansonnier, ms. Fr. 12 691, p. 475), M. de Vaudémont « amusa le maréchal duc de Villeroy avec des piques mises sur ses retranchements, des tambours et des trompettes qui battoient et sonnoient toujours, et quelques petites pièces de campagne qui tiroient, tandis qu'il se retira sous Gand. » Guillaume III lui écrivit : « Mon cousin, vous vous êtes montré plus grand maître dans votre art que si vous aviez gagné une bataille rangée. » (Macaulay, *Histoire de Guillaume III*, tome III, p. 309.)

2. Le marquis de Montrevel. Voyez tome I, p. 254, note 4.

3. On peut lire aussi bien, et plutôt même, *crudité* que *nudité ;* mais le sens ne permet pas d'hésiter entre ces deux leçons. Voyez tome V, p. 63.

et fit si bien que l'occasion échappa, et que M. de Vaudémont en fut quitte pour le plus grand péril qu'une armée pût courir d'être entièrement défaite, si son ennemi, qui la voyoit et la comptoit homme par homme, eût fait le moindre mouvement pour l'attaquer[1].

Toute notre armée étoit au désespoir, et personne ne

1. M. Chéruel, dans son étude sur *Saint-Simon considéré comme historien*, p. 623-629, a opposé à Saint-Simon un témoin oculaire et fort autorisé, Saint-Hilaire (*Mémoires*, tome II, p. 151 et suivantes), du récit duquel il résulterait que l'inaction de l'armée française fut le fait des ordres de Villeroy lui-même, et que le duc du Maine et son entourage firent de vaines instances pour qu'on leur permît d'attaquer, dès qu'ils distinguèrent le mouvement de retraite des ennemis. Le jeune prince avait déjà pénétré dans les retranchements quittés par M. de Vaudémont, et il était « le nez sur son arrière-garde, » que Villeroy refusait encore de croire à cette nouvelle, soutenu d'ailleurs par Puységur, à qui la marche des ennemis avait échappé. En un mot, c'est malgré lui, à son grand désespoir, et par suite de l'obstination de son général, que le duc du Maine serait resté toute la journée dans l'inaction. La narration fort animée, fort circonstanciée, de Saint-Hilaire est donc exactement la contre-partie de celle de Saint-Simon. Les *Mémoires de Berwick* et ceux de *Feuquière* semblent s'accorder avec ceux de *Saint-Hilaire*, en ce qui touche la faute commise par Villeroy. Quant aux deux principaux journaux du temps, le *Mercure* et la *Gazette*, ils se bornent à chercher des excuses dans les difficultés que présentait le terrain. « Comme il y avoit sur la route, dit la *Gazette*, de grands bois, de longs défilés, et des chemins presque impraticables, les troupes n'achevèrent de prendre leurs postes que sur les trois ou quatre heures après midi. On eut avis, peu de temps après, que le prince de Vaudémont, qui avoit déjà fait défiler par les derrières l'infanterie, les bagages et l'artillerie, se retiroit vers Gand avec le reste de l'armée. » (*Gazette*, p. 237-238.) Selon le *Mercure* (juillet 1695, p. 280-299), ce fut le duc du Maine qui, à cinq heures du soir, aperçut le mouvement de retraite et prévint Villeroy : la cavalerie était bottée depuis cent heures, sans avoir dormi plus de deux heures de suite, et elle se trouva trop épuisée pour faire autre chose qu'une simple escarmouche avec l'arrière-garde. Au contraire, dans un très-long et précis commentaire du Chansonnier (ms. Fr. 12 691, p. 473-476), Gaignières se rapproche beaucoup de la version de notre auteur. « Si, dit-il, le duc du Maine, avec l'aile gauche qu'il commandoit, et qui n'avoit aucun obstacle pour attaquer les ennemis par leur droite, eût seulement marché à eux, il les

se contraignoit de dire ce que l'ardeur, la colère et l'évidence suggéroit. Jusqu'aux soldats et aux cavaliers montroient leur rage sans se méprendre; en un mot, officiers et soldats, tous furent plus outrés que surpris. Tout ce que put faire le maréchal de Villeroy fut de débander trois régiments de dragons, menés par Artagnan, maréchal de camp, sur leur arrière-garde, qui prirent quelques drapeaux et mirent quelque désordre dans les dernières troupes qui faisoient l'arrière-garde de tout.

Maréchal de Villeroy habile et heureux courtisan.

Le maréchal de Villeroy, plus outré que personne, étoit trop bon courtisan pour s'excuser sur autrui. Content du témoignage de toute son armée, et de ce que toute son armée n'avoit que trop vu et senti, et des clameurs dont elle ne s'étoit pas tenue, il dépêcha un de ses gentilshommes au Roi, à qui il manda que la diligence dont Vaudémont avoit usé dans sa retraite l'avoit sauvé de ses

---

tailloit en pièces sans combattre. Mais il demeura en bataille vis-à-vis d'Aerseele, disant qu'il n'avoit point ordre d'attaquer. Cela sauva le prince de Vaudémont, qui se retira facilement : de manière que lorsque l'on entra dans son camp, on le trouva abandonné, et son armée hors de portée de pouvoir combattre. Les officiers de l'armée françoise, qui virent de près ce qui se passoit, jetèrent toute la faute de ce malheur sur le duc du Maine. Mais le peuple de Paris, qui rend toujours le général garant des événements, fut si irrité contre le maréchal duc de Villeroy, qu'il n'y eût pas eu de sûreté pour lui dans cette grande ville, s'il y fût venu alors. On fit sur lui les chansons suivantes.... » Voyez les chansons, p. 477, 480, 481, 495. Ces vers sur le duc du Maine coururent dans le même temps :

> Un bâtard autrefois a sauvé le Royaume,
> Un bâtard aujourd'hui sauve le roi Guillaume.

Mais il y eut d'abord plus de libelles et de chansons contre Villeroy, que ses soldats appelèrent le « maréchal à demain. » — « On est injuste, écrivait Madame, envers le maréchal de Villeroy, en se déchaînant contre lui; mais on le fait pour plaire au boiteux.... Mon fils me l'a dit aussi ; mais, quand les Français se mettent à haïr quelqu'un, il n'y a plus chez eux ni rime ni raison : il faut qu'ils chantent tout ce qui leur passe par la tête. » (*Lettres nouvelles inédites*, p. 146 et 147.)

espérances, qu'il avoit crues[1] certaines, et, sans entrer en aucun détail, se livra à tout ce qu'il pourroit lui en arriver. Le Roi, qui, depuis vingt-quatre heures, les comptoit toutes dans l'attente de la nouvelle si décisive d'une victoire, fut bien surpris quand il ne vit que ce gentilhomme, au lieu d'un homme distingué, et bien touché quand il apprit la tranquillité de cette journée[2]. La cour en suspens, qui pour son fils, qui pour son mari, qui pour son frère, demeura dans l'étonnement, et les amis du maréchal de Villeroy dans le dernier embarras. Un compte si général et si court rendu d'un événement si considérable et si imminent réduit à rien, tint le Roi en inquiétude : il se contint, en attendant un éclaircissement du temps. Il avoit soin de se faire lire toutes les gazettes d'Hollande[3] : dans la première qu'il parut, il lut une grosse action à la gauche, des louanges excessives de la valeur de M. du Maine,

---

1. Dans le manuscrit, *cru*, sans accord.
2. « Le Roi, dit Dangeau (tome V, p. 240), passa toute la journée (du 15 juillet) dans l'attente d'un grand événement. La plupart des dames qui sont ici (à Marly) sont dans une inquiétude mortelle, ayant presque toutes leurs maris, leurs enfants ou leurs frères dans cette armée. Il n'y eut ni jeu ni divertissement toute la journée. Sur les dix heures du soir, arriva l'écuyer du maréchal de Villeroy, qui mande au Roi que les ennemis s'étoient retirés avant qu'il les pût attaquer. Il les suit : il a fait charger quelques troupes qu'ils avoient à leur arrière-garde, par trois régiments de dragons. On leur a pris trois ou quatre drapeaux, etc. » Par une autre lettre, qui arriva le 17, le maréchal annonça qu'il avait poursuivi l'ennemi en désordre jusque sous Gand, et que, s'il y eût eu deux heures de jour, c'en était fait de l'armée de Vaudémont. Nous reproduisons à l'Appendice, n° VII, les deux lettres de Villeroy et deux billets du Roi, les seules pièces relatives à la journée du 14 juillet que nous ayons relevées au Dépôt de la guerre.
3. Il n'y avait point de *Gazette de Hollande* proprement dite, mais bien cinq feuilles périodiques qui s'imprimaient en français à Amsterdam, Leyde, Utrecht, la Haye et Rotterdam, et paraissaient tous les trois ou quatre jours, sans compter les autres publications moins régulières, quoique de genre analogue à des journaux, et les pièces volantes connues sous le nom de *lardons*. Nous avons expliqué, dans l'Avertissement préliminaire, quel usage l'histoire doit tirer de ces documents.

que ses blessures avoient arrêté le succès et sauvé M. de Vaudémont, et que M. du Maine avoit été emporté sur un brancard. Cette raillerie fabuleuse piqua le Roi ; mais il le fut bien davantage de la gazette suivante, qui se rétracta du combat qu'elle avoit raconté, et ajouta que M. du Maine n'avoit pas même été blessé[1]. Tout cela, joint au silence qui avoit régné depuis cette journée, et au compte si succinct que le maréchal de Villeroy lui en avoit rendu, et sans chercher aucune excuse, donna au Roi des soupçons qui l'agitèrent.

La Vienne, premier valet de chambre. Sa fortune.

La Vienne[2], baigneur[3] à Paris fort à la mode, étoit devenu le sien du temps de ses amours. Il lui avoit plu par des drogues qui l'avoient mis en état plus d'une fois de se satisfaire davantage, et ce chemin l'avoit conduit à devenir un des quatre premiers valets de chambre[4]. C'étoit

---

1. L'extrême rareté des gazettes et lardons de Hollande ne nous a pas permis de retrouver les deux feuilles auxquelles Saint-Simon fait allusion. Il n'y a rien de semblable dans la *Gazette d'Amsterdam*, la seule dont nous ayons un exemplaire complet pour cette année 1695.
2. François Quentin, dit de la Vienne (on prétendait que c'était un paysan originaire des bords de cette rivière), après avoir été barbier-baigneur, avait eu, le 7 décembre 1670, une des huit charges de barbier valet de chambre du Roi, puis en avait acquis trois autres, pour être toujours de quartier, et était devenu, en 1679, l'un des quatre premiers valets de chambre. Quoique sa charge lui donnât le titre d'écuyer et de conseiller du Roi en ses conseils, il se fit anoblir et acheta le marquisat de Champcenetz, en Brie. Il mourut au Louvre, le 11 août 1710, âgé de près de quatre-vingts ans. Voyez le *Dictionnaire critique* de Jal, p. 1013-1015, et les Papiers du P. Léonard, MM 828, fol. 91.
3. On trouvera des détails intéressants sur les baigneurs et sur les ressources que leurs maisons offraient aux courtisans, dans les *Mémoires sur Mme de Sévigné*, par Walckenaer, tome II, p. 37 et suivantes. Comme coiffeur de dames, la Vienne avait eu la vogue au temps où il était entré à la cour ; une lettre de Mme de la Troche, de l'année 1671, nous apprend que ce fut lui qui inventa la coiffure à laquelle on a attaché le nom de la marquise de Sévigné. (*Lettres*, tome II, p. 145-147 et 199.)
4. Voyez la suite des *Mémoires*, tome I (éd. 1873), p. 499, et l'Addition au *Journal de Dangeau*, tome IX, p. 307. La Vienne remplaçait Chamarande depuis le 20 décembre 1679.

un fort honnête homme, mais rustre, brutal et franc, et cette franchise, dans un homme d'ailleurs vrai, avoit accoutumé le Roi à lui demander ce qu'il n'espéroit pas pouvoir tirer d'ailleurs, quand c'étoient des choses qui ne passoient point sa portée. Tout cela conduisit jusqu'à un voyage de Marly, et ce fut là où il questionna la Vienne. Celui-ci montra son embarras, parce que, dans la surprise, il n'eut pas la présence d'esprit de le cacher. Cet embarras redoubla la curiosité du Roi, et enfin ses commandements. La Vienne n'osa pousser plus loin la résistance : il apprit au Roi ce qu'il eût voulu pouvoir ignorer toute sa vie, et qui le mit au désespoir. Il n'avoit eu tant[1] d'embarras, tant d'envie, tant de joie de mettre M. de Vendôme à la tête d'une armée, que pour y porter M. du Maine; toute son application étoit d'en abréger les moyens en se débarrassant des princes du sang par leur concurrence entre eux. Le comte de Toulouse, étant amiral, avoit sa destination toute faite ; c'étoit donc pour M. du Maine qu'étoient tous ses soins. En ce moment, il les vit échouer[2], et la douleur lui en fut insupportable. Il sentit pour ce cher fils tout le poids du spectacle de son armée, et des railleries que les gazettes lui apprenoient qu'en faisoient les étrangers, et son dépit en fut inconcevable.

Ce prince, si égal à l'extérieur et si maître de ses moindres mouvements dans les événements les plus sensibles[3], succomba sous cette unique occasion. Sortant de table, à Marly, avec toutes les dames et en présence de tous les courtisans, il aperçut un valet du serdeau[4] qui, en desser-

[Add.S^tS.122]

Le Roi, outré d'ailleurs, rompt sa canne, à Marly, sur

1. Le *t* initial de *tant* surcharge un *d*.
2. Dans le manuscrit, *échouér* (sic). Faut-il lire *échoués*?
3. Comparez le portrait de Louis XIV, dans la suite des *Mémoires*, tome XII, p. 74-76, et voyez des exemples de sa patience à l'égard des valets, dans les *Œuvres de J. Racine*, tome V, p. 125.
4. « Le ser-d'eau (*sic*).... reçoit tous les plats de la desserte de la table du Roi, qui sont portés à l'office, ou autrement à la salle des gentilshommes servants appelée le *ser-d'eau*, et à ceux qui mangent

un bas valet du serdeau.

vant le fruit¹, mit un biscuit dans sa poche. Dans l'instant, il oublie toute sa dignité, et, sa canne à la main, qu'on venoit de lui rendre avec son chapeau, court sur ce valet, qui ne s'attendoit à rien moins, ni pas un de ceux qu'il sépara sur son passage, le frappe, l'injurie, et lui casse sa canne sur le corps : à la vérité, elle étoit de roseau et ne résista guère. De là, le tronçon à la main, et l'air d'un homme qui ne se possédoit plus, et continuant à injurier ce valet, qui étoit déjà bien loin, il traversa ce petit salon et une antichambre, et entra chez Mme de Maintenon, où il fut près d'une heure, comme il faisoit souvent à Marly après dîner². Sortant de là pour repasser chez lui, il trouva le P. de la Chaise³. Dès qu'il l'aperçut parmi les courtisans : « Mon Père, lui dit-il fort haut, j'ai bien battu un coquin, et lui ai cassé ma canne sur le dos; mais je ne crois pas avoir offensé Dieu; » et tout de suite lui raconte le prétendu crime. Tout ce qui étoit là trembloit encore de ce qu'il avoit vu ou entendu des spectateurs. La frayeur redoubla à cette reprise : les plus familiers bourdonnèrent contre ce valet; et le pauvre Père fit semblant d'approuver entre ses dents, pour ne pas irriter davantage et devant tout le monde. On peut juger si ce fut la nouvelle, et la terreur qu'elle imprima, parce que personne n'en put alors deviner la cause, et que chacun comprenoit aisément que celle qui avoit paru ne pouvoit être la véritable. Enfin tout vient à se découvrir, et peu à peu, et d'un ami à l'autre, on apprit enfin que la Vienne, forcé

avec eux, ou qui ont ordinaire à la même table. Sous ce ser-d'eau sont encore d'autres garçons qui servent à cet office.... » (*État de la France*, 1698, tome I, p. 80.)

1. Le *fruit* ou dessert (cette dernière façon de parler était bourgeoise, selon Callières) se composait de deux bassins de porcelaine remplis de fruit cru, deux autres remplis de confitures sèches, et quatre compotes ou confitures liquides. (*État de la France*, au chapitre de la Maison du Roi.)

2. Rien ne nous autorise à révoquer en doute cette anecdote. Nous dirons seulement que nous n'en avons trouvé aucune mention ailleurs.

3. Le confesseur du Roi ; voyez tome I, p. 47 et note 4.

par le Roi, avoit¹ été cause d'une aventure si singulière et si indécente.

Pour n'en pas faire à deux fois, ajoutons ici le mot de M. d'Elbeuf. Tout courtisan qu'il étoit, le vol que les bâtards avoient pris lui tenoit fort au cœur, et le repentir peut-être de son adoration de la Croix après MM. de Vendôme². Comme la campagne vint³ à son déclin, et les princes sur leur départ, il pria M. du Maine, et devant tout le monde, de lui dire où il comptoit de servir la campagne suivante, parce que, où que ce fût, il y vouloit servir aussi ; et après s'être fait presser pour savoir pourquoi, il répondit que c'est qu'avec lui on étoit assuré de sa vie. Ce trait accablant et sans détour fit un grand bruit. M. du Maine baissa les yeux et n'osa répondre une parole : sans doute qu'il la lui garda bonne ; mais M. d'Elbeuf, fort bien avec le Roi, et par lui et par les siens, étoit d'ailleurs en situation de ne s'en soucier guère⁴.

Plus le Roi fut outré de cette aventure, qui influa tout sur ses affaires, mais que le personnel⁵ lui rendit infiniment plus sensible, plus il sut de gré au maréchal de Villeroy, et plus encore Mme de Maintenon augmenta d'amitié pour lui⁶. Sa faveur devint depuis éclatante, la jalousie de tout ce qui étoit le mieux traité du Roi, et la crainte même des ministres.

1. Saint-Simon a écrit *estoit* ; puis, sans remplacer cet auxiliaire par *avoit*, il a ajouté *esté* en interligne.
2. Ci-dessus, p. 259. — 3. *Vint* est substitué, par surcharge, à *es[toit]*.
4. A la suite de *guère* sont biffés ces mots : « Ni l'un ni l'autre n'ont pas servi depuis. » — A la ligne suivante, il y a bien *tout*, après *influa*.
5. Le *personnel*, neutralement, ce que l'aventure avait de personnel pour le duc du Maine et, par suite, pour le Roi.
6. La *Gazette d'Amsterdam* dit, dans son Extraordinaire xcIII (de Paris, 14 novembre 1695) : « On voit un grand retour dans les esprits en faveur du maréchal de Villeroy, à quoi ne contribue pas peu le témoignage que lui rendent les officiers qui sont revenus de l'armée, parce que, encore que le Roi l'eût déjà justifié, et que son jugement soit décisif, l'autre n'en est pas moins persuasif. Ainsi l'on ne doute plus que

Reddition de la ville de Namur.

Le fruit amer de cet événement en Flandres fut la prise de la ville de Namur, qui capitula le 4 août, après [vingt-quatre[1]] jours de tranchée ouverte[2]. Le prince d'Orange, pour éviter les difficultés de ce que le Roi ne le reconnoissoit point[3], ne parut en rien, ni par conséquent le maréchal de Boufflers, et tout se passa sous leur direction, et à peu près comme ce dernier le demanda, entre l'électeur de Bavière et Guiscard, qui signèrent. Maulévrier[4], fils aîné du lieutenant général mort chevalier de l'Ordre, Vieux-

ce général ne commande la campagne prochaine.... » Comparez les Papiers du P. Léonard, MM 828, fol. 106 v°. On fit beaucoup valoir l'impossibilité de forcer l'armée assiégeante, en nombre égal et dans une position redoutable : Villeroy avait ainsi épargné un carnage inutile, et, revirement bien facile à expliquer, cette considération lui valut l'amour des soldats ; mais, dans le public, on continua de blâmer son inaction, condamnée également, à ce qu'il semble, par certains hommes de guerre. Voyez le Chansonnier, ms. Fr. 12 691, p. 530, et un pamphlet du temps intitulé *le Conseil privé de Louis le Grand*, p. 34. Saint-Simon reviendra plusieurs fois sur la faveur extraordinaire du maréchal de Villeroy (tome IX, p. 248 et 250, tome XI, p. 219, etc.).

1. Le chiffre est en blanc dans le manuscrit. La tranchée avait été ouverte dans la nuit du 11-12 juillet ; c'est donc vingt-quatre jours.

2. Le détail des opérations du siége se trouve dans le volume spécial publié par le *Mercure*, en octobre 1695. La *Gazette d'Amsterdam* fournit beaucoup de particularités intéressantes, le texte des capitulations, etc. Les *Mémoires de Feuquière* (tome IV, p. 249 et suivantes) sont très-défavorables à la défense, au maréchal de Boufflers, qui n'aurait point montré les connaissances nécessaires (plus tard, après sa glorieuse défense de Lille, on excusa celle de Namur par cette considération qu'il s'y était trouvé comme sous la tutelle de l'ingénieur Mesgrigny), et aux ingénieurs, qui auraient mal refait les fortifications, sous la direction de Vauban, en 1692. C'était la première place contre laquelle le prince d'Orange n'eût pas échoué. Par un retour curieux des choses, l'armée de secours du maréchal de Villeroy fut aussi inutile que l'avait été celle de Guillaume trois ans auparavant, avec cette différence que celui-ci se garda, en 1695, de courir les risques d'une bataille, tandis que Luxembourg l'avait offerte en 1692.

3. Comparez *Dangeau*, tome V, p. 255 et 257. L'année précédente (*ibidem*, p. 61), Guillaume n'avait pas trouvé mauvais qu'un colonel français, prisonnier dans son armée, lui refusât le traitement de roi. On sait qu'il ne fut reconnu qu'après la paix de Ryswyk.

4. Jean-Baptiste Colbert, fils aîné du comte de Maulévrier (tome I,

bourg[1], gendre de Harlay[2], conseiller d'État, qui l'étoit de Boucherat, chancelier de France, et Morstein[3], tous[4] trois colonels d'infanterie, et de grande espérance, y furent tués[5]. Ce dernier étoit fils du grand trésorier de Pologne, qui avoit autrefois été ambassadeur ici[6]. Il s'étoit fort enrichi et avoit excité l'envie de ses compatriotes : la peur qu'il eut d'être poussé[7] le fit retirer en France avec sa femme, ce fils unique, et quantité de richesses. Elles séduisirent le duc de Chevreuse, qui n'avoit rien à donner à ses filles : il en donna une[8] au jeune Morstein, dont

[Add. S.-S. 123]

p. 120), avait débuté à la cour en février 1688, et avait été officier au régiment du Roi avant de commander celui de Navarre.

1. Louis de Vieuxbourg, marquis de Mienne, ancien capitaine de chevau-légers, colonel du régiment de Beauvaisis depuis 1685, avait épousé, le 7 mai 1693, sa cousine germaine Mlle de Harlay-Cély. Ils étaient l'un et l'autre petits-enfants du chancelier.

2. *De Harlay* corrige *du con[seiller]*. — 3. Voyez tome I, p. 268.

4. *Tous* a été substitué à un premier *trois*.

5. Comparez les *Lettres de Sévigné*, tome X, p. 300 : « Toutes les pensées sont du côté de Namur ; ces derniers tués ont jeté une consternation qui ne laisse plus de joie ici.... » Les trois colonels avaient péri dans la même sortie, le 18 juillet (*Dangeau*, tome V, p. 246).

6. Jean-André, comte de Morstein et de Châteauvillain, marquis d'Arc-en-Barrois, seigneur de Montrouge près de Paris, sénateur et grand trésorier de la couronne de Pologne (sur cette charge, voyez les *Mémoires de Luynes*, tome VII, p. 70-71), ancien ambassadeur extraordinaire et plénipotentiaire en France, mourut à Paris, le 8 janvier 1693, âgé de quatre-vingts ans. Sa femme, Catherine-Geneviève de Gordon de Huntley, était morte aussi à Paris, le 12 mars 1691. Ils habitaient un bel hôtel du quai des Théatins, dont parlent les descriptions de Paris; mais M. de Morstein passait pour fort parcimonieux, ce qui l'a fait reconnaître dans les *Caractères* (tome I, p. 266 et 503-504) : « L'avare dépense plus, mort, en un seul jour, qu'il ne faisoit, vivant, en dix années ; et son héritier plus en dix mois, qu'il n'a su faire lui-même en toute sa vie. »

7. Pour cet emploi de *pousser*, voyez, dans le *Dictionnaire de M. Littré*, l'article de ce verbe, 20°, et un exemple dans les *Mémoires de Gourville* (p. 530) : « Au cas que M. le Cardinal le voulut pousser. »

8. Marie-Thérèse d'Albert de Luynes, née le 11 janvier 1673, épousa : 1° le 2 avril 1693, Michel-Albert de Morstein ; 2° le 4 août 1698, le comte de Sassenage (ci-dessus, p. 208). Elle mourut le 5 février 1743.

le monde fut assez surpris. Par l'événement, il avoit bien fait : ce jeune homme, s'il eût vécu, eût été un grand sujet en tous genres[1]. Je le regrettai fort, et Maulévrier, qui étoient fort de mes amis. Nous n'avons[2] guère perdu que douze cents hommes ; tout ce qui étoit sain se retira au château.

<small>Deynze et Dixmude pris. Bruxelles fort bombardé.</small> Montal cependant avoit pris Dixmude et Deynze[3], et, par ordre du Roi, en avoit retenu les garnisons : c'est-à-dire que, s'étant rendues prisonnières de guerre, on n'avoit pas voulu les échanger. Le maréchal de Villeroy bombarda aussi Bruxelles, qui fut fort maltraité, en représailles de nos côtes[4]. Ensuite il eut ordre de tenter tout pour le secours de Namur ; mais l'occasion, qui est chauve, ne revient plus. Il trouva les ennemis si bien retranchés sur la Mehaigne[5], qu'il ne put les attaquer. Il la longea, et, chemin faisant, il la fit passer aux brigades de cavalerie

---

1. Ce jeune homme, dit le *Mercure* (juillet 1695, p. 326), allait à toutes les occasions, « pour faire un journal du siége. »

2. Ce présent « avons » trahit encore un emprunt fait au *Journal de Dangeau*, tome V, p. 257.

3. Saint-Simon a déjà annoncé en quelques mots, p. 311, la prise de ces deux places.

4. La cour de France eut soin d'insister sur ce caractère de représailles légitimes ; on prétendit cependant que le Roi n'avait pas osé communier le 15 août pendant que son armée bombardait Bruxelles. Voyez le *Journal de Dangeau*, tome V, p. 244 et 257-262 ; la *Gazette*, p. 392-393 et 396, et la *Gazette d'Amsterdam*, p. 269 et 274, Extraordinaires LXVII et LXIX. En trois jours, du 13 au 15 août, Bruxelles reçut cinq mille bombes et douze cents boulets rouges ; plus de deux mille cinq cents maisons et douze ou treize édifices religieux furent brûlés, cinq ou six cents personnes tuées. « Jamais, dit Berwick, on ne vit un spectacle plus affreux, et rien ne ressembloit mieux à ce qu'on nous raconte de l'embrasement de Troie. » (*Mémoires de Berwick*, p. 342.) Le duc du Maine se montra beaucoup à la tranchée, à cause de ses fonctions de grand maître de l'artillerie, ou pour effacer la mauvaise impression de Deynze, et il fit jeter lui-même la première bombe. Voyez la relation du *Mercure*, août 1695, p. 307-327.

5. Rivière qui prend sa source dans la province de Namur et va se jeter dans la Meuse, après un cours de cinquante-neuf kilomètres.

de Praslin et de Sousternon[1], qu'il lâcha sur une quarantaine d'escadrons des ennemis dont ces brigades se trouvèrent le plus à portée, et qui les poussèrent fort vivement[2]. Praslin s'y distingua fort, et Villequier y eut une main estropiée : cette blessure lui fit moins d'honneur sur les lieux qu'à la cour. Mais tout cela ne fut qu'une échauffourée : le secours demeura impossible, l'armée s'éloigna, et le château, après avoir pensé être emporté aux deux derniers assauts, capitula[3], pour sortir le 5 septembre, n'y ayant pas trois mille hommes en santé de toute la garnison[4].

Reddition du château de Namur.

La capitulation fut honorable, traitée et signée comme celle de la ville[5]. La difficulté fut pour la sortie du maréchal de Boufflers : il en faisoit une grande, avec raison, de saluer l'électeur de Bavière de l'épée[6], et n'en auroit

1. Antoine d'Aix de la Chaise, comte de Sousternon, neveu du confesseur du Roi, avait débuté aux mousquetaires en 1673. Devenu mestre de camp de cavalerie en 1691, brigadier et inspecteur en 1694, et capitaine des gardes du comte de Toulouse, dont il commandait le régiment, il passa maréchal de camp en 1702, lieutenant général en 1704, et mourut subitement le 26 juillet 1720.

2. On vanta beaucoup la conduite du duc du Maine dans cette occasion, où il eut un cheval tué sous lui, et Dangeau en parle avec éloges dans l'article que Saint-Simon suit en ce moment (tome V, p. 270); mais notre auteur s'est gardé de prononcer le nom du jeune prince. D'ailleurs, le comte de Toulouse, Monsieur le Duc et le prince de Conti s'y comportèrent fort bien aussi (*Mercure*, août 1695, p. 341).

3. Ici ont été biffés les mots : « le 5 septembre », récrits plus loin.

4. Le siège avait été fort meurtrier d'un bout à l'autre. Le 1er septembre, « le carnage fut si grand qu'il n'y en a point eu de pareil en Europe depuis plus d'un siècle, puisque les ennemis eurent, dans cet assaut, neuf mille hommes tués ou blessés, et les nôtres trois mille. » (*Gazette*, p. 433.) L'avant-veille, 30 août, les assiégeants avaient déjà perdu six mille hommes. Après soixante-sept jours de siège, la capitulation fut signée le 2 septembre, et le château remis le 3. Coehorn avait parié contre l'Électeur que la place tomberait le 31 août.

5. Voyez le *Journal de Dangeau*, tome V, p. 271 et 274, et la *Gazette d'Amsterdam*, p. 287, et Extraordinaires LXXIII à LXXVI.

6. Suivant le *Journal du siége de Namur* (p. 270-271) publié par le

pu faire au prince d'Orange, s'il avoit été reconnu. Enfin il fallut s'y résoudre, parce que ce dernier voulut au moins rendre le salut équivoque. Pour cela, l'Électeur se tint toujours à son côté, et n'ôtoit son chapeau qu'après que le prince d'Orange avoit ôté le sien, qui, par cette affectation, marquoit qu'il recevoit le salut et que l'Électeur ne se découvroit ensuite que parce que lui-même étoit découvert. Cela se passa donc de la sorte à l'égard du maréchal, puis de Guiscard, sans mettre pied à terre[1], et de tout ce qui les suivit[2]. Les compliments se passèrent entre l'Électeur et eux, et le prince d'Orange ne s'y mêla point, parce qu'il n'auroit point eu de *Sire* ni de *Majesté*; mais l'Électeur lui rapportoit tout, ne lui parloit jamais que le chapeau à la main[3]; le prince d'Orange se contentoit de se découvrir quelquefois seulement, et peu, pour lui parler ou pour lui répondre, et le plus souvent[4] sans se découvrir.

Un quart d'heure[5] après que le maréchal de Boufflers eut passé devant eux, et qu'il suivoit son chemin, entre-

Mercure, Boufflers refusait de saluer Monsieur de Bavière, « disant honnêtement qu'un homme de son caractère ne saluoit que le Roi. »

1. « Sans mettre pied à terre » est ajouté au-dessus de la ligne.
2. Dangeau dit (tome V, p. 274) : « M. de Boufflers et M. de Guiscard avoient signé tous deux la capitulation du château, Monsieur de Bavière l'avoit signée ; le prince d'Orange n'a pas signé, pour éviter les contestations qu'il y auroit eu sur le titre de roi. Il vouloit pourtant être salué par M. de Boufflers, qui n'a voulu saluer que Monsieur de Bavière, en passant à la tête de la garnison ; mais M. le prince d'Orange et Monsieur de Bavière étoient l'un auprès de l'autre, si bien qu'on a pu prendre le salut pour l'un comme pour l'autre. (*En note :* M. de Boufflers et M. de Guiscard saluèrent de l'épée, à cheval, sans mettre pied à terre.) »
3. Après *main*, est effacé *et*.
4. Saint-Simon avait écrit d'abord : *souvenir*, préoccupé sans doute de la désinence du verbe suivant : *découvrir*.
5. Dangeau (tome V, p. 274) dit : « trente pas plus loin que là où il avoit salué. » Le *Mercure* du mois de septembre 1695, p. 325-328, donne un récit très-curieux de cet épisode ; voyez aussi le *Journal du siège*, p. 271-274.

tenu par des officiers ennemis des plus principaux, il fut arrêté par Owerkerque[1] et l'Estang[2], lieutenant des gardes du prince d'Orange. Owerkerque étoit un bâtard de Nassau, général en chef des troupes d'Hollande, grand écuyer du prince d'Orange, et de tout temps dans sa confiance la plus intime ; l'Estang y étoit aussi. Le maréchal fut fort surpris et se récria que c'étoit violer la capitulation ; mais, pour tout ce qu'il put dire et ce qu'il se trouva des nôtres auprès de lui, ils n'étoient pas les plus forts, et il fallut monter dans un carrosse qu'on tenoit là tout prêt. Du reste, cette violence se passa avec toute la politesse, les égards et le respect que les ennemis y purent mettre. Portland[3], favori dès sa jeunesse du prince d'Orange, sous

1. Henri de Nassau, comte d'Owerkerque (on écrivait aussi *Ouwerkerk*, et souvent *Auverkerque* ; ici même Saint-Simon commence le nom la première fois par *Au*, la seconde par *O*), issu d'un bâtard du prince Maurice de Nassau, était capitaine des gardes de Guillaume III, son grand écuyer et capitaine de sa cavalerie. Il fut titré comte de Grantham, en Angleterre, en 1698, devint, en 1703, feld-maréchal de l'armée des États généraux, et mourut au siége de Lille, le 18 octobre 1708, laissant une nombreuse postérité.

2. François (?) de l'Estang, ancien capitaine des gardes de Turenne, avait eu un régiment de cavalerie en 1675, puis avait émigré, comme protestant, lors de la révocation de l'édit de Nantes (*Dangeau*, tome I, p. 343).

3. Comparez tome I, éd. 1873, p. 461. — Jean-Guillaume, comte ou baron de Bentinck, né dans la province hollandaise d'Over-Yssel, entré au service de Guillaume d'Orange comme page d'honneur, puis devenu gentilhomme de sa chambre et envoyé par lui deux fois en Angleterre, avait été l'un des promoteurs de la révolution de 1688, et Guillaume, en récompense de ses services, l'avait créé conseiller privé, grand écuyer, pair, comte de Portland, vicomte de Woodstock, etc. (1689) ; mais il n'eut l'ordre de la Jarretière que le 19 février 1697. Saint-Simon aura lieu de parler de son rôle à Ryswyk, de son séjour en France comme ambassadeur (1698), puis de sa lutte avec un autre favori hollandais, le comte d'Albemarle. Il se retira des affaires après la mort de son maître, et mourut le 14 novembre 1709, âgé de soixante-deux ans. Des bruits fâcheux couraient sur l'origine du crédit dont il jouissait auprès de Guillaume : voyez le Chansonnier, ms. Fr. 12 690, p. 92 ; la continuation de l'*Histoire de Rapin-Thoiras*, édit. de 1749, tome XI, p. 467,

le nom de Bentinck, et Hollandois, et qu'il avoit fait comte en Angleterre et chevalier de la Jarretière, avec Dijckweldt¹, frère d'Owerkerque et général, vinrent trouver le maréchal dans la ville de Namur, où il fut conduit, et lui expliquèrent qu'il étoit arrêté en représailles des garnisons de Deynze et de Dixmude, prisonnières de guerre, que le Roi n'avoit pas voulu laisser racheter².

et l'*Histoire de la Fontaine*, par Walckenaer, tome II, p. 223 et suivantes. L'historien Macaulay n'ajoute pas foi à ces accusations.

1. Saint-Simon se trompe ici et confond Dijckweldt avec le comte d'Odyck, qui était en effet général des troupes de Hollande et frère d'Owerkerque. Cette confusion, qu'on retrouve encore dans la table que Saint-Simon fit pour le manuscrit de Dangeau (octobre 1705), vient sans doute, soit d'une légère ressemblance des deux noms, soit de ce que l'un et l'autre, Odyck et Dijckweldt, vinrent en France, comme plénipotentiaires ou comme ambassadeurs, à la fin de la guerre. Éverard de Weede de Dijckweldt, formé à l'école de Jean de Witt et devenu un des chefs du parti républicain, s'était attaché de bonne heure au prince d'Orange, et tenait un des premiers rangs parmi ses ministres. Il avait eu des conférences secrètes avec M. de Harlay, en 1694, et, plus anciennement, en 1678, était venu en France avec un titre d'ambassadeur.

2. La *Gazette d'Amsterdam* (n° du 12 septembre 1695) rendit compte en ces termes de l'incident que raconte ici Saint-Simon : « La garnison du château sortit avant-hier (5 septembre), suivant la capitulation. Elle descendit par la brèche, avec six pièces de canon, deux mortiers et toutes les autres marques d'honneur qui ont été réglées par l'accord, pour être conduite à Dinant, et de là à Givet. Elle s'est trouvée réduite, suivant les listes qu'on a vues, à cinq mille quatre-vingt-treize hommes, y compris les officiers. Le maréchal de Boufflers, qui étoit à la tête des dragons, fut rencontré, à quelque distance du château, par M. de Dijckweldt, qui lui fit plainte de l'infraction du cartel et des capitulations de Dixmude et de Deynze à l'égard des troupes qu'on refusoit de rendre en payant leur rançon, et lui demanda s'il vouloit donner sa parole qu'elles seroient renvoyées : à quoi ce général ayant fait réponse que, si le maréchal de Villeroy avoit manqué à quelque chose, cela ne le regardoit pas, et qu'il falloit un ordre du Roi, son maître, à qui il en écriroit, sur ces entrefaites, M. de l'Estang s'avança, avec quelques gardes du corps qu'il commande, et, l'ayant arrêté de la part du Roi, il le ramena dans la ville de Namur, où il est encore. On dit qu'il doit être conduit à Maëstricht, et que le comte de Guiscard partit en poste pour aller en donner avis à la cour de France. L'armée des ennemis

Guiscard cependant étoit retourné à l'électeur de Bavière, qui lui dit être très-fâché de cet arrêt[1], qu'il n'avoit su que le matin, et auquel il ne pouvoit rien ; et Guiscard, dépêché par le maréchal, vint tout de suite rendre compte au Roi de cet événement et de tout le siége, qui fut très-étonné et piqué de ce procédé[2]. Le maréchal de Boufflers eut toute sa maison avec lui, la garde et tous les honneurs partout de général d'armée, et la liberté de se promener partout. Il auroit bien pu faire rendre les garnisons de Deynze et de Dixmude, pour se tirer de prison ; mais il eut la sagesse de n'user point de ce pouvoir et d'attendre ce qu'il plairoit au Roi. L'Électeur lui fit faire force compliments et excuses de ne l'aller pas voir, sur ce qu'il craignoit que cette visite déplût au prince d'Orange[3].

Guiscard, en arrivant, fut déclaré chevalier de l'Ordre pour la première fête[4]. Mesgrigny, qui avoit été mandé

Guiscard chevalier de l'Ordre.

n'eut pas plus tôt appris la capitulation, qu'elle se retira vers Charleroy.... » Dans une lettre écrite aux États de Hollande, Dijckweldt expliqua comme il suit les griefs qui avaient motivé l'arrestation du maréchal : « Comme le roi de France n'a pas encore relâché les garnisons de Dixmude et de Deynse, qui avoient été déclarées prisonnières de guerre par la capitulation, et lesquelles il a déclaré (*sic*) telles par la lettre qu'il a écrite au maréchal de Boufflers, quoique, suivant le cartel, elles dussent être remises en liberté quinze jours après avoir été faites prisonnières de guerre ; et même, après les remontrances et autres moyens convenables qu'on a employés pour ce sujet, ce procédé auroit pu donner lieu d'agir par représailles, en arrêtant toute la garnison du château de Namur ; cependant Sa Majesté ne l'a pas voulu faire, et, à la persuasion de plusieurs hauts officiers, elle a trouvé plus à propos de faire arrêter le maréchal de Boufflers jusques à ce que les garnisons de Dixmude et de Deynze soient rendues et remises en liberté suivant le cartel.... » (*Gazette d'Amsterdam*, Extraordinaire LXXIII.)

1. *Arrêt*, dans le sens où l'on emploie aujourd'hui le mot *arrestation*, qui n'est dans le *Dictionnaire de l'Académie* qu'à partir de 1798.

2. *Journal de Dangeau*, tome V, p. 273-274. Comparez l'*Histoire du règne de Guillaume III*, par Macaulay, tome III, p. 318-320.

3. Ces dernières phrases sont tirées presque littéralement du *Journal de Dangeau*, tome V, p. 275-276.

4. C'est-à-dire que le Roi promit de le proposer à la première réu-

pour rendre compte du siége avant qu'on sût l'arrivée de Guiscard, eut six mille [livres]¹ de pension et un cordon rouge², et le Roi manda par un courrier au maréchal de Boufflers qu'il le faisoit duc vérifié au Parlement³. Ce courrier le trouva à Huy, gardé par l'Estang, mais avec toute sorte de liberté et tous les honneurs qu'il auroit sur notre propre frontière⁴. Il lui envoya deux jours après pouvoir de rendre les garnisons de Deÿnze et de Dixmude, qui le trouva à Maëstricht. Il envoya à Milord Portland, et l'affaire ne traîna pas⁵. Le maréchal de Boufflers partit dès que tout fut convenu, et fut reçu à Fontainebleau avec des applaudissements extraordinaires⁶. Il fit faire Mesgri-

nion du chapitre de l'Ordre, qui se tint le 11 décembre suivant. Guiscard fut le seul laïque nommé dans cette promotion exceptionnelle, et Monsieur de Noyon le seul prélat. (*Dangeau*, tome V, p. 275, 317, 321 et 339.) Leur réception eut lieu le 1ᵉʳ janvier 1696. Les preuves de Guiscard, reçues par Dangeau et le duc de Béthune, se trouvent dans le ms. Clairambault 1083, fol. 312. Voyez les épigrammes sur sa nomination, dans le Chansonnier, ms. Fr. 12 691, p. 559 et 597 : quoique très-vaillant officier, il avait une fort mauvaise réputation pour les mœurs et pour l'honnêteté.

1. Il arrive souvent à Saint-Simon d'indiquer les sommes d'argent par le chiffre seul, sans aucun signe qui représente le mot *livres* ou *francs*.

2. Les mots : « et un cordon rouge », ont été ajoutés au-dessus de la ligne. — On appliquait la qualification de *cordon rouge* aux vingt-quatre commandeurs de l'ordre de Saint-Louis, qui portaient, comme les huit grand-croix, le ruban rouge en écharpe, mais non la croix brodée sur le manteau et le juste-au-corps. Mesgrigny fut nommé commandeur à quatre mille livres de pension, en place de M. de Watteville. (*Journal de Dangeau*, tome V, p. 273, 279, 288.)

3. On a vu plus haut (p. 22, note 6) ce que c'était qu'un duc *vérifié*, et la différence avec le duc *à brevet*. — Les lettres érigeant le comté de Cagny, près de Beauvais, en duché de Boufflers, furent immédiatement expédiées (septembre 1695), et vérifiées au parlement de Paris le 16 novembre suivant. Voyez-en le texte dans l'*Histoire généalogique* du P. Anselme, tome V, p. 69-73.

4. Comparez *Dangeau*, tome V, p. 276, et la *Gazette d'Amsterdam*, 15, 19 et 29 septembre 1695.

5. *Dangeau*, tome V, p. 278, 280 et 287.

6. C'est à Versailles que le maréchal arriva dans l'après-midi du

gny lieutenant général et avancer en grade tout ce qui étoit avec lui dans Namur, ce qui lui fit beaucoup d'honneur[1]. M. le duc de Chartres étoit revenu aussitôt après la capitulation ; le prince d'Orange, peu de jours après, s'en alla à Breda, laissant l'armée à l'électeur de Bavière, et en même temps Monsieur le Duc, M. le prince de Conti, M. du Maine et M. le comte de Toulouse revinrent à la cour. Le prince d'Orange, quelque mesuré qu'il fût, ne put s'empêcher d'insulter à notre perte lorsqu'il apprit toutes les récompenses données au maréchal de Boufflers, à Guiscard[2], et à tout ce qui avoit défendu Namur : il dit que

21 septembre ; on ne partit pour Fontainebleau que le 22. — A la suite d'un long article sur la prise de Namur, la *Gazette d'Amsterdam* (Extraordinaire LXXXIII, 17 octobre 1695) donne quelques détails sur le rôle du maréchal de Boufflers et sur son retour ; elle dit les emprunter à des correspondances de Paris : « Il est difficile d'exprimer ce que les cinq mille hommes qui restoient dans le château ont souffert, et surtout par le feu des bombes et du canon, à quoi toute la garnison étoit exposée jour et nuit, aussi bien que M. de Boufflers, qui se trouvoit partout, qui visitoit deux fois le jour et la nuit toute l'étendue de la place, et qui n'entroit dans un souterrain que pour aller écrire. De douze gentilshommes qu'il avoit amenés avec lui pour servir à ses côtés, il n'en reste que deux, et son neveu y eut la tête emportée en dînant avec lui. Il est certain que M. le maréchal se loue fort des honneurs qu'on lui a rendus en Hollande, et qu'on n'en doit attendre aucunes représailles, si ce n'est des représailles d'honnêteté. Il arriva le 21 à Versailles, en bonne santé, mais fort triste d'avoir été obligé de rendre Namur ; il est incomparablement plus sensible à cette perte qu'à sa nouvelle dignité. A son arrivée, tout ce qui se trouva dans les cours du château, jusques aux laquais et aux porteurs de chaise, coururent au-devant de lui pour lui témoigner la joie qu'ils avoient de le voir. Il monta ainsi escorté de cette populace jusques à la salle des Gardes, où ils furent obligés de le quitter. Il alla trouver le Roi, qui l'attendoit chez Mme de Maintenon, et qui le reçut et l'embrassa à plusieurs reprises, avec des témoignages de bonté et des caresses extraordinaires. Pour lui, à peine put-il rien répondre : il dit seulement qu'il ne se consoleroit jamais d'avoir été obligé de rendre aux ennemis une place de cette importance que Sa Majesté lui avoit confiée. Vous pouvez bien juger de ce que le Roi lui dit sur cela. »

1. *Journal de Dangeau*, tome V, p. 288.
2. Guiscard conserva ses quinze mille livres du gouvernement de Na-

sa condition étoit bien malheureuse d'avoir toujours à envier le sort du Roi, qui récompensoit plus libéralement la perte d'une place que lui ne pouvoit faire tant d'amis et de dignes personnages qui lui en[1] avoient fait la conquête[2]. Les armées ne firent plus que subsister, et se séparèrent à la fin d'octobre, et tous les généraux d'armée revinrent à la cour.

Maréchal de Lorge, de retour à son armée, tombe en apoplexie.

J'ai laissé[3] le maréchal de Joyeuse séparé par le Rhin du prince Louis de Bade, et M. et Mme la maréchale de Lorge à Landau, où, après que nous eûmes repassé, je les vins trouver. Pendant plus de six semaines que nous y demeurâmes, toute l'armée, qui n'étoit pas loin, les vint voir. La santé rétablie, M. le maréchal de Lorge eut impatience de retourner à la tête de son armée, et Mme la maréchale s'en alla à Paris. Il est impossible de décrire

[Add. S^tS. 124]

la joie et les acclamations de toute l'armée à ce retour de son général[4] : tout ce qui la put quitter vint deux lieues à sa rencontre. Les décharges d'artillerie et de mousqueterie furent générales et réitérées, malgré toutes ses défenses ; toute la nuit, le camp fut en feu et en bonne chère, et des tables et des feux de joie devant tous les

mur et eut le commandement des places de Dinant, Philippeville et Charlemont. (*Dangeau*, tome V, p. 272.)

1. Saint-Simon, après avoir d'abord écrit l'*a* initial d'*avoient*, l'a surchargé d'*en*, et a récrit le verbe entier à la suite.

2. Les critiques et les lardons ne vinrent pas seulement de l'étranger ; on fit beaucoup d'épigrammes en France sur tant de récompenses qui semblaient mal motivées par une défense insuffisante au point de vue de l'art des siéges. Boufflers ne fut pas plus épargné que ne l'avait été Villeroy :

> Et si, par un rare bonheur,
> Il perd une bataille,
> Le Roi, consultant son grand cœur,
> Le fera connétable.

Voyez le Chansonnier, ms. Fr. 12691, p. 552, 554, 564, etc.

3. Ci-dessus, p. 307-308.

4. Il arriva le 1er septembre au camp de Lambsheim.

corps[1]. Le maréchal de Joyeuse ne s'étoit pas fait aimer; il étoit de plus accusé d'avoir beaucoup pris[2], et d'avoir réduit la cavalerie et les équipages à une maigreur extrême, faute de fourrage, dans un pays qui en regorgeoit, et ce passage de lui à un général qui se faisoit adorer par ses manières et par son désintéressement, causa cet incroyable transport de joie, qui fut universel.

Peu après ce retour, l'armée fut partagée, pour la commodité des subsistances[3]. Les maréchaux demeurèrent vers l'Alsace avec une partie, et Tallard mena l'autre vers la Nahe et le Hundsrück, où j'allai avec mon régiment. Je n'y demeurai pas longtemps que j'appris que M. le maréchal de Lorge étoit tombé en apoplexie[4], et sur-le-

---

1. Ce sont à peu près les termes dont notre auteur s'est déjà servi (p. 295), en parlant de la guérison de son beau-père.

2. Une longue lettre du maréchal de Lorge au secrétaire d'État de la guerre (Dépôt de la guerre, vol. 1266, n° 65, 31 août 1694) semble dire, sans nommer personne, que M. de Joyeuse avait l'habitude de tirer profit des sauvegardes (voyez ci-dessus, p. 306, note 2); nous citerons de plus, comme témoignage de l'avidité de ce maréchal, une lettre du 3 août 1695, où, remplaçant alors M. de Lorge, il écrivait à Barbezieux : « Comme vous êtes sur les lieux, et que je ne pourrois pas être averti assez tôt pour écrire au Roi moi-même, s'il venoit à vaquer quelque bon ou gros gouvernement, je vous prie, si le cas arrive, de le demander à Sa Majesté pour moi. Celui de Nancy ne vaut que onze mille deux cents livres. Ce n'est pas pour thésauriser que je desire du bien; c'est pour soutenir la dignité dont il a plu au Roi m'honorer et me revêtir. » (Dépôt de la guerre, vol. 1323, n° 79.)

3. Au bout d'un mois passé dans le camp de Guntersblum, ne recevant pas d'ordres de la cour, le maréchal détacha vers Wöllstein la plus grande partie de la cavalerie, sous les ordres de Tallard, le 4 octobre. (Dépôt de la guerre, vol. 1324, n° 54.)

4. Le maréchal de Lorge fut frappé d'une sorte d'apoplexie, étant à la chasse, le 11 octobre. Il refusa d'abord de se livrer aux médecins; mais, ayant eu une seconde congestion, on lui administra l'émétique, puis une décoction de feuilles de tabac, qui finit par provoquer une évacuation salutaire et décisive. Pendant trente heures, on fut fort inquiet. (Dépôt de la guerre, vol. 1324, n°s 69 et 71.) Comparez le *Journal de Dangeau*, tome V, p. 296-297, et la *Gazette d'Amsterdam*, 27 et 31 octobre 1695.

champ je partis pour l'aller trouver, avec le comte de Roucy[1] et le chevalier de Roye[2], ses neveux, et une escorte que Tallard nous donna. Le mal eût été léger si on y eût pourvu à temps; mais il lui est ordinaire de ne se laisser pas sentir, et il n'y eut pas moyen de persuader le malade de se conduire et de faire ce qu'il auroit fallu : tellement que le mal augmenta au point[3] qu'il en fallut venir aux remèdes les plus violents, qui, avec un grand péril, réussirent. Cependant arrivèrent les quartiers de fourrages[4], et en même temps Mme la maréchale de Lorge à Strasbourg, qui n'avoit eu guère le temps de se reposer à Paris. Nous fûmes tous l'y voir et y demeurer jusqu'à son départ avec M. le maréchal pour Vichy[5]. En même temps arrivèrent les quartiers d'hiver, et je m'en allai à Paris[6].

1. François de la Rochefoucauld de Roye, marquis de Chefboutonne, titré comte de Roucy depuis 1680, avait été fait mestre de camp de cavalerie en 1684, brigadier en 1693, et était capitaine-lieutenant des gendarmes écossais depuis 1692. Il devint maréchal de camp en 1696 et lieutenant général en 1702, quitta le service en 1707, eut le gouvernement de Bapaume en février 1721, et mourut le 29 novembre suivant, à soixante et un ou soixante-trois ans. Il était fils aîné du comte de Roye mort, réfugié, en Angleterre, et de la sœur des maréchaux de Duras et de Lorge.

2. Barthélemy, frère cadet du précédent et appelé le chevalier de Roye, prit le titre de marquis de la Rochefoucauld en se mariant. Mousquetaire en 1690, il avait acheté en 1693 la charge de guidon des gendarmes de la Reine; il passa sous-lieutenant aux gendarmes d'Anjou en 1697, capitaine-lieutenant aux gendarmes de Flandre en 1698, brigadier des armées en 1704, maréchal de camp et capitaine des gardes de la duchesse de Berry en 1710, lieutenant général en 1720, et mourut le 3 novembre 1724, âgé de cinquante et un ans.

3. *Au point* est en interligne.

4. C'est-à-dire les ordres pour cantonner l'armée dans des quartiers où le fourrage serait assuré.

5. On avait d'abord ordonné les eaux de Plombières; ce fut Fagon qui préféra Vichy. L'ordre de séparer l'armée étant arrivé le 24 octobre, Mélac se chargea de régler les détails de l'hivernage, et M. et Mme de Lorge quittèrent Strasbourg le 30, emmenant le médecin de l'hôpital. Ils revinrent de Vichy à Paris dans la première quinzaine du mois de décembre.

6. Pour clore le récit de cette campagne de 1695, nous reproduirons

Avant de parler de ce qui se passa depuis mon retour de l'armée, il faut dire ce qui [se] passa à la cour pendant la campagne. M. de Bryas¹, archevêque de Cambray, étoit mort, et le Roi avoit donné ce grand morceau² à l'abbé de Fénelon, précepteur des enfants de France³. Bryas étoit archevêque lorsque le Roi prit Cambray⁴. C'étoit un bon gentilhomme flamand, qui fit très-bien pour l'Espagne pendant le siége, et aussi bien pour la France aussitôt après. Il le promit au Roi avec une franchise qui lui plut, et qui toujours depuis fut si bien soutenue de l'effet, qu'il s'acquit une considération très-marquée de la part du Roi et de ses ministres, qui tous le regrettèrent, et son diocèse infiniment. Il n'en sortoit presque

Bryas, archevêque de Cambray; sa mort.

[Add. St-S. 125]

la lettre suivante, que Barbezieux écrivit à Saint-Simon, ainsi qu'à six autres colonels, le 24 décembre : « Monsieur, en examinant les revues de votre régiment, le Roi a remarqué qu'il étoit en mauvais état, et que les capitaines ne se pressoient pas de faire à leurs compagnies les réparations dont elles ont besoin. C'est ce qui a donné lieu à l'ordre que j'ai reçu de Sa Majesté, de vous faire savoir que son intention est que vous preniez avec eux des mesures justes pour faire un bon usage de l'argent qu'elle leur donne, et de travailler incessamment à les réparer. » (Dépôt de la guerre, vol. 1303, fol. 178.)

1. Jacques-Théodore de Bryas, évêque de Saint-Omer en 1671, archevêque-duc de Cambray en 1675, mort dans la nuit du 17 au 18 novembre 1694. Voyez, dans les *Lettres historiques de M. Pellisson*, tome III, p. 277-278, lettre du 15 mai 1677, un éloge de ce prélat, dont le passage des *Mémoires* qu'on va lire est comme la paraphrase. Ces lettres ayant été publiées en 1729, par l'abbé d'Olivet, Saint-Simon peut bien s'en être servi.

2. L'archevêque de Cambray était prince du Saint-Empire et duc depuis l'année 1594; jusqu'à la conquête de Cambray par Charles-Quint, il avait été seigneur presque absolu, au temporel comme au spirituel, de tout le Cambrésis, et il lui en était resté la seigneurie temporelle du Câteau. Son ressort, au spirituel, comprenait, outre le Cambrésis, une partie du Brabant, du Tournaisis et de la châtellenie de Lille, le Hainaut et la prévôté de Valenciennes : en tout, six cents paroisses. Le revenu était de cent mille livres environ. Louis XIV obtint du pape Innocent XII un indult spécial pour nommer à la succession de M. de Bryas l'abbé de Fénelon, qui prit possession du siége le 10 août 1695.

3. Voyez ci-dessus, p. 11, note 1.

4. La ville fut prise le 5 avril 1677, et la citadelle le 17.

jamais, le visitoit en vrai pasteur, et en faisoit toutes les fonctions avec assiduité. Grand aumônier[1], libéral aux troupes, et prêt à servir tout le monde, il avoit une grande, bonne et fort longue table tous les jours; il l'aimoit fort et en faisoit grand usage, et en bonne compagnie, et à la flamande, mais sans excès, et s'enlevoit souvent pour le moindre du peuple qui l'envoyoit chercher pour se confesser à lui ou pour recevoir sa bénédiction et mourir entre ses bras, dont il s'acquittoit en vrai apôtre.

Abbé de Fénelon.
[Add. S^tS. 126]

Fénelon étoit un homme de qualité qui n'avoit rien, et qui, se sentant beaucoup d'esprit, et de cette sorte d'esprit insinuant et enchanteur, avec beaucoup de talents, de grâces et du savoir, avoit aussi beaucoup d'ambition. Il avoit frappé longtemps à toutes les portes, sans se les pouvoir faire ouvrir. Piqué contre les jésuites, où il s'étoit adressé d'abord, comme aux maîtres des grâces de son état, et rebuté de ne pouvoir prendre avec eux, il se tourna aux jansénistes[2], pour se dépiquer[3], par l'esprit et par la réfutation qu'il se flattoit de tirer d'eux, des dons de la fortune, qui l'avoit méprisé. Il fut un temps assez considérable à s'initier, et parvint après à être des repas particuliers que quelques importants d'entre eux faisoient alors, une ou[4] deux fois la semaine, chez la du-

1. Ce mot figure, avec le sens de charitable, faisant souvent l'aumône, dans les dictionnaires de l'Académie (1694), de Richelet et de Furetière. Les deux premiers citent l'exemple que nous avons ici de « grand aumônier », et que nous retrouverons à propos de l'archevêque de Reims (tome VII, p. 281); Furetière, le féminin « grande aumônière. »
2. Saint-Simon s'étendra plus au long, en 1709 (tome VII, p. 133), sur le jansénisme et sur sa lutte avec la Société de Jésus.
3. Richelet et Furetière donnent le verbe *dépiquer*, dans le sens d'« ôter la fâcherie », l'humeur, le chagrin qu'on avait de quelque chose, mais non à la forme réfléchie, que Voltaire a souvent employée, dans le sens de « s'ôter à soi-même cette humeur, se consoler, se dédommager. » L'Académie n'a le mot qu'à partir de sa 2de édition (1718), et dit dans la 3e (1740) qu'il n'est que de la conversation.
4. *Ou* est au-dessus de la ligne.

chesse de Brancas[1]. Je ne sais s'il leur parut trop fin, ou s'il espéra mieux ailleurs qu'avec gens avec qui il n'y avoit rien à partager que des plaies ; mais peu à peu sa liaison avec eux se refroidit, et, à force de tourner autour de Saint-Sulpice[2], il parvint à y en former une dont il espéra mieux. Cette société de prêtres commençoit à percer, et, d'un séminaire d'une paroisse de Paris, à s'étendre. L'ignorance, la petitesse des pratiques, le défaut de toute protection, et le manque de sujets de quelque distinction en aucun genre, leur inspira une obéissance aveugle pour Rome et pour toutes ses maximes, un grand éloignement de tout ce qui passoit pour jansénisme[3], et une dépendance des évêques qui les fit successivement desirer dans beaucoup de diocèses. Ils parurent un milieu très-utile aux prélats, qui craignoient également la cour sur les soupçons de doctrine, et la dépendance des jésuites, qui les mettoient sous leur joug dès qu'ils s'étoient insinués chez eux, ou les perdoient sans ressource :

1. Marie de Brancas, née en 1651, seconde fille du comte de Brancas *le Distrait*, et sœur de la princesse d'Harcourt (tome I, p. 103, note 3), avait épousé, le 5 juillet 1680, son cousin germain Louis de Brancas, duc de Villars-Brancas. Elle avait la charge de dame d'honneur de Madame, et mourut au Palais-Royal, le 27 août 1731, âgée d'environ quatre-vingts ans. Saint-Simon reviendra plus d'une fois sur elle et son mari.

2. Le séminaire de Saint-Sulpice avait été fondé en 1635, à Paris, rue du Vieux-Colombier, par Jean-Jacques Olier, abbé de Pébrac et curé de Saint-Sulpice, Antoine Raguier de Poussé, docteur de Sorbonne, et Antoine Damiens, prêtre. Il devait former des ecclésiastiques sous la direction de l'autorité épiscopale. C'est à Saint-Sulpice que Fénelon avait reçu les ordres sacrés, en 1675, et il avait rempli les fonctions sacerdotales dans la paroisse pendant trois ans, jusqu'à ce que l'archevêque le nommât supérieur des Nouvelles-Catholiques.

3. Fénelon, dans son rapport secret au Pape, en 1705, dit : *Soli sunt San-Sulpitiani seminaristæ quibus cordi sit hanc labem a se depellere.* Selon un historien moderne, M. l'abbé Houssaye (*le Cardinal de Bérulle*, tome I, p. 9), cet éloignement persistant des sulpiciens pour les doctrines jansénistes est le motif du jugement que Saint-Simon, ici et ailleurs (notamment tome IX, p. 27, et tome XII, p. 141), porte sur eux.

de manière que ces sulpiciens s'étendirent fort promptement. Personne parmi eux qui pût entrer en comparaison sur rien avec l'abbé de Fénelon : de sorte qu'il trouva là de quoi primer à l'aise et se faire des protecteurs qui eussent intérêt à l'avancer pour en être protégés à leur tour. Sa piété, qui se faisoit toute[1] à tous, et sa doctrine, qu'il forma sur la leur en abjurant tout bas tout ce qu'il avoit pu contracter d'impur parmi ceux qu'il abandonnoit, les charmes, les grâces, la douceur, l'insinuation de son esprit le rendirent un ami cher à cette congrégation nouvelle, et lui y trouva ce qu'il cherchoit depuis longtemps, des gens à qui se rallier, et qui pussent et voulussent le porter. En attendant les occasions, il les cultivoit avec grand soin, sans toutefois être tenté de quelque chose d'aussi étroit pour ses vues que de se mettre parmi eux, et cherchoit toujours à faire des connoissances et des amis. C'étoit un esprit coquet, qui, depuis les personnes les plus puissantes jusqu'à l'ouvrier et au laquais, cherchoit à être goûté et vouloit plaire, et ses talents en ce genre secondoient parfaitement ses desirs.

Mme Guyon.
[Add. S^tS. 127]

Dans ces temps-là, obscur encore, il entendit parler de Mme Guyon[2], qui a fait depuis tant de bruit dans le monde qu'elle y est trop connue pour que je m'arrête sur elle en particulier. Il la vit : leur esprit se plut l'un à

---

1. Dans le manuscrit, *tout*, au lieu de *toute*.
2. Jeanne-Marie Bouvier de la Motte, née à Montargis le 13 avril 1648, mariée le 18 janvier 1664 à Jacques Guyon, fils de l'entrepreneur du canal de Briare, et morte à Blois, le 9 juin 1717. Devenue veuve le 21 juillet 1676, à vingt-huit ans, elle avait été entraînée au mysticisme par divers ecclésiastiques, l'évêque de Genève, le P. la Motte, le P. la Combe, et, après avoir passé quelque temps dans des monastères de la Savoie et du Piémont, elle était revenue à Paris, le 21 juillet 1686, animée d'une telle exaltation qu'il fallut, en 1688, la faire enfermer étroitement, pendant huit mois, chez les filles de la Visitation, rue Saint-Antoine. Elle en sortit sur les sollicitations de la charitable Mme de Miramion, et, Mme de Maintenon s'étant intéressée à elle, elle devint le centre de la petite société dévote que va décrire Saint-Simon.

l'autre, leur sublime[1] s'amalgama. Je ne sais s'ils s'entendirent bien clairement dans ce système et cette langue nouvelle qu'on vit éclore d'eux dans les suites; mais ils se le persuadèrent, et la liaison se forma entre eux. Quoique plus connue que lui alors, elle ne l'étoit pas[2] néanmoins encore beaucoup, et leur union ne fut point aperçue, parce que personne ne prenoit garde à eux, et Saint-Sulpice même l'ignora.

Le duc de Beauvillier devint gouverneur des enfants de France sans y avoir pensé, comme malgré lui. Il avoit été fait chef du conseil royal des finances à la mort du maréchal de Villeroy, par l'estime et la confiance du Roi[3]. Elle fut telle qu'excepté Moreau[4], que, de premier valet de garde-robe, il fit premier valet de chambre de Mgr le duc de Bourgogne, il laissa au duc de Beauvillier la disposition entière des précepteurs, sous-gouverneurs, et de tous les autres domestiques de ce jeune prince, quelque résistance qu'il y fît. En peine de choisir un précepteur, il s'adressa à Saint-Sulpice, où il se confessoit depuis longtemps, et qu'il aimoit et protégeoit fort. Il y avoit déjà ouï parler de l'abbé de Fénelon avec éloge; ils

1. *Sublime*, pris substantivement et signifiant, comme dit Furetière, 1727, « ce qu'il y a de grand et d'excellent dans les sentiments. »
2. Saint-Simon avait écrit d'abord : « elle l'étoit peu ». En modifiant son tour et ajoutant *ne* après *elle*, au-dessus de la ligne, il a oublié de changer *peu* en *pas*.
3. Voyez ci-dessus, p. 2 et 3, et comparez la suite des *Mémoires*, tome X, p. 280-285, ainsi que l'Addition à Dangeau, 31 août 1714, où se trouvent presque les mêmes phrases sur le crédit dont jouissait M. de Beauvillier et sur ses relations avec Saint-Sulpice.
4. Denis Moreau, premier valet de la garde-robe du Roi, eut en outre, le 19 mai 1683, la charge de premier valet de chambre de la Dauphine; puis, étant entré, au même titre, dans la maison du duc de Bourgogne, en août 1689, il vendit à un fils de Bontemps sa charge de la garde-robe. Il mourut à Versailles, le 7 décembre 1707. Voyez le beau portrait que Saint-Simon fait de ce personnage, soit dans l'Addition n° 126, indiquée plus haut, soit dans celle du 7 décembre 1707. *Journal de Dangeau*, tome XII, p. 25.

Fénelon précepteur des enfants de France.

lui vantèrent sa piété, son esprit, son savoir, ses talents : enfin ils le lui proposèrent. Il le vit, il en fut charmé, il[1] le fit précepteur. Il le fut à peine, qu'il comprit de quelle importance il étoit pour sa fortune de gagner entièrement celui qui venoit de le mettre en chemin de la faire, et le duc de Chevreuse, son beau-frère, avec qui il n'étoit qu'un, et qui tous deux étoient au plus haut point de la confiance du Roi et de Mme de Maintenon. Ce fut là son premier soin, auquel il réussit tellement au delà de son espérance, qu'il devint très-promptement le maître de leur cœur et de leur esprit, et le directeur de leurs âmes[2].

Mme de Maintenon dînoit de règle une et quelquefois deux fois la semaine à l'hôtel de Beauvillier[3] ou de Chevreuse[4], en cinquième entre les deux sœurs et les deux maris, avec la clochette sur la table, pour n'avoir point de valets autour d'eux et causer sans contrainte. C'étoit un sanctuaire qui tenoit toute la cour à leurs pieds, et auquel Fénelon fut enfin admis. Il y eut auprès de Mme de Maintenon presque autant de succès qu'il en avoit eu auprès des deux ducs ; sa spiritualité[5] l'enchanta. La cour s'aperçut bientôt des pas de géant de l'heureux abbé, et

1. *Il* corrige *et*.
2. Sur les premiers temps de cette liaison, voyez le commencement de la *Correspondance de Fénelon*, années 1686 et 1687, dans l'édition de 1827.
3. M. de Beauvillier avait acheté l'hôtel construit par Pierre le Muet pour le comte d'Avaux, l'ambassadeur, dans la rue Sainte-Avoye, aujourd'hui rue du Temple, n° 71, où il subsiste encore, avec sa large cour et sa façade à pilastres, dont Piganiol de la Force critiquait à bon droit les proportions. (*Description de Paris*, éd. de 1742, tome IV, p. 204-205.)
4. L'hôtel de Chevreuse ou de Luynes situé rue Saint-Dominique, en face de l'église des Dominicains, aujourd'hui Saint-Thomas d'Aquin, avait été aussi construit par Pierre le Muet, pour la célèbre duchesse de Chevreuse. Les travaux de voirie qui viennent de renverser une partie de la rue Saint-Dominique ont mutilé de la façon la plus regrettable cette demeure historique.
5. Ce terme signifie en général ce qui a rapport aux exercices intérieurs de l'âme, cherchant à se dégager des sens et à se perfectionner

s'empressa autour de lui. Mais le desir d'être libre et tout entier à ce qu'il s'étoit proposé, et la crainte encore de déplaire aux ducs et à Mme de Maintenon, dont le goût alloit à une vie particulière et fort séparée, lui fit faire bouclier de modestie et de ses fonctions de précepteur, et le rendit encore plus cher aux seules personnes qu'il avoit captivées, et qu'il avoit tant d'intérêt de retenir dans cet attachement.

Parmi ces soins, il n'oublioit pas sa bonne amie Mme Guyon; il l'avoit déjà vantée aux deux ducs, et enfin à Mme de Maintenon. Il la leur avoit même produite, mais comme avec peine et pour des moments, comme une femme toute en Dieu, et que l'humilité et l'amour de la contemplation et de la solitude retenoit dans les bornes les plus étroites, et qui craignoit surtout d'être connue. Son esprit plut extrêmement à Mme de Maintenon. Ses réserves, mêlées de flatteries fines, la gagnèrent. Elle voulut l'entendre sur des matières de piété. On eut peine à l'y résoudre : elle sembla se rendre aux charmes et à la vertu de Mme de Maintenon, et des filets si bien préparés la prirent.

Telle[1] étoit la situation de Fénelon lorsqu'il devint archevêque de Cambray, et qu'il acheva de se faire admirer par n'avoir pas fait un pas vers ce grand bénéfice, qu'il[2] rendit en même temps une belle abbaye[3], qu'il avoit

Fénelon archevêque de Cambray.

aux yeux de Dieu; celui de *nouvelle spiritualité* fut plus particulièrement employé par les écrivains ecclésiastiques pour désigner le mysticisme spécial de Mme Guyon et de ses amis.

1. Dans le manuscrit, *Tel*, au lieu de *Telle*. Un peu plus loin, *devint* surcharge *fu[t]*.

2. Devant *qu'il* est biffé *et*.

3. Saint-Valery-sur-Somme, abbaye de l'ordre de Saint-Benoît, au diocèse d'Amiens, donnant environ vingt mille livres de revenu. Fénelon en avait été pourvu beaucoup plus récemment que ne le dit Saint-Simon, le 24 décembre 1694. C'était son premier bénéfice important; il ne possédait d'abord qu'un très-petit doyenné, que lui avait résigné l'évêque de Sarlat, son oncle, à Carennac (Lot), et on prétendait que

eue lorsqu'il fut précepteur, et qui, jusqu'à Cambray, fut sa seule possession. Il n'avoit eu garde de chercher à se procurer Cambray : la moindre étincelle d'ambition auroit détruit tout son édifice, et de plus ce n'étoit pas Cambray qu'il souhaitoit[1].

Peu à peu il s'étoit approprié quelques brebis distinguées du petit troupeau que Mme Guyon s'étoit fait, et qu'il ne conduisoit pourtant que sous la direction de cette prophétesse[2]. La duchesse de Mortemart, sœur des duchesses de Chevreuse et de Beauvillier, Mme de Morstein, fille de la première, mais surtout la duchesse de

l'inimitié de l'archevêque de Paris, M. de Harlay, l'avait empêché d'être appelé à l'évêché de Poitiers ou à la coadjutorerie de la Rochelle.

1. La *Gazette d'Amsterdam*, dans son Extraordinaire xv, apprécie ainsi l'élévation du nouvel archevêque : « Le chapitre de Cambray n'est pas content de la bulle accordée au Roi pour la nomination à cet archevêché; mais on dit qu'il l'est fort, et il a raison de l'être, du choix que le Roi a fait de M. l'abbé de Fénelon pour remplir cette dignité. On ne dira pas de lui qu'il l'a briguée, car il ne s'y attendoit pas, et il a même fallu un ordre exprès pour la lui faire accepter. L'action qu'il a faite en rendant volontairement l'abbaye de Saint-Valery, qui vaut quinze à vingt mille livres de rente, en est une bonne preuve. On n'accuse pas souvent les prélats de scrupule sur la pluralité des bénéfices; il est bien rare de voir dire : « C'est assez, » et encore plus de voir sortir cet exemple de la cour. » Comparez la *Gazette*, p. 78, le Chansonnier, ms. Fr. 12 691, p. 455, et une citation des manuscrits de Mascaron, dans la Beaumelle, *Mémoires.... de Mme de Maintenon*, 1756, tome IV, p. 53-54. Fénelon ayant fait observer au Roi que l'obligation de résider devait l'emporter sur les devoirs de précepteur, il fut convenu qu'il resterait trois mois à la cour, et neuf mois à Cambray. (*Lettres de Sévigné*, tome X, p. 242-243.)

2. Comparez tome XI, p. 66. Le Chansonnier s'exprime en ces termes sur Mme Guyon : « C'étoit une bourgeoise de Montargis, veuve, lors enfermée par ordre du Roi pour avoir écrit et dogmatisé en faveur du quiétisme et avoir inspiré ses visions à plusieurs personnes, et, entre autres, aux duchesses de Guiche et de Mortemart. Ces deux duchesses, jeunes, ignorantes et dévotes outrées, étoient incapables de soutenir par leur habileté le quiétisme. Ces pauvres petites femmes ne savoient de quoi il étoit question, et regardoient seulement Mme Guyon comme un apôtre, et adhéroient aveuglément à ses opinions. » (Ms. Fr. 12 692, p. 178.)

Béthune¹, étoient les principales. Elles vivoient à Paris, et ne venoient guère à Versailles qu'en cachette et pour des instants, lorsque, pendant les voyages de Marly, où Mgr le duc de Bourgogne n'alloit point encore, ni par conséquent son gouverneur, Mme Guyon faisoit des échappées de Paris chez ce dernier, et y faisoit des instructions à ces dames. La comtesse de Guiche², fille aînée de M. de Noailles, qui passoit sa vie à la cour, se déroboit tant qu'elle pouvoit pour profiter de cette manne; l'Échelle³ et du Puy⁴, gentilshommes de la manche de Mgr le duc de Bourgogne, y étoient aussi admis, et tout cela se passoit avec un secret et un mystère qui donnoit un nouveau sel à ces faveurs.

Cambray fut un coup de foudre pour tout ce petit trou-

1. *Béthune* est en interligne, au-dessus de *Charost*, effacé. — Marie Foucquet, fille unique du surintendant, avait été mariée, le 12 février 1657, à Armand de Béthune, duc de Charost, chevalier des ordres, qui prit le nom de duc de Béthune à la fin de 1695; elle mourut le 14 avril 1716, dans sa soixante et seizième année. « La duchesse de Béthune, dira plus tard Saint-Simon (*Mémoires*, tome II, p. 56-57), étoit la grande âme du petit troupeau, l'amie de tous les temps de Mme Guyon, et celle devant qui Monsieur de Cambray étoit en respect et en admiration, et tous ses amis en vénération profonde. »
2. Marie-Christine de Noailles, née le 4 août 1672, mariée, le 12 mars 1687, à Antoine de Gramont, comte de Guiche, plus tard duc de Gramont et maréchal de France. Veuve en 1725, elle mourut le 14 février 1748. Voyez son portrait dans la suite des *Mémoires*, tome IV, p. 185.
3. Camille-Michel de Vérine de l'Échelle, baptisé le 6 mai 1665 et reçu page de la petite écurie en 1682.
4. Isaac du Puy, ancien porte-manteau et gentilhomme ordinaire du Roi. Du Puy et l'Échelle avaient été nommés gentilshommes de la manche lors de la formation de la maison du duc de Bourgogne (1er septembre 1689), et ils partagèrent tous deux, en 1698, la disgrâce qui frappa les amis de Fénelon. Ils ont l'un et l'autre leur place dans l'Addition n° 126, où Saint-Simon a décrit les personnages composant la maison du prince. « Nous avons de M. du Puy, disent les sulpiciens éditeurs de la *Correspondance de Fénelon* (tome XI, p. 312), une relation manuscrite de cette malheureuse affaire (du quiétisme), dont il avait été à portée de connaître tous les détails. » Il vivait encore en 1737.

peau[1]. Il voyoit l'archevêque de Paris menacer ruine[2] : c'étoit Paris qu'ils vouloient tous, et non Cambray, qu'ils considérèrent avec mépris comme un diocèse de campagne, dont la résidence, qui ne se pourroit éviter de temps en temps, les priveroit de leur pasteur. Paris l'auroit mis à la tête du clergé et dans une place de confiance immédiate et durable, qui auroit fait compter tout le monde avec lui, et qui l'eût porté dans une situation à tout oser avec succès pour Mme Guyon et sa doctrine, qui se tenoit encore dans le secret entre eux. Leur douleur fut donc profonde de ce que le reste du monde prit pour une fortune éclatante, et la comtesse de Guiche en fut outrée jusqu'à n'en pouvoir cacher ses larmes. Le nouveau prélat n'avoit pas négligé les prélats qui faisoient le plus de figure, qui, de leur côté, regardèrent comme une distinction d'être approchés de lui. Saint-Cyr, ce lieu si précieux et si peu accessible, fut le lieu destiné à son sacre, et Monsieur de Meaux, le dictateur alors de l'épiscopat et de la doctrine, fut celui qui le sacra[3]. Les enfants de France en furent spectateurs ; Mme de Maintenon y assista avec sa petite et étroite cour intérieure, personne d'invité, et portes fermées à l'empressement de faire sa cour.

[Add. S^tS. 128]

1. Nous trouvons cette note de Gaignières dans le ms. Clairambault 1180, fol. 257 v° : « Le vendredi matin 4 février 1695, le Roi nomma l'abbé de Fénelon à l'archevêché de Cambray. Il le vint dire à Mgr le duc de Bourgogne, qui alla aussitôt chez le Roi, pour l'en remercier. Le Roi lui demanda quel compliment il lui falloit faire : s'il falloit s'en réjouir avec lui, ou en être fâché à cause que cela l'éloigneroit. Il répondit sur-le-champ au Roi : « Tous les deux. »

2. Voyez ci-après, p. 348 et suivantes.

3. Fénelon fut sacré dans la chapelle de Saint-Cyr, le 10 juillet 1695, par Bossuet, assisté de l'évêque de Chartres, comme diocésain, et de l'évêque d'Amiens. (*Journal de Dangeau*, tome V, p. 237 ; *Gazette*, p. 335 ; *Gazette d'Amsterdam*, p. 230.) Sur les difficultés qui s'élevèrent à cette occasion, voyez deux lettres de Mme de Maintenon à l'évêque de Châlons, dans la *Correspondance générale*, publiée par Lavallée, tome IV, p. 6-10.

Il y avoit eu cet été une assemblée du clergé[1], et c'étoit la grande, comme il y en a une grande et petite de cinq ans en cinq ans, c'est-à-dire de quatre ou de deux députés par province. Le chancelier Boucherat, dès qu'il fut dans cette grande place, ferma sa porte aux carrosses des magistrats, puis des gens de condition sans titre, enfin des prélats. Jamais chancelier n'avoit imaginé cette distinction, et la nouveauté sembla d'autant plus étrange, que les princes du sang n'ont[2] jamais fermé la porte de leur cour à aucun carrosse. On cria, on se moqua; mais chacun eut affaire au chancelier, et, comme en ces temps-ci rien ne décide plus[3] que les besoins, on subit : cela forma l'exemple, et il ne s'en parla plus. A la fin de cette assemblée, qui se tenoit à Saint-Germain, elle fit une députation au chancelier pour mettre la dernière main aux affaires, et l'archevêque de Bourges[4], fils du duc de

Boucherat, chancelier, ferme sa porte aux carrosses même des évêques. [*Add. S^tS. 129*]

1. C'est en 1561 que, pour la première fois, le clergé de France, réuni en assemblée solennelle à Poissy, avait voté un don gratuit de seize cent mille livres au Roi, pour être exempté de toute autre imposition. Depuis 1625, les assemblées se tenaient régulièrement et alternativement, comme le dit Saint-Simon, la grande pour renouveler le contrat de don gratuit ou décimes ordinaires, la petite pour régler les comptes ou traiter, à l'occasion, les affaires pressantes. Aux grandes assemblées, chaque province envoyait deux députés du premier ordre, évêques ou archevêques, et deux du second ordre, bénéficiers sujets aux décimes. Voyez le détail de ces assemblées dans la *Nouvelle description de la France*, de Piganiol de la Force, éd. de 1722, tome I, p. 339-346. Outre ces grandes et petites assemblées, le Roi pouvait autoriser des réunions extraordinaires du premier ordre, en certaines circonstances, comme il le fit en 1682. L'assemblée dont parle ici Saint-Simon s'était ouverte le 28 mai 1695.

2. Entre *n'* et *ont* est biffé *l'*.

3. *Plus* est écrit au-dessus de la ligne.

4. Léon Potier de Gesvres, né le 15 août 1656, et revêtu, dès sa première jeunesse, d'un titre de protonotaire apostolique, avec les deux abbayes de Bernay et de Saint-Géraud d'Aurillac, avait été nommé à l'archevêché de Bourges le 29 mai 1694, s'était fait recevoir docteur en théologie le 30 septembre suivant, et avait été sacré à Paris, le 23 janvier 1695. Il devint cardinal en 1719, sur la nomination du roi de Po-

Gesvres, étoit à la tête. Quand leurs carrosses se présentèrent à la Chancellerie, à Versailles, la porte ne s'ouvrit point : on parlementa, les députés prétendirent que le chancelier étoit convenu de les laisser entrer, non à la vérité comme évêques, mais comme députés du premier ordre du Royaume ; lui maintint qu'ils avoient mal entendu : conclusion, qu'ils n'entrèrent point, mais aussi qu'ils ne le voulurent pas voir chez lui, et que, par accommodement, tout se finit entre eux dans la pièce du château où le chancelier tient le conseil des parties [1].

Harlay, archevêque de Paris. Dégoûts de ses dernières années.

Harlay, archevêque de Paris, avoit présidé à cette assemblée, et lui qui avoit toujours régné sur le clergé par la faveur déclarée et la confiance du Roi, qu'il avoit possédée toute sa vie, y avoit essuyé toutes sortes de dégoûts. L'exclusion que peu à peu le P. de la Chaise étoit parvenu à lui donner de toute concurrence en la distribution des bénéfices [2], l'avoit déjà éloigné du Roi ; et Mme de Maintenon, à qui il avoit déplu d'une manière implacable en s'opposant à la déclaration du mariage

logne, fut fait commandeur des ordres en 1724, se démit de son archevêché en 1729, reçut en échange l'abbaye Saint-Remy de Reims, et mourut à Paris, le 12 novembre 1744.

1. Comparez l'article du 25 juillet 1695, dans le *Journal de Dangeau*, tome V, p. 247. — « Le *conseil privé*, autrement le *conseil des parties*, se tient dans la salle du Conseil, par M. le Chancelier, et les jours qu'il lui plaît ; et, quoique le Roi n'y assiste jamais, ou presque jamais, le fauteuil de S. M. y est toujours placé, et demeure vide.... Les affaires qui sont rapportées sont des cassations d'arrêts des parlements et autres cours souveraines, ou des évocations pour récusation de juges d'une juridiction particulière ou d'un parlement ou autre juridiction entière ; soit pour des affaires particulières, de ville à ville ou de particulier à particulier, que le Conseil évoque à soi, et dont il s'est réservé la connoissance. » (*État de la France*, année 1698, tome III, p. 32-33.) Les conseillers d'État semestres ou ordinaires, ainsi que ceux d'épée et d'Église, assistaient aux séances de ce conseil, et les rapports y étaient faits par des maîtres des requêtes.

2. Voyez ci-dessus, p. 199 et note 1, et la suite des *Mémoires*, tome XII, p. 138.

dont il avoit été l'un des trois témoins¹, l'avoit coulé à fond. Le mérite qu'il s'étoit acquis de tout le Royaume, et qui l'avoit de plus en plus ancré² dans la faveur du Roi, dans l'assemblée fameuse de 1682³, lui fut tourné à poison quand d'autres maximes prévalurent. Son profond savoir, l'éloquence et la facilité de ses sermons, l'excellent choix des sujets et l'habile conduite de son diocèse, jusqu'à sa capacité dans les affaires et l'autorité qu'il y avoit acquise dans le clergé, tout cela fut mis en opposition de sa conduite particulière, de ses mœurs galantes, de ses manières de courtisan du grand air⁴.

1. Voyez tome I, p. 108, note 3, et Addition n° 57, p. 379; tome XII, éd. 1873, p. 29-30. L'abbé le Gendre, secrétaire de l'archevêque, raconte que Mme de Maintenon « étoit outrée de ce que M. de Harlay, en bon serviteur du Roi et en bon citoyen, s'étoit le plus opposé à ce que le Roi déclarât son mariage avec elle.... Du moins, ajoute-t-il, on le disoit ainsi. » (*Mémoires de l'abbé le Gendre*, p. 202.)

2. Saint-Simon a substitué, par surcharge, *ancré* à *mi[s]*, et, dans la ligne suivante, l'*f* initiale de *fameuse* à un *d*, et le 2 final de 1682 à un 3. Un peu plus loin, la première syllabe de *l'habile* corrige *la*.

3. Cette assemblée, convoquée extraordinairement, avait donné, le 12 mars 1682, la célèbre déclaration où se trouvent énoncés les principes fondamentaux de l'Église gallicane sur l'autorité du Pape, l'usage de la puissance apostolique, etc. L'archevêque de Paris, le « pape d'en deçà les monts, » comme l'appelait son secrétaire, s'y était montré plus ardent que personne à faire voter les « propositions du clergé sur la puissance de l'Église. » Selon le *Journal de l'abbé Ledieu* (tome I, p. 8 et suivantes), Bossuet disait plus tard que M. de Harlay n'avait fait, en cette occasion, que « flatter la cour, écouter les ministres et suivre à l'aveugle leurs volontés, comme un valet. »

4. Son portrait a été gravé par Duflos, d'après le peintre le Febvre. Ce grand air le faisait reconnaître pour le type de Théognis, si recherché dans son ajustement (*Caractères*, tome I, p. 356 et 549). Un autre passage, au chapitre de l'Homme (tome II, p. 45 et 300), ainsi conçu : « On ne leur demande point qu'ils soient plus éclairés et plus incorruptibles...; on veut seulement qu'ils ne soient point amoureux..., » a semblé également être applicable à M. de Harlay, car ses galanteries amoureuses n'étaient que trop connues de tout le monde; c'est de lui que Fénelon disait, dans sa célèbre lettre au Roi (1693) : « Vous avez un archevêque corrompu, scandaleux, incorrigible, faux,

Quoique toutes ces choses eussent été inséparables de lui depuis son épiscopat et ne lui eussent jamais nui, elles devinrent des crimes entre les mains de Mme de Maintenon, quand sa haine, depuis quelques années, lui eut persuadé de le perdre, et elle ne cessa de lui procurer des déplaisirs. Cet esprit étendu, juste, solide, et toutefois fleuri, qui, pour la partie du gouvernement, en faisoit un grand évêque, et, pour celle du monde, un grand seigneur fort aimable et un courtisan parfait, quoique fort noblement, ne put s'accoutumer à cette décadence et au discrédit qui l'accompagna. Le clergé, qui s'en aperçut, et à qui l'envie n'est pas étrangère, se plut à se venger de la domination, quoique douce et polie, qu'il en avoit éprouvée, et lui résista, pour le plaisir de l'oser et de le pouvoir. Le monde, qui n'eut plus besoin de lui pour des évêchés et des abbayes, l'abandonna. Toutes les grâces de son corps et de son esprit, qui étoient infinies, et qui lui étoient parfaitement naturelles, se flétrirent. Il ne se trouva de ressources qu'à se renfermer avec sa bonne amie la duchesse de Lesdiguières[1], qu'il voyoit tous les

malin, artificieux, ennemi de toute vertu, et qui fait gémir tous les gens de bien. Vous vous en accommodez parce qu'il ne songe qu'à vous plaire par ses flatteries. Il y a plus de vingt ans qu'en prostituant son honneur, il jouit de votre confiance. Vous lui livrez les gens de bien, vous lui laissez tyranniser l'Église, et nul prélat vertueux n'est traité aussi bien que lui. » (*Lettre de Fénelon à Louis XIV*, éd. de 1825, par Renouard, p. 23-24.)

1. Ci-dessus, p. 17, 69 et 121. — Sur la liaison de Mme de Lesdiguières avec l'Archevêque, et sur « la dévotion qui vient.... aux femmes comme une passion, » voyez les *Caractères* de la Bruyère, tome I, p. 183 et 459, et tome II, p. 302. Après la mort du prélat, son amie donna à l'église Notre-Dame une somme de six mille livres pour un service d'obit annuel; elle assista à la première célébration de ce service, le 7 août 1697, et distribua quatre sols à chacun des pauvres qui se trouvaient dans la cour du Cloître. (Cabinet des titres, vol. 1011, p. 76.) L'année suivante, elle demanda l'autorisation de faire exhumer les restes de l'Archevêque et de les transporter dans la chapelle des Gondi, où elle devait elle-même être enterrée. Les chanoines ayant refusé, elle fit seulement

jours de sa vie, ou¹ chez elle ou à Conflans², dont il avoit fait un jardin délicieux, et qu'il tenoit si propre, qu'à mesure qu'ils s'y promenoient tous deux, des jardiniers les suivoient à distance pour effacer leurs pas³ avec des râteaux.

Les vapeurs gagnèrent l'Archevêque ; elles s'augmentèrent bientôt, et se tournèrent en légères attaques d'épilepsie. Il le sentit, et défendit si étroitement à ses domestiques d'en parler et d'aller chercher du secours quand ils le verroient en ces états, qu'il ne fut que trop bien obéi. Il passa ainsi ses deux ou trois dernières années. Les chagrins de cette dernière assemblée l'achevèrent⁴.

mettre une tombe et une inscription sur l'endroit où les entrailles du prélat avaient été déposées. (Papiers du P. Léonard, MM 825, fol. 146.)

1. Ce premier *ou* corrige *c[hez]*, et, après le second, *à* surcharge *en*.
2. Le château de Conflans-l'Archevêque, au confluent de la Marne et de la Seine, appartenait aux archevêques de Paris depuis 1672 (et non 1695, comme le dit le duc de Luynes, tome II, p. 310). « C'est, dit Piganiol de la Force, une des belles maisons qu'il y ait. Elle doit ses beautés à la nature et au goût excellent de François de Harlay, archevêque de Paris. » Suit la description du château et des terrasses et jardins. (*Nouvelle description de Paris*, édition de 1742, tome VIII, p. 169-173.)
3. Dans le manuscrit, *leur pas*.
4. Voyez ci-dessus, p. 348. L'abbé le Gendre (*Mémoires*, p. 198-200) raconte en effet que cette assemblée fut *fatale* à son président, et que, se voyant abandonné, conspué de tous, il ne lui resta qu'à se retirer à Conflans. « L'État, dit son panégyriste, perdit en lui un bon citoyen, le Roi un serviteur zélé, le clergé son oracle et son principal ornement. C'étoit un homme rare : il faut des siècles entiers pour en former un de sa force. » — L'article suivant de la *Gazette d'Amsterdam* (Extraordinaire LXVI) explique d'où venait le ressentiment de l'assemblée contre son président : « Quelques grandes qualités qu'eût le défunt archevêque de Paris, il a été peu regretté de la plupart des députés qui composoient la dernière assemblée, et encore moins des autres ecclésiastiques, qui ont connoissance que ce fut lui qui opina pour l'établissement de la capitation sur tous les ecclésiastiques du Royaume, sans aucune exception, de la manière qu'il a été résolu. Il y eut plusieurs députés qui s'y opposèrent, et, entre autres, l'évêque d'Orléans, qui étoit bien d'avis de l'établissement de cette capitation en faveur du Roi, mais qui vouloit qu'on la fît tomber principalement sur ceux qui possèdent les plus gros

Elle finit avec le mois de juillet; aussitôt après, il s'alla reposer à Conflans. La duchesse de Lesdiguières n'y couchoit jamais, mais elle y alloit toutes les après-dînées, et toujours tous deux tous seuls. Le 6 août, il passa la matinée à son ordinaire jusqu'au dîner. Son maître d'hôtel vint l'avertir qu'il étoit servi. Il le trouva dans son cabinet, assis sur un canapé et renversé : il étoit mort[1]. Le P. Gaillard fit son oraison funèbre à Notre-Dame[2]. La matière étoit plus que délicate, et la fin terrible; le célèbre jésuite prit son parti : il loua tout ce qui méritoit

Sa mort.

bénéfices, dont il offroit de payer sa part et d'en décharger tous les ecclésiastiques qui ont de la peine à subsister de leurs bénéfices ou de ce qu'ils gagnent en servant l'Église.... » M. de Harlay avait fait fixer le chiffre de la contribution à quatre millions par an, et l'on prétendit ensuite que le Roi se serait contenté de deux. Selon la même gazette (Extraordinaire LXV), on fit remarquer que la mort de l'Archevêque suivit presque immédiatement cette délibération, et que celui qui avait fait faire tant de confessions et de communions forcées, mourait sans aucun sacrement. Voyez aussi le Chansonnier, ms. Fr. 12 691, p. 505 et suivantes.

1. La *Gazette d'Amsterdam* (1695, p. 258) raconte ainsi cette mort : « M. l'archevêque de Paris mourut assez subitement dans sa belle maison de Conflans. Il lui prit une foiblesse en se promenant le matin dans son jardin, ce qui l'obligea de se faire apporter un peu de vin et de se retirer dans son cabinet, où il ordonna qu'on le laissât reposer, et qu'on le fit dîner entre midi et une heure. Lorsqu'on le vint avertir, il ne répondit point, ce qui fit craindre quelque accident; après plusieurs coups redoublés, on força la porte, et on fut bien surpris de le trouver sans connoissance, étendu sur un lit de repos. On envoya d'abord chercher du secours, qui arriva trop tard, puisqu'il ne fut pas possible de le faire revenir de cette apoplexie, qui l'emporta sur les cinq heures du soir. Son corps a été apporté en cette ville, pour être exposé sur un lit de parade avec les ornements pontificaux. » Mme de Coulanges, dans une lettre à Mme de Sévigné (*Lettres de Sévigné,* tome X, p. 305), raconte que Mme de Lesdiguières a été présente à « ce spectacle, » et qu'elle est « médiocrement affligée; » mais l'abbé le Gendre (*Mémoires,* p. 200) dit, comme Saint-Simon, que l'Archevêque était absolument seul. Comparez un long article du *Mercure,* août 1695, p. 262-280.

2. Le service eut lieu le 11 août; trente-neuf prélats y assistèrent, et l'évêque de Noyon figura en tête des amis du défunt.

[1695] DE SAINT-SIMON. 353

de l'être, puis tourna court sur la morale. Il fit un chef-d'œuvre d'éloquence et de piété¹.

Le Roi se trouva fort soulagé, Mme de Maintenon encore davantage². Monsieur de Reims³ eut sa place de proviseur de Sorbonne⁴, Monsieur de Meaux⁵ celle de supérieur de la maison de Navarre⁶, et Monsieur de Noyon

Sa dépouille.

1. La *Gazette d'Amsterdam* (Extraordinaire xcvi) est du même avis que Saint-Simon, sur le P. Gaillard : « On trouve, dit-elle, qu'il s'en est tiré d'autant plus habilement, que la matière qu'il a traitée n'est pas du nombre de celles qui ne laissent presque rien à faire à l'orateur. » Le mot de Mme de Coulanges est bien connu : « On prétend qu'il n'y a que deux petites bagatelles qui rendent cet ouvrage difficile : c'est la vie et la mort. » Dans une autre lettre, elle raconte comment le P. Gaillard ne se décida à parler que sur les instances du premier président et du P. de la Chaise, et comment aussi il imagina de « tourner tout en morale. » (*Lettres de Sévigné*, tome X, p. 305, 312 et 336.) Seul, l'abbé le Gendre (*Mémoires*, p. 201) est indigné de l'oraison funèbre ; il en qualifie l'auteur de « pitoyable rhéteur » et de « demi-jésuite. » Cet abbé se hâta de faire imprimer un éloge de l'Archevêque, dont on trouvera également le panégyrique dans les *Éloges historiques des évêques et archevêques de Paris* (par Étienne Algay de Martignac), publiés en 1698.

2. L'abbé le Gendre (*Mémoires*, p. 202) prétend qu'elle courut à Saint-Cyr, faire des prières pour que le futur archevêque n'eût rien du défunt.

3. Charles-Maurice le Tellier, archevêque de Reims ; tome I, p. 64.

4. La maison de Sorbonne, fondée au treizième siècle, là même où siègent aujourd'hui trois facultés de l'Université, était le centre le plus renommé des études théologiques. Ses bâtiments avaient été reconstruits de fond en comble par Richelieu. Elle était dirigée par un proviseur, qui avait sous ses ordres un prieur pour la police, quatre docteurs pour la conservation des statuts, et des procureurs pour l'administration financière. La Sorbonne conférait les grades de bachelier, de licencié et de docteur en théologie, après des préparations très-longues et des épreuves très-sérieuses. On peut voir dans les *Mémoires de Choisy* (p. 658-659) comment M. de Harlay avait été nommé proviseur en 1671 ; l'archevêque de Reims fut élu à sa place, d'une voix unanime, le 20 août 1695, « tant par égard à sa science et à son goût pour les gens de lettres, qu'aux grandeurs de ses dignités. » (*Gazette*, p. 407.)

5. *Meau[x]* a été biffé, puis le mot récrit en entier.

6. Le collège de Navarre était le seul de Paris où l'on donnât, soit à des boursiers, soit à des pensionnaires externes, l'enseignement com-

{Coislin, évêque d'Orléans, nommé au cardinalat.} son cordon bleu. Sa nomination au cardinalat[1] et son archevêché demandent un peu plus de discussion. Monsieur d'Orléans[2] l'eut, et d'autant plus agréablement que ni lui ni pas un des siens n'avoit eu le temps d'y penser. Monsieur de Paris étoit mort à Conflans, au milieu du samedi 6 août ; le Roi ne le sut que le soir. Le lundi matin 8 août, le Roi, étant entré dans son cabinet pour donner l'ordre de sa journée à l'ordinaire[3], alla[4] droit à l'évêque d'Orléans,

plet, composé de la théologie, de la philosophie et des humanités. Il avait été fondé en 1304, par la reine Jeanne de Navarre, dans les bâtiments qu'occupe aujourd'hui l'École polytechnique. Louis XIII, en 1638, y avait incorporé les colléges de Boncourt et de Tournay, pour en faire une communauté de docteurs en théologie analogue à celle de Sorbonne. Les études étaient dirigées par un grand maître, un proviseur ou procureur, un principal des artiens et un principal des grammairiens, ayant au-dessus d'eux un supérieur, qui était toujours choisi par le Roi parmi les plus hauts dignitaires de l'Église de France. M. de Harlay avait remplacé dans cette fonction l'archevêque d'Auch, mort en l'année 1684.

1. Le Roi, répondant d'ailleurs au sentiment public, avait désigné M. de Harlay, le 10 mars 1690, pour le chapeau dont la nomination devait lui appartenir dans la première promotion ; mais le pape Innocent XI, par ressentiment de ce que M. de Harlay avait pris une grande part aux décisions de l'assemblée de 1682, différa la promotion, et on essaya en vain de l'obtenir d'Alexandre VIII. Voyez les *Mémoires de l'abbé le Gendre*, p. 69, 88 et 91.

2. Pierre du Cambout de Coislin, fils cadet de César, marquis de Coislin, et de Marie Séguier (tome I, p. 82, note), avait eu d'abord l'abbaye de Jumiéges à l'âge de six ans, en 1641, puis, par échange, celle de Saint-Victor, en 1643 ; il était devenu ensuite chanoine de Paris, premier aumônier du Roi en 1653, évêque d'Orléans en 1666, commandeur des ordres en 1688. Il possédait, outre l'abbaye de Saint-Victor, celles de Saint-Jean d'Amiens et de Saint-Gildas-des-Bois, et les prieurés d'Argenteuil, de Longpont, de Saint-Pierre d'Abbeville, etc. Nous le verrons recevoir le chapeau en 1697, la charge de grand aumônier de France en 1700, et mourir à Versailles, le 5 février 1706, dans sa soixante et dixième année.

3. Sur ce règlement de la journée, qui se faisait chaque matin, voyez la suite des *Mémoires*, tome XII, p. 172, et l'*État de la France*, année 1698, tome I, p. 279-281.

4. Devant *alla*, est effacé *il*.

qui se rangea même, croyant que le Roi vouloit passer outre ; mais le Roi le prit par le bras, sans lui dire un mot, et le mena en laisse¹ à l'autre bout du cabinet, aux cardinaux de Bouillon et de Fürstenberg², qui causoient ensemble, et tout de suite leur dit : « Messieurs, je crois que vous me remercierez de vous donner un confrère comme Monsieur d'Orléans, à qui je donne ma nomination au cardinalat. » A ce mot, l'évêque, qui ne s'attendoit à rien moins, et qui ne savoit ce que le Roi vouloit faire de le mener ainsi, se jeta à ses pieds et lui embrassa les genoux³. Grands applaudissements des deux cardinaux, puis de tout ce qui se trouva dans le cabinet, ensuite de toute la cour et du public entier, où ce prélat étoit dans une vénération singulière⁴.

C'étoit⁵ un homme de moyenne taille, gros, court, entassé, le visage rouge et démêlé⁶, un nez fort aquilin, de beaux yeux, avec un air de candeur, de bénignité, de

[Add. S⁺S. 130]

1. Saint-Simon écrit *lesse* (voyez tome I, p. 50, note 4). L'Académie admet encore *lesse* et *laisse*, renvoyant du premier au second.
2. Guillaume-Égon, prince de Fürstenberg, fils d'un célèbre général des armées impériales, né le 21 octobre 1629 et entré dans les conseils de l'électeur de Cologne, s'était attaché, comme ce prince, aux intérêts de la France. Il remplaça son frère, d'abord à l'évêché de Metz (1663), puis à celui de Strasbourg, reçut de Louis XIV les abbayes de Gorze, de Saint-Vincent de Laon, de Barbeaux, etc., et fut nommé ensuite par lui pour un chapeau de cardinal, que le pape Innocent XI lui accorda en 1686. Son élection à la coadjutorerie de Cologne, en 1688, fut un des prétextes de la guerre, et Louis XIV lui donna alors, comme compensation du siége dont les alliés l'écartaient, l'abbaye de Saint-Germain-des-Prés, où il fit depuis lors son séjour ordinaire. En 1694, il avait été nommé commandeur du Saint-Esprit. Il mourut à Paris, dans son hôtel abbatial, le 10 avril 1704.
3. Ce récit est copié presque mot pour mot de l'article du *Journal de Dangeau*, tome V, p. 255.
4. Voyez son éloge dans le *Mercure*, août 1695, p. 280 et suivantes.
5. Comparez le portrait qui va suivre avec ceux que Saint-Simon fera en 1700 et 1706, tome II, p. 310, et tome IV, p. 366.
6. Par *démêlé*, Saint-Simon entend probablement *ouvert* et *franc*, sans rien de trouble, de nuages. M. Littré dit : « une physionomie où tout est démêlé, clair, décidé. » Le dernier mot est, croyons-nous, de trop ; il ne

vertu, qui captivoit en le voyant, et qui touchoit bien davantage en le connoissant. Il étoit frère du duc de Coislin, fils de la fille aînée du chancelier Séguier, qui, d'un second lit avec M. de Laval, avoit eu la maréchale de Rochefort[1]. Le frère[2] du chancelier étoit évêque de Meaux et premier aumônier de Louis XIII, puis de Louis XIV, dont il avoit eu la survivance pour son petit-neveu tout jeune, de manière qu'il avoit passé sa vie à la cour; mais sa jeunesse y avoit été si pure, qu'elle étoit non-seulement demeurée sans soupçon, mais que jeunes et vieux n'osoient dire devant lui une parole trop libre, et cependant le recherchoient tous, en sorte qu'il a toujours vécu dans la meilleure compagnie de la cour. Il étoit riche en abbayes et en prieurés, dont il faisoit[3] de grandes aumônes et dont il vivoit[4]. De son évêché, qu'il eut fort jeune, il n'en toucha jamais rien, et en mit le revenu entier tous les ans en bonnes œuvres. Il y passoit au moins six mois de l'année, le visitoit soigneusement, et faisoit toutes les fonctions épiscopales avec un grand soin, et un grand discernement à choisir d'excellents su-

va guère avec la suite du portrait, ni avec la physionomie que prêtent à M. de Coislin les gravures du temps.

1. Voyez tome I, p. 81 et 82.
2. Dominique Séguier, né en 1593, fut d'abord conseiller au Parlement (1616), puis doyen de l'Église de Paris (1623), évêque d'Auxerre et premier aumônier (1631), et enfin évêque de Meaux (1637). Il mourut le 16 mai 1659.
3. Après *faisoit*, est biffée la syllabe initiale d'*au[mônes]*.
4. Voici quel pouvait être son revenu : comme premier aumônier, il touchait douze mille livres environ (*État de la France*, 1698, tome I, p. 24-25); l'évêché d'Orléans valait vingt-quatre mille livres; Saint-Victor de Paris, trente-cinq mille livres; Saint-Jean d'Amiens, dix-sept mille livres; Saint-Gildas, trois mille cinq cents livres; le prieuré d'Argenteuil, six mille cinq cents livres; celui de Longpont, dix mille livres; celui de Notre-Dame des Champs, quatre mille livres, etc. Soit, au moins, cent vingt mille livres. C'était fort peu en comparaison du cardinal de Fürstenberg, qui passait pour avoir, en pensions ou en bénéfices, plus de sept cent mille livres de rente.

jets pour le gouvernement et pour l'instruction de son diocèse. Son équipage, ses meubles, sa table sentoient la frugalité et la modestie épiscopales, et, quoiqu'il eût toujours[1] grande compagnie à dîner et à souper, et de la plus distinguée, elle étoit servie de bons vivres, mais sans profusion et sans rien de recherché[2]. Le Roi le traita toujours avec une amitié, une distinction, une considération fort marquée; mais il avoit souvent des disputes, et quelquefois fortes, sur son départ et son retour d'Orléans : il louoit son assiduité en son diocèse, mais il étoit peiné quand il le quittoit, et encore quand il demeuroit trop longtemps de suite à Orléans[3]. La modestie et la simplicité avec laquelle Monsieur d'Orléans soutint sa nomination, et l'uniformité de sa vie, de sa conduite et de tout ce qu'il faisoit auparavant, qu'il continua également depuis, augmenta fort encore l'estime universelle.

L'archevêché de Paris ne fut guère plus long à être

Noailles,

1. Devant *grande*, est effacé *nombr*[euse].
2. L'abbé le Gendre (*Mémoires*, p. 199-200) dit que c'était « un homme d'un grand cœur, d'un génie médiocre, de peu de capacité, du reste qui donnoit si bien à manger que sa table passoit pour la meilleure de la cour. Cette dépense honorable, que Louis XIV aimoit dans ses principaux officiers, le long temps qu'il y avoit que ce prélat étoit aumônier, par-dessus cela son exactitude au service, l'avoient rendu si agréable, que le Roi le nomma au chapeau de cardinal. »
3. Ici se trouve biffé un très-long passage, que Saint-Simon a sans doute effacé parce que, partant d'une erreur de chronologie, il avait rattaché la nomination de M. de Coislin à une querelle de préséance qui n'eut lieu que deux ans après cette nomination, et qui, par conséquent, ne put aucunement en être la cause indirecte. Il a refait plus loin, en l'abrégeant, le récit de cette querelle (tome I, p. 309, de l'édition de 1873) ; on le trouvera dans notre tome III, dont l'Appendice contiendra la version supprimée ici. Dans la suite des *Mémoires* (tome I de 1873, p. 424-426), comme dans deux de ses Additions au *Journal de Dangeau*, sous les dates du 19 mars 1696 et du 10 mars 1697, Saint-Simon a raconté plus exactement comment ce fut pour consoler Monsieur d'Orléans de ce qu'on lui avait donné tort contre le duc de la Rochefoucauld, que le Roi nomma son neveu, l'abbé de Coislin, à l'évêché de Metz.

évêque-comte de Châlons, archevêque de Paris, et son frère évêque-comte de Châlons.

déterminé¹, et devint le fruit du sage sacrifice du duc de Noailles du commandement de son armée à M. de Vendôme², et le sceau de son parfait retour dans la faveur. Son frère³ avoit été sacré évêque de Cahors en 1680, et avoit passé six mois après à Châlons-sur-Marne. Cette translation lui donna du scrupule : il la refusa, et ne s'y soumit que par un ordre exprès d'Innocent XI⁴. Il y porta son innocence baptismale, et y garda une résidence exacte, uniquement appliqué aux visites, au gouvernement de son diocèse⁵ et à toutes sortes de bonnes œuvres. Sa mère⁶, qui avoit passé sa vie à la cour dame d'atour de la reine mère, s'étoit retirée auprès de lui depuis bien des années; elle y étoit sous sa conduite, et se confessoit à lui tous les soirs, uniquement occupée de son salut dans la plus parfaite solitude⁷. Ce fut sur ce prélat que le choix

1. C'est-à-dire la nomination à l'archevêché de Paris ne tarda guère plus à être déterminée. Saint-Simon a écrit *L'arch.*, qui pourrait être aussi bien *L'archevêque* que *L'archevêché;* mais l'ensemble de la phrase ne laisse aucun doute sur la manière dont il faut lire ici cette abréviation.
2. Voyez ci-dessus, p. 285-288.
3. Louis-Antoine de Noailles (voyez ci-dessus, p. 156, note 3), né en 1651, avait été nommé en 1679 à l'évêché de Cahors, et transféré, dès l'année suivante, à Châlons, comme le dit Saint-Simon, qui a sans doute sous les yeux l'article de ce prélat dans l'*Histoire généalogique* du P. Anselme ou dans le *Moréri*. Il fut nommé à l'archevêché de Paris le 19 août 1695, et l'occupa jusqu'à sa mort, 4 mai 1729.
4. Benoît Odescalchi, créé cardinal en 1645, et élevé au saint-siége le 21 septembre 1676, sous le nom d'Innocent XI; mort le 12 août 1689.
— Dans le manuscrit, sans élision : *de Innocent*.
5. Par mégarde, *diocèses*.
6. Louise Boyer, mariée le 1ᵉʳ janvier 1646 à Anne, duc de Noailles (voyez, sur ce mariage, de curieux détails dans le *Journal d'Olivier d'Ormesson*, tome I, p. 267), était la fille d'un simple financier, fermier du Roi, qui avait épousé une sœur d'Adrien de Wignacourt, grand maître de l'ordre de Malte. Elle mourut le 22 mai 1697, à soixante-six ans.
7. Voyez l'éloge de Monsieur de Châlons et de sa mère dans le *Mercure*, août 1695, p. 288-289, et la contre-partie de cet éloge dans les *Mémoires de l'abbé le Gendre* (p. 207 et suivantes). Naturellement, celui-ci s'est fait le détracteur du successeur de M. de Harlay.

du Roi tomba pour Paris¹. Il le craignit de loin, et se hâta de joindre son approbation à celle de tant d'autres évêques au livre des *Réflexions morales* du P. Quesnel², pour s'en donner l'exclusion certaine par les jésuites³. Mais il arriva, peut-être pour la première fois, que le P. de la Chaise ne fut point consulté; Mme de Maintenon osa, peut-être aussi pour la première fois, en faire son affaire. Elle montra au Roi des lettres pressantes de MM. Tiberge⁴ et Brisacier⁵, supérieurs des Missions étrangè-

1. On avait parlé d'abord, dans le public, du cardinal de Bouillon, puis de M. de Forbin-Janson, évêque de Beauvais, et surtout de l'évêque d'Orléans. Selon le duc de Luynes (*Mémoires*, tome II, p. 310-311), le cardinal de Janson avait prédit, cinq ans auparavant, que la succession de M. de Harlay serait pour l'évêque de Châlons, et que celui-ci deviendrait chef de parti. Le Roi ne voulait point donner ce siége à un cardinal.

2. Pasquier Quesnel, né à Paris le 14 juillet 1634 et entré en 1657 à l'Oratoire, en était devenu le directeur en 1662; mais, enveloppé dans la persécution contre les jansénistes, auxquels le rattachait sa liaison avec Abel de Sainte-Marthe et le grand Arnauld, il avait dû quitter Paris en 1681, puis la France en 1685, et se retirer à Bruxelles, auprès d'Arnauld. C'est là qu'il acheva et fit paraître, en 1693, ses *Réflexions* sur les Actes et les Épîtres des Apôtres, qui, ayant ranimé la querelle du jansénisme, furent approuvées et proscrites tour à tour. Quesnel mourut à Amsterdam, le 2 décembre 1719, après une vie des plus agitées.

3. Comparez tome XII, p. 138 et suivantes.

4. L'abbé Louis Tiberge remplissait les fonctions de supérieur des Missions étrangères, alternativement, de trois ans en trois ans, avec l'abbé Brisacier. Son oraison funèbre de Mlle de Bouillon, en 1684, lui vait fait une réputation d'orateur, et il avait été appelé à la cour pour prêcher le sermon du jeudi saint de l'année suivante. En 1691, on lui avait donné l'abbaye Saint-Sauveur d'Andres, et, sous la Régence, en février 1718, il devint prédicateur ordinaire du Roi, à la place du P. Séraphin. Il mourut le 9 octobre 1730.

5. Jacques-Charles de Brisacier, docteur en théologie, entré en 1666 aux Missions étrangères, avait été élu supérieur en 1681, et fut réélu jusqu'à huit fois, en alternant avec l'abbé Tiberge. Tous deux firent paraître en collaboration plusieurs ouvrages hostiles aux jésuites, à propos des cérémonies chinoises. Mme de Maintenon les avait employés à dresser le règlement de la maison de Saint-Cyr. La modestie de l'abbé de Brisacier et son désintéressement étaient au-dessus de tout

res¹, que, pour contrecarrer les jésuites, dont le crédit la gênoit, elle avoit mis à la mode auprès du Roi. Il lui importoit que l'archevêché² de Paris ne fût point à eux, pour qu'il fût à elle; M. de Noailles lui étoit un bon garant. En un mot, elle l'emporta, et Monsieur de Châlons fut nommé, à son insu et à³ l'insu du P. de la Chaise⁴. Le camouflet étoit violent; aussi les jésuites ne l'ont-ils jamais pardonné à ce prélat. Il étoit pourtant si éloigné d'y avoir part que, malgré les mesures qu'il avoit prises pour s'en éloigner, lorsqu'il se vit nommé il ne put se résoudre à accepter, et qu'il ne baissa la tête sous ce qu'il jugeoit être un joug très-pesant, qu'à force d'ordres réitérés, auxquels enfin il ne put résister⁵. Il avoit été quinze ans à Châlons,

éloge; quoiqu'il eût été aumônier et prédicateur de la Reine, et qu'il eût pour oncle l'abbé de Brisacier *le Polonais*, précepteur de Louis XIV, il n'avait voulu recevoir de la succession de cet oncle, en 1690, qu'une très-petite abbaye de l'ordre de Prémontré, Flabemont, en Lorraine. (*Mémoires de Choisy*, p. 579.) Il mourut le 24 mai 1736, à quatre-vingt-quatorze ans.

1. Le séminaire des Missions étrangères avait été fondé dans la rue du Bac, en 1663, au moyen d'une donation de l'évêque de Babylone, Bernard de Sainte-Thérèse. On y préparait aux missions des ecclésiastiques, des aspirants à l'ordre ecclésiastique, ou même de simples laïques. Les deux supérieurs alternatifs, MM. Tiberge et Brisacier, avaient obtenu pour cette institution des marques répétées de la faveur royale.

2. Ici encore, *l'arch.* dans le manuscrit. On peut hésiter entre *l'archevêque* et *l'archevêché*; nous croyons pourtant que le second va peut-être un peu mieux avec la suite : « M. de Noailles lui étoit un bon garant (que l'archevêché serait à elle). »

3. *Au* a été corrigé en *à*.

4. Le recueil déjà cité du Musée britannique nous fournit ce portrait du nouvel archevêque : « C'est un petit homme en toute manière. Son visage pourroit passer pour celui du supérieur de la Trappe. Son esprit est assez enclin à la paix et à la douceur; mais il n'en faut pas demander davantage. Ce qui paroît venir de sa plume n'est pas mauvais, pourvu qu'il soit fait par le chanoine Boileau. Il suffit qu'il soit dans la faveur auprès de Mme de Maintenon, pour qu'il soit parvenu, en trois ou quatre années, d'évêque de Châlons au rang où il se trouve aujourd'hui. » (*Portraits et caractères*, 1703, ms. Additionnel 29 507, fol. 17.)

5. Deux fois il avait refusé de céder aux instances de Mme de Main-

et il avoit la domerie d'Aubrac[1], abbaye sous un titre particulier, mais qui n'est qu'un simple nom, dont il se démit en arrivant à Paris. Le Roi, si content du duc de Noailles, et Mme de Maintenon, toute à lui, voulut que la grâce fût entière : la domerie fut donnée[2] à l'abbé de Noailles[3], et l'évêché de Châlons en même temps. C'étoit le plus jeune des frères de M. de Noailles et de Monsieur de Châlons, qui avoit au moins quinze ou dix-huit ans moins qu'eux.

Peu après mon retour, j'allai me réjouir avec Monsieur de la Trappe[4] de la solidité que le Roi venoit de donner à

Régularisation de la Trappe. [*Add. S!-S. 131 et 132*]

tenon, et il ne se soumit qu'au commandement exprès du Roi. (*Correspondance générale de Mme de Maintenon*, tome IV, p. 11-12.) La *Gazette d'Amsterdam* (1695, p. 274) s'exprime ainsi, au sujet de cette nomination : « L'évêque de Châlons, frère du maréchal de Noailles, a été nommé par le Roi à l'archevêché de Paris. Ce prélat étoit dans son diocèse, et, lorsqu'il est venu ici par ordre de S. M., il s'est fort excusé d'accepter cette dignité; mais il y a enfin consenti, pour obéir aux ordres du Roi. Avant ce choix, S. M. s'étoit expliquée qu'elle n'entendoit pas que celui sur qui il tomberoit se mêlât de la distribution des bénéfices, ni des autres affaires ecclésiastiques qui se traitent à la cour, afin qu'il pût donner toute son application aux soins de son diocèse. » — Comparez tome XII, p. 139.

1. Cette maison (Saint-Chély-d'Aubrac, département de l'Aveyron) avait été fondée, au douzième siècle, dans les hautes montagnes du Rouergue, pour recevoir les pèlerins qui se rendaient en Espagne. Elle était fort riche, et le supérieur ou *dom* (du latin *dominus*, d'où le nom de *domerie*) jouissait de la meilleure partie du revenu, qui montait à quarante mille livres; mais la discipline y était fort mal observée, et Louis XIV chargea MM. de Noailles d'y rétablir l'ordre et la régularité.

2. Dans le manuscrit, *donné*, sans accord.

3. Jean-Baptiste-Louis-Gaston de Noailles, né le 7 juillet 1669, et pourvu, dès 1684, de l'abbaye de Haute-Fontaine, l'avait résignée en 1692, et avait eu, en mars 1693, celle de Montiéramey. Il était au séminaire de Saint-Sulpice quand son frère lui fit donner la domerie et l'évêché, et il crut devoir rendre au Roi son abbaye. (Voyez les Papiers du P. Léonard, MM 826, fol. 110, et le *Mercure*, décembre 1695, p. 304-306.) Nommé évêque le 25 décembre 1695, il fut sacré par son frère le 20 mai suivant. En 1706, il se démit de la domerie, mais reçut en échange l'abbaye de Hautvilliers. Il mourut le 17 septembre 1720.

4. Voyez ci-dessus, p. 13-16.

son ouvrage. C'étoit une abbaye commendataire[1] d'onze ou douze mille livres de rente tout au plus en tout, et la moindre de celles dont il s'étoit [démis[2]] en se retirant[3], sans penser encore à s'y[4] faire moine, et beaucoup moins à y rétablir la vie ancienne de saint Bernard[5] dans toute son austérité[6]. Un commendataire qui lui auroit succédé n'auroit pas laissé de quoi vivre à ce grand nombre de pénitents qu'il y avoit rassemblés, et la régularité en auroit été fort hasardée. Il le représenta donc au Roi par une lettre, et son desir de se voir un successeur régulier. Le Roi non-seulement le lui accorda, mais lui permit de

1. On appelle *commendataire* « un ecclésiastique séculier qui est.... pourvu par le Pape d'une abbaye ou d'un prieuré avec permission de disposer des fruits à son profit pendant sa vie.... Il ne peut pas exercer la discipline intérieure, mais il jouit de tous les droits honorifiques. » (*Dictionnaire de Trévoux*.) Par extension, on en étoit arrivé à faire conférer des abbayes en commende à des laïques, qui étaient censés devoir dans la suite recevoir les ordres sacrés. Dans ces abbayes, le gouvernement de la communauté était réservé à un prieur claustral.
2. Saint-Simon a sauté un mot. Faut-il lire *démis, dépouillé*...? Nous avons *se démit* un peu plus loin, à la dernière phrase de l'alinéa.
3. Voyez ci-dessus, p. 15, note 5. — 4. *S'y* corrige *se*.
5. Saint Bernard (1091-1153), religieux de Cîteaux, fonda à Clairvaux, en 1115, un monastère dont il étendit la règle sévère à près de quatre-vingts autres maisons cisterciennes, soit en France, soit à l'étranger. Les principales obligations de leur régime étaient le silence absolu, la prière fréquente, le travail manuel, une nourriture des plus frugales.
6. Ce fut le 22 août 1662 que M. de Rancé rétablit dans son abbaye la règle de l'étroite observance de Cîteaux ; nommé abbé régulier le 10 mai suivant, il prit l'habit le 13 juin, fit ses vœux le 26, fut bénit abbé le 13 juillet, alla ensuite à Rome pour obtenir du Pape l'approbation de sa réforme, avec l'autorité nécessaire pour la maintenir, et publia ses *Constitutions* en 1671. Voyez son article dans le *Gallia christiana*, tome XI, p. 751; son éloge par M. de Fourcroy, dans le *Mercure*, janvier 1696, p. 165-174 ; la *Vie de M. de Rancé*, par Marsollier, le Nain de Tillemont, et autres contemporains ; les *Mémoires de Mademoiselle*, tome III, p. 426-427, etc. L'abbé le Gendre dit, dans ses *Mémoires* (p. 141-145), comment, en 1692, les jésuites voulurent faire poursuivre M. de Rancé et ses religieux en qualité de jansénistes, et comment l'archevêque de Harlay prouva leur innocence.

le choisir, et lui promit qu'il n'y auroit point de commen-dataire tant que la régularité subsisteroit telle qu'il l'avoit établie; et le Pape y voulut bien entrer, pour que cette grâce ne pût préjudicier à la nomination d'un commendataire, quand il plairoit au Roi, même après trois ou un plus grand nombre de réguliers, parce que, sans cette précaution, trois abbés réguliers de suite remettent de droit l'abbaye en règle[1]. Monsieur de la Trappe nomma le prieur de sa maison, qui étoit un des plus saints[2] et des plus capables, mais qui ne vécut pas longtemps. Il se démit, et parut encore plus grand en cet état qu'il n'avoit fait dans la réforme et le gouvernement de cet admirable monastère[3].

Avant de quitter les saints, la mort de M. Nicole[4], qui[5]

1. Sur ce cas, voyez le *Répertoire de jurisprudence* de Guyot, tome XIV, p. 622.
2. Dans le manuscrit, s^{ts}; il y a la même abréviation au commencement de l'alinéa suivant.
3. L'abbé de Rancé avait fait renouveler les vœux de tous ses religieux le 14 septembre 1694; il se démit de son gouvernement le 29 juin 1695. Voyez le *Mercure*, juillet 1695, p. 85-97, et la *Gazette d'Amsterdam*, p. 106 (pour 206). Ainsi, remarque ce dernier journal, il donnait lieu à ses amis « de réfuter hautement.... les discours de ses ennemis ou envieux, qui vouloient trouver plus de vanité que de religion dans sa réforme. » *Spectaculum factus est mundo, angelis et hominibus*, dit le *Gallia christiana*. Le prieur nommé à sa place, le 2 mai 1695, s'appelait Pierre Foisel (en religion : dom Zozime); il fut bénit le 22 janvier 1696, mais mourut dès le 3 mars suivant, n'étant âgé que de trente-cinq ans.
4. Pierre Nicole, né à Chartres en 1625, s'était consacré à l'instruction des jeunes gens que ses amis de Port-Royal-des-Champs élevaient dans leurs petites écoles, et il avait pris en même temps une part assez active à la polémique des jansénistes pour être persécuté avec eux et obligé de quitter la France pendant quelque temps. On avait obtenu pour lui, en 1683, la permission de revenir à Paris; c'est dans cette ville, à l'hospice de la Crèche, qu'il mourut d'une attaque d'apoplexie, le 16 novembre 1695. Il n'était que simple tonsuré, bachelier en théologie, et n'avait d'autre bénéfice qu'une chapelle dans la collégiale de Beauvais.
5. *Qui* a été ajouté en interligne.

arriva à Paris vers la fin de cette année, mérite de n'être pas oubliée. Cet homme illustre est si connu par toute la suite de sa vie, par ses talents et par sa piété sage et éminente, que je ne m'y arrêterai pas : il a laissé des ouvrages d'une instruction infinie[1], et qui développent le cœur humain avec une lumière qui apprend aux hommes à se connoître, et toute tournée à l'édification et à la parfaite conviction.

<small>Évêque-duc de Langres,</small> Monsieur de Langres[2] mourut presque en même temps. Il étoit Simiane, fils et frère de MM. de Gordes[3], tous deux

---

1. Dangeau dit (tome V, p. 308) : « M. Nicole mourut à Paris; c'étoit un homme fort fameux par ses beaux ouvrages, surtout par ses livres de morale qu'il nous a laissés. » Le principal de ces ouvrages était les *Essais de morale*, mis au jour à partir de 1671, accueillis avec beaucoup de faveur, et qui figurent dans l'inventaire de la bibliothèque de Saint-Simon, publié par M. Baschet, p. 113. De plus, Nicole avait eu une très-grande part à la composition du livre de la *Perpétuité de la foi de l'Église catholique touchant l'Eucharistie*, imprimé sous le nom d'Arnauld, et il avait été également le collaborateur de Pascal, des auteurs des *Méthodes* de Port-Royal, et celui d'Arnauld pour la *Logique*. Voyez son éloge dans le *Mercure*, novembre 1695, p. 304-311, et dans la *Gazette*, p. 552. Nicole était l'un des moralistes que Mme de Sévigné goûtait le plus; elle écrit à Pomponne, le 24 novembre 1695 : « Nous perdons M. Nicole; c'est le dernier des Romains. » (*Lettres*, tome X, p. 333.)

2. Louis-Marie-Armand de Simiane de Gordes, premier aumônier de la reine Marie-Thérèse, abbé de la Roue, de Chaage et de Saint-Vincent de Senlis, chanoine-comte du chapitre de Lyon, était devenu évêque-duc de Langres et pair de France en janvier 1671. Il mourut à Paris, où il était venu pour l'assemblée du clergé, le 21 novembre 1695, épuisé, disait-on, par son travail de la *Réfutation des principales erreurs des quiétistes*. Il avait soixante-dix ans.

3. Guillaume de Simiane, mort en septembre 1642, et François de Simiane de Pontevès de Carces, mort le 23 novembre 1680, à cinquante-huit ans, tous deux titrés marquis de Gordes, faits chevaliers de l'Ordre en 1633 et en 1661, avaient tous deux aussi commandé la compagnie écossaise des gardes du corps, à partir de 1623, et possédé le gouvernement du Pont-Saint-Esprit. Le second avait été nommé lieutenant de Roi et grand sénéchal de Provence en 1656, chevalier d'honneur de la Reine en 1666.

chevaliers de l'Ordre et premiers capitaines[1] des gardes du corps. Le dernier vendit sa charge à M. de Chandenier[2], et fut depuis chevalier d'honneur de la Reine. Le père, mort en 1642, faisoit souvent arrêter le carrosse de Louis XIII ; il lui disoit : « Sire, vous ne voulez pas qu'on crève, faites donc arrêter, s'il vous plaît; » et il descendoit pour pisser. Le Roi rioit, et le considéroit. Mon père, qui l'a vu arriver cent fois, me l'a conté. L'autre mourut en 1680 ; c'est le père de Mme de Rhodes[3]. Monsieur de Langres fut donc élevé à la cour, et de très-bonne heure premier aumônier de la Reine. C'étoit un vrai gentilhomme, et le meilleur homme du monde, que tout le monde aimoit, répandu dans le plus grand monde et avec le plus distingué. On l'appeloit volontiers le *bon Langres*. Il n'avoit rien de mauvais, même pour les mœurs, mais il n'étoit pas fait pour être évêque : il jouoit à toutes sortes de jeux, et le plus gros jeu du monde. M. de Vendôme, Monsieur le Grand, et quelques autres de cette volée lui attrapèrent gros deux ou trois fois au billard. Il ne dit mot, et s'en alla à Langres, où il se mit à étudier les adresses du billard, et s'enfermoit bien pour cela, de peur qu'on le sût. De retour à Paris, voilà ces Messieurs

Gordes ; sa mort.
[*Add. S^tS. 133*]

1. C'est-à-dire, capitaines de la plus ancienne des quatre compagnies, celle qui avait été composée d'Écossais, sous le règne de Charles VII, et qui était la « plus distinguée, » nous dit Saint-Simon (tome V, p. 129).

2. François de Rochechouart, marquis de Chandenier, né en 1611, fut d'abord, en 1635, capitaine aux gardes, puis eut la charge de M. de Gordes en 1642. Disgracié sous le règne suivant, en janvier 1651, il se retira dans ses terres, et, quoiqu'on eût commis au commandement de sa compagnie le comte d'Ayen (duc de Noailles), il ne donna sa démission qu'au bout de vingt ans, pour revenir alors à Paris, où nous le verrons bientôt mourir, le 14 août 1696.

3. Anne-Marie-Thérèse de Simiane de Gordes, mariée, le 21 mars 1682, à François-Louis de Simiane, marquis de Moncha, puis, en secondes noces, le 21 avril 1692, à Charles Pot, marquis de Rhodes, qui était grand maître des cérémonies depuis 1662, et qui mourut en juillet 1706. Mme de Rhodes ne mourut que le 2 février 1740, à quatre-vingt-cinq ans. L'indicatif *c'est* vient peut-être de ce que ce passage a été écrit avant 1740.

à le presser de jouer au billard, et lui à s'en défendre, comme un homme déjà battu et qui, depuis six mois de séjour à Langres, n'a vu que des chanoines et des curés. Quand il se fut bien fait importuner, il céda enfin. Il joua d'abord médiocrement, puis mieux, et fit grossir la partie ; enfin il les gagna tout de suite, puis se moqua d'eux, après avoir regagné beaucoup plus qu'il n'avoit perdu. Il avoit un grand desir de l'Ordre, et de toutes façons étoit fait pour l'avoir[1], et mourut fort vieux sans y être parvenu.

Abbé de Tonnerre évêque-duc de Langres. Sa modestie. [Add. St-S. 184]

Langres fut donné à l'abbé de Tonnerre[2], fils du frère aîné de Monsieur de Noyon. Il étoit aumônier du Roi, et servoit auprès de Monseigneur, qui, le lendemain au soir, s'en alla à Meudon, où les courtisans qu'il menoit avoient l'honneur de manger tous, et toujours avec lui. Quand son souper fut servi, et que l'abbé de Tonnerre eut dit le *Benedicite*, il lui dit de se mettre à table. L'abbé répondit modestement qu'il avoit soupé, car l'aumônier mangeoit devant[3] à la table du maître d'hôtel[4]. « Et pourquoi, Monsieur l'abbé ? lui dit Monseigneur. Vous êtes nommé à

1. La maison de Simiane était des plus anciennes et des plus illustres de la Provence. Voyez sa filiation, depuis le dixième siècle, dans l'*Histoire généalogique* du P. Anselme, tome II, p. 238 et suivantes.
2. François-Louis de Clermont-Tonnerre, abbé de Thenailles en 1690, avait été nommé aumônier du Roi le 14 septembre 1692. Son oncle, Monsieur de Noyon, dont il était vicaire général depuis 1691, avait demandé pour lui l'évêché de Châlons, « afin qu'on vît trois pairs du même nom » (*Correspondance générale de Mme de Maintenon*, tome IV, p. 17) ; l'évêché de Langres vint à point pour satisfaire ce goût de « symétrie, » selon le mot de Mme de Maintenon. Le Roi nomma en même temps, le 24 décembre 1695, MM. de Noailles et de Tonnerre. Ainsi, sur sept pairies ecclésiastiques, il s'en trouvait deux dans la maison de Noailles, et trois dans celle de Clermont. L'évêque de Langres ne fut sacré que le 14 octobre suivant. Il eut l'abbaye de Bèse en 1706, et mourut le 12 mars 1724, dans un âge fort avancé.
3. Auparavant.
4. Voyez le règlement de la maison du Roi, arrêté le 7 janvier 1681, et applicable aussi à la maison du Dauphin (Arch. nationales, O¹ 25, fol. 11-19).

Langres, et dès là vous savez bien que vous devez manger avec moi. Au moins, ajouta-t-il, n'y manquez plus de[1] tout le voyage. » L'abbé de Tonnerre, après l'avoir remercié, lui dit qu'il n'ignoroit pas cet honneur et cette distinction des évêques-pairs, mais qu'il n'y avoit bontés ni amitiés qu'il ne reçût tous les jours de Monsieur d'Orléans, qui ne pouvant avoir cet honneur, étant évêque et premier aumônier, il seroit trop peiné de lui donner ce dégoût, lui n'étant encore que nommé et ayant demandé de continuer à servir dans sa charge d'aumônier jusqu'à l'arrivée de ses bulles. Il fut extrêmement loué de cette modestie et de cette considération pour Monsieur d'Orléans, et Monseigneur lui dit qu'il ne vouloit pas le contraindre, mais qu'il seroit le maître de se mettre à table avec lui toutes les fois qu'il voudroit[2].

M. et Mme la maréchale de Lorge arrivèrent de Vichy, et se pressèrent trop d'aller à Versailles, où ils furent reçus du Roi avec les plus grandes marques d'amitié et de distinction. Mais Monsieur le maréchal parut encore en[3] plus mauvais état à la cour qu'il n'avoit fait à Paris, et, presque aussitôt qu'il eut pris le bâton[4], il fut obligé de l'envoyer au maréchal de Villeroy[5]. Le Roi comprit qu'après deux aussi fortes maladies, et si près à près, il ne seroit plus en état de servir, et ne voulut pas s'exposer[6], au milieu d'une campagne, aux inconvénients qui pouvoient naître de la santé du général. Il eut peine à en

M. le maréchal de Lorge ne sert plus.

1. *De* est écrit au-dessus de la ligne.
2. Comparez la suite des *Mémoires*, tome II, p. 170.
3. L'*e* initial d'*en* surcharge un *p*.
4. Le capitaine des gardes en quartier portait à la main un bâton d'ébène à pommeau d'ivoire. Sur ses fonctions et prérogatives, voyez l'*État de la France*, au chapitre des Gardes du Roi.
5. Dangeau dit, à la date du lundi 19 décembre 1695 (tome V, p. 325) : « M. le maréchal de Lorge, qui arriva ici (à Versailles), prit hier le bâton; mais, comme il n'est pas encore en trop bonne santé, il l'a quitté aujourd'hui. »
6. Devant *exposer*, *s'* a été substitué à *l'*.

parler lui-même au maréchal, et chargea M. de la Rochefoucauld, son ami le plus intime de tous les temps, de le lui faire entendre, et de tâcher surtout qu'il ne s'opiniâtrât point là-dessus à vouloir lui parler ni lui écrire. M. de la Rochefoucauld vint donc dîner chez lui à Paris, et, après le dîner, le prit en particulier avec la maréchale. Ce compliment leur parut amer. M. le maréchal de Lorge se croyoit en état de commander l'armée : il voulut une audience du Roi, et il l'eut. Tout s'y passa avec toutes sortes d'égards et d'amitiés du Roi ; mais il ne put changer de pensée, et M. de Lorge s'y soumit de bonne grâce, quoique très-peiné de devenir inutile, surtout par rapport à moi et à ses neveux[1]. Nous en fûmes aussi fort affligés, par la différence infinie que cela faisoit pour nous à l'armée, et à la considération même partout ailleurs.

Forte picoterie des Princesses.

Peu de jours après[2], nous fûmes d'un voyage de Marly[3], qui fut pour moi le premier[4], où il arriva une singulière

1. Dangeau rapporte les choses ainsi : « Lundi, 2 janvier 1696, à Versailles. Le Roi a parlé à M. le maréchal de Lorge avec beaucoup de bonté : il lui a témoigné être fort content de lui, et lui a dit qu'il étoit bien fâché que sa mauvaise santé le mît hors d'état de commander cette année son armée d'Allemagne comme à l'ordinaire.... M. le maréchal de Lorge n'avoit point prié le Roi de le dispenser de cet honneur-là. » (*Journal*, tome V, p. 340.)
2. Ceci est une erreur de chronologie, car la scène dont va parler Saint-Simon, se place, selon Dangeau (tome V, p. 316), à la date du 2 décembre 1695, avant même le retour de M. et Mme de Lorge.
3. Saint-Simon dira ailleurs (tome XII, p. 83) quelles furent les origines des Marly, et (tome VII, p. 399) quelles réformes le Roi dut y apporter en 1710, en ce qui touchait les dames et les soupers.
4. Nous avons déjà dit, p. 275, note 2, que, selon Dangeau et la *Gazette d'Amsterdam*, Saint-Simon avait paru pour la première fois à Marly le 24 avril 1695, peu de temps après son mariage, avec d'autres courtisans qui, comme lui, « n'avoient pas accoutumé d'y être. » Il est vrai que le même Dangeau, à la date du 30 novembre 1695 (tome V, p. 315), dit de nouveau : « Le Roi a amené ici (à Marly) le duc de Saint-Simon et le duc d'Humières, qui n'avoient pas accoutumé d'y être. » C'est sans doute cette seconde mention du *Journal* qui a induit Saint-Simon en erreur sur son propre compte.

scène. Le Roi et Monseigneur y tenoient chacun une table à même heure et en même pièce, soir et matin; les dames s'y partageoient sans affectation, sinon que Mme la princesse de Conti étoit toujours à celle de Monseigneur, et ses deux autres sœurs toujours à celle du Roi. Il y avoit dans un coin de la même pièce cinq ou six couverts, où, sans affectation aussi, se mettoient tantôt les unes, tantôt les autres, mais qui n'étoit tenue[1] par personne. Celle du Roi étoit plus proche du grand salon, l'autre plus voisine des fenêtres et de la porte par où, en sortant de dîner, le Roi alloit chez Mme de Maintenon, qui alors dînoit souvent à la table du Roi, se mettoit vis-à-vis de lui (les tables étoient rondes), ne mangeoit jamais qu'à celle-là, et soupoit toujours seule chez elle. Pour expliquer le fait, il falloit mettre ce tableau au net[2].

Les[3] Princesses n'étoient que très-légèrement raccommodées, comme on l'a vu plus haut[4], et Mme la princesse de Conti intérieurement de fort mauvaise humeur du goût de Monseigneur pour la Choin, qu'elle ne pouvoit ignorer, et dont elle n'osoit donner aucun signe[5]. A un dîner pendant lequel Monseigneur étoit à la chasse[6], et où sa table étoit tenue par Mme la princesse de Conti, le Roi s'amusa à badiner avec Madame la Duchesse et sortit de cette gravité qu'il ne quittoit jamais[7], pour, à la surprise

[.Add. S^tS 185]

1. Ce féminin est un accord avec l'idée de *table* rendue plus haut.
2. On peut se reporter au plan de l'intérieur de Marly gravé chez Mortin, quoiqu'il soit postérieur de plusieurs années à 1695. Saint-Simon donnera ailleurs d'autres détails, tome V, p. 326-327.
3. La lettre *L* corrige un *C*.
4. Pages 181 et suivantes.
5. Voyez ci-dessus, p. 188-190.
6. Le vendredi 2 décembre, « Monseigneur courut le loup dans la forêt de Saint-Germain. — Il y eut une petite aigreur entre les Princesses, sur un mot mal entendu; mais apparemment cela n'aura point de suites. Monseigneur les raccommodera. » (*Journal de Dangeau*, tome V, p. 316.)
7. Voyez le portrait de Louis XIV, dans la suite des *Mémoires*, tome XII,

de la compagnie, jouer avec elle aux olives[1]. Cela fit boire quelques coups à Madame la Duchesse ; le Roi fit semblant d'en boire un ou deux, et cet amusement dura jusqu'au fruit et à la sortie de table. Le Roi, passant devant Mme la princesse de Conti pour aller chez Mme de Maintenon, choqué peut-être du sérieux qu'il lui remarqua, lui dit assez sèchement que sa gravité[2] ne s'accommodoit pas de leur ivrognerie. La princesse, piquée, laissa passer le Roi ; puis, se tournant à Mme de Châtillon[3], dans ce moment de chaos où chacun se lavoit la bouche, lui dit qu'elle aimoit mieux être grave que sac à vin, entendant quelques repas un peu allongés que ses sœurs avoient faits[4] depuis peu ensemble. Ce mot fut entendu de Mme la duchesse de Chartres, qui répondit assez haut, de sa voix lente et tremblante, qu'elle aimoit mieux être sac à vin que sac à guenilles : par où elle entendoit Clermont[5] et des officiers des gardes du corps qui avoient été, les uns chassés, les autres éloignés, à cause d'elle. Ce mot fut si cruel qu'il ne reçut point de repartie, et qu'il courut sur-le-champ par Marly, et de là par Paris et partout[6].

p. 77. Cependant le duc de Luynes (tome II, p. 244) raconte qu'on s'amusait parfois, avec le Roi et à sa table, à se jeter des boulettes de mie, des pommes, des oranges, etc.

1. Nous ne savons quel était ce divertissement ; les recueils que nous avons consultés, relatifs soit à la table, soit aux jeux, n'en parlent point.
2. La gravité dont la princesse se donnait l'air.
3. Voyez ci-dessus, p. 207, note 1.
4. Dans le manuscrit, *fait*, sans accord.
5. Voyez ci-dessus, p. 186, l'épisode Clermont-Chaste et Choin.
6. Nous devons rapprocher de ce récit celui qui se trouve dans les commentaires du Chansonnier de Gaignières (ms. Fr. 12 692, p. 1-3). On se demandera peut-être si Saint-Simon n'aurait pas eu communication soit du Chansonnier, soit des notes de Gaignières et de son secrétaire Barthélemy Remy, et s'il ne s'en serait pas inspiré, plutôt que de ses propres souvenirs, à moins toutefois qu'on ne suppose l'anecdote racontée par lui, spectateur et auditeur, à son ami Gaignières. Du reste, Dangeau fait des allusions à cette scène de Marly qui prouvent qu'elle

Madame la Duchesse, qui, avec bien de la grâce et de l'esprit, a l'art des chansons salées[1], en fit d'étranges sur ce même ton. Mme la princesse de Conti, au désespoir, et

fit du bruit à la cour et à la ville; mais lui est d'autant plus discret dans ses notes, que sa femme, se trouvant alors à Meudon avec Monseigneur, dut tout savoir de première main. « La cour, dit Gaignières, étoit allée passer quelques jours au château de Marly; là le Roi traitoit toutes les dames. Il y avoit quatre tables dans le salon. Le Roi en tenoit une, où étoit la duchesse de Bourbon; Monseigneur, dauphin de France, en tenoit une autre, où étoit la princesse douairière de Conti. On fut assez gaillard à la table du Roi, chose rare, à cause d'un assez bon vin qu'on y avoit apporté. La table du Roi s'étant levée la première, Sa Majesté s'approcha de celle de Monseigneur, et demanda si l'on y avoit aussi bien fait son devoir qu'à la sienne. La princesse de Conti, qui étoit naturellement aigre, qui avoit peu d'esprit, et qui n'aimoit pas Madame la Duchesse, répondit qu'on avoit médiocrement bu, et qu'on ne l'appelleroit pas *sac à vin*. Cela fut rapporté à Madame la Duchesse, qui prit ce mot de *sac à vin* pour elle, et qui dit qu'elle n'étoit pas, pour elle, un *sac à ordure*. Autre délateur ou étourdi redit ceci à la princesse de Conti : tant et si bien que ces princesses s'aigrirent, et que Madame la Duchesse fit la chanson suivante :

.... Vous ai-je ôté la tendresse
De quelque garde du Roi?

.... La princesse douairière de Conti avoit aimé le comte de Clermont de Chaste, enseigne des gendarmes du Roi, dès le temps qu'il étoit exempt des gardes du corps.... Ce gentilhomme aimoit Mlle Choin, sa fille d'honneur, et jouoit la princesse de Conti. Madame la Duchesse rappelle cette aventure et lui dit que ce n'est pas elle qui lui a ôté la tendresse de Clermont, qu'elle appelle simplement *garde du Roi*.... D'autres veulent que l'auteur veuille parler ici du comte de Sassenage, exempt des gardes du corps du Roi. » — Quant à l'épithète de *sac à vin*, appliquée à la duchesse de Chartres, elle ne s'accorde que trop avec ce que Madame écrit de sa belle-fille, le 7 mars 1696 : « La femme de mon fils est une dégoûtante créature; elle s'enivre comme un sonneur trois ou quatre fois par semaine. » (*Lettres nouvelles*, traduites par M. Rolland, p. 157.) Voyez d'ailleurs l'autre épisode que Saint-Simon raconte immédiatement après celui-ci.

1. Voyez ci-dessus, p. 182, note 5. La Beaumelle a consacré quelques pages de ses *Mémoires sur Mme de Maintenon*, éd. 1756, tome IV, p. 217-220, au caractère insolent de la duchesse et à son goût pour le plaisir.

qui n'avoit pas les mêmes armes[1], ne sut que devenir. Monsieur, le roi des tracasseries, entra dans celle-ci[2], qu'il trouva de part et d'autre trop forte. Monseigneur s'en mêla aussi[3] : il leur donna un dîner à Meudon, où Mme la princesse de Conti alla seule, et y arriva la première; les deux autres y furent menées par Monsieur. Elles se parlèrent peu, tout fut aride, et elles revinrent de tous points comme elles étoient allées.

La fin de cette année fut orageuse à Marly. Mme la duchesse de Chartres et Madame la Duchesse, plus ralliées par l'aversion de Mme la princesse de Conti, se mirent, au voyage suivant[4], à un repas rompu[5], après le coucher du Roi, dans la chambre de Mme de Chartres[6] au châ-

1. L'aigreur de la fille de Mlle de la Vallière contre Madame la Duchesse semblait s'augmenter à mesure que, perdant ses appas, elle voyait toute la gaieté aller à sa rivale. Si son esprit ne lui fournissait pas les « mêmes armes » pour riposter aux chansons, elle sut cependant trouver des défenseurs pour faire courir cette réponse :

> Vous mettez donc votre vertu,
> Votre esprit et votre sagesse
> A qui s'enivrera le plus;
> Mais, croyez-moi, Duchesse,
> La femme qui se prend de vin
> Ne peut être modeste;
> Elle est des laquais le butin
> Et des soldats le reste.

2. Saint-Simon a écrit par mégarde *celly*; cinq lignes plus loin, il a corrigé *ard* en *arid[e]*.
3. Voyez le *Journal de Dangeau*, tome V, p. 319.
4. Ce voyage serait donc celui qui dura du 14 au 16 décembre.
5. L'expression est insolite; mais on n'a pas besoin d'écarter le mot *rompu* de son vrai sens pour qu'il marque bien ce que ce repas de fantaisie a d'irrégulier, d'incomplet, surtout de non suivi. Ailleurs (tomes VII, p. 438, et XIV, p. 23) Saint-Simon parlera encore de « repas rompus », pour dire des impromptus, sans cérémonie, des repas « non réglés, à heures rompues », comme il dit aussi dans le tome XI, p. 2.
6. Depuis le commencement de novembre, Mme la duchesse de Chartres, sous prétexte qu'elle était incommodée, avait obtenu une chambre

teau. Monseigneur joua tard dans le salon. En se retirant chez lui, il monta chez ces princesses, et les trouva qui fumoient avec des pipes qu'elles avoient envoyé chercher au corps de garde suisse[1]. Monseigneur, qui en vit les suites si cette odeur gagnoit, leur fit quitter cet exercice ; mais la fumée les avoit trahies. Le Roi leur fit le lendemain une rude correction, dont Mme la princesse de Conti triompha. Cependant ces brouilleries se multiplièrent, et le Roi, qui avoit espéré qu'elles finiroient d'elles-mêmes, s'en ennuya, et, un soir, à Versailles, qu'elles étoient dans son cabinet après son souper, il leur en parla très-fortement, et conclut par les assurer que, s'il en entendoit parler davantage, elles avoient chacune des maisons de campagne où il les enverroit pour long-

séparée, à l'étage supérieur du corps du château, tandis que son mari logeait en bas. (*Journal de Dangeau*, tome V, p. 301.)

1. Nous n'avons pas de preuves positives de l'authenticité de cette anecdote, qui a été si souvent empruntée à Saint-Simon et reproduite sous toutes les formes, même dans les histoires de France. Cependant il n'est pas douteux que des femmes de qualité, sinon les Princesses mêmes, s'adonnaient parfois aux goûts les moins convenables. Quant au tabac, non-seulement l'usage de priser était passé des hommes aux femmes, mais certaines dames fumaient comme des soldats. A la suite d'une chanson de Coulanges, le commentateur du Chansonnier (ms. Fr. 12 692, p. 64) dit : « Les femmes prenoient alors communément du tabac par le nez, ce qui eût été autrefois une impolitesse aux hommes mêmes, surtout devant des femmes. L'auteur auroit pu ajouter à ce couplet qu'il y avoit beaucoup de dames, des plus jeunes et des plus aimables, qui fumoient comme des soldats. » Et voici comment Mme de Maintenon s'exprimait, en 1707, avec la princesse des Ursins : « Je vous avoue, Madame, que les femmes de ce temps-ci me sont insupportables ; leur habillement insensé et immodeste, leur tabac, leur vin, leur gourmandise, leur grossièreté, leur paresse, tout cela est si opposé à mon goût, et, ce me semble, à la raison, que je ne puis le souffrir. » (*Lettres inédites de Mme de Maintenon et de Mme des Ursins*, éd. de 1826, tome I, p. 138.) Comparez le récit fait par Mme de la Troche, en 1699, d'un souper offert par la maréchale de Rochefort à la duchesse de Chartres, en compagnie de Mmes de Sforce, de Blanzac et de Saint-Pierre. (*Lettres de Mme de Sévigné*, tome X, p. 442.)

temps, et où il les trouveroit fort bien¹. La menace eut son effet, et le calme et la bienséance revinrent, et suppléèrent à l'amitié.

1. Ceci doit être tiré du *Journal de Dangeau*, tome V, p. 328; la scène se passa le 25 décembre 1695.

APPENDICE

PREMIÈRE PARTIE

ADDITIONS DE SAINT-SIMON
AU *JOURNAL DE DANGEAU*

65. *Origines de Louville.*
(Page 4.)

12 novembre 1701. — Louville étoit un gentilhomme de Beauce, du nom d'Allonville, de très-bon lieu, et dont l'ancêtre paternel étoit chambellan de Louis XI et fort bien avec lui. Il étoit parent de M. de Beauvillier, et sa mère étoit Moyencourt, d'un bon nom, alliée à une branche éteinte de Saint-Simon, et M. de Saint-Simon avoit pris soin de cette famille dans sa faveur sous Louis XIII. Quand on mit des gentilshommes de la manche auprès des princes, M. de Saint-Simon en parla à M. de Beauvillier, qui ne le connoissoit point ; le père étoit retiré depuis longtemps chez lui, et le fils étoit fort jeune et capitaine au régiment du Roi d'infanterie, où il s'étoit même distingué. Il fut donc gentilhomme de la manche de M. le duc d'Anjou. M. de Beauvillier le goûta, et il se fit beaucoup d'amis considérables à la cour. Toute la famille de M. de Beauvillier et ses amis particuliers, M. de Pomponne, M. de Torcy, même M. de Barbezieux, en firent le leur. Il étoit fort instruit, avoit beaucoup d'esprit, et de ces conversations charmantes par un amusement et des saillies toujours nouvelles, et avec cela tout le solide et la mesure possible. Il entra fort avant dans la confiance de M. de Beauvillier et lui fut attaché, et aux siens, en tout temps, avec une fidélité et une ardeur inviolable. Il suivit le roi d'Espagne, et fut jusqu'à son mariage l'âme de tout dans sa cour et dans son conseil, et rien ne se faisoit que par lui. Ce fut lui qui fut chargé de venir rendre compte de mille détails qui s'étoient passés jusqu'alors, de la première entrevue et du mariage du roi et de la reine d'Espagne, et de solliciter la permission pour le roi d'Espagne de faire la campagne en Italie, et d'arranger, s'il l'obtenoit, tout ce voyage avec notre cour, comme il l'exécuta très-bien, à la satisfaction de l'une et de l'autre[1].

1. Voyez ci-après l'Addition 126, p. 412.

66. *Procès des ducs et pairs contre M. de Luxembourg.*
(Page 24.)

31 janvier 1689. — Voici le procès de M. de Luxembourg.

Piney fut érigé mâle et femelle en 1581, par Henri III, pour François de Luxembourg, chevalier de l'Ordre en 1580, ambassadeur à Rome, 1586, vers Sixte V, et en depuis, par Henri IV, vers Clément VIII; et mourut en 1613. De Diane de Lorraine, fille et sœur des deux ducs d'Aumale, il laissa un fils unique, qui mit fin à cette branche par sa mort en 1616, ne laissant que deux filles de Madeleine de Montmorency-Thoré. La cadette épousa le duc de Ventadour : elle et lui n'eurent point d'enfants; ils se séparèrent, elle se fit carmélite, et lui prêtre et chanoine de Notre-Dame de Paris. L'aînée, aux termes de l'érection, fut duchesse de Piney et porta cette dignité à son mari, M. de Brantes, frère du connétable de Luynes, qu'elle épousa en 1620, et dont elle devint veuve en 1630, et en eut un fils et une fille. Le fils fut duc de Piney, imbécile, interdit, diacre, enfermé à Saint-Lazare, et est mort en cet état en 1697. La fille fut religieuse, professe et maîtresse des novices plus de vingt ans en l'Abbaye-aux-Bois, à Paris, restituée au siècle, faite chanoinesse de Poussay, nommée la princesse de Tingry, dame du palais de la Reine, avec un tabouret de grâce pour ses prétentions au duché de Piney, et morte à Versailles en [1706[1]]. La duchesse, mère de ces deux enfants, se remaria à Charles-Henri de Clermont-Tonnerre, dont elle eut une seule fille. Mme de Luxembourg perdit le rang et les honneurs de duchesse en se remariant, bien loin de les communiquer à son second mari, qui mourut en 1674, et elle en 1680, à soixante-douze ans.

Cette fille unique du deuxième lit, Monsieur le Prince la fit épouser à M. de Montmorency-Bouteville, en 1661, et, pour ce mariage, fit lever pour vingt-quatre heures l'interdiction du diacre insensé et enfermé, son frère du premier lit, qui céda et transporta à sa sœur tous ses droits et y renonça en sa faveur, et fut aussitôt après interdit de nouveau et renfermé. Monsieur le Prince fit restituer au siècle la sœur du premier lit, religieuse, pour faire les mêmes renonciations, et lui fit obtenir ce qui vient d'être dit, et, moyennant cela et les grandes sommes confessées dans le contrat de mariage avoir été données par M. de Montmorency-Bouteville, sa belle-mère lui céda et transporta aussi tous ses droits, moyennant quoi il se porta pour duc de Piney-Luxembourg, en prenant le nom et les armes; mais, sur les oppositions qu'il y trouva, Monsieur le Prince lui fit donner une érection nouvelle en 1662, sur laquelle il fut reçu duc-pair sans difficulté, avec le rang de cette date.

M. de Luxembourg demeura en ces termes jusqu'en 1676, qu'il obtint sourdement des lettres patentes portant déclaration que le Roi n'a pas entendu faire d'érection nouvelle par ses lettres de 1661, mais approu-

1. Le manuscrit porte : 169..

ver seulement le contrat de mariage de M. de Luxembourg et agréer qu'il fût reçu pair de France suivant ce qui avoit été pratiqué par M. de Luxembourg, frère du connétable de Luynes. C'est sur ce fondement que M. de Luxembourg, sûr de sa dignité par son érection nouvelle de 1661 et sa réception au Parlement en conséquence, avec le rang de cette date, prétendit, sans rien risquer, à l'ancienneté de la première érection de 1581, et qu'il attaqua tous les pairs d'entre cette érection et la sienne de 1661. C'étoient les ducs de Ventadour, d'Elbeuf, de la Trémoïlle, de Montbazon, de Vendôme, de Sully, de Luynes, de Lesdiguières, de Brissac, de Chaulnes, de Richelieu, de Saint-Simon, de la Rochefoucauld, de la Force, de Valentinois ou Monaco, de Rohan-Chabot et de Bouillon : ces deux derniers, parce que M. de Luxembourg n'avoit été reçu qu'après le duc de Rohan, tous deux impétrants, et que M. de Bouillon, mineur, avoit obtenu des lettres enregistrées, à l'occasion de la réception de M. de Rohan, portant que, son père n'ayant pu être reçu, prévenu par la mort presque aussitôt après son érection durant les troubles, et lui étant mineur, son ancienneté lui étoit réservée nonobstant les premières réceptions qui se pouvoient faire avant la sienne, s'il plaisoit à S. M. ériger de nouvelles pairies. Mais M. de Bouillon, qui avoit des idées de tenter la prétention de l'ancienne érection d'Albret et de Château-Thierry, si celle de Piney réussissoit, quelque différence qu'il pût y avoir entre l'une et l'autre de ces prétentions, ne crut pas devoir combattre celle de M. de Luxembourg; et M. de Chevreuse, comme duc de Luynes, ne s'y voulut pas opposer non plus, moins par la considération de son gendre, fils aîné de M. de Luxembourg, que par deux considérations aussi absurdes l'une que l'autre : la première, qu'étant, par son contrat de mariage, héritier de M. de Chaulnes, fils d'un frère du connétable de Luynes, il espéroit, après la mort de M. de Chaulnes, faire passer sa dignité avec son bien à son second fils, qui étoit appelé à sa succession par le contrat de mariage de M. de Chevreuse; la seconde, parce que sa grand'mère, veuve en premières noces du connétable de Luynes et en secondes du duc de Chevreuse Lorraine, sans enfants, ayant emporté le duché de Chevreuse pour ses reprises, avec d'autres biens qui étoient revenus à lui par son père, fils unique du premier lit de Mme de Chevreuse, il espéroit encore revenir à l'ancienneté et à la pairie de l'érection de Chevreuse faite pour le second mari de sa grand'-mère, quoiqu'il eût si peu songé à cette chimère jusqu'alors, qu'il avoit obtenu pour lui-même une nouvelle érection de Chevreuse en duché vérifié, sans pairie, en 1668, par la faveur de son mariage avec la fille aînée de M. Colbert. Des quinze restants, MM. de Ventadour et de Brissac ne s'occupoient guère d'affaires, ni de vivre en gens de leur état; M. de Sully passoit sa vie à Sully depuis nombre d'années, et M. de Lesdiguières étoit enfant; ils opposèrent néanmoins, et voulurent que leurs noms parussent avec les autres. M. de Saint-Simon étoit d'un âge à ne pouvoir se donner beaucoup de mouvement, et M. de la Force dans une situation qui le rendoit utile à peu de chose. Il y avoit encore la duchesse d'Aiguillon, dont la singularité et la retraite la mettoit hors de portée d'entrer dans rien. MM. d'Elbeuf et de Vendôme, dissipés à leurs plaisirs, ne laissèrent pas de prendre une vraie part à l'affaire, et M. de Vendôme y en prit une telle, qu'elle donna lieu à ce qui se fit ensuite en faveur des bâtards. M. de Montbazon ou Guémené y entra, autant que sa vie fort séparée le lui permit, et plus même qu'on ne devoit en attendre, et M. de Monaco tant qu'il put aussi. Ceux qui en soutinrent tout le poids, et avec toute la chaleur possible, furent MM. de la Trémoïlle, de Chaulnes, de Richelieu, de la Rochefoucauld, de Rohan, et quatre ou cinq [ans?] après, M. de Saint-Simon, après la mort de son père, qui, à dix-huit ans, en soutint les plus grands efforts. Jusqu'en 1693, qui fut l'année qu'il perdit son père, cette affaire ne fit que languir ; mais elle devint alors fort échauffée par les procédures, et plus encore par les procédés. M. d'Uzès se joignit aux opposants à M. de Luxembourg, et, dans la suite, plusieurs ducs postérieurs à l'érection de Piney de 1661, par le commun préjudice que cette prétention portoit à la dignité, et par l'intérêt de chacun de fermer la porte à des prétentions d'ancienneté sur eux, auxquelles celle-ci auroit ouvert la porte.

Les opposants prétendoient que l'effet femelle, s'arrêtant au premier degré, ne pouvoit vaguer de maison en maison, et, par une différente de celle de l'impétrant, entrer dans une seconde étrangère, et ainsi à l'infini; que le duché-pairie de Piney étoit éteint dans le sang du premier mari de Mlle de Luxembourg, qui étoit le frère du connétable de Luynes, si bien que sa veuve n'avoit ni conservé pour elle-même le rang, ni aucun honneur de duchesse depuis son second mariage, ni encore moins n'en avoit pu rien communiquer à son second mari, qui n'en avoit jamais joui, par conséquent à la fille de ce second lit, qui étoit la maréchale de Luxembourg ; que le fils du premier lit, duc et pair sans difficulté, mais insensé, interdit, enfermé, diacre, n'avoit pu rien céder par le contrat de mariage de M. de Luxembourg et de sa sœur du second lit, parce que lever pour cela une interdiction et la remettre vingt-quatre heures après, c'étoit se moquer des lois et de la justice, parce qu'il étoit incapable d'aucune disposition et d'aucun acte judiciaire, parce que les sommes alléguées reçues par lui de M. de Luxembourg à cet effet en rendoient M. de Luxembourg incapable, puisqu'il faut être héritier du sang, et non acquéreur, pour succéder à la dignité de duc-pair ; parce que cette sœur du second lit n'avoit en elle aucune capacité d'hériter de cette dignité, qui, avant elle, avoit déjà changé de maison ; parce que sa mère ne pouvoit lui transmettre ce qu'elle ne possédoit plus, et ce qui étoit absorbé et passé en son fils du premier lit ; enfin parce que M. de Luxembourg en avoit si bien reconnu les défauts, qu'il avoit obtenu une érection toute nouvelle en sa faveur, avec un rang nouveau, dans lequel il s'étoit fait recevoir en 1662, et n'en avoit point eu, ni été reconnu duc auparavant par le Roi ni par personne, et que des lettres surprises en 1676, qui faisoient dire au Roi ce qui lui convenoit à lui, sans connoissance ni contradiction de personne des intéressés, ne leur pouvoient préjudicier, ni lui donner, à lui, un droit qu'il n'avoit pas d'ailleurs. Telle fut cette grande affaire, qui, à la suite, partialisa le monde avec de grands éclats et donna naissance à beaucoup d'autres.

67. *Le maréchal duc de Luxembourg.*
(Page 33.)

8 novembre 1685. — Le prince de Tingry étoit fils aîné du maréchal duc de Luxembourg, qui, avec cette dénomination de prince, n'en a jamais eu mieux. Il étoit Montmorency et petit-fils de ce Bouteville, grand duelliste, qui en eut enfin le cou coupé, pour n'avoir pu résister au sommeil à l'extrémité de la frontière des Pays-Bas, où il se sauvoit, et où, se croyant trop avancé pour être pris, il le fut dormant dans le chemin. Son fils, qui avoit suivi Monsieur le Prince, en fut toujours protégé, et devint duc, pair et maréchal de France, etc. Il épousa Mlle de Clermont-Tonnerre, dont la mère étoit Luxembourg, fille du dernier duc de Piney, dont le duché étoit femelle, et qui, à ce titre, fit duc et pair Brantes, frère du connétable de Luynes, son premier mari, qui en prit le nom de duc de Luxembourg et fut chevalier de l'Ordre, gouverneur de Blaye et capitaine des chevau-légers de la garde. Il laissa un fils, qui fut imbécile, diacre et interdit, et une fille, religieuse professe, puis maîtresse des novices de l'Abbaye-aux-Bois, à Paris. Mme de Luxembourg se remaria au comte de Tonnerre, dont elle eut une fille unique, que Monsieur le Prince fit épouser au jeune Bouteville, qui prétendit par là être duc de Piney-Luxembourg. Cette prétention s'éclaircira en son lieu ; ici il suffit de dire que Monsieur le Prince fit pour cette affaire deux efforts de crédit : l'un, d'obtenir que cette religieuse, qui l'étoit depuis vingt-cinq ans, seroit dispensée de ses vœux, faite pour la forme chanoinesse de Poussay, auroit sur les biens de sa famille une bonne pension, restituée à demi au siècle, renonceroit à toute prétention à la dignité de sa mère en faveur de sa sœur du second lit, et que, pour l'en dédommager, elle seroit dame du palais de la Reine, avec un tabouret de grâce, à cause de cette prétention et renonciation ; l'autre, que son frère de même lit, diacre, imbécile, interdit, seroit relevé pour vingt-quatre heures de son interdiction pour faire les renonciations de dignité et de bien en faveur du mariage de sa sœur du second lit, qui se fit en mars 1661, auquel il fut présent, et aussitôt après interdit de nouveau. Par ce mariage, la mère donna tout à sa fille et à son gendre, qui mit[1] les armes de Luxembourg sur le tout des siennes, et ne signa plus que *Montmorency-Luxembourg*. Il prétendit être duc de Piney, et, à cette occasion, le crédit de Monsieur le Prince lui en fit obtenir de nouvelles lettres, avec rang de cette nouvelle date. Pour le rang de prince étranger, il n'en fut pas question : il y avoit plus de deux siècles que la branche impériale de cette maison étoit éteinte, et davantage que la ducale l'étoit aussi ; le duché de Luxembourg, passé par des filles en d'autres maisons, avoit eu diverses fortunes, et ce qui restoit de la mai-

---

1. Le manuscrit porte, mais sans doute par erreur, *unit*, au lieu de *mit*.

son de Luxembourg n'étoit issu d'aucune de ces branches souveraines et n'avoit jamais prétendu aucun rang de prince étranger nulle part, ni en France, où ces prétentions s'établissent si aisément. Elles y ont eu les plus grands biens et les plus grands établissements. La branche de Ligny et celle de Saint-Pol, qui en est sortie, y ont produit deux connétables, et se sont éteintes promptement ; celle de Brienne, issue du dernier connétable, à qui Louis XI fit trancher la tête en 1475, quoiqu'ils eussent épousé les deux sœurs, filles de Savoie, finit en 1608, en la personne de Charles de Luxembourg, comte de Brienne, gouverneur de Metz, chevalier du Saint-Esprit parmi les gentilshommes, sans difficulté, en la promotion de 1597 ; et celle de Piney, sortie de celle de Brienne, n'eut que deux générations, les deux ducs de Piney père et fils, avec lesquels s'éteignit toute la maison de Luxembourg, en 1616, par la mort du second, qui n'eut jamais ni ne prétendit d'autre rang, non plus que n'avoit fait son père, que celui de sa dignité de duc et pair. Il fut père de l'héritière qui épousa le frère du connétable de Luynes en premières noces, dont elle n'eut que ce diacre insensé et cette religieuse, vingt-cinq ans professe, puis défroquée, mise à la cour et assise par grâce ; et en secondes noces, le comte de Clermont-Tonnerre, dont elle eut la fille unique mariée, comme on vient de le rapporter, à M. de Montmorency-Bouteville, qui fut fait à ce mariage duc de Piney, en prenant le nom et les armes de Luxembourg. De ce mariage vinrent quatre fils et une fille. Il est vrai que, dans les dernières années de la vie de M. de Luxembourg, et parmi les victoires de Leuze, Fleurus, Steinkerque et Nerwinde, il essaya d'obtenir un rang de prince fondé sur ses lauriers ; et comme, au trop sage dire du chancelier le Tellier, il est toujours si utile de se fonder en prétentions, il en eut promesse que son second fils seroit fait duc en le mariant, ce qui fut même tenu après la mort du père, et c'est le duc de Châtillon, père du duc d'Olonne. Il n'est donc pas vrai que M. de Luxembourg ait tenté au rang de prince en mariant son fils à la fille du duc de Chevreuse, qui fut plus de deux ans debout, et toujours à la cour, jusqu'à ce que M. de Luxembourg obtint l'érection de Beaufort pour son fils en duché vérifié, qui prit alors le nom de duc de Montmorency, qui fut imposé en même temps à cette terre.

68. *Mme de Valençay, sœur du maréchal de Luxembourg.*
(Page 36.)

28 août 1684. — Mme de Valençay étoit sœur du maréchal de Luxembourg et de la duchesse de Meckelbourg. Il n'est resté d'elle qu'une fille, mariée à un nommé George (*sic*), homme d'affaires, dont la fille est devenue la duchesse de Béthune d'aujourd'hui.

69. *La princesse de Tingry, la religieuse.*
(Page 40.)

16 juillet 1706. — L'histoire de cette vieille Tingry, morte à Versailles

à quatre-vingt-cinq ou quatre-vingt-six ans, mérite d'être rapportée. Brantes, frère du connétable de Luynes, épousa par sa faveur l'héritière de Piney-Luxembourg, qui le fit duc et pair, parce que ce duché, érigé pour son grand-père, étoit femelle. Il laissa un fils imbécile, qu'on fit diacre, qu'on fit interdire, qu'on enferma à Saint-Lazare toute sa vie, et qui y mourut à la fin du dernier siècle. La fille, on la fit religieuse bénédictine à l'Abbaye-aux-Bois, à Paris, où elle a été une vingtaine d'années professe et maîtresse des novices. La mère se remaria au comte de Clermont-Tonnerre, dont elle eut une fille unique. Monsieur le Prince, amoureux de la duchesse de Châtillon, sœur de Bouteville, et demeuré leur ami d'autant que le frère l'avoit suivi en Flandres, en fit le mariage avec cette fille du second lit, et imagina de la faire duc de Piney-Luxembourg par ce mariage. On leva pour vingt-quatre heures l'interdiction du diacre, qu'on interdit de nouveau et qu'on recoffra dès qu'il eut parlé tant et comme on voulut au contrat de mariage; et comme la religieuse, au défaut du diacre, pouvoit faire de l'embarras, si elle venoit à se repentir de son état en le voyant passer à une sœur cadette et d'un autre lit, Monsieur le Prince fit si bien à la cour et à Rome, qu'il la dévoila d'abord, pour être chanoinesse de Poussay, sans toutefois y aller, puis tout à fait, et lui procura un tabouret de grâce pour ses prétendus droits au duché de Piney et une place de dame du palais de la Reine. Elle passa sa vie à la cour, peu considérée, et non sans scrupules, qui ne furent pas les plus forts. M. de Luxembourg, son beau-frère, et ses enfants la ménageoient avec de grands égards, qui, de sa part à elle, étoient peu réciproques. Elle avoit peu d'esprit, et on étoit assez sur le pied de la tourmenter pour se divertir à la mettre en colère, qui suppléoit à l'agrément de sa conversation. Rien n'a été plus singulier que la vie de cette défroquée. On a parlé ailleurs du procès que ce mariage du maréchal de Luxembourg, qui lui valut une érection nouvelle, fit contre (sic) les ducs ses anciens et lui, qui finit par lui fixer son rang d'ancienneté à ses lettres nouvelles de 1662.

70. *Iniquités du premier président de Novion.*
(Page 51.)

20 septembre 1689. — Le premier président de Novion étoit fort accusé de vendre la justice, et on prétend qu'il fut plus d'une fois pris sur le fait prononçant à l'audience des arrêts dont aucun des deux côtés n'avoient été d'avis, en sorte qu'un côté s'étonnoit de l'avis unanime de l'autre, et ainsi réciproquement, et que, sur ces injustices réitérées, le Roi prit enfin le parti de l'obliger à se défaire[1].

1. Comparez une autre Addition, 31 octobre 1685.

71. *Le premier président de Harlay invente la légitimation des enfants adultérins du Roi.*
(Page 55.)

21 septembre 1689. — .... Pour Harlay, procureur général, c'étoit lui qui avoit trouvé l'invention, inconnue jusqu'à lui, de légitimer un bâtard sans en nommer la mère. Il en fit l'essai sur le chevalier de Longueville qui fut tué à Philipsbourg, dans la vue des enfants du Roi et de Mme de Montespan, qui aussitôt après furent légitimés sur cet exemple [1].

72. *Légitimation du chevalier de Longueville.*
(Page 55.)

4 novembre 1688. — Ce chevalier de Longueville étoit fils de M. de Longueville ou comte de Saint-Pol tué au passage du Rhin, comme il alloit être élu roi de Pologne. La célèbre maréchale de la Ferté, par ses galanteries, étoit sa mère : son mari vivant, il n'y avoit point d'exemple en France de la légitimation d'un bâtard de femme mariée, parce qu'il falloit nommer la mère, et qu'en la nommant, ce fils, par la loi, devenoit le fils de son mari. Le Roi, pressé par Mme de Montespan de reconnoître leurs enfants et de les légitimer, chargea Harlay, lors procureur général et depuis premier président, d'en chercher les moyens. Il n'osa hasarder rien sur les enfants du Roi ; mais ce chevalier de Longueville lui parut propre pour un essai. Ils subornèrent donc Mme de Longueville, sœur du grand prince de Condé et si connue dans les troubles de la Régence, qui étoit retirée et dans une grande pénitence, et lui persuadèrent de reconnoître ce bâtard de son fils et de présenter requête pour le faire légitimer ; elle le fit, et le Parlement, dans l'ignorance du pont qu'il construisoit sans le [2] savoir, le légitima sans nommer la mère. Après quoi, il n'y eut plus de difficulté pour les enfants du Roi et de Mme de Montespan. Le frère aîné de ce comte de Saint-Pol a vécu longues années, prêtre, fou et interdit, confiné en Normandie, dans l'abbaye de Saint-Georges ; et en lui a fini la maison de Longueville.

73. *Rôle du duc de Saint-Simon dans le procès des ducs et pairs contre le maréchal de Luxembourg.*
(Page 73.)

30 janvier 1694. — M. de Luxembourg avoit si bien cabalé au Parlement, que les ducs n'y pouvoient espérer de justice. Maulnorry, conseiller clerc, eut horreur des faussetés répandues dans un mémoire non signifié et distribué sous le manteau, et le donna à M. de la Rochefoucauld. Il étoit capital aux ducs d'y répondre : en deux jours, cela fut fait. Il en falloit le double pour être imprimé et distribué, et, à deux

---

1. Comparez les passages correspondants de deux autres Additions sur Harlay, 5 septembre 1699 et 9 avril 1707.
2. *Le* est en interligne. On avait d'abord écrit : *sans voir*.

jours de là, le procès devoit être jugé. MM. de la Trémoïlle, Chaulnes, Richelieu, Saint-Simon, la Rochefoucauld, Monaco, Rohan allèrent ensemble chez le premier président Harlay, comme il rentroit du Palais, lui demander le délai du lundi au vendredi pour avoir le temps de donner leur mémoire ; on les fit entrer et attendre dans la cour, et puis on leur vint dire que le premier président étoit sorti. Ils entendirent ce que cela vouloit dire, et retournèrent chez Riparfonds, leur avocat, pour voir ce qui leur restoit à faire pour n'être pas étranglés. On convint que, dans une extrémité pareille et après des procédés infinis, plus partiaux et plus déclarés qu'on ne le peut dire, il n'y avoit de ressource qu'à allonger à quelque prix que ce fût, et d'arrêter tout par une requête au Conseil pour évoquer du fait de M. de Richelieu, qui avoit une évocation générale de toutes ses causes au Grand Conseil. Cette demande étoit inepte, et les ducs le savoient bien, mais elle allongeoit, qui étoit tout leur but dans la situation où ils se trouvoient. Cela résolu, il se trouva que le temps manquoit pour cette procédure, et qu'on n'en pouvoit avoir que par des lettres d'État, qui sûrement seroient cassées, mais qui, avant qu'elles le fussent, procureroient le loisir de lier l'instance au Conseil et d'arrêter tout au Parlement. M. de Saint-Simon se trouvoit là le seul qui servît et qui en eût. Il les offrit, quoiqu'il sentît bien à quoi il s'exposoit, et les donna. En effet, elles produisirent un éclat entre M. de Luxembourg et lui, qu'il soutint, à dix-neuf ans, contre lui, avec une extrême hauteur, qui fut telle qu'ils ne se sont jamais salués depuis, en quelque lieu qu'ils se soient rencontrés, et que la conduite et les propos de ce jeune homme piquèrent cent fois plus M. de Luxembourg que les lettres d'État mêmes, qui lui arrachèrent des mains le gain de son procès. Mais ce qui acheva de l'outrer, c'est que le régiment de M. de Saint-Simon, en quartier dans la généralité de Paris et destiné pour l'armée de Flandres, en fut ôté par ordre exprès du Roi, comme il étoit prêt à partir, et envoyé sur le Rhin, et le régiment du chevalier de Sully, qui étoit à Toul, envoyé en Flandre en sa place.

74. Les ducs d'Épernon.
(Page 92.)

13 février 1691. — Cette duchesse d'Épernon[1] étoit sœur du père des ducs de Coislin et de la comtesse d'Harcourt, mère de Monsieur le grand écuyer, du chevalier de Lorraine, de M. de Marsan, et sœur aussi de M. de Pont-Château, si célèbre par sa vie sainte et inconnue tant qu'il a pu, habitant à Port-Royal-des-Champs, et mort en 1690, à cinquante-six ans, après vingt-neuf ans de la plus austère pénitence. Leur mère à

1. Marie du Cambout de Coislin, seconde femme de Bernard de Nogaret de la Valette, duc d'Épernon, mariée le 28 novembre 1634, morte le 12 février 1691.

tous étoit Louise du Plessis, sœur du père du cardinal de Richelieu, qui prit soin de la fortune de ses cousins germains du Cambout, enfants de cette tante. M. d'Épernon, le grand et le premier, mort à Loches à quatre-vingt-huit ans, 13 janvier 1642, en disgrâce et en retraite, plus grand encore que dans sa plus haute splendeur, avoit eu trois fils de l'héritière de Foix-Candalle, dont la mère étoit fille et sœur des deux derniers connétables de Montmorency. Ses trois fils furent : M. de la Valette, qui fut duc-pair par son mariage avec la duchesse d'Halluin, et qui le demeura après leur démariage, en sorte qu'elle ayant épousé ensuite M. de Schonberg, le premier des deux qui arrivoit au Parlement excluoit l'autre, au-devant duquel venoit le premier huissier lui dire que M. le duc d'Halluin étoit en place. Il ne se remaria point et n'eut point d'enfants, et mourut à Casal, 11 février 1639, à quarante-huit ans, commandant les armées avec le cardinal son frère, si connu par la bizarrerie de ses emplois. Le second fut celui qui a porté le nom de duc d'Épernon après son père, et qui épousa, en 1622, la bâtarde d'Henri IV, sœur de père et de mère du duc de Verneuil, et qu'il perdit quatre ou cinq ans après, en couches, à Metz. Il n'en resta qu'un fils, ce M. de Candalle, si à la mode et si galant, mort à Lyon, sans avoir été marié, 28 janvier 1658, étant déjà, à trente ans, général d'armée, de son chef gouverneur d'Auvergne, et survivancier de son père de colonel général de l'infanterie ; et une fille carmélite du faubourg Saint-Jacques, à Paris, qui refusa le roi de Pologne, et qui fut une sainte, qui se fit tard religieuse, sans avoir jamais voulu se marier, et qui mourut, le 22 août 1701, à soixante-dix-sept ans, et cinquante-trois de religion. Mme d'Épernon, sa belle-mère, qui a donné lieu à cette Addition, avoit été la seconde femme de son père, dont elle n'avoit point eu d'enfants. Elle l'avoit épousé en 1634, et en étoit devenue veuve, à Paris, 25 juillet 1661, à soixante et onze ans.

75. *Chimères de la prétendue duchesse d'Épernon.*
(Page 94.)

9 avril 1694. — Voici l'histoire de cette prétention. Jean de Nogaret, seigneur de la Valette, eut de la sœur du maréchal de Bellegarde Saint-Lary trois fils et trois filles. Les fils furent : M. de la Valette, gouverneur de Provence et de Dauphiné, amiral de France et chevalier de l'Ordre, tué au siége de Roquebrune, 11 février 1592, à trente-neuf ans, homme de grand mérite en tout genre, sans enfants de la fille du comte de Brouage ; le fameux duc d'Épernon, et un troisième, mort à quinze ans. Les filles furent : Hélène, mariée en 1582 à Jacques Goth, sieur[1] de Rouillac, de la postérité de qui il s'agit ici ; Catherine, qui épousa le comte du Bouchage, frère du duc de Joyeuse, de qui la mort précipita

---

1. *Sieur* ou *seigneur*, car le manuscrit porte, comme toujours, l'abréviation : *s*.

le mari dans les capucins, que la Ligue en tira, et qui, après avoir été duc, pair, maréchal de France, etc., rentra aux Capucins à la persuasion de la duchesse de Montpensier, sa fille unique, et y mourut; et Anne, morte sans postérité de Charles de Luxembourg, comte de Brienne et de Ligny. Mme de Rouillac étoit donc sœur du duc d'Épernon, et non sa fille, et point appelée dans l'érection, mais bien, par la nature et par les dispositions, à l'héritage des terres et des biens. M. d'Épernon eut trois fils, et point de filles. Le duc de la Valette mourut sans postérité, à quarante-huit ans, et le cardinal de la Valette à quarante-sept, tous deux commandant ensemble l'armée du Roi en Italie, tous deux en 1639, le duc en février, et le cardinal en septembre, et tous deux avant M. d'Épernon, leur père, mort à Loches, dernier janvier 1642. L'autre fils de M. d'Épernon, qui s'appela aussi M. d'Épernon, eut une fille unique et un fils unique, M. de Candalle, si connu partout et si aimé des dames, qui mourut à la fleur de son âge et de sa fortune, sans avoir été marié, 28 janvier 1658, à Lyon, avant son père; la fille se fit carmélite au grand couvent de Paris, en 1648, et y est morte à soixante-dix-sept ans, en 1701. Ainsi, le second et dernier duc d'Épernon, son père, étant mort, 25 juillet 1661, à Paris, cette duché-pairie demeura éteinte. Mme de Rouillac, sœur du premier duc d'Épernon, avoit laissé un fils, mari d'une Vialart, et une fille mariée au fils du célèbre Zamet, seigneur de 170 000 écus (sic), dont une fille unique, mariée à Roger-Hector de Pardaillan-Gondrin, marquis d'Antin.

Ce M. de Rouillac se prétendit héritier non-seulement des biens de M. d'Épernon, son cousin germain, mais aussi de sa dignité; à quoi plusieurs ducs s'opposèrent dès janvier 1662. On plaida, et l'affaire fut interrompue la même année par la mort de M. de Rouillac. Son fils, qui se faisoit appeler chez lui le duc d'Épernon, et qu'on n'appeloit dans le monde que le *faux duc d'Épernon*, reprit le procès en mai 1665. On plaida; puis, le 6 juillet de la même année, un arrêt du Conseil intervint, qui ordonna à M. de Rouillac de représenter l'érection d'Épernon, et cependant de suspendre toutes poursuites. Elles le demeurèrent jusqu'à sa mort, arrivée en 1690. Il avoit épousé une Estampes-Valençay, dont il ne laissa qu'une fille. C'est elle qui, sous la protection du cardinal d'Estrées, reprit le procès avec la permission du Roi, et convention, si elle le gagnoit, d'épouser le comte d'Estrées, qui auroit par là été duc et pair; mais, cette cause n'ayant pas bien pris, elle l'abandonna, et céda ses droits et la terre d'Épernon à M. de Montespan, père du marquis d'Antin, lequel, dans les suites, ayant fait inutilement la même tentative, obtint une érection en sa faveur sur la terre d'Antin, et fut fait duc-pair. Mlle de Rouillac avoit beaucoup d'esprit, de savoir, de vertu et de piété; elle ne se maria point, se retira au Calvaire du Marais, et y mourut en 1706.

76. *Le faux duc d'Épernon.*
(Page 97.)

11 juin 1690. — M. de Rouillac étoit un homme fort extraordinaire, avec de l'esprit, ni cour ni guerre, beaucoup de biens, de procès et de procédés. C'étoit lui qu'on appeloit le *faux duc d'Épernon*, parce qu'il prétendoit l'être et n'y avoit nul droit, comme cela se retrouvera ailleurs. Il s'appeloit Goth, et étoit de la même maison de ce fameux archevêque de Bordeaux qui fut si adroitement pape sous le nom de Clément V, de la façon de Philippe le Bel, qui transféra la résidence de Rome à Avignon, abolit l'ordre des Templiers, etc.

77. *Le faux duc d'Épernon non reconnu.*
(Page 98.)

6 avril 1685. — M. de Rouillac Goth n'a jamais été reconnu duc d'Épernon, et se faisoit appeler ainsi en province. Il venoit d'une sœur de M. d'Épernon, ce qui ne lui donnoit aucun droit.

78. *Origines du rang intermédiaire des bâtards.*
(Page 102.)

2 mai 1694. — Le procès intenté par M. de Vendôme contre ses anciens, pour le rang de la première érection de Vendôme en faveur du père du roi de Navarre et grand-père d'Henri IV, se commença d'abord fort civilement, et dans la suite produisit une pique et des paroles fort vives entre MM. d'Elbeuf et de Vendôme, qui lui reprocha que son père avoit mieux aimé n'être pas chevalier de l'Ordre que passer après lui, et lui remit la déclaration, qu'Henri IV fit enregistrer un mois avant sa mort, qui donnoit la préséance à M. de Vendôme et à sa postérité avant tous pairs et princes, immédiatement après les princes du sang, partout : à quoi M. d'Elbeuf répliqua fort vertement, et le fit souvenir du peu de durée de ce rang que M. de Vendôme ayant voulu prendre aux obsèques d'Henri IV, M. de Guise, le prenant par le bras, lui avoit dit que cela étoit bon hier, mais non pas aujourd'hui, et l'avoit obligé de marcher dans son rang d'ancienneté de pair, dans lequel état les choses étoient demeurées depuis. Monsieur le Grand, qui se trouva présent, mit le holà avec peine ; mais, une heure après, M. de Vendôme alla trouver M. du Maine, et lui représenta si bien son intérêt et celui de sa postérité, qu'il résolut de ne pas négliger une occasion si favorable. C'est ce qui produisit la déclaration du Roi qui mit les bâtards et MM. de Vendôme partout immédiatement après les princes du sang, qui parut incontinent après. Le Roi la régla avec le premier président du (*sic*) Harlay, qui l'avertit et M. du Maine, pour la sûreté de son rang, de laisser toujours des différences au Parlement entre les princes du sang et les bâtards, et de se contenter de la préséance au-dessus de tous les autres pairs, et d'honneurs qui les distinguassent d'eux ; et ce fut à cette

occasion que ce magistrat eut parole[1] d'être fait chancelier quand la place vaqueroit, parce qu'il entra en bon courtisan dans tout ce qui pouvoit plaire au Roi et à M. du Maine, qui n'étoit en tout qu'un avec Mme de Maintenon ; mais il ne laissa pas de mourir de dépit de ce que cette parole ne lui fut pas tenue. Le Roi pria Monsieur le Duc et M. le prince de Conti d'aller avec M. du Maine chez les présidents à mortier et les doyens des chambres, et cette visite se fit avec apparat. Pour les ducs, le Roi parla à l'archevêque de Reims, qui leur écrivit une lettre par ordre du Roi, pour leur notifier la chose, le jour de la réception de M. du Maine, et les prier, de la part du Roi, de s'y trouver, comme il s'y trouva lui-même, et assez gaiement. M. de la Trémoïlle, qui, non plus que les autres, n'étoient (sic) pas de même, lui dit publiquement que c'est qu'il ne se soucioit guère du rang des archevêques de Reims, mais que, pour lui, il se soucioit fort de celui des ducs de la Trémoïlle.

M. du Maine fut donc reçu le 8, presque tous les ducs qui étoient à Paris présents, qui n'avoient osé ne s'y pas trouver, mais pas un, excepté Monsieur de Reims, ne l'ayant vu, ni lui ayant fait aucun compliment. Il prêta serment précisément en tout comme les pairs, et prit sa place entre M. le prince de Conti et Monsieur de Reims. Le premier président lui ôta son bonnet moins qu'aux princes du sang, et le nomma par son nom de pairie comme les autres pairs, et ne nomme point les princes du sang. Il entra et sortit par le même chemin des pairs dans le parquet, et ne le traversa point comme font les princes du sang. Le tout fut pour tous les bâtards revêtus de pairie comme pour lui, et il eut après un huissier devant lui jusqu'à son carrosse, toutes les fois qu'il venoit au Parlement : les princes du sang en ont deux, et les pairs n'en ont qu'un, et le jour de leur réception seulement ; mais, en sortant de séance, ils vont en rang jusqu'au delà de la grande salle, et ont alors un huissier qui marche jusque-là devant eux ; mais, s'il en sort un séparément, il n'en a point. Les pairs ont toujours été reçus à la grande audience aux hauts siéges, leur avocat plaidant et l'avocat général plaidant après et concluant ; là le premier président va, le bonnet à la main, le long des bancs, demander les avis, et cette forme a constamment duré jusqu'à la mort de Louis XIII. Quelque temps après, M. de Monaco, qui s'étoit donné à la France en 1642, qui en avoit été fait duc et pair et reçu chevalier du Saint-Esprit par Louis XIII, devant Perpignan, vint à Paris pour se faire recevoir duc et pair. C'est le premier qui ait jamais été reçu aux bas siéges. Le Parlement, profitant des troubles d'une minorité qui lui attiroit de grands ménagements, en profita pour recevoir les pairs aux bas siéges, comme il y reçoit les officiers du Parlement. Là le premier président demande les avis en nommant de sa place, et ne se découvre que pour les présidents à mortier de magistrats. Le même

---

1. Il semble que le secrétaire de Saint-Simon avait écrit : *parlé*, ce qui n'a pas de sens, et qu'un lecteur a fait ensuite la correction. Les éditeurs du *Journal de Dangeau* ont imprimé : *parlé*.

esprit qui lui avoit fait entreprendre de changer la réception des pairs de l'audience au rapport et des hauts siéges aux bas, lui fit hasarder de traiter les pairs comme les conseillers, sur le bonnet, et de se fortifier des princes du sang par cette différence qu'ils mirent entre eux et les princes du sang, à qui le bonnet continua d'être ôté. Tout cela passa par une introduction graduelle, habile, choisie et suivie, et s'établit enfin, et donna lieu à d'autres entreprises subtilement et peu à peu inventées, usitées, puis établies de fait, comme le changement de la réception. Ce fut de la sorte que les présidents à mortier avoient usurpé d'opiner aux lits de justice avant les pairs; de là, ils vinrent à opiner avant les princes du sang, enfin avant Monsieur, et avant même la reine régente, et ces abus durèrent jusqu'en..., que le Roi, ayant mis les pairs et les présidents à mortier contradictoirement et vu leurs mémoires imprimés, jugea solennellement en faveur des pairs, ce qui s'est toujours depuis exécuté. La mortification fut telle pour le Parlement, que le Roi ne voulut pas que le bonnet et les autres moindres nouveautés que celles-là fussent alors agitées, faisant espérer de les décider dans les suites. Comme le bonnet étoit d'autant plus étrange que le chancelier l'ôte aux pairs, au Conseil et au Parlement, quand il s'y trouve, cette question se remit en mouvement quelques années après. Dans ces temps-là, M. d'Uzès ayant répondu couvert à une réception, le Roi en prit prétexte de ne vouloir pas juger sur ce que les pairs avoient entrepris de se faire justice à eux-mêmes. Monsieur le Prince, qui étoit bien aise de se conserver cet avantage sur les pairs et de faire sa cour au Parlement, qu'il cultivoit fort pour ses affaires, y contribua sourdement tant qu'il put; et à la fin l'intérêt des bâtards mit un entier obstacle à finir l'indécence de cette nouveauté.

M. de Rohan n'avoit pas imaginé jusqu'alors la chimère de la première érection de Rohan, et n'y a pas songé depuis. Il étoit même alors, et fut toujours un des plus vifs opposants contre M. de Luxembourg, sur une chimère semblable.

79. Réception de M. de Vendôme au Parlement.
(Page 112.)

10 juin 1694. — M. de Vendôme fut reçu le 8 au Parlement, comme l'avoit été M. du Maine, et traité de même; mais il n'y avoit que trois ou quatre pairs. Aussi le Roi ne les avoit-il point fait convier par l'archevêque de Reims, comme il fit pour M. du Maine. M. de Vendôme, avec MM. du Maine et de Toulouse, visita tous les pairs, les présidents et les conseillers, sans faire avertir même aucun de ces derniers, et y alla comme font les pairs lors de leurs réceptions.

80. Mort du prince de Turenne à Steinkerque.
(Page 126.)

14 août 1692. — M. de Turenne mourut écrivant à sa maîtresse: ce

qui n'empêcha pas le cardinal de Bouillon d'exiger du P. Gaillard une oraison funèbre, qui eut la complaisance de la faire. Il fut fort regretté de sa famille, dont il avoit tout l'esprit.

81. *Réponse insolente du chevalier de Bouillon à son père.*
(Page 129, note 1.)

23 décembre 1690. — Le chevalier de Bouillon menoit une vie fort débauchée, et de tout point fort étrange. M. de Bouillon, ennuyé de ses déportements, lui en fit une forte romancine : le chevalier de Bouillon l'écouta quelque temps, puis lui dit qu'il le trouvoit bien bon de se mettre si fort en peine de sa conduite, et bien plaisant de lui en parler avec tant d'autorité. M. de Bouillon, plus irrité que devant, lui répondit qu'il le trouvoit bien insolent, et s'il n'étoit donc pas son père et en droit de lui parler en père. « Vous, mon père! lui répliqua le chevalier de Bouillon avec un grand éclat de rire : vous savez bien que non, et que c'est Monsieur le grand prieur; » et enfile aussitôt la porte. Voilà sans doute ce qui le fit envoyer à Turenne, sans que le Roi s'en mêlât.

82. *Les bons mots de Mme Cornuel.*
(Page 129.)

9 février 1694. — Mme Cornuel étoit une vieille bourgeoise du Marais, dont l'esprit lui avoit acquis quantité d'amis de considération et une sorte de tribunal chez elle. Elle étoit pleine de bons mots, mais de ces mots qui sont des apophthegmes. Son dernier, et presque à l'agonie, fut à M. de Soubise, qui lui vint donner part de la conclusion encore secrète du mariage de son fils aîné avec l'héritière de Ventadour, veuve sans enfants du prince de Turenne. « Ho! Monsieur, lui répondit-elle, que voilà un grand et bon mariage pour dans soixante ou quatre-vingts ans[1] d'ici! » C'est que la naissance et les alliances étoient à souhait, avec des biens immenses, mais que la conduite n'y répondoit pas, et étoit fort publique.

83. *Démission du duché de Villeroy. — Rang de droit et rang de grâce.*
(Page 131, note 1.)

17 février 1694. — L'auteur de ces *Mémoires* est fort courtisan[2] et fort ignorant : ces deux mots sont volontiers synonymes. Quand on a eu un rang de droit, non de grâce, on ne le perd jamais; et de grâce, il n'y a peut-être pas d'exemple qu'on en ait perdu. M. de Villeroy, démis de son duché-pairie, a donc retenu son rang sans grâce du Roi, et de droit, parce qu'il en avoit joui de droit; mais la grâce est que le

---

1. Il y avait d'abord *50* ou *60*; une autre main a mis *80*.
2. Nous ne doutons pas que *courtisan* soit la vraie leçon : le manuscrit porte *anotisan*; le copiste a mal lu le commencement du mot.

Roi permette la démission, et c'est cela qui ne se peut faire sans que le Roi le trouve bon, non pas la conservation du rang après, qui ne se peut perdre. Et, à ce propos, il est bon de remarquer que ces démissions avoient plus de cérémonies dans leur origine, qui sont promptement tombées en désuétude, et sont bien plus anciennes qu'on ne le croit communément, puisque le premier exemple en est du dernier connétable Henri de Montmorency à son fils, qui fut décapité sans postérité à Toulouse, et cette démission fut revêtue de lettres patentes et enregistrées au Parlement. Il faut dire que, vers le milieu de Louis XIV, les ducs démis ont commencé à prendre des brevets de continuation de rang, qui s'expédient de droit, et qui n'en ajoutent point à celui qui étoit, et, indépendamment de cela, ne se peut perdre.

84. *Amours de Monseigneur et de Mlle de la Force.*
(Page 136.)

7 mars 1688. — Monseigneur étoit fort amoureux de Mlle de la Force : c'étoit la première fille de duc qui eût été fille d'honneur, et le Roi l'avoit voulu ; il n'y eut pas moyen de l'ôter, et, quand il cassa la chambre des filles, il la mit chez Mme d'Arpajon, dame d'honneur, dans son logement au château, et elle ou sa fille la menoit aux fêtes de Marly et[1] Trianon[2]. Le Roi la maria le mieux qu'il put, et donna gros, et l'envoya avec son mari en province. Elle y a demeuré toute sa vie, qui n'a pas été mieux réglée qu'à la cour, et toutefois considérée et protégée. Elle a eu postérité, et a longtemps survécu son mari et Monseigneur.

85. *Le comte d'Averne, Messinois.*
(Page 148.)

28 juin 1694. — Ce comte d'Averne étoit de ces Siciliens fugitifs pour avoir pris parti pour la France, du temps de la révolte de leur pays, et que MM. de Vivonne et de la Feuillade y furent l'un après l'autre. Il avoit un frère, qui avoit une petite abbaye du Roi.

86. *La Fond, intendant à l'armée du maréchal de Lorge.*
(Pages 163-164, note 4.)

18 avril 1693. — La Fond, intendant de Franche-Comté et de l'armée d'Allemagne, écrivit, la campagne précédente, une lettre à Barbezieux, par laquelle il censuroit fort la conduite de M. le maréchal de Lorge sur les mouvements de la campagne. Les lettres furent prises par les ennemis, qui les renvoyèrent ouvertes au maréchal par un trompette, et mirent sur celles de la Fond : *Ne sutor ultra crepidam.* Le maréchal, sur cela, la lut, et le fit chasser à son retour.

1. *Et* est en interligne.
2. *Etc.* a été biffé après *Trianon.*

87. *Le maréchal d'Humières.*

(Page 175.)

31 août 1694. — Le maréchal d'Humières s'appeloit Crevant et portoit le nom et les armes d'Humières, parce que le vicomte de Brigueil, père de son père, épousa Jacqueline d'Humières, dont le frère unique mourut, sans enfants, au siége d'Ham, en 1595, et devint ainsi héritière de sa maison, qui fut éteinte, et qui étoit fort bonne et ancienne, et avoit été fort en splendeur. Cette héritière, dont le père, le frère et le mari étoient chevaliers du Saint-Esprit, donna à sa postérité son nom et ses armes. Elle n'eut que deux fils, tous deux premiers gentilshommes de la chambre de Louis XIII, l'un après l'autre : l'aîné, tué, sans enfants, devant Royan, en 1622 ; l'autre, qui étoit un vilain rousseau qui déplaisoit fort au Roi, vendit sa charge et se retira. Il étoit gendre de Phélypeaux, sieur d'Herbault, secrétaire d'État, et eut de sa fille le maréchal d'Humières.

Le maréchal d'Humières avoit épousé la tante paternelle de la Chastre, gendre de Lavardin, qui fut dame du palais de la Reine, belle, sage et fort du grand monde, et sans esprit, qui le survécut longtemps. C'étoit un homme aimable au dernier point, jusque dans ses colères, qui avoit toujours été du plus grand monde et du plus choisi, et qui, avec beaucoup de valeur et d'aisance dans les manières, mais avec un esprit médiocre et des talents bornés pour la guerre, en avoit un infini pour la cour, dont il rassembloit chez lui tout l'illustre et l'agréable avec une grande magnificence, et avoit partout l'air du maître, et chez lui et ailleurs, sans en avoir le haut ni le rebutant, et d'autant mieux avec le Roi qu'il étoit le très-humble serviteur des ministres. C'est ce qui lui valut les deux grands emplois qu'il eut : de la Flandre, où M. de Louvois vouloit n'avoir ni contradicteur ni général d'armée tout porté avec qui compter, et celui de l'artillerie, que le duc de (*sic*) Lude, qui étoit de longue main fort bien avec le Roi et qui étoit haut, avoit garantie des attaques de ce ministre, qui ne perdit pas l'occasion d'en disposer en faveur d'un homme qui s'en accommoda à toutes conditions, et celles qu'il y avoit furent en effet fort nouvelles. C'est une chose étonnante qu'ayant eu le crédit d'être duc et de faire appeler dans ses lettres celui qui, de l'agrément du Roi et du sien, épousroit sa troisième fille, pour laquelle il avoit une prédilection extrême, et de lui imposer la loi de quitter son nom et ses armes, il préféra à son propre nom de Crevant, bon et ancien, celui d'Humières, à la vérité plus illustre, mais qui lui étoit à lui-même étranger. C'étoit un homme de toutes sortes de plaisirs et de fêtes, qui naissoient moins chez lui, partout où il étoit, qu'elles ne s'y trouvoient comme dans leur centre, et qui y étoient rendus plus vifs par la beauté extraordinaire de cette troisième fille, qui s'est conservée telle encore jusque dans la vieillesse. Un courtisan de ce caractère ne pense guère à sa fin : c'est ce qu'il déplora, comme le feu duc de Créquy, qui lui étoit en cela fort semblable, et qui s'écrioit amèrement qu'il n'avoit point d'échelle pour monter au ciel[1]. Le maréchal d'Humières avoua humblement qu'il n'y avoit jamais pensé, et mourut dans le sein de la cour, dans son appartement de Versailles, entre les bras de l'abbé de Fénelon, qui fut bientôt après archevêque de Cambray, et qui, avec peu ou point d'habitude avec lui, l'assista dans ce terrible passage. Il avoit perdu deux fils sans être mariés, l'aîné le dernier, qui fut tué au siége de Luxembourg, en 1684, et à qui cela avoit été si distinctement et si précisément prédit qu'il en parla à plusieurs de ses amis, comme n'en doutant pas. Il est surprenant que MM. de Gesvres, dans l'éclat où ils sont parvenus, et même les Novions, qui en ont une autre moins disproportionnée (sic) et plus de leur portée, aient souffert un Potier, ni méconnu d'eux ni méconnoissable, être bailli de Mouchy (sic), qui est le titre et la terre du duché d'Humières, à deux lieues de Compiègne, et un Potier être attourné, c'est-à-dire échevin, de Compiègne, dont le maréchal et les siens ont été et sont gouverneurs. On y voit un étrange monument dans le chœur de l'abbaye Saint-Corneille de Compiègne, où le Roi et toute la cour vont souvent aux offices et à la messe, quand la cour y est : c'est une épitaphe avec tout son appareil, à la muraille du côté de l'épître, qui est du marquis d'Humières, tué à Luxembourg, où ce Potier, comme attourné de la ville, est nommé et marqué avoir pris soin de ses obsèques[2].

88. *Nom distinctif des Princesses.*
(Page 181.)

5 avril 1689. — Quand les *Mémoires* disent *les Princesses* ou *Mesdames les Princesses*, cela ne s'entend que des filles du Roi. C'étoit le langage de la cour.

89. *Tracasseries de Monsieur et des Princesses.*
(Page 181.)

14 janvier 1694. — Cet ordre du Roi à ses filles vint de ce que les deux princesses du sang, piquées de voir leur cadette au-dessus d'elles, et n'osant pourtant l'appeler *ma sœur*, l'appeloient *mignonne*, par un air de familiarité aigre-douce, d'autant que l'air, le visage et la taille de la petite-fille de France n'avoient rien de mignon. Cela, à la fin, offensa Monsieur, qui attira cet ordre, dont Madame la Duchesse, encore plus que Mme la princesse de Conti, en eut un extrême dépit.

90. *Aventure de Mme la princesse de Conti et de Mlle Choin.*
(Page 183.)

22 août 1694. — Mme de Bury, dame d'honneur de Mme la princesse

---

1. Les deux derniers mots ont été ajoutés en interligne par une autre main.
2. Voyez, aux Additions et corrections, l'Addition 87 *bis*.

de Conti, fille du Roi, lui avoit mis une fille d'honneur auprès d'elle, sa parente et pauvre, qui étoit de Dauphiné et s'appeloit Mlle Choin, une grosse camarde, fraîche, réjouie, fort laide, mais plaisante, hardie et de beaucoup d'esprit. Clermont, frère de l'évêque de Laon et de Roussillon, jeune et bien fait, qui, des gardes du corps, avoit passé dans les gendarmes de la garde, avoit plu à Mme la princesse de Conti, et, comme il est des gens fort dépravés, Mlle Choin lui avoit plu davantage. Monseigneur étoit le confident de tout cela, avec M. de Luxembourg et son fils M. de Montmorency, qui bâtissoient là-dessus, pour l'avenir, de grandes idées de fortune. Mlle de Lillebonne et Mme d'Espinoy, sa sœur, en étoient aussi, mais alors moins avant. Les lettres mouchoient[1], et le Roi, qui a toujours été fort curieux de les ouvrir, en eut deux ou trois paquets. En ayant suffisamment vu, blessé de la conduite de sa fille et piqué de celle de Clermont, il manda une après-dînée Mme la princesse de Conti dans son cabinet, et là lui montra ses lettres à Clermont, celles de Clermont à elle, et la mit à cette vue dans un étrange état. Après une pause, il lui dit que ce n'étoit pas tout, et qu'elle alloit voir autre chose. Alors, il lui montra les lettres de la Choin à Clermont, pleines de railleries sur elle, et celles de Clermont à la Choin, par lesquelles il lui sacrifioit Mme la princesse de Conti. Le désespoir fut à son comble : le Roi la renvoya et la plaignit. La Choin fut chassée, et Clermont aussi, qui n'a jamais approché de la cour du vivant du feu roi, et que Monseigneur a toujours aimé sans le voir, et[2], s'il l'a vu dans les derniers temps, c'étoit bien à la dérobée ; mais il lui donnoit. Pour la Choin, qui demeura à Paris, Monseigneur la vit toujours, et la vit tant et si bien, d'abord en profond mystère, et puis en mystère moins ténébreux, qu'elle passoit à Choisy, puis à Meudon, tous les voyages, y venant la veille en fiacre et demeurant seule dans une chambre, excepté les temps où Monseigneur y alloit. Dumont seul, avec un ou deux valets, en avoient le secret. Peu à peu, par pitié de cette solitude, Monseigneur la laissa voir à Sainte-Maure et à quelques courtisans très-favoris, et, de l'un à l'autre, cela s'élargit. Enfin, cela devint à Meudon ce que Mme de Maintenon étoit à Versailles, excepté qu'elle ne sortoit point d'un appartement contigu à celui de Monseigneur, qui se communiquoit (sic) par un degré ; et les enfants de Monseigneur, Madame la Duchesse, et beaucoup d'hommes et de dames, sur le pied de privance, l'alloient voir ; et il y avoit à la fin des dîners assez fréquents à Meudon, quand ce n'étoit qu'aller et venir sans coucher, où non-seulement Monseigneur dînoit avec elle, mais Mme la duchesse de Bourgogne, les enfants de Monseigneur et quelques dames ; et cela s'appeloit le *parvulo*. Les commencements très-secrets de cette liaison furent ceux de la décadence, secrète aussi, de Mme la princesse de Conti auprès de Monseigneur, et du montant de la faveur de Madame la Duchesse auprès de lui. Mme la princesse de Conti découvrit bientôt le mystère, et, n'ayant pu rompre ce

---

1. Comparez ci-dessus, p. 127. — 2. *Ou* a été effacé après *et*.

charme, elle voulut au moins se conserver les dehors auprès de Monseigneur, qui les lui garda toujours assez bien, mais qui se trouvoit bien autrement à son aise avec Madame la Duchesse. Le Roi et Mme de Maintenon le surent aussi de bonne heure, et ne crurent pas devoir contraindre un goût si fort et qui se conduisoit d'une manière si modeste ; et il arriva qu'enfin Mlle Choin eut une cour à Paris, bien plus grosse qu'elle ne vouloit, et qu'elle vit Mme de Maintenon, et même le Roi, dans les fins, à des voyages du Roi à Meudon, où elle étoit elle-même, mais toujours dans sa retraite. C'étoit une très-bonne créature, qui ne sortoit ni de sa place ni de son état avec ceux qu'elle voyoit ; fort désintéressée, qui ne demandoit jamais ; d'un bon esprit, sensé et raisonnable, pour qui Mme de Maintenon avoit de la considération, et qui refusa, tout à la fin, de se venir établir à Versailles, où le Roi la desiroit pour y retenir davantage Monseigneur, qui avoit autant ou plus d'abandon pour elle et de malaise sans elle, que le Roi pour Mme de Maintenon : à quoi Monseigneur plioit, sans avoir jamais pu s'y accoutumer. C'étoit là-dessus que Mme la duchesse de Bourgogne disoit plaisamment, depuis la grande dévotion de M. le duc de Bourgogne, qu'elle voudroit mourir et revivre bientôt après, pour avoir le plaisir de retrouver M. le duc de Bourgogne secrètement marié à une tourière des filles de Sainte-Marie. Mlle Choin disoit : *la duchesse de Bourgogne*, prenoit un fauteuil devant elle, en [1] recevoit hommage et cour, tout comme faisoit Mme de Maintenon, en présence et en absence de Monseigneur. Elle mourut à Paris, en 1732, dans une maison près le Petit Saint-Antoine, où elle avoit toujours logé.

91. *Jalousie de M. de Vendôme contre le prince de Conti.*
(Page 185.)

2 janvier 1695. — La jalousie de M. de Vendôme pour M. le prince de Conti avoit fait cette brouillerie, à laquelle l'insolence du grand prieur avoit fort contribué. M. de Luxembourg devoit sa fortune à la maison de Condé, qu'il avoit toujours ménagée, et qui l'avoit toujours aimé et considéré. Monsieur le Prince le héros avoit fait cette liaison, qui, de personne à personne, étoit devenue intime entre M. le prince de Conti et M. de Luxembourg, duquel il vouloit apprendre, et à qui il s'étoit attaché comme à son maître, par tous les devoirs d'un disciple. Il étoit le cœur de son oncle [2], et le plus aimable et le plus séducteur des humains ; jusqu'à ses mœurs étoient au gré de M. de Luxembourg, qui, malgré l'inégalité de l'âge, n'en avoit pas de meilleures, et qui, trouvant dans ce prince tout ce qu'il falloit pour en faire un grand capitaine, s'appliqua avec complaisance à le former. A tant de liaisons si étroites, les vues d'ambition mirent le sceau. M. de Luxembourg, devenu

---

1. *En* a été corrigé après coup *en et.*
2. Pour cet emploi du mot *cœur*, voyez les *Mémoires*, tome VI, p. 272.

nécessaire, ne pouvoit se faire goûter du Roi : il comptoit bien de le survivre, et pensa à faire un grand personnage sous son successeur, à quoi le prince de Conti, élevé et fort bien avec lui, pourroit le servir grandement : c'étoit leur intérêt réciproque. M. de Vendôme, de tout temps jaloux de la faveur de ce prince auprès de Monseigneur, qui n'avoit ni moins de desir ni moins d'espérance de figurer en chef sous lui, et qui sentit ses forces croître par ses intérêts communs avec M. du Maine et par le vol rapide que leurs rangs pointèrent à prendre, ne put souffrir une union qui ne pouvoit qu'être fatale à ses vues pour l'avenir : tellement que, après avoir essayé du temps, avec succès, à captiver le maréchal et avoir vécu en grande et longue amitié ensemble, piqué d'inégalité avec M. le prince de Conti, plus encore de son mérite et de sa naissance, et tiraillant sans cesse tous deux, chacun à soi, les courtisans les plus familiers de Monseigneur, venus plus d'une fois, son frère et lui, à des prises avec le prince de Conti, dont sa qualité les rendoit mauvais marchands, ils ne purent tenir davantage dans une armée où leur ancien ami lui donnoit toutes les préférences ; ils éclatèrent donc contre lui, et pour lui, et pour le prince de Conti en sa personne, et préférèrent l'Italie. C'est ce qui fit le sujet de ce raccommodement à la mort ; et le Roi, qu'ils croyoient survivre, et pour le successeur duquel ils formoient de si vifs projets, enterra ce prétendu successeur et les compétiteurs. Car, pour le grand prieur, il s'enterra lui-même bien des années avant qu'il mourût.

92. *Disgrâce du chevalier de Clermont.*
(Page 190.)

6 avril 1695. — L'histoire de Mlle Choin, tome XI, page 320[1], explique la cause de cette disgrâce du chevalier de Clermont.

93. *Monsieur de Noyon et l'abbé de Caumartin à l'Académie.*
(Page 193.)

12 décembre 1694. — Cet abbé de Caumartin, qui, longues années depuis, fut évêque de Blois, étoit un garçon fort savant et de beaucoup d'esprit, fort dans le monde, frère de Caumartin conseiller d'État et intendant des finances, fort dans le grand monde, proche parent de Pontchartrain et faisant presque toutes les finances sous lui. Monsieur de Noyon est encore si connu, et il y auroit tant à en dire, qu'on se contente d'expliquer ici ce qui regarde cet article. Sa vanité de maison, de dignité, de savoir, d'éloquence, d'épiscopat, de considération et de faveur, mêlée de régularité, de savoir assez confus et de beaucoup de feu, de saillies et de hardiesse, donnoient souvent des scènes dont le Roi se divertissoit souvent. Ce fut lui qui voulut qu'il fût de l'Académie, et

---

1. Renvoi à l'Addition du 22 août 1694, ci-dessus, n° 90.

qui convia Monsieur le Prince et plusieurs gens de la cour à sa réception, comptant bien qu'elle fourniroit quelque amusement. L'abbé de Caumartin, qui se trouva alors, par le sort, directeur de l'Académie, et chargé par conséquent de répondre au discours de Monsieur de Noyon, en composa un de louanges si outrées et si extravagantes, que l'excès du ridicule lui fit prendre la précaution de le montrer à Monsieur de Noyon, un jour ou deux avant sa réception, pour en tirer son approbation. Ce panneau réussit au delà de son espérance. Monsieur de Noyon approuva le discours, se sentit flatté de cette déférence, y corrigea des bagatelles de sa main, et y fortifia même quelques louanges, de manière que l'abbé de Caumartin le lui prononça en pleine Académie, où la fleur de la cour et de Paris se trouva en foule à ce spectacle, et ne put contenir ses risées, et du discours de l'abbé de Caumartin, et des airs et des tons dont il l'ornoit jusqu'au plus grossier ridicule. Monsieur de Noyon fut le seul qui ne s'en aperçut point, et qui prit pour approbation de ses mérites et pour acclamation à ses louanges tout ce qui se passoit dans la salle à cette occasion. Le bruit de cette scène fut prodigieux. Monsieur de Noyon jouit deux jours du contentement de ce panégyrique, jusqu'à ce qu'étant allé voir Harlay, archevêque de Paris, avec qui il avoit eu maintes mailles à partir, que le Roi avoit raccommodées, l'Archevêque lui dessilla les yeux pour se venger de lui. Il s'en fut trouver le P. de la Chaise pour s'éclaircir mieux de ce qu'il venoit d'apprendre, qu'il ne put lui dissimuler : tellement qu'entrant en furie, il s'en alla demander justice au Roi d'un petit bourgeois, d'un petit prestolet, qui, abusant de sa bonté et de sa facilité, avoit eu l'audace de tourner en ridicule public un évêque de son âge, de son mérite, de sa qualité. Le Roi, qui avoit ri d'abord, parce qu'il n'étoit pas possible de s'en empêcher, mais qui avoit trouvé la chose aussi étrange qu'elle l'étoit, n'avoit dit mot jusqu'aux plaintes de Monsieur de Noyon ; mais alors il se fâcha, parce qu'il vouloit des bornes aux plaisanteries qu'on se pouvoit le moins refuser. Il en avoit déjà dit un mot à Pontchartrain ; mais alors il lui ordonna de laver la tête à son cousin et de l'envoyer demander pardon à Monsieur de Noyon, à qui il offrit de le chasser, et qui l'accepta. Ce qui l'outra le plus, ce fut l'excès du ridicule d'avoir vu et corrigé cette réponse sans s'être aperçu que c'étoit une moquerie burlesque et continuelle. Ce ne fut donc que par tous les mouvements [que] des amis et les parents de l'abbé de Caumartin se donnèrent auprès de lui, qu'ils en obtinrent de demander au Roi qu'il ne fût point chassé ; mais il ne voulut jamais le voir, ni recevoir son pardon et ses excuses. Il en fut vengé ; car le Roi, indigné du fait, n'en voulut jamais ouïr parler pour rien, et il n'a pu être évêque que pendant la Régence. Quelque temps après cette ridicule aventure, Monsieur de Noyon tomba malade à l'extrémité, et lui, à qui il échappoit de traiter quelquefois le Pape de *Monsieur de Rome,* et de dire que, s'il venoit jamais à Noyon, il l'empêcheroit bien de faire aucune fonction épiscopale sans sa permission, il envoya prier le nonce de lui venir donner la bénédiction apostolique *in articulo mortis*, ce qui ne laissa pas d'être trouvé fort mauvais, comme une nouveauté qui reconnoissoit dans le nonce une jurisdiction qu'on étoit encore alors soigneux de lui empêcher d'usurper. Dans cette maladie, il envoya chercher l'abbé de Caumartin, lui pardonna, l'embrassa, et, étant revenu en santé, fit sincèrement ce qu'il put pour le raccommoder avec le Roi et pour lui procurer un évêché.

94. *Dauphiné et comté d'Auvergne.*
(Page 202.)

10 février 1695. — Il y a en Auvergne deux terres très-ordinaires, mais de nom fort singulier. Elles sont le dauphiné d'Auvergne et le comté d'Auvergne, qui n'ont aucune distinction dans la province même, ni aucune étendue remarquable; mais ces noms ont eu du prix pour MM. de Bouillon, qui ont rarement laissé sortir de chez eux le comté d'Auvergne depuis qu'il y est entré, et l'ont recouvré le plus tôt qu'il leur a été possible, par l'échange de Sedan. C'est de cette terre que le frère de M. le cardinal et de M. le duc de Bouillon a porté toute sa vie le nom de comte d'Auvergne, qui, faute d'en savoir le fait, a ébloui les gens.

Le dauphiné d'Auvergne a été longtemps dans la branche de Bourbon-Montpensier, dont l'héritière fut première femme de Gaston et mourut en couches de la grande Mademoiselle, laquelle fit Monsieur son légataire universel. C'est à ce titre que cette terre lui échut, et qu'il voulut après la vendre. Le cardinal de Bouillon n'ignoroit pas que plus d'un fils aîné de ces branches de Bourbon-Montpensier avoient, du vivant de leur père, porté le nom de prince-dauphin d'Auvergne, et avoient été souvent appelés par abréviation prince-dauphin. Aussi n'oublia-t-il rien pour avoir cette terre, et en offrit tout ce que Monsieur en voudroit; mais le Roi, qui connoissoit bien le Cardinal, s'y opposa jusqu'à le défendre à Monsieur, et lui dit que sûrement le Cardinal ne manqueroit pas d'en faire porter le nom à quelqu'un de ses neveux, et qu'il étoit plus court, en ne la lui vendant pas, de l'en mettre hors de portée.

95. *Mort du marquis d'Arcy.*
(Page 203.)

7 juin 1694. — M. d'Arcy avoit eu affaire, en M. de Chartres, à un prince d'une vraie valeur, et, l'ayant bien tâté et reconnu, il lui en fit tirer tout l'avantage en prenant tout sur soi à Leuze contre M. de Luxembourg, qui le vouloit faire demeurer au mont Pagnotte, et à Nerwinde, où il fit merveille. M. de Chartres ne l'a jamais oublié, s'en est souvenu avec ce qui en est resté, et même jusqu'à ces (*sic*) domestiques, et en parloit toujours avec amitié et vénération. Il fit en lui une grande et trop prompte perte.

96 et 97. *Bons mots et lâcheté du comte de Tonnerre.*
(Page 208.)

2 janvier 1694. — Tonnerre, homme de grande maison et à bons mots, mais d'ailleurs peu estimé, avoit souvent dit, parlant de la maison de Monsieur, comme font les laquais d'une mauvaise condition, qu'il ne savoit pas ce qu'il faisoit de demeurer dans cette boutique-là, parce que Monsieur étoit la plus sotte femme, et Madame le plus sot homme du monde.

31 octobre 1705. — Ce comte de Tonnerre, frère de l'évêque de Langres et neveu de l'évêque-comte de Noyon, étoit si déshonoré sur le courage qu'on l'auroit été d'avoir affaire à lui, quoi qu'il dît. Il proposa un jour des coups de bâton, au jeu, à Barbançon-Nantouillet, premier maître d'hôtel de Monsieur, si connu par son esprit et ses chansons. Nantouillet, sans s'émouvoir, ne fit que lui répondre qu'il abusoit par trop du mépris qu'on avoit pour lui. La compagnie n'en fit que rire, et il n'en fut autre chose. Il en emboursoit[1] souvent de semblables, et étoit menteur et tracassier; mais, avec cela, beaucoup d'esprit, et souvent des mots excellents. Il en dit un sur la cour où il étoit, qui ne mourra jamais. « Je ne sais pas, dit-il, ce que je fais dans cette boutique, car Monsieur est la plus sotte femme de France, et Madame le plus sot homme que j'aie jamais vu. » Ils le surent, et pensèrent le chasser. Une autre fois qu'il s'agissoit de quelque affaire de finance au Palais-Royal, dont Boisfranc, qui les avoit administrées, avoit grand'peine à se tirer : « Le voilà bien empêché, dit Tonnerre ; il n'a qu'à donner cinquante mille écus au marquis d'Effiat, cent mille écus au chevalier de Lorraine, et cent écus à Monsieur, et son affaire sera faite. Il aura encore un bon million qui lui en restera, pour boire. » La vérité étoit que les affaires s'y terminoient à peu près sur ce taux.

98. *Mauvais service rendu par Genlis au maréchal de Noailles.*
(Page 219.)

12 octobre 1694. — Ce Genlis étoit un homme sans bien et sans fortune, qui s'adonna à M. de Noailles, et qui gagna son amitié au point de donner jalousie à toute cette petite armée. Il lui procura régiment, argent et gouvernement, en deux ou trois campagnes. Il y avoit des difficultés pour le siége de Barcelone, parce que Barbezieux, brouillé avec Noailles, ne le vouloit point. Le Roi en mouroit d'envie ; et en effet, après le succès de la campagne, il étoit aisé et sûr. Genlis avoit ordre d'arriver droit chez le Roi, et de ne voir point Barbezieux qu'il n'eût tout dit au Roi et discuté avec lui ; et cela eût perdu Barbezieux. Il sut l'envoi, fit guetter Genlis, et se le fit amener tout droit. Il le cajola tant, et lui fit tellement sentir la différence de l'amitié du secrétaire d'État

---

1. Dans la copie, *remboursoit.*

de la guerre d'avec celle de M. de Noailles, quelque accrédité qu'il fût, qu'il le gagna au point de lui faire dire au Roi, et en sa présence, tout le contraire de sa commission, M. de Noailles n'ayant écrit qu'un mot en créance, pour ne rien confier au papier. De cette sorte, le projet du siége fut abandonné, et le Roi, outré, s'en prit à M. de Noailles, qui ne put jamais s'en laver, et qui frisa de près la disgrâce, dont M. de Vendôme eut le profit.

99. *La capitation inventée par Bâville.*
(Page 223.)

17 mars 1701. — On doit l'invention de la capitation à M. de Bâville, conseiller d'État et intendant de Languedoc, où il a passé presque toute sa vie avec une autorité qui a connu peu de bornes. Il l'avoit proposée au chancelier de Pontchartrain, dès le temps qu'il étoit contrôleur général, qui n'en voulut jamais ouïr parler. Sa raison étoit que la facilité de cette imposition aviseroit à s'en servir et à l'augmenter sans cesse, et que, par cela seul, l'invention en étoit pernicieuse. L'événement a vérifié son raisonnement.

100. *Visites du duc de Vendôme et du comte de Toulouse aux pairs.*
(Page 224.)

19 novembre 1694. — Le Roi n'avoit pas voulu hasarder M. du Maine à aller chez les pairs, et y avoit suppléé en parlant à l'archevêque de Reims et lui ordonnant de leur écrire à tous de sa part. M. du Maine, ayant pris séance au Parlement en la manière que le Roi l'avoit prescrit, et la planche ainsi faite, M. de Vendôme visita les pairs, et après lui M. le comte de Toulouse, quand ils furent reçus au Parlement comme l'avoit été M. du Maine, qui, seul, fut promené chez Messieurs du Parlement par deux princes du sang, parce que c'étoit l'introduction de cette préséance.

101. *Réponse du Roi sur le mariage du chevalier de Soissons.*
(Page 229.)

8 août 1694. — La facilité des rangs et la situation de M. de Luxembourg pour un mariage si disproportionné avec l'idée de souveraineté de Neufchâtel mettent le Roi en parade au premier mot qui lui est dit de ce mariage, sans donner loisir de lui faire ni demande, ni même insinuation.

102. *Le marquis de Saint-Luc.*
(Page 229, note 4.)

9 juillet 1694. — M. de Saint-Luc étoit un petit homme fort à son aise, de fort bonne compagnie, qui étoit désiré dans les meilleures, qui ne se soucioit ni de cour ni de guerres, et fort peu d'autres choses, et

dont il y [1] avoit de fort plaisants contes. Il étoit riche. Sa femme étoit Pompadour. Il ne laissa qu'une fille, qui se maria tard et mal. Il venoit du maréchal de Saint-Luc, dont la maison, je crois, est éteinte, car le mari de la dame d'atour de Madame d'Orléans n'est rien moins, et le père de la comtesse de Brionne étoit d'une autre maison et de Bretagne, qui est Épinay, et non Espinay. Quoique cette différence d'écriture ne soit rien, celle de la maison est toute entière. Cette dernière est aussi d'ancienne noblesse.

103. — *La princesse de Meckelbourg.*
(Page 234.)

24 janvier 1695. — Il suffit de dire que Mme de Meckelbourg, sœur de M. de Luxembourg, qui a fait tant de bruit par sa beauté, ses galanteries et ses intrigues, avoit épousé en premières noces M. de Châtillon, duc à brevet, fils du maréchal de Châtillon. Ce premier mari fut tué à Charenton, aux premières guerres civiles de Paris, en 1649, sans postérité, et de grande espérance. Mme de Châtillon fut fort aimée de Monsieur le Prince le héros, qui lui donna Mello, et entra fort dans toutes ses affaires ; grande confidente de la princesse sa mère, Montmorency, qu'elle ne quitta guère pendant la prison des Princes, et qui, avant leur délivrance, mourut de chagrin chez elle, à Châtillon, où elle s'étoit retirée. Mme de Châtillon se remaria, en janvier [2] 1669, à Christian-Louis [3], duc de Meckelbourg-Schwerin, chevalier du Saint-Esprit, qui passa une partie de sa vie en France, de qui elle se sépara, et n'en eut point d'enfants, et qui est mort à la Haye, en 1692. Elle ne put néanmoins s'accrocher beaucoup à la cour, et se contenta de celle de Monsieur, qui avoit de l'amitié pour elle. Elle ne put avoir aussi aucune autre distinction que celles des femmes assises, dont aucune ne lui cédoit nulle part, et avec qui elle se trouvoit partout sans difficulté, prenant soin, à la vérité, d'aller de bonne heure, quoique cette précaution, qu'on lui avoit vu prendre souvent, lui manquât souvent aussi. Elle avoit beaucoup eu et beaucoup dépensé, et laissa tout à ses neveux. Sa sœur aînée étoit Mme d'Estampes-Valençay, morte il y avoit longtemps, grand'mère, par sa fille, de la duchesse de Béthune.

104. *Obsèques du maréchal de Luxembourg.*
(Page 235, note 3.)

8 janvier 1695. — On ne fait d'obsèques publiques, avec l'invitation des compagnies supérieures de la part du Roi, qu'aux généraux d'armée tués à la tête de leur armée. S'il n'en put être question pour M. de Luxembourg, combien moins de la sépulture à Saint-Denis, qui, depuis

---

1. Y a été écrit après coup.
2. Le mois a été ajouté. — 3. *Ch.-L.*, dans le manuscrit.

plusieurs règnes, est devenu (sic) l'honneur du monde le plus extraordinaire !

105. *Oraison funèbre du maréchal de Luxembourg.*
(Page 235, note 3.)

28 janvier 1695. — On ne sait où M. de Dangeau a pris cette approbation du Roi pour faire une oraison funèbre ¹ à M. de Luxembourg. Depuis longtemps cela dépend des familles, et, depuis longtemps, cela est fort prostitué. L'abbé Anselme, qui a souvent prêché des Avents et des Carêmes devant le Roi avec grande réputation, fit, peu de mois avant celle-ci, celle de M. Fieubet, conseiller d'État, et en a fait devant et depuis bien d'autres, ainsi que quantité de prédicateurs.

106. *Le maréchal de Villeroy, gouverneur du Roi.*
(Page 236, note 2.)

28 novembre 1685. — Il y a bien de bons contes de ce bonhomme maréchal de Villeroy, grand courtisan et grand valet. Le Roi, lui parlant des cardinaux, lui demanda certaines choses sur leur rang qu'il ignoroit, et le maréchal répondit qu'il n'en savoit rien aussi, parce qu'il n'en avoit jamais vu que deux, et que ces deux étoient les maîtres. On lui demandoit aussi, pendant la Régence, qui succéderoit à Bullion, surintendant des finances ², qui venoit de mourir. « Je n'en sais rien, dit-il, mais je sais bien que je suis très-humble serviteur de celui qui sera surintendant. » Il versa un soir ce même Bullion, et l'on ne sut jamais qui l'avoit versé qu'après la mort de ce surintendant. C'étoit encore lui qui disoit qu'il falloit toujours tenir le pot de chambre aux ministres tant qu'ils l'étoient, et, quand le pied venoit à leur glisser, le leur verser sur la tête ³. — Avec ces maximes, il fut gouverneur du Roi sous le cardinal Mazarin, chef de son éducation, puis maréchal de France, à bon marché, pour la décorer, parce que c'étoit une cire molle, avec bien de l'esprit, entre les mains du premier ministre : cela même le soutint toujours en privance et confiance, et le fit préférer par Colbert, quand il perdit Foucquet, surintendant des finances, et qu'il se le fit sous un autre nom, pour remplir la vaine charge de chef du conseil des finances, qu'il imagina pour fantôme. La susdite direction se tenoit chez lui en cette qualité. Un jour qu'après avoir bien attendu Peletier, contrôleur général, pour la commencer, on lui vint dire qu'il étoit allé à la chasse du lièvre, le bonhomme répondit : « M. Colbert n'en couroit guère, mais il en prenoit davantage. » Il n'auroit pas lâché ce bon mot sur un contrôleur général plus capable ou plus accrédité ⁴. Le connétable de Les-

---

1. *Funèbre* est ajouté en interligne.
2. *Surintendant des finances* est au-dessus de la ligne.
3. Comparez les *Mémoires de Choisy*, p. 567.
4. Ce mot se retrouvera dans les *Mémoires*, à propos de Claude le Peletier, tome I, p. 471, éd. de 1873.

diguières l'avoit choisi pour épouser sa petite-fille de Créquy, de préférence à tout autre, parce qu'il avoit la survivance de son père du gouvernement de Lyon et Lyonnois, qui joignoit le sien de Dauphiné et la Provence, où il commandoit encore. Son frère, l'archevêque de Lyon, étoit encore un plus habile homme que lui, et n'avoit pas sa bassesse. Avec tout cela, le maréchal ne put jamais parvenir à être ministre. C'est encore lui qui disoit qu'il aimeroit toujours mieux avoir affaire à un ministre homme de qualité, son ennemi, qu'à un ministre bourgeois, son ami [1].

107. *Permission de prendre le nom de duc de Luxembourg.*
(Page 237, note 2.)

2 février 1695. — On sait aussi peu [2] où M. de Dangeau a pris la permission du Roi à M. de Montmorency de prendre le nom de M. de Luxembourg son père, d'autant qu'on n'a jamais eu besoin ni pris de permission pour cela.

108. *L'abbé Morel, diplomate.*
(Page 244.)

21 décembre 1719. — Cet abbé Morel étoit d'une honnête famille de Paris, de conseillers au Parlement, bon vivant, ami de Saint-Pouenge, et par lui connu de M. de Louvois ; homme d'esprit, de beaucoup de sens, sûr, secret, vrai et judicieux, et de plus homme d'honneur, et si [3] désintéressé, qu'il ne s'est jamais soucié de fortune ni de biens. On s'est toujours bien trouvé de lui partout où on l'a employé. Les étrangers l'estimoient et s'y fioient, et nos ministres de guerre et d'affaires étrangères, toujours si brouillés ensemble, s'accommodoient également bien de lui. Beaucoup de choses très-importantes lui ont passé par les mains, et beaucoup de fois, de la plupart desquelles personne n'a jamais rien su que le Roi et les ministres qui en avoient le secret.

109. *Roquelaure insulté par MM. de Vendôme.*
(Page 246.)

20 janvier 1695. — Roquelaure étoit sur le pied de plaisant de profession, qui vivoit de tout temps en liaison d'amitié et de liberté avec MM. de Vendôme, et fort répandu dans le plus grand monde. Il ne s'aperçut pas assez tôt que la surprenante et rapide élévation de leur rang leur faisoit prendre un vol au plus près de M. du Maine, qui se comptoit lui-même comme pareil aux princes du sang, et qui s'y sentoient appuyés l'un et l'autre. M. de Vendôme avoit perdu gros, et mal à propos disputé un coup douteux, sur lequel il avoit été condamné. Le jeu fini,

---

1. Voyez les *Mémoires*, tome VIII, p. 341.
2. Ces mots se rapportent à l'Addition n° 105.
3. *Si* est en interligne.

Roquelaure se mit à le plaisanter là-dessus, avec des bouffonneries et des éclats de rire, tant qu'à la fin M. de Vendôme, qui espéroit qu'il entendroit son silence, le rembarra en prince du sang de ces temps-ci, et non même d'alors. Roquelaure, bien étonné et encore plus étourdi, marmotta je ne sais quoi, qu'il ne croyoit pas le fâcher, et, voyant que l'autre poussoit toujours sa pointe, sortit. La chose parut si forte à la compagnie, que, M. de Vendôme étant monté au souper du Roi, les hommes ne crurent pas s'en devoir mêler : Mme d'Armagnac s'en chargea, et n'y eut pas de peine. Roquelaure sentit sa sottise après coup, et n'osa en soutenir l'engagement ; tellement que, pour l'amour de Mme d'Armagnac, dit-il, il voulut bien faire encore le lendemain une sorte d'excuse à M. de Vendôme, conduit par elle, chez elle-même, au même lieu où la scène s'étoit passée la veille. M. de Vendôme la reçut tellement quellement, et il n'y parut plus. Mais Roquelaure enraya tout mot avec lui, et même avec son frère, et la froideur et la mesure succédèrent à l'amitié et à la liberté dans laquelle ils avoient jusque-là vécu ensemble, qui ne reprit plus entre eux dans la suite.

110. *La duchesse d'Hanovre et le comte de Königsmarck.*
(Page 251.)

15 février 1695. — M. d'Hanovre, qui devint neuvième électeur, et qui, par le prétendu droit de la duchesse Sophie, sa mère, fille de l'électeur palatin, roi de Bohême, et d'une fille de Jacques Ier, roi d'Angleterre, devint roi d'Angleterre, fut jaloux de sa femme, fille du duc de Zell, et prétendit avoir des preuves complètes contre elle et le comte de Königsmarck, jeune seigneur suédois qui avoit été à Paris fort à la mode, et qu'il fit jeter dans un four chaud. M. d'Hanovre prétendoit que ses enfants n'étoient pas de lui, et c'est ce qui l'a fait vivre avec eux, et avec l'aîné surtout, qui l'a survécu, dans une sorte d'inimitié ouverte qui a pensé avoir les plus grandes suites. Il n'a jamais revu sa femme depuis ; mais il lui donna plus de liberté depuis qu'il fut en Angleterre, et lui fit offrir quelque temps après d'aller à Hanovre, et même de la reprendre, sans pour cela s'adoucir pour son fils. Elle refusa l'un et l'autre, et mourut peu après dans ce même château, mais d'où elle sortoit quand et comme il lui plaisoit, et y voyoit du monde de même.

111. *Le duc de Chaulnes forcé d'échanger la Bretagne contre la Guyenne.*
(Page 254.)

12 mars 1695. — Le Roi, tout occupé de la grandeur de ses enfants naturels et de leur grandeur durable, voulut joindre en M. le comte de Toulouse l'utile de l'amirauté de Bretagne à celui de l'amirauté de France, et mettre cette importante presqu'île entre ses mains, à qui il avoit remis sa marine. M. de Chaulnes, qui vivoit en roi en Bretagne,

qui y répandoit en libéralités et en magnificence[1] tout ce qu'il tiroit de cette amirauté, qui étoit adoré en Bretagne, et qui en étoit considéré, aimé, respecté comme le père de la province en général, et de chaque particulier en détail, aimoit de même les Bretons, et y avoit attaché son cœur. Ses services, l'éclat de ses ambassades, la dignité de sa vie et de sa conduite, ne permettoient pas au Roi de lui arracher un gouvernement si précieux à tant de titres. Il étoit cousin germain du feu duc de Luynes, père de M. de Chevreuse, fils des deux frères[2], dont il avoit fait le second fils qui naîtroit de son mariage avec la fille aînée de M. Colbert son héritier, s'il ne laissoit point d'enfants, par le contrat de mariage de M. de Chevreuse. Celui-ci étoit ruiné par le nombre d'enfants du second lit de son père, et par des entreprises de canaux et d'autres choses qui avoient mal tourné. Lui et sa femme étoient dans la grande faveur; ainsi le Roi espéra que M. de Chaulnes sacrificroit volontiers la Bretagne par l'avantage de laisser après lui M. de Chevreuse revêtu du gouvernement de Guyenne, de cent dix mille livres de rente, et cependant[3] de faire par là ce qu'il desiroit pour M. le comte de Toulouse, en donnant une telle expectative à un homme qu'il aimoit. Le plus simple eût été de laisser mourir M. de Chaulnes, qui étoit vieux, et de donner après lui la Bretagne et la Guyenne comme il en vouloit disposer; mais il s'étoit engagé à Monsieur, au mariage de M. de Chartres, de lui donner le premier gouvernement général qui vaqueroit. Monsieur avoit eu patience sur la Flandre, parce que ce pays étoit trop absolument frontière; mais la Bretagne ni la Guyenne n'avoient pas la même exception, et, en faisant ce troc à condition de survivance, ce n'étoit plus vacance, et Monsieur n'avoit pas[4] à se plaindre ni à prétendre. C'est tout cela ensemble qui décida cette grande affaire. Monsieur en fut outré, fit au Roi des reproches amers, et sur le compte de son fils, et sur le danger politique de donner la Bretagne à un amiral. Le Roi se laissa gronder, fut doux, essuya des bouderies, et les termina par de l'argent pour Saint-Cloud, dont les favoris eurent leur part et remirent Monsieur de bonne humeur. Pour M. de Chaulnes, il obéit, ne cacha point sa douleur, c'est peu dire, mais son désespoir, que celui des Bretons, qui fut sans mesure, ne fit qu'accroître en lui faisant sentir plus que jamais combien il y étoit aimé. M. de Chevreuse eut beau protester qu'il n'y avoit eu aucune part, et qu'il n'en avoit pas même eu le secret : son oncle et sa tante ne le lui pardonnèrent jamais. M. de Chaulnes ne fit que languir depuis, et mourut bientôt après de regret, et sa femme d'affliction de l'avoir perdu, incontinent après, sans avoir eu d'enfants.

1. *Et en magnificence* est en interligne, et avait été d'abord écrit après *cette amirauté*.
2. Ce membre incident elliptique est comme entre parenthèses : « (*Luynes et Chevreuse étant* fils des deux frères) », et le *dont* qui suit dépend de « M. de Chevreuse ».
3. *Cependant* est en interligne. — 4. *Point* a été corrigé en *pas*.

112. *Monsieur manque le gouvernement de Guyenne pour son fils.*
(Page 259.)

7 janvier 1689. — Monsieur étoit incommodé d'indigestion du gouvernement de Guyenne, qu'il avoit fort demandé pour M. son fils, et du dépit de la préférence que le Roi a donnée, avec une visite et de l'argent, pour jouer et jeter. Apaisé par la visite du Roi et son argent [1].

113. *Défense aux ducs de se trouver à la Cène.*
(Page 259.)

8 avril 1694. — Il y avoit bien des années que les disputes de rang avoient fait défendre aux ducs et à MM. de Vendôme, de Soissons et de Lorraine de se trouver à la Cène. M. de Vendôme, seul d'eux tous, s'y trouve cette année.

114 et 115. *MM. de Vendôme et M. d'Elbeuf à l'adoration de la Croix.*
(Page 259.)

24 mars 1690. — M. de Vendôme, logé à l'armée avant les lieutenants généraux, de retour avant les autres lieutenants généraux, voit le Roi chez Mme de Maintenon en arrivant. Enfin lui, et même M. son frère, précèdent les ducs à l'adoration de la Croix, après avoir servi à la Cène, où, à cause de la concurrence, les uns ni les autres ne servoient plus. M. d'Elbeuf, qui se trouva à cette adoration de la Croix, prétendit y avoir été surpris, et toutefois y alla après le grand prieur; ceux de sa maison n'y allèrent point, parce qu'ils y étoient précédés par les ducs, et lui-même prenoit garde à ne pas s'y hasarder qu'en absence bien assurée de MM. d'Uzès et de la Trémoïlle [2].

1er avril 1695. — Les *Mémoires* auroient dû ajouter que les princes étrangers n'alloient point à la chapelle le vendredi saint, parce que les ducs avoient la préséance sur eux, ou le pas à l'adoration de la Croix. Ainsi ce n'étoit pas comme prince, mais comme duc que M. d'Elbeuf y fut. On le voit du propos de M. de Beauvillier à M. d'Elbeuf, qui ne reçut aucune contradiction, et de ce que ceux de la maison de Lorraine ne s'y étoient point trouvés jusque-là, quoique ce fût la première fois que MM. de Vendôme s'y trouvassent. Ainsi ce n'étoit que les ducs qui les empêchoient de s'y trouver.

1. Tel est bien le texte de ces deux phrases.
2. En marge est cette note : « Les princes étrangers ne s'y trouvèrent « pas, » ajoutent les *Mémoires*. S'ils étoient moins partiaux, ils ajouteroient de plus qu'ils ne s'y étoient jamais trouvés, parce que les ducs les y précédoient. » A la table du volume du manuscrit de Dangeau qui contient cet article (vol. VII, p. 587), on trouve encore la note suivante de Saint-

116. *La duchesse de Bracciano.*
(Page 260.)

17 décembre 1687. — Mme de Bracciano est la fameuse princesse des Ursins, qui prit ce nom après qu'elle fut veuve, et que D. Livio Odescalchi, neveu d'Innocent XI, eut acheté le duché de Bracciano.

117. *La marquise de Royan.*
(Page 260.)

14 mai 1693. — Mme de Royan étoit sœur de la duchesse de Bracciano, depuis fameuse sous le nom de princesse des Ursins, de la duchesse Lanti, et de MM. de Noirmoutier, que, longtemps après, cette fameuse sœur fit, l'un duc, l'autre cardinal, tous enfants de M. de Noirmoutier, si intrigant dans la minorité de Louis XIV, dont il fut duc à brevet. M. de Royan étoit frère de M. d'Olonne; tous deux de branches cadettes de la maison de la Trémoïlle.

118. *Mariage du duc de Lauzun.*
(Page 276.)

15 mai 1696. — M. de Lauzun, à son âge, et après un si prodigieux retour d'une si longue et profonde disgrâce, avoit si peu perdu la fortune de vue, qu'il n'avoit fait un mariage d'âge si disproportionné que dans le dessein de se faire le correspondant du Roi et du maréchal de Lorge, qui alors commandoit tous les ans l'armée d'Allemagne. Mais la première chose que le Roi recommanda au maréchal, dès qu'il lui parla de ce mariage, fut de ne jamais dire un mot de ses affaires à ce nouveau gendre. M. de Lauzun se trouva donc fort loin de son but, et encore plus loin d'espérances quand il vit son beau-père ne plus commander les armées. Il se livra à son humeur, qui avoit toujours perdu sa fortune, et la fit éprouver tout entière à la famille où il avoit voulu si opiniâtrément entrer.

119. *Barbançon et ses chansons.*
(Page 282.)

2 août 1688. — Ce Nantouillet ou Barbançon étoit l'homme du monde de la meilleure compagnie, qui avoit le plus d'esprit, et dont le sel et le tour aisé des chansons les a rendues célèbres.

Simon : « Pour la première fois, ces deux frères avoient déjà été cause, par la même prétention à la Cène, que ni les ducs ni eux ne s'y trouvoient plus depuis longtemps. »

120. *Complaisance du maréchal de Noailles à céder son commandement au duc de Vendôme.*
(Page 285.)

7 juin 1695. — M. de Noailles, presque perdu par l'aventure ci-devant racontée[1] de l'envoi de Genlis sur le projet du siége de Barcelone, sentit bien qu'avec un ennemi toujours présent et vigilant comme Barbezieux, ses absences le perdroient tout à fait, et, parvenu au bâton de maréchal de France, il comprit que la cour devoit être désormais son partage. Il se tira donc d'affaire avec le Roi par un *sauve-l'honneur*, et convint avec lui d'être malade en arrivant à Perpignan, de demander son retour, de l'obtenir; et le Roi, qui avoit envie de mettre M. de Vendôme à la tête d'une armée, et qui étoit fort embarrassé de le préférer aux princes du sang, sut gré à M. de Noailles de cette complaisance, qui le remit avec lui mieux que jamais. Les princes du sang sentirent vivement cette préférence; mais elle passa pour un effet du hasard, et non du choix d'un général d'armée hors d'état d'y servir et forcé de la quitter, et de la position voisine de M. de Vendôme, en Provence, tout porté pour en aller prendre le commandement : après quoi, se trouvant général d'armée, il le demeuroit de plain-pied, et il devenoit un chausse-pied pour M. du Maine. Tout ce projet est clair par les patentes de général que M. de Noailles emportoit avec lui pour M. de Vendôme, qui sut, dès l'hiver, cette destination, dont le secret fut gardé jusqu'à l'instant de l'exécution, qui fit coup double en mettant M. de Vendôme à la tête d'une armée et le grand prieur, son frère, à la tête du corps que M. de Vendôme commandoit en Provence. M. de Noailles, dont le mal prétendu étoit un violent rhumatisme, revenu à Versailles, joua longtemps l'estropié, et il lui échappoit quelquefois de l'oublier assez pour faire rire le monde.

121. *Voyage en Hongrie et disgrâce des princes de Conti.*
(Page 288, note 2.)

1ᵉʳ juillet 1685. — Le Roi, outré du voyage des princes de Conti en Hongrie, découvrit qu'ils avoient envoyé un courrier à Paris, et parla si ferme à M. de Louvois pour le faire arrêter et en avoir les paquets, qu'il le fit prendre en Alsace, comme il s'en retournoit, et n'osa ne pas porter au Roi tous les paquets dont il étoit chargé, sans en ouvrir pas un. Il y en avoit de plusieurs gens de la cour, mais de trois, entre autres, qui piquèrent le Roi au vif, par ce qu'elles[2] contenoient, et parce qu'elles étoient des gens dont les pères étoient comblés de ses grâces et de sa faveur. C'étoit du duc de la Rocheguyon, gendre de M. de Louvois même, de Liancourt, son frère, tous deux fils du duc de

---
1. Addition n° 98.
2. Dans le manuscrit il y a bien *elles*, s'accordant avec l'idée de *lettres*.

la Rochefoucauld, et du marquis d'Alincourt, fils du duc de Villeroy et petit-fils du vieux maréchal de Villeroy. C'étoient des plaisanteries sur le Roi et sur Mme de Maintenon, sur ses revues de troupes et sur toutes ses occupations et ses amusements, et toutes les nouvelles contées en ridicule. Celle d'Alincourt étoit fort impie, et de beaucoup la moindre sur ce qui regardoit le Roi : ce qui fit dire au bonhomme maréchal de Villeroy que, pour son petit-fils, qui ne s'en étoit pris qu'à Dieu, ce ne seroit rien, et que cela le mettoit bien au large, mais que, pour les deux autres, c'étoient de grands impertinents. Liancourt, qui avoit bien plus d'esprit que son frère, avoit écrit aussi d'un style bien plus piquant, que le Roi ne lui a pardonné de sa vie, même depuis son retour. Aussi fut-il le seul mis en prison, et gardé à vue des années avec une rigueur extrême, puis exilé longtemps, ainsi que les deux autres ; et les pères et M. de Louvois hors de portée de parler pour eux. Il y en eut d'autres aussi dont les lettres leur nuisirent longtemps ; mais ces trois-là étoient si supérieures[1] aux autres, que le châtiment public ne tomba que sur eux. Ce fut aussi ce que le Roi ne put jamais bien pardonner aux princes de Conti, dont l'aîné mourut dans sa disgrâce ouverte, quoique à la cour, à cause de sa femme, fille du Roi, et l'autre est mort enfin d'ennui et de douleur de n'avoir jamais pu arriver au commandement des armées, ni se mettre à couvert des suites de ces impressions, depuis son retour et son apparence de pardon.

122. *Emportement du Roi contre un valet.*
(Page 321.)

15 juillet 1695. — Cette faute, qui sauva M. de Vaudémont et son armée, et qui coûta Namur, etc., ne fut pas celle du maréchal de Villeroy, qui la porta de façon qu'elle ne lui nuisît point à l'armée et dans le monde, et qu'elle lui servît fort auprès du Roi, qui lui en sut un gré infini, mais qui fut outré de la chose plus que d'aucune autre de sa vie, et au point qu'étant l'homme de son royaume le plus maître de soi, il s'emporta au sortir de dîner, à Marly, contre un garçon du serdeau qui, en desservant le fruit, prit un biscuit, et lui cassa sa canne sur le corps, avec un emportement étrange qui confondit les spectateurs. C'est que, ne sachant ce que vouloient dire les gazettes d'Hollande sur l'aventure de M. de Vaudémont, il le demanda à la Vienne, un de ses premiers valets de chambre, accoutumé à lui dire tout ce qu'il lui demandoit, et qui lui conta la chose, qui le mit au désespoir.

123. *MM. de Morstein père et fils.*
(Page 324.)

9 janvier 1693. — Ce M. de Morstein, qui n'étoit pas un homme fort

---

1. Faut-il à *supérieures* substituer *supérieurs ?* ou entendre : « ces trois lettres-là, les lettres de ces trois-là étaient si supérieures (en impertinence) » ?

qualifié, mais adroit, insinuant, et de ces gens propres à faire fortune, avec un extérieur qui n'inspire point de défiance, avoit été fort accusé de malversations, et s'étoit jeté dans le parti contraire à la maison d'Autriche, qui, par le dépit de la reine de Pologne dont il a été parlé[1], étant devenu supérieur, entreprit ce grand trésorier, qui trouva plus court de sauver ses richesses et sa personne en France, que de lutter contre si forte partie; il étoit en effet extrêmement riche. Il aima mieux passer le reste de sa vie en France avec sa femme, fort peu considérés. Son fils, qui avoit beaucoup d'esprit, de savoir, de valeur et d'envie de faire, avec une piété à la mode en ce temps-là, s'étoit intimement attaché dans la suite à Monsieur de Cambray, qui fit son mariage avec une fille du duc de Chevreuse, dont on s'étonna beaucoup. Il n'avoit ni frères ni sœurs, et réunissoit le sujet avec les richesses. La fille unique du premier lit de l'auteur de ces *Mémoires* épousa le fils aîné du même duc de Chevreuse. Tout cela se retrouvera dans les suites de ces *Mémoires*.

124. *Démonstration de l'armée au retour du maréchal de Lorge.*
(Page 334.)

27 septembre 1695. — Les illuminations, les feux de joie, les tables publiques des officiers, en un mot les démonstrations les plus touchantes et les plus extraordinaires, accompagnèrent, trois jours durant, le retour du maréchal de Lorge à son armée, dont il ne put jamais modérer l'éclat.

125. *M. de Bryas, archevêque de Cambray.*
(Page 337.)

19 novembre 1694. — C'étoit un bon gentilhomme flamand que le Roi trouva dans Cambray, quand il le prit, et dont la droiture et la franchise lui plurent, et à toute la cour. Il n'est presque point sorti de son diocèse, y tenoit table longtemps, et avoit l'ordinaire fort, mais sans intéresser les mœurs, qui étoient flamandes, et sortoit de table et quittoit tout pour un malade, riche ou pauvre, quel qu'il fût qui le demandât, ou pour le consoler, ou pour lui administrer les sacrements, et cela lui arrivoit très-souvent; fort aumônier et fort appliqué à tous les devoirs de l'épiscopat. Aussi fut-il fort regretté, et du Roi même, qui le traita toujours avec grande distinction. Il s'appeloit de Bryas, avoit été en 1671 évêque de Saint-Omer, et en 1675 archevêque de Cambray, où le Roi le trouva quand il le prit, et où il se conduisit en bon prélat et en galant homme[2].

1. Addition à l'article du 25 octobre 1692.
2. Les deux derniers membres de phrase, depuis : « où le Roi le trouva », sont biffés.

126. *Fénelon et la maison de M. le duc de Bourgogne.*

(Page 338.)

28 août 1690. — M. l'abbé de Fénelon, si connu depuis sous le nom d'archevêque de Cambray, étoit un homme de bonne maison, mais un cadet fort pauvre, qui sentoit son esprit et ses talents fort propres à suppléer à sa fortune. Il se lia d'abord avec ceux qui brilloient dans ce qu'on appeloit le parti janséniste, qu'il crut propre à lui donner de la réputation et à le faire connoître et valoir. Il fut longtemps initié fort avant dans cette société, et d'un dîner réglé, une fois au moins toutes les semaines, chez la duchesse de Brancas, dans le bout de la rue Cassette, avec plusieurs de ces Messieurs, en grand particulier. Dans les suites, leurs affaires allant mal à la cour, il sentit qu'il se perdroit avec eux, délia, et passa aux jésuites, avec qui n'ayant pas mieux réussi, il frappa à la porte de Saint-Sulpice, avec plus de succès. Ce fut par là qu'il fut connu des ducs de Chevreuse et de Beauvillier, qu'il enchanta par la délicatesse, l'insinuation et le tour souple de son esprit, fait plus que nul autre pour être sans cesse dans ses mains et pour se faire tout à tous. Le Roi ayant laissé au duc de Beauvillier le choix de tout ce qui devoit être employé à l'éducation des princes ses petits-fils, en la lui confiant à lui-même, l'abbé de Fénelon fut préféré par cette liaison formée à Saint-Sulpice, et lui-même, devenu intime de Mme de Langeron, procura à son fils une place de sous-précepteur, qui lui fut toujours intimement uni. L'autre place, le Roi en disposa par lui-même en faveur de l'abbé Fleury, célèbre depuis par son *Histoire ecclésiastique*, et d'une très-sainte vie, mais qui, ayant été précepteur de M. de Vermandois, tenoit directement au Roi par ce coin, sans s'en douter lui-même. Ce fut une des deux places que le Roi se réserva. L'autre fut celle de premier valet de chambre, qu'il donna à un de ses premiers valets de garde-robe, qui s'appeloit Moreau, qui n'auroit pas été incapable d'être gouverneur en chef, tant il avoit l'âme et les manières élevées au-dessus de son état, tant il connoissoit bien la cour et le grand monde, tant il savoit de choses, et tant sa probité et l'agrément de son esprit, et une liberté singulière, mais qui ne le tiroit jamais de son état, l'avoit mêlé avec la meilleure compagnie; et sa figure de plus étoit telle, qu'on le prenoit pour un des seigneurs de la cour. Tout le monde l'aimoit, l'estimoit et le comptoit. Ainsi les deux choix du Roi lui firent honneur. Les sous-gouverneurs eurent des mérites différents aux yeux du duc de Beauvillier, qui les choisit. Denonville, ancien gentilhomme de bon lieu et brave homme, décoré du gouvernement de Canada, où il avoit bien fait, étoit la probité, l'honneur et la piété même, mais la simplicité aussi, et peu éloignée de la sottise, qui le rendit une nulle[1] méprisée, et qui donna à l'autre un relief qu'il ne méritoit pas : ce fut Saumery, dont la mère étoit sœur de

1. *Nulle*, terme de cryptographie, pris ici au figuré dans le sens de *nullité*.

Mme Colbert, ce qui fit tout son mérite. Son bisaïeul étoit un Basque qui, venu sous la basse livrée d'Henri IV, avoit été mis par ce prince jardinier de Chambord et concierge à la manière des particuliers. Son fils le devint à la manière des rois, puis capitaine de ce château et des chasses. Le fils de celui-là, père du sous-gouverneur, étoit un homme fait à peindre, brave, et qui s'étoit fait compter[1] à sa manière. Son fils, avec la charge de son père, épousa à Blois une fille alors sortable à lui, dont la sœur, mariée à Colbert, alors *in minoribus*, eut lieu d'être bien étonnée de ce qu'ils devinrent depuis l'un et l'autre. Cette fortune éleva Saumery, mais sans le décorer, et poussa le frère de ces femmes dans la robe, jusqu'à le faire président au mortier, qui fut M. de Ménars; et Cheverny, fils de Monglat, chevalier de l'Ordre et maître de la garde-robe, et de qualité distinguée, et puis ruiné, épousa moins la fille de Saumery que la nièce de Mme Colbert. Le jardinier s'appeloit Jean, ou, comme on parle en basque, *Joannes*, et garda ce nom toute sa vie. Comme, sur la fin, on y avoit joint le *Monsieur*, le fils trouva plus court d'en faire son nom de famille, et s'appela *Joanne*, puis *Jouanne*, pour le mieux déguiser. Le *de* fut joint avec les temps, et de tout cela il ne tint pas au sous-gouverneur de se faire passer pour un homme de qualité. Il avoit servi dans les emplois subalternes, et avoit eu un genou cassé à un des combats de M. de Turenne en Allemagne. Il[2] s'étoit retiré et s'étoit fait bailli de Blois et grand maître des eaux et forêts de ce pays-là, avec la survivance de son père. C'étoit aussi un homme fort bien fait, impudent, insolent, avantageux, qui se montra tel au bout d'un an ou deux qu'il fut à la cour, et l'homme de France qui sut tirer le plus grand parti d'une vieille blessure. Il se fourroit partout, affectoit familiarité avec ce qui étoit le plus distingué, soutenoit son personnage avec esprit et avec effronterie, mettoit son pied dans toutes sortes de souliers, bas et rampant à propos, et grand diseur de riens, à l'oreille surtout, grand débiteur de maximes, et le boiteux le plus allant qu'on eût jamais vu. Quand il eut percé, il devint important et refusoit le *Monsieur* à quelque nom que ce fût. Surtout : le prince de Conti, disoit-il, lui avoit raconté telle chose ; ou il venoit de causer chez la princesse de Conti. On peut juger s'il traitoit plus révéremment les autres ; et quand il se trouvoit des noms où l'usage ne mettoit point les titres, et où le nom seul eût été trop nouveau, il abrégeoit le *Monsieur*, et parloit sans cesse de Mons de Louvois, de Mons Colbert, et surtout de tout ce que lui confioit ce pauvre Mons de Turenne, du temps duquel il n'étoit pourtant qu'un subalterne, et ignoré quinze ans et mieux encore depuis sa mort. L'impertinence étoit extrême ; mais, à force de valetage en air considérable à ceux qui étoient distingués par leur crédit ou par leur grand état, à force de confiance dupe de M. de

1. Au-dessus de *compter*, le mot *comte* est écrit d'une autre encre, et peut-être de la main de Saint-Simon.
2. *Il* corrige *qui*.

Beauvillier dans l'éducation, et pour avoir été mis auprès de Mgr le duc de Bourgogne, avec qui la sottise de Denonville ne réussissoit pas, tout cela passoit, et il fut du temps considéré, et assez pour attraper gouvernements, régiments royaux, bénéfices, évêchés, tirer du Roi près de cent mille livres de rente de bienfaits pour lui et pour ses enfants, et se plaindre encore de sa fortune. Il essuyoit toutefois un étrange ridicule de la part de sa femme, qui étoit Montbazon, qui croyoit avoir épousé un paysan, et qui le traitoit à peu près de même : une grande créature, d'esprit plaisant, libre, hardie, qui ne se refusoit rien, et qui, après maintes aventures, s'empara de M. de Duras d'une manière si publique, qu'elle en acquit le nom de *Madame la Connétable*, parce que M. de Duras étoit doyen des maréchaux de France. Le mari le trouvoit fort bon, et alloit même souvent chez M. de Duras, qui, brouillé de longue main avec Mme la maréchale, étoit, lui et toute sa maison, sous l'empire de Mme de Saumery. La fin en fut pourtant scandaleuse à la mort du maréchal, car le curé de Saint-Paul la fit chasser avant de lui administrer les sacrements. Mais, de tout cela, Saumery ne faisoit que secouer l'oreille, qui étoit une façon de tic d'important qu'il avoit saisi. On s'est étendu sur ce petit personnage à cause de celui qu'on lui verra faire dans la suite contre ceux à qui il étoit tenu de tout.

Des gentilshommes de la manche [1]. Du Puy, porte-manteau, puis gentilhomme ordinaire du Roi, étoit initié de tout temps parmi les plus dévots de la cour, ce qui l'avoit fait particulièrement connoître à M. de Beauvillier ; mais, ce qui est rare à un dévot de cour, c'est qu'il étoit fort honnête homme, fort droit, fort sûr, et, avec peu d'esprit, sensé et l'esprit juste, fidèle à ses amis, sans intérêt, ayant fort lu et vu, et beaucoup d'usage du monde. L'autre étoit un dévot de bonne foi aussi et plein d'honneur, mais un des plus plats hommes de France, pédant, triste, excepté des saillies plaisantes quelquefois, tout sulpicien, où il avoit un frère attaché à M. de Fénelon, et pour lequel on les verra chassés, du Puy et lui. Tout le reste n'étoit que menuaille, excepté Louville, gentilhomme d'ancienne et bonne extraction, plein d'esprit, d'imagination et de feu, de la plus exquise compagnie, et qui fut aussi infiniment goûté et recherché par les meilleures de la cour, plein d'honneur, de valeur, de probité, de fidélité à toute épreuve, de reconnoissance de même, et qu'on verra durant deux ans gouverner en plein l'Espagne. Il étoit parent du duc de Beauvillier, à qui le premier duc de Saint-Simon le recommanda et le fit connoître. Il étoit fort jeune et peut-être encore fort débauché. On ne le sut point, et M. de Beauvillier le tira de capitaine en ce régiment du Roi d'infanterie dont le Roi s'amusoit si fort, pour le faire gentilhomme de la manche de M. le duc d'Anjou, qu'il suivit après en Espagne.

1. Ceci est, dans le manuscrit, une Addition distincte, qui se rapporte, dans le même morceau de Dangeau, à une phrase postérieure sur les gentilshommes de la manche.

127. *Mme Guyon et les commencements de son école.*
(Page 340.)

10 janvier 1694. — Mme Guyon a trop fait de bruit, et par elle, et par ses trop illustres amis, et par le petit troupeau qu'elle s'est formé à part, qui dure encore, et qui, depuis la mort du Roi, a repris vigueur, pour qu'il soit nécessaire de s'y étendre. Il suffira d'en dire un mot d'éclaircissement, qui ne se trouve ni dans sa vie ni dans celle de ses amis et ennemis, ni dans les ouvrages écrits pour et contre elle, où tout le reste se rencontre amplement.

Elle ne fit que suivre les errements d'un prêtre nommé Bertaut, qui, bien des années avant elle, faisoit des discours à l'abbaye de Montmartre, où se rassembloient des disciples, parmi lesquels on admiroit l'assiduité avec laquelle M. de Noailles, depuis maréchal de France, et la duchesse de Charost, mère du gouverneur de Louis XIV, s'y rendoient, et presque toujours ensemble tête à tête, sans que toutefois on en ait mal parlé. MM. de Chevreuse et de Beauvillier fréquentoient aussi cette école. Mme Guyon fit connoissance avec ces deux derniers par l'abbé de Fénelon, depuis précepteur des enfants de France, du choix de M. de Beauvillier, qui, ayant frappé à différentes portes jansénistes et molinistes sans aucun succès, fut plus heureux à celle-ci et au séminaire de Saint-Sulpice. Ces deux ducs et leurs femmes, de la vertu et de la piété la plus épurée, et depuis longtemps initiés dans les rudiments de cette école par celle de Montmartre, goûtèrent Mme Guyon au point de se mettre sous sa conduite, à la suite de l'abbé de Fénelon. Leur faveur alors étoit à son plus haut période. Mme de Maintenon dînoit une fois ou deux la semaine en sixième avec eux [1], la clochette sur la table, pour se passer de valets : ils en profitèrent pour en faire une prosélyte, et ils y réussirent si bien qu'elle-même vouloit initier Saint-Cyr dans cette nouvelle doctrine. L'abbé de Fénelon, au comble de ses vœux, s'en promit plus que de la spiritualité, se lia intimement avec le cardinal de Bouillon, l'unit aux deux ducs, qui persuadèrent à Mme de Maintenon que personne n'étoit plus propre que lui à faire les affaires du Roi à Rome. La cause de Mme Guyon [2] y avoit besoin d'autorité contre les atteintes qu'elle y avoit reçues par la condamnation de Molinos, du cardinal Petrucci et des ouvrages de Marie d'Agreda, que les querelles de la constitution *Unigenitus* [3] ont fait passer près de quarante ans depuis; et le cardinal de Bouillon, qui vouloit figurer et faire son neveu cardinal, avoit besoin d'un tel véhicule pour être remis en selle après toutes ses disgrâces; mais, en habile homme, il voulut du réel, en attendant les espérances, et ceux

---

1. *Eux* est en interligne, et doit avoir été ajouté depuis la revision de Saint-Simon.
2. Devant *Guyon* est biffé *de*.
3. *Unigenitus* est en interligne. Même observation que pour la note 1.

dont il tint sa mission étoient trop intéressés à le satisfaire et à se le dévouer entièrement, pour ne le pas servir incontinent, et c'est ce qui lui valut la coadjutorerie de l'abbaye de Cluny pour son neveu, qu'il obtint en partant, et qu'il conclut en chemin de Rome, en s'arrêtant quelques jours à Cluny. Mme Guyon, appuyée de la sorte, dogmatisa à Saint-Cyr, et cela étoit d'autant plus dans les vues de l'abbé de Fénelon, qu'il comptoit par là enlever à l'évêque de Chartres[1] toute la confiance de Mme de Maintenon, légère et changeante, qu'il venoit de partager par ce moyen. Monsieur de Chartres, diocésain de Saint-Cyr, et de plus supérieur particulier de cette maison, y faisoit souvent sa demeure, et, par la confiance entière de Mme de Maintenon en lui, avoit commencé à couper l'herbe sous les pieds aux jésuites, et avoit plus de part qu'eux à la nomination des bénéfices. Cette raison les lia avec l'abbé de Fénelon et lui dévoua le P. de la Chaise, tellement qu'il ne douta plus de jeter tant de poudre aux yeux de Mme de Maintenon et tant de dégoût sur Monsieur de Chartres, qu'il ne demeurât le maître de l'esprit de celle qui étoit devenue le grand ressort de toutes les fortunes. Les deux ducs et leurs femmes, à divers degrés infatués de Mme Guyon, l'étoient au même excès de l'abbé de Fénelon, qui étoit leur prophète, dans qui ils ne voyoient rien que de divin, et qui se servoit et d'eux et de soi-même pour des choses très-terrestres, qu'il n'avoit pas de peine à leur diviniser. Parmi toutes ces menées saintes et profanes, Monsieur de Chartres s'aperçut de quelque chose de suspect dans la doctrine de Mme Guyon, que tout son esprit, son art et ses souplesses ne purent lui dérober, ni lui déguiser, encore moins lui faire goûter. De l'un à l'autre, il en découvrit plus, et, quand il fut bien sûr de son fait, il démontra que cette nouvelle sainte avoit déjà gâté une portion de Saint-Cyr et perdroit bientôt tout le reste, si on la laissoit faire. L'abbé de Fénelon, qui s'aperçut de quelques nuages dans l'esprit de Mme de Maintenon, y vit bientôt plus clair par l'aveu qu'elle lui fit de ses doutes sur Mme Guyon, qui, d'elle-même, se sentant trop tôt découverte avant une séduction mieux préparée, desira elle-même de ne pas rester un moment à Saint-Cyr. Ce fut le commencement de la division de Monsieur de Chartres d'avec l'abbé de Fénelon, dont ses amis demeurèrent inséparables, et à leur commune maîtresse, qui se retira à Paris, dogmatisant en cachette et venant en faire autant en grand secret à Versailles, pendant les Marlys, en faveur des gens attachés aux enfants de France qui ne pouvoient aller la chercher. M. de Beauvillier fut averti plus d'une fois que ces conventicules obscurs, qui se tenoient pour la plupart chez lui, étoient sus et déplaisoient; mais sa droiture, qui ne cherchoit que le bien pour le bien, et qui croyoit le trouver là, ne s'en mit pas en peine. La duchesse de Béthune, celle-là même qui alloit à Montmartre avec M. de Noailles, y tenoit la seconde place. Pour ce maréchal, il sentoit trop d'où venoit

---

1. Le nom de « Desmarets (*sic*) » est ajouté en interligne.

le vent, et d'ailleurs il avoit pris d'autres routes qui l'avoient affranchi de ce qui ne lui étoit pas utile. La duchesse de Mortemart, belle-sœur des deux ducs, qui, d'une vie très-répandue à la cour, s'étoit tout à coup jetée, à Paris, dans la dévotion la plus solitaire, devançoit ses sœurs et ses beaux-frères de bien loin dans celle-ci, et y étoit, pour le moins, suivie de la jeune comtesse de Guiche, depuis maréchale de Gramont, fille de Noailles. Tels étoient les piliers mâles et femelles de cette école, quand la maîtresse fut éloignée d'eux et de Paris, avec une douleur, de leur part, qui ne fit que redoubler leur fascination pour elle, et les élans de dépit de l'abbé de Fénelon de voir ravir à ses filets Mme de Maintenon par Monsieur de Chartres, à qui il les avoit principalement tendus, pour la lui enlever et occuper sans partage toute sa confiance. La suite des *Mémoires* marquera des événements que cette clef fera mieux comprendre ; mais il faut remarquer que tout ceci n'arriva que depuis ce premier éloignement de Paris de Mme Guyon.

128. *Douleur des amis de l'archevêque de Cambray.*
(Page 346.)

4 février 1695. — La duchesse de Guiche fut affligée jusqu'à en être malade de ce que l'abbé de Fénelon eut l'archevêché de Cambray, et ne s'en est jamais consolée, jusque-là qu'elle ne put pardonner à son oncle[1] d'avoir eu bientôt après, et malgré lui, l'archevêché de Paris, qu'elle vouloit pour l'abbé de Fénelon. Toute la gnose en fut outrée, à proportion du degré plus ou moins avancé de chacun.

129. *Le chancelier Boucherat ferme l'entrée de sa cour aux carrosses.*
(Page 347.)

25 juillet 1695. — Les princes du sang ne refusent l'entrée dans la cour de leurs hôtels à aucuns carrosses, et le chancelier le Tellier n'avoit pas eu la prétention du chancelier Boucherat, son successeur, qui la soutint toute sa vie, et qui finit avec lui.

130. *M. de Coislin fait cardinal.*
(Page 355.)

8 août 1695. — Voici ce qui[2] fit Monsieur d'Orléans cardinal. Il étoit petit-fils du chancelier Séguier, fils de sa fille aînée, et frère du duc et du chevalier de Coislin. Le frère de ce chancelier étoit évêque de Meaux et premier aumônier, qui donna sa charge à ce neveu. Il fut donc de très-bonne heure à la cour, avec l'abbaye de Saint-Victor, dans Paris, et y eut une conduite si pure sur les mœurs et sur la règle de sa vie, et, en même temps, si agréable à tout le monde, que, tout jeune qu'il

1. En interligne sont biffés les mots : *Noailles, archevêque de Paris.*
2. Dans le manuscrit, *que.*

étoit, il s'acquit le respect universel et beaucoup d'amis, et qu'on avoit la considération pour lui, dans une cour jeune et galante, de se contenir en sa présence, quoique mêlé avec tout le monde. Sa probité, sa droiture, sa bonté, son honnêteté, son attachement à ses devoirs, sa solide piété, suppléèrent à l'esprit, qui, avec beaucoup de bon sens et un grand usage du monde, étoit médiocre; et ses excellents choix pour son diocèse, à sa science, qui étoit à peu près nulle. Son aventure du *nycticorax in domicilio* [1] a été trop sue pour l'oublier. Le Roi, qui avoit ouï chanter le psaume où est ce passage, et dont le mot un peu barbare l'avoit frappé, ne savoit point de latin, et en demanda l'explication à Monsieur d'Orléans, à son dîner. Il rêva un peu, puis lui dit que c'étoit le nom propre d'un roi d'Israël qui vivoit fort en solitude : chacun baissa les yeux, et on se contint, tant la vertu a quelquefois de force; mais on ne laissa pas d'en rire, et le Roi n'en sut pas davantage. Il étoit souvent en dispute avec Monsieur d'Orléans sur sa résidence, et le prélat tenoit ordinairement bon contre le Roi à résider au moins six mois, et, tant qu'il pouvoit, sept ou huit, vivant en évêque en tout appliqué à son diocèse, et y distribuant des aumônes prodigieuses. A la cour, il y étoit noblement, avec une table honnête et bonne, mais qui sentoit l'épiscopat, et toujours la meilleure compagnie, mais point de jeu ni de femmes. Il empêcha à Orléans les dragons de faire les convertisseurs, lorsqu'on en inonda les provinces pour tourmenter les huguenots et les faire par force catholiques. Il se chargea de tout auprès du Roi, paya leur subsistance, hommes, chevaux, logements, et tout, et obtint de les faire sortir de son diocèse. Avec cette conduite, il le gagna presque tout entier à se convertir, et y étoit le père de tout son peuple, qui n'en parle encore que les larmes aux yeux. Le Roi avoit de l'amitié et de la vénération pour lui, et ne fut pas insensible d'être servi par un premier aumônier cardinal, ce qui ne s'étoit pas vu encore ; et tout cela ensemble lui en procura la nomination sans qu'il l'eût demandée.

131 et 132. *Réforme de la Trappe et démission de M. de Rancé.*
(Page 361.)

5 juillet 1695. — Monsieur de la Trappe est si célèbre, qu'il suffit de remarquer ici que la Trappe étoit une abbaye commendataire qu'il possédoit depuis son enfance, et qu'il choisit pour sa retraite, comme la plus petite qu'il eût, la plus déréglée, et dans la situation la plus désagréable. Il en obtint une nomination nouvelle en règle, et de nouvelles bulles, quand il se fit religieux et qu'il la réforma. Après lui, elle devoit retourner en commende, ce qui auroit fort altéré son très-modique revenu de onze mille livres de rente, abbé et religieux, en tout et pour tout, et ruiné de plus la régularité : c'est ce qui le détermina

---

1. *Psaume* ci, verset 7.

le plus à s'en démettre, pour en constater l'état de son vivant. Aussi le Roi ne fit nulle difficulté sur la commende, ni sur le religieux pour lequel il la demanda, et lui marqua toujours une considération constante et fort distinguée.

28 mars 1696. — Le grand nom de M. l'abbé de la Trappe est si célèbre, qu'il est inutile d'en parler ici pour faire connoître un si saint, un si savant, un si sublime personnage, et tout à la fois si aimable. Il suffit de dire, pour l'éclaircissement de cet article, que, s'étant fait religieux d'abbé commendataire qu'il étoit, il eut besoin que le Roi consentît, par un nouveau brevet, qu'il tînt l'abbaye de la Trappe en règle. Se voyant usé d'austérités de corps et d'esprit, il crut devoir se survivre à lui-même, pour voir conduire sa maison quelque temps sans lui et la mettre en état de s'en passer, sans affoiblir la réforme qu'il y avoit mise. Le Roi, touché de respect et de desir de maintenir une vie si sainte en tout ce qui pouvoit dépendre de lui, voulut bien donner un abbé régulier du choix de Monsieur de la Trappe, et, celui-ci étant mort du pourpre dans un âge et une santé qui en faisoient espérer une plus longue vie, le Roi voulut bien encore continuer la même grâce, quoique la troisième nomination en règle l'exposât à perdre son droit de commende. Ce fut la dernière bonne œuvre de Mme de Guise, qui, avant de tomber malade, en parla au Roi avec grande affection, et l'obtint fort aisément. Le Roi ajouta même que, tant que la vie sainte et austère de la Trappe se soutiendroit sans diminution, il ne refuseroit point d'abbés réguliers, et le Pape ne voulut point, toutes les deux fois, qu'il en coûtât rien pour les bulles. Il consentit même à une clause que le Roi fit insérer dans le brevet, qu'il y nommoit en règle tant que la régularité présente y subsisteroit, mise pour conserver à l'avenir le droit de nommer en commende, si la piété s'y affoiblissoit.

133. *M. de Simiane, évêque de Langres.*

(Pages 364-365.)

21 novembre 1695. — Monsieur de Langres étoit Simiane, de la branche des Gordes, oncle paternel de Mme de Rhodes. Il avoit été toute sa vie fort du grand monde, et très-gros joueur. Mme de Bouillon, chez qui il étoit souvent, et plusieurs autres l'appeloient toujours *ce bon Langres*. Des gens de la cour lui attrapèrent, en deux ou trois fois, beaucoup d'argent au billard : il ne dit mot, s'en alla à Langres, s'y étudia et s'y exerça au billard, puis s'en revint. Les mêmes gens lui proposèrent d'y prendre sa revanche; il s'en défendit comme un homme qui avoit appris à son dam qu'il n'y savoit pas jouer, et enfin se laissa aller à leur importunité. Il regagna quelque chose; eux voulurent doubler : il résista, puis y consentit; bref, il leur gagna si gros qu'il n'eut regret, ni à son premier argent perdu, ni à ses leçons secrètes, et se moqua bien d'eux au bout. C'étoit un honnête homme, un bon homme au vrai, gentil-

homme[1], qui résidoit le mieux qu'il pouvoit, dopt les mœurs avoient toujours été bonnes, que tout le monde aimoit, mais qui n'étoit pas fait pour être évêque. Il eut, toute sa vie, grande envie de l'Ordre, et n'y put parvenir. Son père et son frère l'avoient, étoient capitaines des gardes du corps de la compagnie écossoise, et ce dernier chevalier d'honneur de la reine Marie-Thérèse. L'un mourut en 1642, l'autre en 1680. Il y a cent contes plaisants du père. C'étoit lui qui faisoit arrêter le carrosse de Louis XIII pour pisser, d'où est venu ce quolibet : « Le Roi ne veut pas qu'on crève. » Le Roi ne laissoit pas de distinguer Monsieur de Langres, et Monseigneur aussi.

134. *L'abbé de Tonnerre, évêque-duc de Langres; sa modestie.*
(Page 366.)

25 décembre 1695. — Monsieur de Noyon ni ceux de sa maison ne convenoient pas que Monsieur de Laon[2] fût de même maison qu'eux. On lui parloit, un jour, de sa maison en bonne compagnie ; comme il en parloit aussi, il dit, en regardant son neveu l'abbé : « Monsieur, qui en est ; » puis, se tournant à Monsieur de Laon : « et Monsieur, qui s'en dit. » Le pauvre évêque de Laon demeura confondu, sans répliquer un mot, et la compagnie à rire. Cet abbé de Tonnerre étoit aumônier du Roi, et voulut faire son service jusqu'à ses bulles. Il étoit lors en quartier chez Monseigneur, à Meudon. Monseigneur l'envoya chercher pour avoir l'honneur de souper avec lui, qui en est un que les évêques ni archevêques n'ont point, s'ils ne sont pairs, quoique de qualité par eux-mêmes à y manger, et que leurs frères et leurs neveux y mangent tous les jours, et quoique sans bulles. Les évêques-pairs en ont les honneurs dès qu'ils sont nommés ; mais l'abbé de Tonnerre s'en excusa, par modestie, sur ce qu'il avoit déjà soupé. Monseigneur lui dit que désormais il ne vouloit pas qu'il mangeât, à Meudon, ailleurs qu'à sa table ; mais l'abbé tint bon, et fit trouver bon enfin à Monseigneur qu'il n'eût point cet honneur-là tant qu'il seroit aumônier, par respect pour Monsieur[3] d'Orléans, premier aumônier du Roi, qui n'avoit point cet honneur-là ; cela fut trouvé fort louable.

135. *Picoterie entre les Princesses.*
(Page 369.)

2 décembre 1695. — Mme la princesse de Conti voyoit avec peine Madame la Duchesse dans une plus grande aisance qu'elle avec Monseigneur, qui n'en avoit précédemment point, lorsque Mme la princesse de

1. Tel est bien, mais sans virgule après *vrai*, le texte du manuscrit. Faut-il lire : *un vrai gentilhomme*, comme il est dit ci-dessus, p. 365 ?
2. Louis-Anet de Clermont-Roussillon (Chaste), nommé évêque-duc de Laon en 1694.
3. En interligne : *de Coislin, évêque*.

Conti avoit toute sa faveur; et la cause de ce changement lui en étoit pour le moins aussi pénible, qui étoit le fond de goût caché pour Mlle Choin. Elle picota Madame la Duchesse, qui le lui rendit par des chansons cruelles. Mme de Chartres fut de la partie avec Madame la Duchesse; et Monseigneur, qui étoit tout de ce côté-là, les raccommoda à l'extérieur, et le Roi leur imposa après et les raccommoda tout à fait, rancune tenant.

APPENDICE

SECONDE PARTIE

I

PROCÈS DES DUCS ET PAIRS CONTRE LE MARÉCHAL DE LUXEMBOURG.

La bibliographie du procès qui tient une si grande place dans ce volume des *Mémoires*, ne saurait être complète. Nombre de factums et de pièces émanées des parties ou de leurs juges sont encore enfouis dans les bibliothèques, d'où les travaux d'inventaire et de classement ne les feront sortir que petit à petit. Les papiers de Saint-Simon apporteront également un contingent considérable, des plus intéressants à coup sûr, puisqu'on sait qu'ils renfermaient, en 1760, lorsque les Affaires étrangères en prirent possession, une copie manuscrite du procès et un portefeuille de vingt-six cahiers sur la même affaire[1], et que, dès 1699, le jeune duc avait fait plusieurs rédactions différentes du conflit où, pour la première fois, il s'était rangé parmi les plus ardents champions de la pairie[2]. Tôt ou tard, nous l'espérons, on pourra étudier ces matériaux primitifs en regard du récit définitif de Saint-Simon. Le présent appendice ne doit donc être considéré que comme provisoire. On a simplement essayé d'y grouper les pièces principales, et de les classer aussi bien que leur contexte, à défaut de dates précises, permettait de le faire. Quelques pièces ont paru devoir être reproduites textuellement, notamment l'arrêt qui casse les lettres d'État de Saint-Simon, le factum supprimé du duc de Richelieu et un résumé analytique des conclusions déposées par les ducs et pairs de 1689 à 1695, qui donne assez clairement la marche des procédures.

Une liste par ordre d'érection des duchés qui existaient en 1693, ne sera

1. *Le Duc de Saint-Simon*, par M. Armand Baschet, p. 140 et 323.
2. Voyez sa lettre à M. de Rancé, dans les préliminaires du tome I, éd. 1873, p. xxviii-xxx.

pas inutile pour le lecteur, qui trouve si constamment dans les *Mémoires* des allusions à la date de chaque duché et de chaque pairie.

Nous réservons pour le tome suivant les pièces relatives à la reprise du procès de Luxembourg en 1695 et 1696.

(1662.) Factum pour les ducs et pairs contre le comte de Bouteville, signé : Issali, avocat : « L'opposition de MM. les ducs et pairs.... »

> Impr. in-4°. (Recueil de la Pairie, aux Archives nationales, KK 599, p. 505-512.)

(1674.) Requête du maréchal de Luxembourg au Roi, demandant une déclaration interprétative des lettres du mois de mars 1661 : « Sire, François-Henri de Montmorency, duc de Luxembourg.... »

> Ms. Brouillon avec corrections au crayon, qui semblent être de la main de Clairambault. (KK 599, p. 473-476.) Cité, comme imprimé in-4°, dans la *Bibliographie héraldique de la France*, n° 4167.

(1674.) Autre requête semblable : « Sire, les lettres d'érection de Piney.... »

> Ms. (KK 599, p. 467-469.)

16 avril 1676. Déclaration interprétative des lettres du mois de mars 1661 : « Louis.... Nous avons été informé.... »
Requête pour l'enregistrement de cette déclaration.

> Ms. (KK 599, p. 477.)

(Après 1676.) Mémoire du duc de Luxembourg au Roi pour lui exposer ses droits à l'ancien rang de Piney : « Sire, puisque V. M. a la bonté de se vouloir faire instruire du différend que M. le duc de Luxembourg a avec MM. les ducs et pairs.... »

> Ms. (KK 599, p. 497-500.)

(1693.) « Inventaire servant d'avertissement, que met et baille pardevant vous, Nosseigneurs du Parlement, Mre François-Henri de Montmorency, duc de Luxembourg et de Piney, demandeur en enregistrement.... suivant les requête et exploit des 20 janvier, 14 et 17 février 1689,... » contre les douze ducs-pairs plus anciens.

> Ms. (Bibl. nat., recueil Thoisy, in-folio, vol. XXIII, fol. 364-375 et 390-398.)

(1693.) Inventaire de production des ducs de Sully, de Richelieu, de la Rochefoucauld et de Valentinois : « Suivant les arrêts des 20 mai 1662 et 19 mars 1692.... »

> Ms. (Bibl. nat., recueil Thoisy, in-folio, vol. XXIII, fol. 400-415.)

17 février 1693. Lettre autographe de M. de Pontchartrain au premier président de Harlay : « J'ay rendu compte au Roy, Monsieur, de ce que vous m'avés mandé, par vostre lettre du 14° de ce mois, sur M^{rs} les ducs et pairs. Cela estoit tout nouveau à Sa Majesté, et a fait naistre

quelsques reflexions. Si vous avés plus de conoissance ou de certitude de la protestation que vous soupçonés, vous prendrés, s'il vous plaist, la peine de m'en faire informer, afin que j'en puisse rendre compte au Roy, qui veut en estre instruit.... »

>   Original autographe. (Bibl. nat., ms. Fr. 17 426, fol. 5.)

(Août 1693.) Mémoire sur les rangs de duc et pair que M. de Luxembourg demande ès années 1577 et 1581, et sur les rangs et prérogatives de prince qu'il prétend pour MM. ses enfants : « En 1576, au mois de septembre.... »

>   Ms. Brouillon avec corrections, de la main de Clairambault. En haut, cette note : « Août 1693. Pour M. de Pontchartrain fils. » (Arch. nat., KK 599, p. 187-195; comparez *ibidem*, p. 489-495, et ms. Clairambault 1195, fol. 89-97.) Voyez la dissertation de M. Mesnard, dans le tome V des *Œuvres de J. Racine*, p. 376.

(1693.) Mémoire sur la question de préséance pour MM. les ducs et pairs contre M. le maréchal duc de Luxembourg, signé : Riparfonds....

>   Impr. (Bibl. nat., F 4629, et *Recueil de factums* imprimé chez Anisson et Posuel, en 1710, tome I, p. 161-269.) Voyez la dissertation de M. Mesnard, p. 377.

(1694.) Recueil de pièces pour le duc de Luxembourg (par l'avocat Chuppé), commençant par l'*Érection de Piney et Rameru en duché*.

>   Impr. (Arch. nat., KK 599, p. 561-592, et *Recueil de factums* de 1710, tome I, p. 1-18.)

(1694.) Mémoire pour servir de réponse aux causes d'opposition de quelques-uns de MM. les ducs et pairs à la réception de M. le duc de Luxembourg en la dignité de duc et pair : « Comme le prétexte de cette opposition.... » Une note ajoutée à la fin propose l'emploi d'un « style un peu mordicant contre les ducs et pairs. »

>   Ms. (Arch. nat., KK 599, p. 425-466.) Voyez la dissertation de M. Mesnard, p. 376.

1694. Factum pour Messire François-Henri de Montmorency, duc de Luxembourg.... défendeur, contre Messire Henri de Lorraine..., Messire Louis, duc de Saint-Simon, ayant repris au lieu de Claude de Saint-Simon... : « La contestation qui est entre M. le duc de Luxembourg.... » M. Portail, rapporteur.

>   Impr. chez Coignard et dans le *Recueil* de 1710, tome I, p. 19-96. Voyez la dissertation de M. Mesnard, p. 379 et suivantes.

1694. Sommaire du procès pour M. le duc de Luxembourg contre MM. les ducs et pairs, défendeurs : « Le différend d'entre les parties se réduit à la seule question.... » M. Portail, rapporteur.

>   Impr. in-4°. (*Recueil* de 1710, tome I, p. 120-133, et Arch. nat., KK 599, p. 795-819.)

30 janvier 1694. Arrêt du Conseil cassant les lettres d'État du duc de Saint-Simon :

« Sur ce qui a été représenté au Roi, étant en son conseil, par le sieur duc de Luxembourg, pair et maréchal de France, qu'en l'instance de préséance qu'il a pendante au parlement de Paris contre les sieurs ducs d'Elbeuf, de Montbazon, de Ventadour, de la Trémoïlle, de Sully, de Brissac, de Saint-Simon, de la Rochefoucauld, de la Force et de Valentinois, qui lui contestent l'ancien rang et préséance de la dignité du duché et pairie de Piney dont ont joui François-Henri de Luxembourg et Léon d'Albert, duc de Luxembourg, ses prédécesseurs en ladite dignité, il n'y a sortes d'incidents ni de fuites que lesdits sieurs ducs et pairs n'aient mis en usage pour empêcher l'instruction et jugement de cette instance, ayant fait signifier au suppliant, jusques à huit fois différentes, des lettres d'État obtenues sous les noms des sieurs ducs d'Elbeuf et de Chaulnes et de la Force, les 26 mars, 17 juillet et 16 octobre 1689, 24 février, 9 mai, 23 juillet et 9 novembre 1690, et 19 mai 1692, qui ont eu leur effet, excepté celles sous le nom dudit sieur duc d'Elbeuf, lesquelles il n'a point approuvées, mais au contraire donné ordre à son procureur de ne faire aucunes procédures en cette affaire, ne voulant pas disputer ladite préséance audit suppliant. Après les expirations des surséances desdites lettres d'État, les paroles qui furent données lorsque ledit suppliant consentit l'appointement du 19 mars 1692, que lesdits sieurs ducs et pairs ne s'en serviroient plus ; que le suppliant auroit surmonté tous les incidents à lui faits, et que l'instance a été mise sur le bureau, vue et examinée de commissaires, pendant trois différentes séances, les 17, 22 et 24 du présent mois de janvier, et devoit être rapportée, les deux chambres assemblées, le 29 du mois, ledit suppliant avoit lieu d'espérer de voir dans peu la fin de ces contestations, qui durent depuis trente-deux ans. Mais, au préjudice desdites paroles données le 28 du mois de mars dernier, il a été signifié audit suppliant des lettres d'État, datées du 30 octobre 1693, obtenues au nom dudit sieur duc de Saint-Simon, quoiqu'il soit actuellement à Paris, sollicitant avec les autres ducs et pairs tous les juges, ce qui fait qu'elles ne doivent point être considérées, ne lui ayant été accordées que pendant le service de la campagne et pendant son absence ; joint que, la cause du suppliant étant indivisible d'avec celle des douze ducs et pairs qui y sont tous parties et lui contestent également la préséance, n'ayant tous qu'un seul et même intérêt commun, semblables moyens et défenses, n'y en ayant aucun d'eux qui puissent en avoir un plus considérable et séparé des autres, les onze autres ducs qui procèdent ne peuvent par conséquent agir pour eux-mêmes qu'ils n'agissent et défendent en même temps les droits dudit sieur duc de Saint-Simon, outre que le feu duc de Saint-Simon, son père, avoit écrit et produit de sa part, et l'instance mise entièrement en état avant son décès, de sorte qu'il ne seroit pas juste que sous prétexte desdites lettres d'État, que le jugement du rang qui doit appartenir audit suppliant demeurât indécis, d'autant plus qu'ayant pour partie douze ducs et pairs, il seroit difficile qu'il n'y en eût toujours quelqu'un qui, par ses emplois, ne fût en état d'obtenir de pareilles lettres d'État, qui immortaliseroient cette affaire. Requéroit, pour ces causes, le suppliant qu'il plût à Sa Majesté vouloir sur ce lui pourvoir. A quoi ayant égard :

« Sa Majesté, étant en son conseil, a levé et ôté, lève et ôte, pour raison seulement du fait dont il s'agit, la surséance portée par les lettres d'État obtenues par ledit sieur duc de Saint-Simon, le 30 octobre dernier ; veut et entend Sa Majesté que, sans y avoir égard, il soit passé outre au jugement de ladite instance, suivant les derniers errements, tout ainsi qu'il auroit pu être fait avant l'obtention et significations desdites lettres d'État.
« BOUCHERAT.

« Fait à Versailles, le 30 janvier 1694. »

Original. (Arch. nat., registre E 1886.)

1er *février 1694.* Requête du duc de Richelieu au Roi demandant d'évoquer au Conseil l'instance pendante, et de la renvoyer à tel autre parlement qu'il lui plaira, sauf celui de Rouen : « Sire, Armand-Jean du Plessis, duc de Richelieu, pair de France, remontre très-humblement à V. M. que ce n'est point par un esprit d'incident.... Il y a, dans l'espèce de la contestation qui est à décider, des raisons particulières et très-pressantes pour ne point la renvoyer à la grand'chambre du parlement de Paris, parce que toute la suspicion tombe particulièrement sur cette chambre. Entre autres personnes considérables qui sollicitent publiquement, il y a le sieur Talon, président à mortier, que toute la France connoît pour un magistrat de très-grande autorité, qui, par l'exercice de la charge de premier avocat général dans le même parlement pendant près de quarante années, s'est acquis tout le crédit qu'un officier peut avoir dans sa compagnie. Quoiqu'il ait conclu, en 1662, dans le temps qu'il étoit avocat général, contre M. de Luxembourg, en faveur de MM. les ducs et pairs, il se trouve à présent en d'autres engagements par son mariage avec une parente de M. le duc de Luxembourg, et à la tête des officiers du parlement de Paris qui sollicitent, où il a d'ailleurs de grandes alliances, y ayant même le sieur Joly de Fleury, conseiller en la grand'chambre son beau-frère, qui a été choisi pour l'un des petits commissaires dans l'affaire.... » M. DE CREIL, rapporteur ; MM. D'ARGOUGES, ROUILLÉ, BIGNON, RIBEYRE et DE HARLAY, commissaires. — Me PASQUIER, avocat.

Impr. (Bibl. nat., recueil Thoisy, in-folio, vol. XXIII, fol. 311-320 ; ms. Fr. 22 719, fol. 234.)

27 février 1694. Requête du duc de Luxembourg au Roi et à son conseil, demandant que le duc de Richelieu soit débouté de son opposition à l'arrêt du Conseil du 3 février : « Sire, François-Henri de Montmorency.... remontre très-humblement à V. M. que M. le duc de Richelieu, dans une requête imprimée et signifiée le 24 février dernier.... »

PROCÈS DES DUCS ET PAIRS.   425

Impr. (*Recueil* de 1710, tome I, p. 97-112, et Arch. nat., KK 599, p. 513-542.) Reproduit en partie par M. Mesnard, p. 391-394.

(1694.) Mémoire des ducs et pairs maintenant que toutes les chambres doivent être assemblées : « Toutes les chambres du Parlement doivent être assemblées.... »

Impr. (Bibl. nat., recueil Thoisy, in-folio, vol. XXIII, fol. 284-285 et 342-343.)

(1694.) Requête au Parlement, par les ducs et pairs, demandant l'assemblée des chambres : « Supplient humblement Charles de Rohan, duc de Montbazon.... Ce qui forme la principale matière de ces contestations.... »

Impr. (Bibl. nat., recueil Thoisy, in-folio, vol. XXIII, fol. 350-353.) Cette requête, comme on le voit au fol. 363 suivant, ne fut pas signifiée.

(Mars 1694.) Factum du duc de Richelieu[1].

« Je ferai seulement quelques observations sur la dernière requête de M. de Luxembourg. Mon avocat y satisfera dans la suite plus particulièrement ; j'espère qu'on lui donnera le temps nécessaire pour y répondre.

« M. le duc de Luxembourg ne peut jamais rien obtenir dans la justice quand les choses seront éclaircies ; ce n'est que dans une extrême précipitation, qui est si dangereuse et qu'il a toujours affectée, qu'il peut se flatter de quelques avantages.

« Je n'avois pas cru, en soutenant la cédule évocatoire que j'ai été obligé de faire signifier, et qui est toute de justice et fondée sur l'ordonnance, que je serois obligé de faire mon apologie, moins encore de justifier la mémoire de M. le cardinal de Richelieu, que toute la France révère, contre les traits de satire et de calomnie dont l'on a rempli la dernière requête de M. de Luxembourg, qu'on a fait imprimer et distribuer, pour rendre l'injure plus publique.

« Un pair de France qui demande contre quelques autres pairs que les questions sur la préséance, le rang et les droits concernant leurs duchés et pairies soient jugés par les autres pairs, par le Roi et par son conseil, ne se dégrade pas de sa dignité pour se soumettre au jugement de Sa Majesté (si elle leur veut faire l'honneur d'en connoître) et à la justice de son conseil.

« Ainsi je ne devois pas, pour une démarche aussi juste et aussi conforme aux devoirs de ma famille et de ma dignité, être l'objet d'une déclamation indiscrète, qu'a faite sous ce seul prétexte l'auteur de la dernière requête de M. de Luxembourg.

« Je suis même persuadé qu'un pair de France qui s'oppose à des conclusions aussi justes, fondées sur les anciens exemples et sur la

---

1. Voyez ci-dessus, p. 87-90, ce que Saint-Simon dit de ce factum et de sa suppression.

justice, ne peut y résister sans se dégrader, et qu'il mérite avec plus de fondement le reproche injuste qu'il a fait à un plus ancien pair.

« Quand j'ai donc évoqué sur parentés et alliances, j'ai suivi l'ordonnance du Roi, qui permet l'évocation sur parentés et alliances.

« Il ne s'agit pas, dans l'affaire dont l'évocation est demandée, de faire le procès à un pair de France, qui est le cas de tous les exemples et de toutes les autorités de la requête de M. de Luxembourg, qui n'ont point d'application au fait.

« Je n'ai jamais été exposé aux procédures extraordinaires ; mais M. de Luxembourg, après ce qui s'est passé, avoit intérêt de n'en point agiter la question, ni établir sa maxime qu'un pair ne peut renoncer à son prétendu privilége qu'en se dégradant et se rendant indigne de sa qualité, qui est le terme dont on s'est servi.

« Il avoit intérêt, pour la mémoire de M. le duc de Montmorency, qu'il a tant élevé, et qu'il a dit cependant avoir renoncé par un interrogatoire à ce privilége, de ne point ajouter son suffrage à la déchéance du titre et de la dignité de pair de France, prononcée contre lui par le parlement de Toulouse [Monsieur le garde des sceaux y présidant[1]].

« Il pouvoit encore se souvenir, en faisant quelques réflexions, qu'il avoit peut-être d'autres intérêts plus personnels pour ne point s'engager dans l'établissement de cette maxime et pour ne point dire lui-même qu'un pair de France qui renonce au prétendu privilége, qui n'excipe point de sa qualité de pair pour le faire valoir, et est interrogé devant des commissaires particuliers, se dégrade de sa dignité, et est indigne de sa qualité de pair.

« L'on m'a réduit, malgré moi, à me servir des mêmes expressions, pour me défendre du reproche personnel qu'on m'a fait ; peut-être que je l'aurois méprisé, si l'on n'avoit affecté de s'élever avec les mêmes duretés contre la mémoire de M. le cardinal de Richelieu, qui m'est toujours présente, et me sera toujours chère.

« L'exemple du duc de la Valette condamné en 1639, par un arrêt de contumace rendu au conseil du Roi, ne devoit pas être un prétexte légitime pour attaquer le ministère de M. le cardinal de Richelieu.

« La réputation de cet excellent ministre, plus grand par son esprit et par ses vertus que par ses dignités et par sa fortune, toujours employé pour l'intérêt de l'Église ou de l'État, et toujours au-dessus de ses emplois, capable de régler le présent et de prévoir l'avenir, vaste dans ses desseins, pénétrant dans ses conseils, et toujours inviolablement attaché aux intérêts de son prince, garantit sa gloire de toutes les atteintes de ses ennemis, et il sera toujours l'admiration de tous les siècles : ainsi l'on s'est extrêmement oublié, quand l'on a dit qu'il avoit extraordinairement abusé de l'autorité de son prince.

---

1. Ces mots sont ajoutés à la main, dans l'exemplaire de la Bibliothèque nationale.

« S'il a mérité, par ses services, par son désintéressement, par l'amour qu'il avoit pour l'État, pour la religion et pour tous ses devoirs, la faveur et la reconnoissance d'un roi juste et puissant, la vénération que l'univers conserve pour sa mémoire doit apprendre à l'auteur de la requête qu'il n'a pas dû lui faire outrage ; mais je n'en ai plus été surpris, quand j'ai lu, dans la suite de cette requête, un autre attentat bien plus hardi, puisqu'il a osé qualifier l'arrêt de 1639, rendu par le Roi lui-même avec ses pairs, M. le Chancelier et le conseil d'État, de jugement rendu par des juges incompétents, sans faire réflexion que cette prétention d'incompétence étoit directement contre l'autorité du Roi et du Conseil.

« Aussi l'avocat qui a signé la requête a bien prévu les conséquences de toutes ces propositions, ayant déclaré qu'il ne signoit cette requête que par ordre de sa partie.

« Après cela, l'on doit juger si M. de Luxembourg a pu, pour établir cette incompétence, tirer avantage de l'arrêt de 1648, qui a mis les contumaces contre M. le duc de la Valette au néant, parce qu'il est des règles et de la disposition des ordonnances que, dès le moment qu'un accusé se représente, en quelque tribunal qu'il ait été condamné, les contumaces sont mises au néant.

« Mais, sans m'engager davantage à me justifier plus particulièrement d'avoir évoqué conformément à l'ordonnance, j'espère que ceux qui doivent juger l'évocation et qui en reconnoîtront la nécessité, auront d'autres yeux et seront animés d'un autre esprit.

« La justice qu'ils me rendront me tiendra lieu de satisfaction contre tous les traits injurieux de l'auteur de la requête de M. de Luxembourg ; ainsi, pour me renfermer dans le point véritable de la contestation sur l'évocation, je ferai seulement quelques observations sur la dernière requête de M. de Luxembourg, dans laquelle il n'y a point de sincérité dans les faits, de fidélité dans les preuves, et moins encore de circonspection et de réserve dans les expressions.

« I. M. de Luxembourg ne répond pas au moyen essentiel de l'ordonnance de 1669, qui a exprimé tous les cas que le Roi a voulu n'être point compris dans les évocations pour parentés, et n'y a point employé les causes concernant les droits des pairs et des pairies, quoiqu'elle les ait prévues, ayant réglé quand l'on pourroit évoquer du chef des pairs ; ainsi tout ce qu'on a dit, qui précède cette ordonnance, est inutile.

« II. Dans les exemples qui précèdent et qu'on a cités, il n'y en a pas un seul qui ait renvoyé au parlement de Paris nonobstant les parentés et alliances ; il n'y en a pas un seul qui ait débouté de pareilles évocations.

« III. Il n'est pas vrai que j'aie donné un factum au Parlement. Les défenses intitulées : *Mémoire pour MM. les ducs et pairs* sont les écritures de quatre de MM. les ducs et pairs, qui ont été signifiées, et dans lesquelles leur avocat du parlement de Paris a dit que ce parlement étoit la cour des pairs ; mais ce ne sont point mes écritures. Il y a si peu d'apparence dans ce fait, que la seule lecture de ce mémoire fait voir que le principal sujet qu'on y a agité est contre le droit, l'effet et l'étendue des pairies femelles. Bien loin que j'y adhère, je prétends y répondre, détruire les propositions de MM. les ducs et pairs, et établir au contraire l'effet et l'étendue des pairies femelles. Ainsi le prétexte contre l'évocation tiré de l'endroit de ce mémoire doit être retranché.

« IV. L'on n'a point répondu au privilége de l'évocation générale du parlement de Paris, que le Roi m'a accordée pour toutes mes causes et affaires, sans aucune exception ; ainsi celle en question, qui m'est plus de conséquence que toutes les autres, y doit être comprise.

« V. Lorsque je me suis opposé à la prétention de préséance de M. de Luxembourg, il y a trente ans, il n'y avoit point de parentés et alliances du chef desquelles j'évoque. M. le président Talon et ses adhérents, ses parents et alliés, n'étoient pas dans les intérêts, ni dans l'alliance de M. de Luxembourg, puisqu'il a conclu en qualité d'avocat général contre lui ; ce n'est que depuis son mariage qu'il a pris un autre parti.

« VI. Le prétendu préjugé contre l'évocation tirée de l'arrêt intervenu sur requête non communiquée, est un effet de la surprise du conseil de M. de Luxembourg, qui ne devoit pas, dans une affaire d'une aussi grande conséquence, prendre des voies irrégulières ; mais il n'a pas intérêt que l'affaire soit exposée au grand jour, ni qu'elle soit examinée en connoissance de cause.

« VII. M. de Luxembourg allègue quatre fins de non-recevoir contre l'évocation ; il n'y en a aucune qui soit légitime.

« Sur la première. L'on continue toujours d'avancer, contre la vérité, que le rapport de l'affaire étoit commencé, quoique le certificat même du greffier du Parlement prouve le contraire. L'usage des petits commissaires n'a jamais été pour les affaires concernant les pairs ; l'on n'en a pu coter aucun exemple. Il ne faut pas me faire parler contre ce que j'ai dit : je ne suis jamais convenu que, s'il y avoit eu huit petits commissaires, ce rapport auroit été réputé commencé. Il n'y a de rapport qu'à la chambre, et M. de Luxembourg n'a point de caractère pour consacrer d'autres lieux et feindre un rapport qui ne peut être fait qu'à la chambre et dans le tribunal où se rendent les arrêts.

« Sur la seconde fin de non-recevoir. M. de Luxembourg n'avoit point dénié les parentés et alliances, ni de son chef, ni des autres ducs et pairs qui sont également évoqués : il a commencé par sa dernière requête à les dénier ; cela m'a obligé à demander d'être reçu à en faire preuve suivant l'ordonnance. Comment peut-il dire que les autres ducs ont tous même intérêt que moi ? L'effet et l'étendue des pairies femelles, qui est si opposé à leur mémoire, n'est pas seulement un moyen, mais c'est le point principal de la contestation.

« Sur la troisième fin de non-recevoir. Ce n'est pas seulement la substitution de la terre de Piney qu'on a renvoyée au parlement de

Rouen par les arrêts du Conseil ; c'est le titre même de la propriété de cette pairie. Or comment séparer une pairie attachée à une terre de la propriété de la même terre? M. le duc de Luxembourg ne prétend le rang de duc et pair que comme pair de Piney, et l'évocation et le renvoi au parlement de Rouen sont non-seulement depuis l'érection de la terre de Piney en pairie, mais depuis même que M. de Luxembourg a été reçu pair.

« Sur la dernière fin de non-recevoir, tirée de la prétendue affectation au parlement de Paris des causes des pairs. Je demande en un mot où est l'ordonnance qui fonde cette affectation. On dit que le privilége en est aussi ancien que son institution. Mais ce parlement a reconnu, en 1458, qu'il n'en avoit point, ni par l'institution, ni par aucune ordonnance, ni autrement ; ce qu'il ajoute, pour l'intérêt de la juridiction, qu'il se trouve avoir été ainsi observé par les temps passés, n'a pas l'autorité d'une ordonnance. Cette proposition qu'on avance est encore contre l'autorité du Roi, et il falloit ne pas retrancher la limitation écrite dans cet avis de 1458, en ces mots : *ce qui est dit ci-dessus*, parce que cette ancienne observance, dont il parle, ne regarde que les procès criminels, dont il ne s'agit point ici.

« Les rois, dit-on, tiennent leurs lits de justice au parlement de Paris ; mais ils les tiennent aussi dans les autres parlements, quand il leur plaît. Il y en a des exemples. Tout ce qu'on a dit du privilége des pairs pour n'être jugés que par les pairs, et tous les exemples qu'on en a rapportés, n'ont point d'application. Je l'ai établi moi-même dans ma requête. Le principe de la décision est que la cour des pairs est le lieu où le Roi les veut convoquer, et ce seul mot répond à toutes les autres recherches qu'on a faites.

« L'on a parlé des déclarations du roi Jean, de 1363, et du roi Charles VII, qui ont permis d'introduire les causes des pairs et du domaine du Roi en première instance au parlement de Paris. Ces déclarations ne disent pas : *privativement aux autres ;* elles n'expriment pas même le parlement de Paris.

« Elles accordent le même privilége pour les causes du domaine. Il ne faut point d'autre preuve de la liberté de l'évocation au Conseil, puisque les causes du domaine s'y traitent tous les jours, et que ce n'est plus dans le parlement de Paris ; le même doit donc être pour les causes des pairs, puisque cette ordonnance les a égalés.

« Le conseil étroit de 1386, dont on a parlé, et ce qu'on en a dit, confirme le droit qu'a le Conseil d'en connoître ; c'étoit M. le chancelier qui l'avoit fait assembler en deux séances différentes : l'une en son hôtel, l'autre au Parlement.

« Les remarques qu'on a faites des remontrances du parlement de Paris contre l'ordonnance scellée par M. le chancelier de Corbie, concernant le jugement des conseillers, et qui furent suivies en 1406, est contre M. le duc de Luxembourg, parce qu'il est dit que cela devoit être fait *magnis comitiis*, c'est-à-dire toutes les chambres assemblées, s'agissant de la dignité, puisqu'il s'est servi de l'exemple des conseillers par rapport aux pairs de France, qu'il a dit devoir être considérés comme les conseillers.

« Je doute que la cour des pairs voulût autoriser ce parallèle ; mais il est encore contre M. de Luxembourg, parce qu'il est certain qu'on pourroit évoquer en ce cas pour parentés et alliances.

« C'est faire injure aux pairs de France et à leur dignité de rapporter l'établissement des pairies à l'institution du parlement de Paris, pour lui donner une attribution imaginaire de leurs causes.

« L'origine des pairs est plus ancienne, et il ne faut, pour détruire cette erreur, que les preuves mêmes du factum de M. de Luxembourg et de sa dernière requête.

« L'erreur procède de ce que l'on confond le parlement de Paris avec les anciens parlements ou la Cour de France ; l'on fait une translation de cette ancienne Cour au parlement de Paris, qui n'a jamais été, et tous les autres parlements sont également intéressés à s'opposer à l'incompétence qu'on leur oppose.

« L'on ne conçoit pas par quel privilége l'on se donne la liberté de dire que le privilége des pairs n'est point sujet à la disposition des ordonnances des évocations ; c'est encore une proposition contre l'autorité du Roi et de ses ordonnances, auxquels les pairs et les droits des pairies sont également sujets.

« L'ordonnance des évocations de 1669 ne peut être éludée sous prétexte de l'article 12 du titre des *Ajournements* de l'ordonnance de 1667, qui est antérieure et qui parle des assignations en première instance au parlement de Paris pour raison des pairies et autres priviléges, mais seulement en des termes de simple faculté. D'ailleurs, il ne falloit pas tronquer cet article, qui contient ces mots : *soit en la grand'-chambre de notre parlement de Paris, ou en nos autres cours de parlement.* L'on sait même que l'attribution des causes à une Compagnie n'empêche point l'évocation pour parentés et alliances, qui n'est jamais exclue.

« La critique sur la mauvaise ponctuation qui est dans le sieur du Tillet, au sujet de l'arrêt contre Pierre Dreux, ne méritoit pas d'être relevée, parce que le point essentiel demeure toujours pour constant, et que c'est un arrêt rendu au conseil du Roi ; il est donc inutile d'examiner si le mot *privé* se doit rapporter à la privation du bail et garde, ou au mot du *conseil*, parce que c'est toujours un arrêt rendu au Conseil.

« Ce qu'on a dit pour M. de Luxembourg, que le privilége des pairs est plus réel que personnel, et est donné à la terre plutôt qu'à la personne, implique avec ses autres propositions, et fait voir que, puisque la question de la propriété même de la terre de Piney érigée en pairie a été renvoyée dans un autre parlement que celui de Paris, sur la réquisition même de M. de Luxembourg, l'affaire dont il s'agit peut aussi être évoquée.

« C'est une fausse couleur de dire que la présentation des roses au parlement de Toulouse par les pairs fut comme étant les premiers de la noblesse du ressort, parce que c'est uniquement comme pairs de France, et comme se parlement se prétendant aussi la cour des pairs.

« Il n'est pas vrai que l'arrêt du Conseil de 1572, sur la préséance entre les ducs de Bouillon et d'Uzès, n'ait point d'application à la pairie, puisqu'il donne au duc d'Uzès la préséance comme pair.

« Le texte de l'arrêt répond à la critique de la requête, puisqu'il porte ces mots : *Mais, pour le regard des lieux et assemblées où les pairs de France tiennent rang et ont leur séance comme en la cour de Parlement et autres actes et cérémonies, ledit sieur duc d'Uzès, en sa qualité de pair de France, précédera.* En effet, le duc d'Uzès avoit été fait duc auparavant, et ce que M. de Luxembourg observe que l'érection du duché d'Uzès avoit été vérifiée au parlement de Toulouse, n'est pas inutile sur la question de la compétence des autres parlements, dans cette matière.

« Quoique les rois soient au-dessus des lois, ils veulent bien eux-mêmes les observer : ainsi l'on ne devoit pas dire que le Roi fait et défait la loi, et ce trait contre la justice du roi Louis XIII, qui a mérité le titre de *Louis le Juste*, ne devoit pas être échappé.

« C'est sur ce même exemple de la condamnation du duc de Montmorency qu'on relève avec tant d'éclat la valeur du sang de cette maison, et qu'on dit même, peut-être avec trop de prévention et d'affectation, qu'elle a été dans tous les temps nécessaire à la France.

« Quoi qu'il en soit, il est certain que l'auteur de cette requête se donne sur tous les faits de grandes libertés, puisque, pour se défendre de l'exemple de Châteauroux, il appelle ces évocations que le Roi accorde par des principes de justice, *des évocations gracieuses, données par des motifs de faveur.*

« Comment peut-on dire que l'arrêt du parlement de Paris de 1628 contre Mme de Lesdiguières, qui déboute la femme d'un pair du privilége de ne pouvoir être jugée que par cette Compagnie, ne fait point de conséquence, puisqu'il décide en même temps que le parlement de Provence est compétent d'en connoître ?

« Au reste, ce que j'ai observé sur la dernière requête de M. de Luxembourg, n'est qu'un premier crayon, qui est à peine ébauché, des réponses qu'on y doit faire. Elles seront plus particulièrement expliquées, parce que j'espère que, dans une affaire de cette conséquence, l'on donnera le temps nécessaire pour faire toutes les réflexions que mérite la grandeur de la matière. »

Impr. (Bibl. nat., recueil Thoisy, in-folio, vol. XXIII, fol. 321-323.)

10 mars 1694. Arrêt du conseil privé, jugeant qu'on ne peut évoquer du parlement de Paris les causes de pairie, même pour le fait des parentés et alliances de MM. les ducs et pairs : « Vu au conseil du Roi la requête présentée au Conseil par Messire Armand-Jean du Plessis, duc de Richelieu.... »

Impr. (Bibl. nat., et Arch. nat., AD[I] 545, n° 32, et KK 599, fol. 545.

559.) Reproduit dans le *Journal des audiences du Palais*, tome IV, p. 500, et dans le *Recueil* de 1710, tome I, p. 112-120.

(Mars 1694.) Mémoire du duc de Richelieu contre le duc de Luxembourg et les ducs de la Trémoïlle, de Chaulnes, de la Rochefoucauld et de la Force, reproduisant les arguments du factum supprimé : « Armand-Jean du Plessis.... remontre très-humblement à V. M. que M. le duc de Luxembourg lui a fait signifier, le 27 février 1694, une grande requête imprimée, employée pour réponse à celle du suppliant du 24 du même mois ; il a encore depuis fait signifier d'autres dires le 6me du présent mois, contenant réponse à deux autres requêtes du suppliant, insérées dans l'arrêt du Conseil du 3 du présent mois.... »

Impr. (Bibl. nat., recueil Thoisy, in-folio, vol. XXIII, fol. 325-328.)

(1694.) Requête au Roi et à son conseil, par les ducs de la Trémoïlle, de Chaulnes et de la Force, demandant l'évocation au Conseil, à la suite d'une cédule évocatoire que le duc de Richelieu, joint au duc de Luxembourg, leur a fait signifier, pour faire voir l'effet et l'étendue des pairies femelles : « Sire, Charles, duc de la Trémoïlle ; Charles d'Albert d'Ailly, duc de Chaulnes, et Jacques-Nompar de Caumont, duc de la Force.... »

Impr. (Bibl. nat., recueil Thoisy, in-folio, vol. XXIII, fol. 329-330.)

(1694.) Observations pour MM. les ducs et pairs sur la préséance prétendue par M. le maréchal de Luxembourg et sur ses deux factums : « Précis du fait et des principaux moyens de MM. les ducs et pairs. — Quelque précaution qu'ait pris (*sic*) M. le maréchal duc de Luxembourg.... »

Impr. (Bibl. nat., recueil Thoisy, in-folio, vol. XXIII, fol. 332-341.)

Remarques sur les lettres de Léon d'Albert de Luxembourg et sur celles de M. le maréchal de Luxembourg : « Preuves tirées de la première clause des lettres. — Comme ces lettres patentes contiennent une nouvelle concession et une pure grâce, on a fait entrer la grandeur de la maison de Luxembourg en considération pour les accorder.... »

Ms. (Bibl. nat., recueil Thoisy, in-folio, vol. XXIII, fol. 376-390, brouillon, et 416-435, copie.)

Analyse des requêtes qui n'ont point été signifiées : 1° des ducs de Sully, de la Rochefoucauld et de Valentinois ; 2° du duc de Rohan ; 3° des ducs de Sully, de la Rochefoucauld et de Valentinois ; 4° des ducs de Montbazon, de Ventadour, de la Trémoïlle, de Sully, de Brissac, de Chaulnes, de Saint-Simon, de la Rochefoucauld, de la Force, de Valentinois et de Rohan.

Ms. (Bibl. nat., recueil Thoisy, in-folio, vol. XXIII, fol. 362-363.) La requête n° 4 se trouve imprimée au fol. 350.

(Janvier 1689 à mars 1695.) Conclusions déposées en l'instance de préséance au rapport de M. Portail :

« 20 janvier 1689. M. le duc de Luxembourg conclut, par sa requête du 20 janvier 1689, à ce qu'il plaise à la Cour ordonner que lesdites lettres patentes du 6 avril 1676 seront registrées, pour jouir par ledit sieur de Luxembourg, ses enfants mâles ou femelles, à perpétuité, de la qualité et dignité de duc et pair de France, et avoir rang et séance des 19 septembre 1577 et 30 décembre 1581, jours des enregistrements des lettres d'érection des terres de Piney et Rameru en duché et pairie, tout ainsi qu'ont eu et joui François et Henri de Luxembourg et Léon d'Albert de Luxembourg; et jouir, par ledit sieur duc de Luxembourg et ses descendants mâles ou femelles, des honneurs, prérogatives, prééminences contenues èsdites lettres d'érection et arrêt d'enregistrement.

« 14 février 1689. Et, par sa requête du 14 février audit an, à ce qu'il plût à la Cour lui permettre de faire assigner à huitaine en la Cour tous lesdits suivants ducs et pairs opposants, pour voir dire que les parties viendroient plaider à l'audience sur la demande que ledit sieur de Luxembourg a formée, et qu'il réitère à ce que, sans avoir égard à leurs susdites oppositions, dont ils seront déboutés, que lesdites lettres patentes seront enregistrées au greffe de la Cour, pour jouir comme dessus.

« MM. les ducs de Sully, de Richelieu, de la Rochefoucauld, prince de Marsillac et de Valentinois concluent à ce que, sans s'arrêter aux requêtes et demandes dudit sieur duc de Luxembourg, ayant égard à celles de MM. les ducs de Sully, de Richelieu, de la Rochefoucauld et de Valentinois, et aux oppositions formées au greffe de la Cour, tant par eux que par lesdits sieurs ducs d'Elbeuf, de Ventadour, de Rohan, de Montbazon, de la Trémoïlle, de Brissac, de Chaulnes, de Saint-Simon et de la Force, il soit dit que ledit sieur de Luxembourg n'aura rang et séance en qualité de duc de Piney, pair de France, que du jour des lettres patentes du mois de mars 1661, accordées en sa faveur, et non du jour de celles qui furent accordées, aux mois de septembre et octobre 1581, en faveur de François de Luxembourg ; et le condamner aux dépens.

« 3 février 1689. M. le duc de la Trémoïlle, par sa requête du 3 février 1689, conclut à ce qu'il plaise à la Cour le recevoir opposant à l'enregistrement des lettres patentes du mois d'avril 1676, obtenues par ledit sieur duc de Luxembourg; faisant droit sur l'opposition, débouter ledit sieur de Luxembourg de sa requête du 20 janvier 1689, sauf à le condamner aux dépens.

« 5 juin 1693. MM. les ducs de la Force et de Brissac concluent, par leur requête du 5 juin 1693, à ce que MM. de Richelieu et autres ducs qui n'ont point joint leurs lettres d'érection de leurs terres en duchés-pairies, soient tenus de joindre incessamment en l'instance lesdites lettres d'érection de leurs terres en duchés-pairies ; sinon, condamnés aux dommages, intérêts et dépens desdits sieurs ducs de la Force et de Brissac.

« 18 janvier 1694. MM. les ducs de Montbazon et de Chaulnes, par leur requête du 18 janvier 1694, concluent à ce qu'il soit ordonné que, dans trois jours, M. le duc de Montbazon sera tenu de faire assigner en reprise les héritiers de MM. les ducs d'Uzès, de Lesdiguières, de Retz, et M. le duc de Rohan.

« 4 février 1694. M. le duc de Rohan, par sa requête du 4 février 1694, conclut à ce qu'il plaise à la Cour, faisant droit sur les oppositions de M. le duc de Rohan, ordonner que ledit sieur duc de Luxembourg n'aura rang et séance de duc et pair de France que du jour de l'arrêt d'enregistrement des lettres patentes du mois de mars 1664.

« 19 avril 1694. Mme la duchesse de Lesdiguières et le sieur Giraud, ès noms qu'ils procèdent, concluent, par leur requête du 19 avril 1694, à ce qu'il plaise à la Cour, faisant droit sur leurs oppositions, débouter M. de Luxembourg, tant de l'enregistrement de ses lettres et de la préséance par lui prétendue en qualité de pair de France, du jour d'érection de la terre de Piney en duché-pairie par lettres des mois de septembre 1576 et octobre 1581, que des conclusions par lui prises dans sa requête du 21 janvier 1689; et le condamner aux dépens.

« 4 février 1694. M. le duc de Rohan, par sa requête du 4 février 1694, conclut à ce que la procédure sur laquelle est intervenu l'arrêt par défaut à faute de comparoir, du 20 juin 1689, obtenu par M. le duc de Luxembourg, soit déclarée nulle, et que ledit sieur duc de Rohan soit reçu opposant à icelle, et, en tant que besoin seroit audit arrêt, lui donner aussi acte de ce qu'il forme opposition à l'enregistrement des lettres de l'année 1676 obtenues par M. de Luxembourg; faisant droit sur l'opposition, débouter ledit sieur duc de Luxembourg de l'enregistrement desdites lettres, et le condamner aux dépens.

« 17 mars 1694. MM. les ducs de Ventadour, de Montbazon, de Sully, de Chaulnes, de Saint-Simon, de la Force et de Valentinois concluent, par leur requête du 17 mars 1694, à ce qu'ils soient reçus opposants audit arrêt par défaut du 20 juin 1689; ce faisant, la procédure déclarée nulle.

« 18 mars 1694. M. le duc de Luxembourg, par sa requête du 18 mars 1694, conclut à ce qu'il lui soit donné acte de ce qu'il dénonce la susdite requête du 17 mars, présentée par MM. les ducs de Ventadour, de Montbazon, de Sully, de Chaulnes, de Saint-Simon, de la Force et de Valentinois, à MM. les ducs d'Albret, de Brissac, de la Rochefoucauld et de Richelieu; ce faisant, ordonné que l'arrêt qui interviendra, tant sur ladite requête que sur celle de M. le duc de Rohan du 4 février 1694, sera déclaré commun à tous lesdits sieurs ducs et pairs.

« 22 avril 1694. Et, par sa requête du 22 avril 1694, conclut à ce que, venant plaider sur la requête de ladite dame de Lesdiguières et dudit Giraud, il fût ordonné qu'ils seroient tenus de déclarer s'ils entendoient s'opposer à l'enregistrement des lettres patentes obtenues par ledit sieur duc de Luxembourg le 6 avril 1676, entérinées par arrêt du 20 juin 1689, auxquelles ils sont opposants; sinon et à faute de ce faire, passé outre à l'enregistrement desdites lettres.

« 22 avril 1694. M. le duc de Montbazon et autres ducs et pairs de France, par leur requête du 22 avril 1694, concluent à ce que, venant plaider sur la requête présentée par ladite dame de Lesdiguières et ledit Giraud ès noms, il fût ordonné qu'ils viendroient pareillement plaider sur la présente requête, à ce qu'il soit ordonné que l'arrêt contradictoire du 20 mars 1694, intervenu entre lesdits sieurs ducs de Luxembourg, de Rohan, et les autres ducs, sera exécuté ; ce faisant, que les conclusions prises par ladite dame de Lesdiguières et ledit Giraud ès noms, à fin d'opposition, du 20 juin 1689, seront adjugées.

« 27 avril 1694. MM. les ducs de Sully, de la Rochefoucauld et de Valentinois, par leur requête du 27 avril 1694, concluent à ce que l'arrêt qui interviendra entre eux et M. le duc de Luxembourg soit déclaré commun avec M. le duc de Bouillon ; ce faisant, ordonner que les arrêts de la Cour des 20 février 1652 et 16 décembre 1663, le dernier rendu par le Roi séant en son lit de justice, seront exécutés ; et leur donner acte de ce que, pour écritures et production sur ladite demande, ils emploient le contenu en ladite requête ; comme aussi les recevoir à produire, par production nouvelle, contre M. de Luxembourg, les arrêts des 20 février 1652 et 15 décembre 1663.

Conclusions de MM. les ducs et pairs qui ne sont point mentionnées dans l'extrait qui est chez M. Portail :

« 5 février 1694. Requête de Mgr de la Force à fin d'opposition à l'enregistrement des lettres de 1676.

« 25 février 1693. Requête de Mgrs les ducs de Montbazon, de Chaulnes et de Saint-Simon, portant emploi pour production du mémoire fait sur la question de préséance.

« 1ᵉʳ février 1694. Défenses de M. le duc de Richelieu, par lesquelles il se constitue incidemment demandeur à ce qu'en déclarant MM. les ducs de la Force et de Brissac non recevables dans les fins et conclusions de leur requête du 15 juin 1693, lui donner acte : premièrement, de ce qu'il soutient les pairies femelles devoir avoir leur effet, même pour le rang et séance de leur ancienne érection et enregistrement d'icelles, au profit des filles des successeurs mâles des personnes en faveur desquelles la concession a été faite; et adhère, à cet égard seulement, aux propositions établies par M. de Luxembourg, contre celles des autres de MM. les ducs et pairs; en second lieu, de ce qu'il soutient aussi les pairies femelles devoir pareillement avoir leur effet, pour leur rang et séance, du jour de leur ancienne érection, en la personne du mari de la fille du successeur mâle de la personne en faveur de laquelle la concession a été faite; et adhérant encore, à cet égard seulement, aux propositions établies par M. de Luxembourg contre celles des autres de MM. les ducs et pairs, et en conséquence, déclarant les pairies femelles devoir avoir leur effet, même au profit du mari de la fille du successeur mâle des personnes en faveur duquel (*sic*) érection du duché-pairie femelle a été faite; soutenant au surplus le demandeur qu'en conséquence de l'arrêt de provision du 20 mai 1662, qui doit demeurer en définitive, et encore en conséquence de ce que les lettres patentes de 1661, obtenues par M. le duc de Luxembourg, sont le titre d'une concession nouvelle, M. le duc de Luxembourg ne peut avoir rang et séance de duc et pair que du jour dudit arrêt.

« 8 mai 1694. Commission obtenue en la chancellerie par MM. de Sully, de la Rochefoucauld, etc., à ce que l'arrêt qui interviendra entre eux et MM. de Richelieu et de Piney soit déclaré commun avec M. le duc de Gesvres; ce faisant, les fins et conclusions prises par les exposants et autres adjugées avec lui.

« 7 juin 1694. Seconde commission obtenue par lesdits sieurs de Sully, etc., pour voir dire et ordonner qu'il leur sera donné acte de ce que ledit sieur duc de Gesvres, par l'acte du 21 mai 1694, consent que l'arrêt qui interviendra dans ladite instance soit exécuté à son égard, pour l'intérêt qu'il y a à défaut de descendant mâle ou femelle de M. de Luxembourg, de la dame sa femme, ou autrement; ensemble de la déclaration faite par ledit acte du 21 mai 1694, qu'il renonce à se pourvoir contre ledit arrêt, sous quelque prétexte que ce soit; et en conséquence, en déclarant l'arrêt qui interviendra entre les suppliants et M. de Luxembourg, commun avec M. de Gesvres, par le même arrêt les autres conclusions portées par leur commission et exploit des 8 et 11 du même mois de mai leur seront faites et adjugées; ce faisant, leurs conclusions par eux prises en l'instance contre ledit sieur duc de Luxembourg leur seront pareillement adjugées avec ledit sieur de Gesvres, aussi par ce même arrêt; et en conséquence, déclarer la pairie de Piney, pour les rang et séance en la Cour, sacre et communion des rois, et autres dignités et fonctions personnelles, du jour de son ancienne érection prétendue de 1581, éteinte à défaut de descendants mâles du nom et famille de François de Luxembourg, et ne pouvoir passer, en quelque cas et degré que ce soit, avec les rang et séance du temps de l'ancienne érection, en la personne dudit sieur duc de Gesvres, ni à ses descendants mâles ou femelles; et à cet effet, déclarer, en ce qui regarde particulièrement dudit sieur duc de Gesvres, la clause portée par les lettres patentes du mois de mars 1661, en forme de charte, par laquelle il est dit qu'à défaut dudit sieur duc de Luxembourg, lors comte de Bouteville, de ladite dame Charlotte-Bonne de Clermont de Tonnerre, son épouse, et des père et mère et frères de ladite dame, la pleine propriété des duché et pairie de Piney appartiendra audit sieur duc de Gesvres, lors marquis de Gesvres, ou à ses enfants mâles et femelles, et qu'ils portent les noms et armes de Luxembourg, et que, tant ledit sieur comte de Bouteville et ses enfants mâles et femelles issus de son mariage avec ladite dame Madeleine-Charlotte-Bonne de Clermont, qu'à leur défaut, ledit sieur marquis de Gesvres et ses descendants en loyal mariage, jouissent dudit duché-pairie, aux honneurs, dignités, prérogatives, rang et prééminences généralement quelconques, en toutes justice et juridiction, en vertu de ladite érection et création dudit duché et pairie de Piney, tout ainsi qu'en ont joui ceux de la maison de Luxembourg, lesquelles clauses n'étoient point portées, par les lettres de l'ancienne érection des duché-pairie de Piney, être le titre de nouvelle érection, comme le sont les autres clauses et conclusions portées par lesdites lettres en faveur dudit sieur duc de Luxembourg; et que toutes les autres fins et conclusions prises en l'instance par les exposants, tant contre ledit sieur duc de Luxembourg que contre ledit sieur duc de Gesvres, conjointement, leur seront faites et adjugées; et condamner ledit sieur duc de Gesvres aux dépens.

« Requête de M. de Gesvres à ce qu'acte lui soit donné de ce que d'abondant, tant sur la première demande contenue en la commission du 3 mai dernier, que celle portée par la deuxième du 9 juin, il réitère la déclaration portée audit acte du 21 mai, qu'il consent que l'arrêt qui interviendra sur lesdites instances de préséance dont est question soit exécuté à son égard pour l'intérêt qu'il peut avoir au défaut d'enfants mâles ou femelles de M. ou Mme de Luxembourg ou autrement, et de ce qu'il renonce à se pourvoir contre ledit arrêt sous quelque prétexte que ce soit; et en conséquence, le recevoir opposant à l'exécution dudit défaut, levé aux présentations de la Cour dès ledit jour, 21 mai dernier, délivré le 7 du présent mois de juin; faisant droit sur ladite opposition, et sans s'arrêter à ladite nouvelle commission et exploits d'assignations des 9 et 11 dudit présent mois de juin, dont il demeurera déchargé, déclarer la procédure nulle, mettre le suppliant hors de cause, et condamner les contestants aux dépens.

« 23 juin 1694. Requête de MM. de Ventadour, la Trémoïlle, Brissac et de la Force, de production nouvelle de l'arrêt rendu, toutes les chambres assemblées, le 12 mars 1628.

« 9 août 1694. Requête de M. de Luxembourg à ce qu'il plaise à la Cour déclarer l'arrêt qui interviendra sur l'opposition formée par requête du 6 août, par M. de Sully, à l'exécution de l'arrêt obtenu par le suppliant le 28 juillet précédent, commun avec MM. les ducs d'Albret, de Brissac, de la Rochefoucauld, de Montbazon, de Chaulnes, de Saint-Simon, de Ventadour, de la Trémoïlle, de la Force, de Richelieu, de Rohan-Chabot, de Valentinois, Mme la duchesse de Lesdiguières et M⁰ Antoine Giraud, ès noms et comme tuteur honoraire et onéraire de M. le duc de Lesdiguières fils, pair de France, et que ledit arrêt sera exécuté avec eux, selon sa forme et teneur.

« 14 mars 1695. Requête de MM. les ducs de Montbazon, de Chaulnes et de Saint-Simon, à ce qu'ils soient reçus parties intervenantes en l'instance formée par MM. de la Rochefoucauld, de Sully et de Valentinois, contre M. le duc de Gesvres, leur donner acte de ce qu'ils.... et prennent les mêmes conclusions contre M. le duc de Gesvres, à ce que la pairie de Piney, pour le rang et séance en la Cour, sacre et couronnement des rois, et autres dignités et fonctions personnelles, du jour de son érection prétendue de 1581, soit déclarée éteinte, et, à défaut de descendants mâles du nom et femelles de François de Luxembourg, ne pouvoir passer, en quelque cas que ce soit, avec les rang et séance du temps de l'ancienne érection, en la personne dudit sieur duc de Gesvres, ni à ses descendants mâles ou femelles ; et à ce que, venant plaider sur la requête de M. le duc de Gesvres, les parties viendront généralement plaider sur la présente requête; et en cas de contestations, condamner ledit sieur duc de Gesvres aux dépens.

« Pareille requête par MM. les ducs de la Trémoïlle, de Brissac et de la Force. »

Ms. (Recueil Thoisy, in-folio, vol. XXIII, fol. 354-361.)

Liste par ordre de vérification des duchés-pairies et autres duchés existants en 1693.

Pairies ecclésiastiques.

L'archevêque-duc de Reims.
L'évêque-duc de Laon.
L'évêque-duc de Langres.
L'évêque-comte de Beauvais.
L'évêque-comte de Châlons.
L'évêque-comte de Noyon.

Pairies laïques.

Uzès (Crussol). Ér. et vér. 1572.
Elbeuf (Lorraine). Ér. 1581. Vér. 1582.
Ventadour (Levis). Ér. 1589. Vér. 1594.
Montbazon (Rohan). Ér. 1594. Vér. 1595.
Vendôme (Bourbon). Ér. et vér. 1598.
Thouars (la Trémoïlle). Ér. 1595. Vér. 1599.
Sully (Béthune). Ér. et vér. 1606.
Luynes (Albert). Ér. et vér. 1619.
Lesdiguières (Bonne-Créquy). Ér. 1611. Vér. 1620.
Brissac (Cossé). Ér. 1611. Vér. 1620.
Chaulnes (Albert). Ér. et vér. 1621.
Richelieu (du Plessis). Ér. et vér. 1631.

PROCÈS DES DUCS ET PAIRS. 439

Saint-Simon (Rouvroy). Ér. et vér. 1635.
La Rochefoucauld (la Rochefoucauld). Ér. 1622. Vér. 1631. Réc. 1637.
La Force (Caumont). Ér. et vér. 1637.
Aiguillon (Vignerot du Plessis). Ér. et vér. 1638.
Valentinois (Monaco). Ér. et vér. 1642.
Albret et Château-Thierry (la Tour-d'Auvergne de Bouillon). Ér. 1651. Vér. 1652.
Rohan (Rohan-Chabot). Ér. 1645-48. Vér. 1652.
Piney-Luxembourg. Ér. 1576-81. Vér. 1662.
Cœuvres-Estrées (Estrées). Ér. 1648. Vér. 1663.
Gramont (Gramont). Ér. 1648. Vér. 1663.
Tresmes-Gesvres (Potier). Ér. 1648. Vér. 1663.
La Meilleraye } (la Porte de la Meilleraye). Ér. et vér. 1663.
Rethelois-Mazarin
Villeroy (Neufville). Ér. et vér. 1663.
Mortemart (Rochechouart). Ér. 1650. Vér. 1663.
Saint-Aignan (Beauvillier). Ér. et vér. 1663.
Randan (Foix). Ér. et vér. 1663.
Noailles (Noailles). Ér. et vér. 1663.
Coislin (du Cambout). Ér. et vér. 1663.
Plessis-Praslin (Choiseul). Ér. et vér. 1665.
Aumont (Aumont). Ér. et vér. 1665.
La Ferté-Senneterre (Senneterre). Ér. et vér. 1665.
Charost (Béthune). Ér. 1672. Vér. 1690.
Saint-Cloud (l'archevêque de Paris). Ér. 1674. Vér. 1690.

Duchés non pairies vérifiés au parlement de Paris.

Rouannez (Aubusson de la Feuillade). Ér. 1612.
Chevreuse (Albert de Luynes). Ér. 1667.
La Rocheguyon-Liancourt (la Rochefoucauld). Ér. 1679.
Duras (Durfort). Ér. 1689.
Quintin-Lorge (Durfort). Ér. 1691.
Lauzun (Caumont). Ér. 1692.

Duchés non vérifiés au parlement de Paris.

Longueville (Orléans-Dunois). Ér. 1505.
Pontdevaux (Gorrevod). Ér. 1623.
Villars (Brancas). Ér. 1626.
Carignan (Savoie-Soissons). Ér. 1661.

Duchés-pairies non vérifiés, dits à brevet.

Bournonville (Bournonville). Ér. 1600.
Cardone (la Mothe-Houdancourt). Ér. 1642.

Arpajon (Arpajon). Ér. 1651.
Roquelaure (Bessuéjouls). Ér. 1683.
Aubigny (Pen an Coët de Portsmouth). Ér. 1684.
Humières (Crevant). Ér. 1690.

Duchés du Comtat d'Avignon.

Caderousse (Ancezune).
Gadagne (Galléan des Issars).

Duché du royaume de Naples.

Atri (Anglure de Bourlémont).

II

RÉCEPTIONS DU DUC DU MAINE ET DU DUC DE VENDÔME AU PARLEMENT [1].

« Du jeudi 6 mai 1694, du matin [2].

« Mre Achille de Harlay, chevalier, Premier.

« Ce jour, les grand'chambre et Tournelle assemblées, Monsieur le Premier Président a dit à la Cour que, s'étant rendu hier à Versailles, avec M. le président de Longueil et Monsieur le Doyen, pour recevoir les ordres du Roi, suivant une lettre de M. de Pontchartrain, secrétaire d'État, qu'il avoit reçue le jour précédent, ils furent introduits dans le cabinet dudit seigneur Roi, où il étoit seul;

« Que le Roi leur fit l'honneur de leur dire qu'ayant résolu de donner à M. du Maine et à M. le comte de Toulouse des lettres pour suivre immédiatement MM. les princes du sang et pour précéder tous les autres princes et seigneurs du Royaume, semblables à celles que le feu roi, son aïeul, avoit données à M. de Vendôme en l'année 1610, et en particulier d'accorder à M. du Maine des lettres de continuation de pairie du comté d'Eu, comme il avoit fait en faveur de feu Mademoiselle d'Orléans, en l'année 1660, et qu'étant prêt d'envoyer ces lettres à la Compagnie, il les avoit mandés pour lui expliquer ses intentions et lui dire de sa part qu'étant bien aise d'accorder ces lettres à M. du Maine et à M. de Toulouse, il vouloit, en même temps, conserver à MM. les princes du sang tous les honneurs qui leur étoient dus, et que, mettant toujours une distinction convenable entre eux et MM. du Maine et de Toulouse, on en mît pareillement entre ces derniers et MM. les ducs et pairs, de quelque qualité qu'ils fussent [3];

« Que, le Roi ayant cessé de parler, il avoit eu l'honneur de lui dire que ces Messieurs avec lesquels il se trouvoit, et lui, pouvoient prendre la liberté d'assurer Sa Majesté que la Compagnie obéiroit avec joie à ses commandements, ainsi qu'elle faisoit dans toutes les choses qu'elle croyoit lui être agréables; mais, comme, pour l'exécution de ces lettres, il étoit nécessaire d'observer quelques formalités, ils supplioient Sa

---

1. Voyez ci-dessus, p. 111 et 112.
2. Nous reproduisons ces procès-verbaux d'après les minutes mêmes du Parlement, conservées aux Archives nationales, X^{1a} 8881. Le texte en a été imprimé dans le *Recueil de l'Affaire des princes du sang et légitimés* et dans l'*Histoire généalogique* du P. Anselme.
3. Le dernier membre de phrase est ajouté de la main du Premier Président.

Majesté de leur prescrire la manière en laquelle il lui plaisoit que la Compagnie en usât dans cette occasion, et quels honneurs elle voudroit qu'on rendît à M. du Maine, lorsqu'il y viendroit prendre sa place ;

« Que le Roi leur avoit dit que ce qu'il leur avoit marqué en général, qu'il vouloit qu'il y eût toujours de la différence entre les princes du sang et MM. du Maine et de Toulouse, et d'eux aux *ducs et pairs, pouvoit* s'appliquer en particulier; qu'il falloit que MM. du Maine et de Toulouse donnassent une requête pour l'enregistrement des lettres concernant le rang et la séance immédiatement après MM. les princes du sang ; que M. du Maine en donnât une pour l'enregistrement des lettres de la continuation de la pairie d'Eu et pour sa réception ; qu'il prêtât serment en la manière accoutumée, en qualité de pair de France ; qu'il savoit que feu M. le duc de Vendôme avoit été reçu très-jeune et sans information, le roi Henri quatrième ayant souhaité qu'il assistât à la réception du duc de Sully ; qu'il croyoit que son témoignage pouvoit bien tenir lieu d'information, et que M. du Maine en pouvoit être dispensé; qu'il savoit aussi qu'il n'y avoit autrefois que les enfants de France qui traversassent le parquet de la grand'chambre, lorsqu'ils venoient prendre séance au Parlement ; cependant que, MM. les princes du sang étant en possession de le faire, il ne falloit pas donner atteinte à cette possession, mais que M. du Maine, quand il prendroit sa place, passeroit par le barreau ; que, celui qui présidoit à la Compagnie, lorsqu'il demandoit les avis des princes du sang, leur ôtant son bonnet et leur faisant une inclination sans les nommer, il vouloit qu'il se découvrît en demandant l'avis à M. du Maine, et qu'il lui fît une inclination moindre que celle qu'il fait aux princes du sang, et qu'il le nommeroit par le nom de sa pairie; et enfin que, les princes du sang, à leur sortie de la Cour, étant précédés par deux huissiers jusqu'à la Sainte-Chapelle, M. le duc du Maine ne le seroit que par un seul ;

« Que le Roi avoit eu ensuite la bonté de leur témoigner qu'il étoit très-satisfait de la manière dont la Compagnie se conduisoit dans toutes les choses qui regardoient son service, et dans l'administration de la justice qu'elle rendoit à ses sujets à sa décharge, et que Sa Majesté nous chargeoit de témoigner à la Compagnie le gré qu'il lui en savoit ;

« Que reprenant encore la parole, après avoir remercié très-humblement le Roi de l'honneur qu'il faisoit à son Parlement, il l'avoit supplié de marquer de quelle manière il lui plaisoit que ces lettres fussent enregistrées ; que, si Sa Majesté l'avoit agréable, l'on assembleroit toute la Compagnie, afin que tous les officiers qui la composent pussent avoir la satisfaction de donner leur suffrage à une chose qui paroissoit lui être agréable, et qu'il la pouvoit assurer qu'elle trouveroit en tous le même zèle et la même promptitude pour exécuter ses ordres ;

« Que le Roi avoit dit que les lettres de pairie en faveur de M. de Vendôme, sa réception en la dignité de pair, les lettres de 1610 pour son rang et sa préséance, et depuis, les lettres de continuation de la

RÉCEPTION DES BATARDS AU PARLEMENT. 443

pairie d'Eu en faveur de feu Mademoiselle d'Orléans, en 1660, ayant été enregistrées les trois chambres assemblées, réduites présentement à deux par la suppression de celle de l'Édit, il suffisoit que celles-ci, qui étoient semblables aux autres, fussent enregistrées de la même manière par la grand'chambre et la Tournelle.

« Après quoi, ils avoient fait la révérence au Roi, et s'étoient retirés [1]. »

« Du samedi 8 mai 1694.

« Mre A. de Harlay, chevalier, *Premier;*

M. J. de Longueil,
M. L. Molé,
M. L. le Peletier,
M. J.-A. de Mesmes,
M. N.-L. de Bailleul,   } *présidents;*
M. A. Potier,
M. D. Talon,
M. J. Charron,
M. A. de Hanyvel,

MM. Doujat,   MM. Ledoux,
    Méliand,   de Quélain,
    le Tonnelier,   Catinat,
    Pinon,   Petit,
    Portail,   Hennequin,
    le Nain,   Robert,
    de Gilliers,   Maulnorry,
    Boucherat,   Brunet,
    Joly,   Brizard,
    le Meunier,   Leschassier, etc.
    le Boultz,

---

1. Comparez à ce rapport de M. de Harlay un long passage des *Mémoires*, tome X, p. 223-226, où Saint-Simon donne le texte de la déclaration royale, commente les questions de cérémonial, et explique le rôle du Premier Président, ses supercheries, enfin son désappointement mortel de ne point obtenir les sceaux qu'on lui avait promis en récompense.

444   APPENDICE II.

Le prince de Condé,
Le duc de Bourbon,
Le prince de Conti,
Le comte d'Eu,
L'archevêque-duc de Reims,
L'évêque-duc de Langres,
Le duc de Montbazon,
Le duc de la Trémoïlle,
Le duc de Luynes,
Le duc de Chaulnes,
Le duc de Richelieu,   } *pairs de France,*
Le duc de la Rochefoucauld,
Le duc d'Estrées,
Le duc de Saint-Aignan,
Le duc de Randan,
Le duc de Gesvres,
Le duc de Choiseul,
Le duc d'Aumont,
· Le duc de la Ferté,
Le duc de Charost,

d'Aligre, *conseiller d'honneur;*

de Gourgue,
de Thuisy,   } *maîtres des requêtes.*
Lambert,

« Ce jour, sur les sept heures et demie du matin, sont entrés en la Cour M. l'archevêque-duc de Reims, M. l'évêque-duc de Langres, MM. les ducs de Montbazon, de la Trémoïlle, de Luynes, de Chaulnes, de Richelieu et de la Rochefoucauld, d'Estrées, de Saint-Aignan, de Randan, de Gesvres, de Choiseul, d'Aumont, de la Ferté et de Charost, ci-dessus nommés, et ont assisté au rapport de quelques instances.

« Et sur les huit heures du matin, sont venus M. le prince de Condé, M. le duc de Bourbon et M. le prince de Conti, princes du sang, et ont pris leurs places, traversant le parquet.

« Le banc d'en bas à droite ayant été rempli par MM. les princes du sang, MM. les ducs et pairs, et par M. Pinon, conseiller clerc, qui y est resté seul des conseillers, MM. les pairs ont passé successivement à celui vis-à-vis MM. les présidents, et enfin à celui du côté gauche, remontant à la lanterne du greffe, les plus anciens au bas bout, en remontant au haut, où M. Doujat, doyen, est demeuré en sa place au bureau; et, comme il y restoit encore deux places entre M. le duc de Charost et lui, MM. Méliand et le Tonnelier de Breteuil s'y sont tenus. M. d'Aligre, conseiller d'honneur, MM. de Gourgue, Goujon de Thuisy et Lambert d'Herbigny, maîtres des requêtes, et MM. les conseillers de la grand'chambre sont montés aux deux bancs d'en haut.

« Messieurs de la Tournelle étant venus, M. Doujat, doyen, a commencé la lecture de la requête de MM. du Maine et de Toulouse pour l'enregistrement des lettres par eux obtenues du Roi pour avoir rang et séance immédiatement après MM. les princes du sang. Aussitôt M. le prince de Condé, M. le duc de Bourbon et M. le prince de Conti se sont levés, et, traversant le parquet, ont passé vers la cheminée et sont entrés dans la quatrième chambre des Enquêtes. M. Doujat a continué la lecture de la requête, et ensuite des lettres patentes du Roi, de celles accordées à M. du Maine pour la continuation de la pairie d'Eu, de sa requête afin d'être reçu en la dignité de comte d'Eu, pair de France, et des conclusions du procureur général du Roi. Monsieur le Premier Président lui a demandé son avis, puis à M. Méliand et à M. le Tonnelier, qui étoient auprès de lui, et à M. Pinon. Ensuite, il l'a demandé à Messieurs qui étoient sur les deux bancs d'en haut, à M. le duc de Charost, qui étoit le dernier de MM. les pairs, à M. le duc de la Ferté, et ainsi, en revenant, jusqu'à M. l'archevêque-duc de Reims, sans ôter son bonnet et les nommant par les titres de leurs pairies, et enfin à MM. les présidents.

« L'enregistrement des lettres et la réception ayant été ordonnés suivant les arrêts particuliers qui en ont été dressés, M. le prince de Condé, M. le duc de Bourbon et M. le prince de Conti sont rentrés à travers le parquet, et ont repris leurs places.

« M. du Maine a été mandé, et, ayant laissé son épée à la porte entre les mains du premier huissier, il est venu au bureau, et Monsieur le Premier Président lui a prononcé que la Cour avoit ordonné qu'il seroit reçu en la dignité de comte d'Eu, pair de France, en prêtant le serment accoutumé. Il a levé la main et fait serment de bien et fidèlement servir, assister et conseiller le Roi en ses très-hautes et très-importantes affaires, et, prenant séance en la Cour, de rendre la justice aux pauvres comme aux riches, garder les ordonnances, tenir les délibérations secrètes[1], et en tout se comporter comme un bon, sage, vertueux et magnanime pair de France doit faire. Son épée lui a été remise au côté, et il est venu prendre place au-dessous de M. le prince de Conti. Lorsqu'il a été assis, Monsieur le Premier Président lui a dit :

« Monsieur, la Cour m'a chargé de vous dire qu'elle vous voit avec
« beaucoup de plaisir prendre la place qu'il a plu au Roi de vous
« donner dans cet ancien tribunal de sa justice souveraine. Elle res-
« pecte en vous le sang auguste de ce prince, dont elle tient unique-
« ment tout ce qu'elle a d'honneur, de pouvoir et de dignité, et ce que
« nous apprenons de l'attachement que vous avez pour sa personne, ce
« que nous entendons dire de vos lumières, de votre valeur et de votre
« capacité dans la guerre, augmenteroit encore la satisfaction que nous
« avons aujourd'hui, si, dans les choses où le Roi s'intéresse, nous

1. Ce membre de phrase a été ajouté en interligne par le Premier Président.

« pouvions avoir d'autres vues que celles de son service et de son con-
« tentement. Aussi, Monsieur, la Cour, fidèle dépositaire des volontés
« de ce grand roi, dont les ordres doivent être éternels aussi bien que
« la gloire, emploiera comme elle doit l'autorité qu'il lui donne pour
« conserver également, en tout temps, à vous et à la postérité qu'elle
« vous souhaite ce rang honorable que vous venez de prendre. Elle
« rendra, suivant la volonté du Roi et suivant l'ordre observé si juste-
« ment depuis tant de siècles dans le Royaume, les premiers honneurs à
« MM. les princes du sang; elle vous rendra bien volontiers les seconds,
« dans une juste subordination à ces premiers, et elle vous assure par ma
« bouche que vous recevrez d'elle, dans l'ordre de la justice, tout le ser-
« vice que vous en pouvez desirer dans les occasions qui se présenteront. »

« M. du Maine a répondu[1]....

« M. le Meunier, conseiller, a fait ensuite rapport des lettres d'érection de la terre de Manicamp en titre et dignité de marquisat en faveur
du sieur de Madaillan de Montataire. Monsieur le Premier Président a
demandé les avis presque dans le même ordre et de la même manière
qu'il l'avoit fait pour l'enregistrement des lettres et pour la réception
de M. du Maine, sinon qu'il a ôté son bonnet lorsqu'il a demandé l'avis
à M. du Maine, lui a fait une inclination, et l'a nommé par son titre de
comte d'Eu, et qu'il a fait une plus grande inclination à MM. les princes
du sang, et ne les a point nommés.

« M. le prince de Condé, M. le duc de Bourbon et M. le prince de
Conti sont sortis en traversant le parquet, et ont été reconduits par
deux huissiers, battant de leurs baguettes, jusques à la Sainte-Chapelle.

« M. Brunet, conseiller, a fait rapport des lettres patentes du Roi
confirmatives de la translation d'une petite chapelle située près la ville
d'Arras en un lieu plus éloigné. Monsieur le Premier Président a pris
les avis, comme il avoit fait pour l'enregistrement des autres lettres,
ôtant son bonnet à M. du Maine, lui faisant une inclination, et le nommant par son titre de comte d'Eu.

« La Cour s'est levée pour aller à la buvette. M. du Maine a passé par-
derrière le barreau et s'en est allé, conduit depuis le parquet des huissiers jusqu'à la Sainte-Chapelle par un huissier battant de sa baguette.

« Quelques-uns de MM. les ducs et pairs s'en sont aussi allés, et les
autres sont demeurés pour l'audience, où ils ont assisté. »

Le duc de Vendôme avait signifié, le 16 mars 1694, qu'il reprenait la
requête présentée en 1664 par son aïeul, aux fins d'être « maintenu et gardé
en la possession et jouissance du rang et préséance en laquelle il étoit en
la Cour, du jour de l'érection du duché et pairie de Vendôme, qui étoit de
l'année 1514. »

1. L'espace destiné à recevoir cette réponse est resté en blanc.

Le 4 mai, il demanda que, « sans s'arrêter aux empêchements de M⁽ʳᵉ⁾ Henri de Lorraine, duc d'Elbeuf, il fût ordonné que, suivant et conformément aux lettres patentes du 15 avril 1610, registrées en la Cour par arrêt du 30 dudit mois, il seroit reçu au serment de duc et pair de France, et, en conséquence, il auroit rang et séance en la Cour immédiatement après MM. les princes du sang, devant tous autres princes et seigneurs du Royaume, etc. » Cette demande fut soutenue par l'avocat Tessé. M. de Lamoignon, parlant pour le procureur général, dit qu'il ne croyait pas que personne empêchât ces conclusions, et que, outre les droits acquis à l'aïeul du demandeur, les longs et importants services de celui-ci ne faisaient qu'ajouter au mérite de sa haute naissance.

Le secrétaire d'État de la maison du Roi écrivit, à cette occasion, les trois lettres suivantes au premier président de Harlay[1] :

« 9 mai 1694.

« J'ai lu au Roi la lettre que vous m'avez fait l'honneur de m'écrire hier au soir, Monsieur. Sa Majesté est fort contente de ce qui se passa au Parlement ; elle m'ordonne de vous dire que, ne s'étant point encore déterminée si elle doit laisser juger l'affaire de M. de Vendôme avant ou après la campagne, vous ne devez point donner demain l'audience qu'on vous demande, sans vous laisser pénétrer néanmoins sur la raison qui vous la fait différer. Et, comme Sa Majesté n'entend pas bien ce que vous voulez dire quand vous dites *que vous avez lieu de croire que le Roi entendra parler de cette affaire, et bientôt, de la part d'autres personnes que de celles qui en ont parlé jusques à présent*, elle souhaite que vous vous expliquiez davantage, et vous assure du secret, si vous le souhaitez.... Je suis, Monsieur, très-fidèlement à vous.

« PONTCHARTRAIN. »

« 24 mai 1694.

« Ce que M. le grand prieur vous a dit, Monsieur, est véritable. Le Roi trouve bon que vous donniez audience mercredi à M. de Vendôme et à ceux qui se pourront présenter contre lui. A l'égard des honneurs de cette réception, comme cela est susceptible de quelques difficultés et de quelque discussion, le Roi n'a point voulu se déterminer, quoiqu'il ait lui-même agité l'affaire, et qu'il n'ait rien omis du pour et du contre, et m'a ordonné de vous dire qu'il vouloit avoir votre avis avant de décider et de donner ses ordres, et que vous eussiez par conséquent à le lui envoyer au plus tôt.... Je suis, etc.

« PONTCHARTRAIN. »

1. Bibl. nat., ms. Fr. 17430, fol. 21, 26 et 27.

« 26 mai 1694.

« .... Le Roi, après avoir bien discuté toutes les raisons différentes et opposées qu'il s'étoit représentées à lui-même, et qui étoient encore si succinctement, mais si parfaitement expliquées dans votre lettre, a pris enfin le parti de se déterminer en faveur de la nature, et veut qu'on rende à M. de Vendôme, à sa réception, les mêmes honneurs précisément qui ont été rendus à M. le duc du Maine, tant sur l'information, bonnet, huissier, etc. C'est ce que Sa Majesté m'a commandé de vous dire. Je suis respectueusement à vous, Monsieur.

« Pontchartrain. »

Le même jour, 26 mai, le Parlement se prononça conformément aux conclusions de M. de Lamoignon, et le duc de Vendôme vint prendre séance le 8 juin. Le procès-verbal de cette séance, conforme à celui du 8 mai, a été imprimé dans l'*Histoire généalogique* du P. Anselme, tome IV, p. 110-113.

Le 20 décembre suivant, Pontchartrain écrivait au Premier Président : « M. le duc du Maine persiste dans la pensée d'aller quelquefois au Parlement, et le Roi se souvient même que cette idée est venue d'abord de vous, comme avantageuse à M. du Maine, pour établir une possession paisible des grâces que le Roi lui a faites[1].... » Quatre jours plus tard, le duc du Maine remerciait en ces termes le Premier Président :

« A Versailles, ce 24 décembre 1694[2].

« L'amitié, Monsieur, que vous temoignastes hier pour une monture ancienne, et que vous nous distes unique, avec l'amour de la chasse, qui ne me parut pas encore estaint en vous, m'ont encouragé à reconnoistre par ces six exelents chiens pour lievre, et par ce cheval exelent quoiqu'ancien, et accoustumé à leur allure, le disné qui nous creva, et le vin rouge qui quasi nous enivra, car, pour la maniere dont nous fusmes receus et les discours remplis d'honnesteté qui precédèrent et suivirent le repas, je ne m'en tiens pas quite à si bon marché ; les occasions feront voir combien j'y suis sensible, et j'espere, Monsieur, qu'en attendant, vous en pourés juger par le soin avec lequel je cultiverai cette amitié que je vous demande (mais denuée des façons et des compliments que vous me faites toujours), qui est bien solide de ma part, estant fondée sur une tres vive estime et sur une grande ardeur de meriter la vostre.

« Louis Auguste de Bourbon. »

---

1. *Correspondance administrative sous Louis XIV*, publiée par M. G. Depping, tome IV, p. 765.
2. Lettre autographe ; Bibl. nat., ms. Fr. 17427, fol. 64-66.

III

LA CAMPAGNE D'ALLEMAGNE EN 1694[1].

LETTRES DU MARÉCHAL DE LORGE AU ROI[2].

« Au camp de Roth, le 26 juin 1694.

« Sire,

« .... Il (M. de Saint-Frémond) me manda que les ennemis paroissoient assez forts dans la plaine de Wiesloch. Je montai à cheval, ayant fait faire halte à toute l'armée, et j'allai dans le lieu où l'on me dit que les ennemis paroissoient. J'y trouvai M. de Villars, qui étoit de jour, avec M. de Saint-Frémond. M. de Villars avoit fait pousser une petite garde; mais ils furent ramenés assez vite, et M. du Bordage, qui étoit de jour, comme mestre de camp, pour aider à poster les gardes, auroit été pris ou tué, sans que le major de Larrard, et M. du Chastelet aussi, tournèrent et lui donnèrent le temps de remonter à cheval. J'appris cela comme j'allois pour joindre M. de Villars, et c'est ce qui me fit donner ordre pour que la gendarmerie, avec le reste de l'aile droite, avançât jusqu'à un coin de bois d'où je pouvois voir la plaine et les y laisser à couvert. Je ne pris qu'une garde ordinaire, que M. de Mélac menoit avec lui, pour voir aussi ce que faisoient les ennemis. Je joignis, comme j'ai déjà dit, M. de Villars, et il étoit avec les trois escadrons que M. de Saint-Frémond avoit pris pour venir au camp, savoir : un de Mérinville, un du Chastelet, et le premier de Montpeyroux, etc. Un peu auparavant, M. de Barbezières avoit joint l'armée avec son détachement, lequel étoit assez persuadé que l'on pouvoit faire quelque chose sur les ennemis; et, comme je n'avois marché ici que dans ce dessein, je fus assez aise de ce qu'il me disoit, bien que je n'en étois pas tout à fait persuadé. Il vint où étoit M. de Villars, d'où je vis quelques troupes de cavalerie dans la plaine, avec des hussards : ce qui me fit résoudre de faire avancer la gendarmerie, avec son aile, dans le lieu où j'étois; et toute la cavalerie, croyant qu'il alloit se passer quelque chose, y marcha aussi : de quoi je fus fâché, parce qu'elle fit cela sans ordre. Et, comme j'eus vu qu'il y avoit beaucoup de haies du côté où étoient les ennemis, j'ordonnai que l'on fît venir les deux régiments de dragons de la droite, qui étoient le Mestre de camp général et celui de la Lande ; et, un moment après, je dis que l'on fît venir aussi la brigade de Picardie. Mais MM. de Villars et de Barbezières, impatients d'entrer dans la

---

1. Voyez ci-dessus, p. 146-151 et 172-174.
2. Dépôt de la guerre, vol. 1265, n°ˢ 71 et 82, et vol. 1266, n°ˢ 30 et 65.

plaine et de pousser les ennemis, me pressèrent si fort de les laisser marcher, m'assurant que ces gens-là ne soutiendroient rien et qu'ils s'en iroient bien vite, que je les laissai entrer dans ladite plaine avec les trois escadrons de cavalerie que j'ai déjà nommés et avec la garde ordinaire que j'avois prise à M. de Mélac, qui étoit de la brigade de Montgommery, laquelle le sieur marquis de l'Aigle, capitaine dans le régiment de Montgommery, commandoit. Dans ce temps-là, M. de Vertilly, qui ne doutoit point que je ne voulusse entrer dans la plaine, me demanda si je voulois qu'il commandât cinquante carabiniers de la gendarmerie pour demeurer auprès de moi : ce que je lui dis de détacher tout au plus vite, et ils vinrent à même temps me joindre. Comme les escadrons ci-dessus dénommés entroient dans la plaine, beaucoup d'officiers de la cavalerie et de la gendarmerie suivoient M. de Villars ; lesquels je fis revenir pour la plus grande partie, afin de les faire demeurer à leurs troupes. M. de Villars et M. de Saint-Frémond poussèrent d'abord quelques troupes des ennemis, qui se retirèrent aux côtés des haies où j'ai déjà dit que je voulois mettre des dragons ou de l'infanterie, et où il y avoit un pont de pierre, que les ennemis soutinrent, et quelque défilé dans les haies. Comme je vis cela, j'avançai avec les cinquante carabiniers de la gendarmerie, pour venir dans le flanc des ennemis ; mais je trouvai un fossé et une petite haie qu'il n'étoit pas aisé de pénétrer. Les carabiniers tirèrent à bout touchant sur les ennemis, lesquels se sauvèrent de leur côté et firent un fort grand feu sur un escadron que nous avions, qui joignoit les carabiniers de la gendarmerie, sans néanmoins se pouvoir joindre. Comme je vis cela, et craignant que les ennemis n'enveloppassent nos escadrons, j'allai voir le revers de la plaine, et je mandai vitement que les deux régiments de dragons commandés avançassent, et même les compagnies de grenadiers de la brigade de Picardie, si elle étoit arrivée. Dans ce temps-là, le régiment Mestre de camp général et celui de la Lande arrivèrent, très-foibles, parce qu'ils avoient deux escadrons commandés pour les gardes, et beaucoup de dragons étoient allés couper un peu d'herbe. M. le comte d'Averne marcha à leur tête et joignit MM. de Villars et de Saint-Frémond, qui étoient demeurés dans le feu, qui étoit assez grand du côté des ennemis, parce qu'ils avoient des dragons et quelque infanterie dans les haies. Nos dragons mirent pied à terre, en assez petite quantité ; mais ils firent parfaitement bien, et cela, je crois, obligea, avec les cinquante carabiniers de la gendarmerie qui s'étoient coulés le long du fossé de la haie où ils étoient d'abord, les ennemis à se retirer, quelques-uns à leur pont, et le reste qui étoit dans les haies fut fort repoussé dans la plaine, où nos trois escadrons de cavalerie les suivirent et en tuèrent une assez grande quantité. Le sieur de l'Aigle, capitaine dans Montgommery, que l'on avoit envoyé dans la plaine, avec sa troupe, contre des hussards qui étoient sur une hauteur, les poussa d'abord ; mais, se voyant éloigné de toutes nos troupes, il voulut s'en rapprocher, et les hussards prirent ce temps-là pour le charger : ce qui fit que ledit sieur de l'Aigle retourna brusquement sur eux, sans que pas un cavalier de sa troupe le quittât, et repoussa les hussards, lesquels s'en allèrent bientôt après entièrement, voyant que leur cavalerie s'enfuyoit. Pendant tout ce temps-là, le feu continuoit dans les haies, où étoient demeurés MM. de Villars et de Saint-Frémond, avec une troupe de cavalerie et les cinquante carabiniers de la gendarmerie et les dragons qui avoient mis pied à terre. Pour lors, le sieur Brûlart, capitaine de grenadiers dans Picardie, arriva avec toutes les compagnies de grenadiers de la brigade de Picardie, et entra dans les haies, où il fit un très-grand feu. Les ennemis faisoient venir de leur camp de l'infanterie et de la cavalerie ; je fis aussi entrer dans la plaine toute la gendarmerie, avec la cavalerie qui est de cette première ligne-là. Le feu des ennemis diminua, ou, pour mieux dire, il cessa entièrement. M. de Villars fit revenir les trois escadrons, qui avoient suivi la cavalerie ennemie ; et alors, voyant qu'il n'y avoit plus rien dans ces premières haies, je fis repasser toutes les troupes, pour m'en revenir au camp, parce que les ennemis tenoient toutes les vignes et toutes les hauteurs au-dessus de Wiesloch, et un grand corps dans Wiesloch, où il y a de bonnes murailles.

« L'on ne peut pas mieux faire qu'ont fait les troupes de Votre Majesté qui ont donné dans cette occasion. Je ne puis pas encore dire à Votre Majesté le nombre de prisonniers que nous avons. M. le baron de Mercy est du nombre, lequel est blessé ; et un lieutenant de cavalerie qui a été pris m'a dit que M. le prince Louis de Bade étoit près de lui dans ce temps-là. Tous leurs officiers généraux y étoient aussi, de même que, de notre côté, nous y étions tous aussi ; mais, à notre égard, il n'y a eu que MM. de Villars et de Saint-Frémond, que je sache, qui sont demeurés toujours dans le feu. Je ne parle point à Votre Majesté de M. le maréchal de Joyeuse, ni de nos autres officiers généraux, ne sachant point ce qu'ils ont ordonné dans tout ce temps-là, parce que nous étions séparés. Les deux officiers qui commandoient les cinquante carabiniers de la gendarmerie étoient M. le marquis de Simiane, cornette des chevau-légers Dauphin, et M. le marquis de Mosny, guidon des gendarmes-Dauphin. M. de Vertilly marcha avec cette troupe, et ils y ont tous fait parfaitement bien, aussi bien que MM. de Beaujeu et le chevalier de Sauton, qui y étoient allés volontaires. Ils ont eu neuf ou dix gendarmes de tués ou blessés, et huit ou dix chevaux de tués ou blessés aussi. M. le comte d'Averne, faisant parfaitement bien, fut blessé, et mourut hier au soir. Le régiment Mestre de camp général a perdu le sieur la Tuilière, capitaine, et trois ou quatre lieutenants ou cornettes. M. de Villars se loue fort du sieur des Barrault, commandant ce régiment, et de tous les officiers, aussi bien que de ceux du régiment de la Lande, où il y a eu un capitaine et quelques lieutenants de tués. Je ne sais point encore ce qu'il y aura eu de tué dans la cavalerie ; mais je sais bien que M. du Chastelet, M. de Montpeyroux et le lieutenant-colonel de Mérinville y ont parfaitement bien fait, aussi bien que tous les officiers des régiments; et M. de Villars se loue fort de M. du Bordage, qui a été dans toute cette action. Le sieur Brûlart, capitaine de brigadiers dans Picardie, y a fait à son ordinaire, et tous les officiers de grenadiers de cette brigade-là de même, aussi bien que les grenadiers. Le lieutenant dudit sieur Brûlart est blessé de deux coups de mousquet, et quelques officiers des grenadiers du régiment de Mont-Cassel. Il y a eu, à ce que l'on m'a dit, en tout, quelque vingt grenadiers, tant françois qu'irlandois, de tués ou blessés. Nos gens disent qu'ils ont bien tué ou blessé trois ou quatre cents hommes des ennemis, pour le moins, et on a ramené beaucoup de leurs chevaux.

« J'ai vu le camp des ennemis tout autant que je l'ai pu voir, néanmoins sans en avoir vu qu'une petite partie; mais il est dans le même endroit où j'ai toujours dit qu'ils se posteroient, lorsqu'on m'a dit que M. le prince Louis de Bade avoit marché à Wiesloch : c'est une hauteur, avec un ruisseau et une ravine qu'ils ont devant eux, où la cavalerie ne peut monter que par un chemin d'un à un ou de deux à deux, et tout le reste me paroît rempli de vignes et de bois sur une grande hauteur qui règne toujours, de sorte que je ne vois pas d'apparence de les pouvoir combattre dans ce poste-là en aucune manière; mais, s'ils fussent descendus auprès de Wiesloch, comme l'on disoit qu'ils y étoient, nous les aurions combattus, bien qu'ils eussent eu beaucoup d'avantage sur nous, parce que j'étois absolument résolu de les y attaquer. J'avois tenu le poste de Walddorf, dans la vue qu'ils pourroient venir l'attaquer, et que cela nous donneroit lieu de les combattre, M. de Mélac, qui y avoit mis cent cinquante hommes de pied et trente chevaux, m'ayant assuré que le poste étoit assez bon pour nous donner le temps de le secourir; et c'est sur cela que j'avois fait faire des ponts à Schwetzingen et auprès de Brühl, où j'avois été me promener exprès, dans la vue de marcher aux ennemis.

« Je n'ai point passé avec l'armée dans la Bergstrass, parce que tout le monde m'assuroit qu'il n'y avoit point de fourrage, et M. le maréchal de Joyeuse, qui s'y alla promener un jour, n'en trouva pas de quoi faire fourrager toute l'armée : si bien que nous envoyâmes seulement une partie de l'aile droite, et, un autre jour, le quartier général, pour prendre ledit fourrage. Ainsi je ne crois pas qu'il en soit resté que très-peu; et d'ailleurs j'avois toujours dans la vue que M. le prince Louis de Bade pourroit descendre dans la plaine.

« Je séjourne aujourd'hui dans ce camp avec l'armée, la marche d'hier ayant été fort grande. Je ne sais point encore si les ennemis ont fait quelque mouvement, mais je les crois toujours où ils étoient hier. Je crois marcher demain ou après-demain, pour aller aux Capucins de Philipsbourg, afin de repasser le Rhin. Je ne sais si les ennemis voudroient nous suivre; mais, s'ils entrent avec leur armée de ce côté-ci, je rèmarcherai tout court à eux, pour les combattre.

« Le sieur de Grandval, lieutenant-colonel du régiment d'Averne, m'est venu parler pour me prier d'écrire à Votre Majesté pour avoir ce régiment. Il y a aussi le sieur des Barrault, qui commande le régiment Mestre de camp général de dragons, avec commission de colonel, depuis longtemps, et le sieur d'Aumont, qui l'a aussi et qui commande le régiment de Cayeux, qui m'ont fait la même prière. Ce sont tous de très-honnêtes gens, qui servent très-bien depuis fort longtemps; ainsi je n'en dirai pas davantage à Votre Majesté.

« Voilà le sieur de Bourneuf, lieutenant-colonel du régiment de dragons de Gobert, qui souhaite aussi que j'aie l'honneur de demander Votre Majesté le régiment d'Averne pour lui. Il m'a dit que le sieur des Barrault, commandant le régiment Mestre de camp général, étoit plus ancien capitaine, lieutenant-colonel et colonel que lui, et très-galant homme, mais que, comme quelquefois Votre Majesté ne s'arrête pas à l'ancienneté, il a souhaité que je le proposasse à Votre Majesté, étant un très-bon sujet, aussi bien que les autres que j'ai pris la liberté de nommer déjà dans cette lettre.

« Le sieur de Barbazan, major du régiment Mestre de camp général de dragons, qui est un très-bon sujet, a son frère dans le même régiment, qui est lieutenant du sieur la Tuilière, qui fut tué hier. Il demande à Votre Majesté sa compagnie pour son frère, étant un homme de qualité, et, je crois, le plus ancien lieutenant du corps. C'est un garçon fort estimé, et qui eut hier la cuisse percée dans l'action où son capitaine a été tué.

« M. le prince Louis de Bade envoya, dès hier au soir, un trompette pour répéter M. le baron de Mercy et les prisonniers que l'on a faits. Je ne rendrai point M. de Mercy que par les ordres de Votre Majesté, ayant servi autrefois dans ses troupes. C'est un homme de qualité, qui étoit fort jeune dans le temps qu'il s'en est allé après avoir eu une affaire avec l'intendant de Bourgogne, dont il craignoit les suites; si Votre Majesté veut le laisser comprendre dans le cartel de l'Empereur, je le renverrai.

« Je suis, avec un très-profond respect,

« Sire,

« De Votre Majesté

« Le très-humble, très-obéissant et très-fidèle serviteur et sujet.

« LE MARÉCHAL DE LORGE. »

« A Philipsbourg, ce 29 juin 1694.

« Sire,

« J'ai oublié, dans la relation que j'ai eu l'honneur de faire à Votre Majesté sur la petite affaire qui est arrivée à Wiesloch, de lui dire que M. d'Harlus étoit de jour et qu'il y fit tout à fait bien. Depuis ce jour-là, les ennemis se sont remis dans leur poste et n'ont eu que fort peu de gens dans Wiesloch, avec une garde tout auprès. Ils avoient fait élargir les ponts qui y étoient et avoient fait porter beaucoup de madriers et de planches. Je croyois que c'étoit pour nous suivre lorsque nous nous retirerions. J'étois résolu de ne passer point Hockenheim que je ne susse assurément qu'ils ne descendoient point dans la plaine et qu'ils demeuroient toujours dans leur même poste. J'avois envoyé, hier au matin, tous nos menus bagages et quelques gros qui étoient venus nous rejoindre, afin d'être libres de faire mieux ce qui nous auroit convenu, et je marchai de notre camp sur les dix heures du matin, faisant très-clair. Je ne fis point battre en me retirant, parce que je ne voulois point que les ennemis jugeassent où étoit notre armée, laquelle ils ne pouvoient voir, après qu'elle eut passé une petite plaine, à moins que de s'approcher de près, parce que nous marchions sur huit colonnes, sans compter celle de notre artillerie, ni les dragons de la droite et de la gauche, qui marchoient à côté desdites colonnes, dans des bois fort clairs, où nous pouvions fort bien nous tourner et combattre, et où je voulois les laisser approcher, s'ils eussent voulu faire quelque fanfaronnade, ma résolution étant prise, s'ils étoient seulement descendus dans la plaine de Wiesloch, de retourner tout court sur mes pas et de les y aller combattre, bien qu'ils n'eussent pas laissé d'y avoir un poste assez avantageux. J'avois laissé derrière M. de Saint-Frémond, avec quelque cavalerie, et M. le duc de Duras et M. de Vivans, pour avertir des mouvements des ennemis; mais ils ne furent pas suivis de qui que ce soit, ni pas seulement d'un hussard, et c'est ce qui me fit résoudre de passer le ruisseau d'Hockenheim et de venir camper ici, proche les Capucins. Nous marchons aujourd'hui, notre cavalerie auprès de la Rehnt (?), et notre infanterie passera le défilé de Spire; nous marcherons encore demain, pour trouver du fourrage, et, dans ce camp-là, je verrai les moyens qu'il y aura pour combattre les ennemis, en cas qu'ils veuillent passer le Rhin à l'île de Santhoven; même j'y pourrai laisser notre infanterie, pour y aplanir les landevers qu'il y a de ces côtés-là. Enfin je peux assurer Votre Majesté que, si M. le prince Louis de Bade passe le Rhin, je le combattrai, quoique, dans ce temps-là, il sera plus fort que nous; mais cela ne m'empêchera pas de tout hasarder, pour peu qu'il y ait jour à le pouvoir faire avec quelque raison.

« Toute l'armée de Votre Majesté est en fort bon état, et sa cavalerie n'est point du tout maigre, bien qu'elle n'ait mangé que de l'herbe. Je crois qu'à l'avenir elle se soutiendra, parce que nous allons entrer dans des lieux où il y aura du grain, en approchant de Mayence.

« Il y a deux jours que j'envoyai un parti de cent cinquante chevaux, commandé par le lieutenant-colonel de Catuélan, pour aller à Schwetzingen, dont j'ai toujours gardé le poste. Il rencontra, en y allant, un parti des ennemis, lesquels, après s'être escarmouchés, le ruisseau entre-deux, le lieutenant-colonel voyant que les ennemis n'avoient qu'une troupe de plus que lui, il fit passer ce ruisseau au sieur de Beaumartin, lieutenant de la mestre de camp de Larrard, avec les coureurs. Il chargea par deux fois les ennemis et les renversa, et, à la troisième, les cavaliers l'abandonnèrent : si bien qu'il se remit à la troupe du lieutenant-colonel de Catuélan, lequel chargea les ennemis et les enfonça. Mais, après cela, il fut repoussé : de sorte qu'il prit le parti d'achever sa commission, qui étoit de relever cinquante chevaux qui étoient audit Schwetzingen et de porter quelque chose à la garnison qui y étoit. Il se loue beaucoup dudit sieur de Beaumartin, lequel y a été blessé et a eu son cheval tué sous lui ; c'est un officier qui n'est pas riche, et qui auroit besoin d'une gratification de Votre Majesté, pour ravoir un cheval.

« Je suis, avec un très-profond respect, etc.

« LE MARÉCHAL DE LORGE. »

« Du camp de Gau-Böckelbeim, 14 août 1694.

« Sire,

« .... Il y a deux jours que M. de la Bretesche me demanda d'aller du côté du Rhin, pour y voir un poste duquel on lui avoit parlé, et me demanda cinquante dragons et cinquante grenadiers. Je lui dis d'en prendre davantage ; et il marcha avant-hier, de très-grand matin, avec cent cinquante dragons et cent grenadiers, et alla jusqu'auprès d'Oberwesel, où, à l'entrée de la nuit, les grenadiers s'étant trouvés las et fatigués, il s'arrêta dans un village où il n'y avoit que trois ou quatre granges. Il fit mettre ses grenadiers dans deux de ces granges, et lui, avec vingt-cinq ou trente de ses grenadiers, se mit dans la troisième avec ses dragons, à qui il avoit fait mettre pied à terre dans un pré qui avoit une haie devant eux, et, après avoir mis toutes ses sentinelles et avoir mangé un morceau, il s'assit devant la porte de la grange où il étoit, sur une botte de paille. Peu de temps après, les grenadiers du poste avancé furent attaqués, lesquels se défendirent bien, et M. de la Bretesche ordonna à ses dragons de monter à cheval, et lui, s'y étant fait mettre, dit aux vingt-cinq grenadiers qu'il avoit dans sa grange de le suivre. Il trouva les ennemis qui venoient droit à la grange. Il les chargea, et appela les autres grenadiers, desquels il en vint une grande partie. Mais le sieur de Saint-Maurice, capitaine des grenadiers du régiment Royal, étoit déjà fort blessé, ayant toute la cuisse percée, et le sieur du Pont, capitaine aussi des grenadiers dans Normandie, étoit déjà tué ou pris prisonnier : de manière que tous ses grenadiers, ayant souffert un assez grand feu, et n'ayant presque plus de quoi tirer, se jetèrent à droit et à gauche, et abandonnèrent M. de la Bretesche, qui demeura fort longtemps mêlé parmi les ennemis, avec son frère et le nommé Marsal, lequel resta à la fin tout seul auprès de lui. Le sieur de Saint-Maurice, tout blessé qu'il étoit, fut toujours dans l'affaire, et M. de la Bretesche fut blessé dès le commencement de deux coups de mousquet, dont il y en a un qui lui perce le bras, et l'autre qui lui coule le long des côtes, sans entrer dans le corps. Il ne parla jamais de ses blessures, et s'est exposé extraordinairement, étant resté fort peu de gens auprès de lui, et retirant même nos blessés. Il n'y resta même que Marsal, avec lequel il se mêla dans les ennemis, et y fit reprendre par ledit Marsal trois de nos chevaux qu'ils emmenoient. Toute cette affaire se passa dans le commencement de la nuit et pendant un très-grand orage, de sorte que l'on ne se voyoit point du tout, et ce qui fit que nos dragons ne vinrent jamais retrouver M. de la Bretesche. Ils disent qu'ils chassèrent une fois l'ennemi, et qu'étant attaqués par un grand feu et ne se voyant pas les uns les autres, ils se dispersèrent les uns d'un côté et les autres d'un autre. Je n'ai pas vu M. de la Bretesche, lequel s'est retiré à Ebernbourg, avec douze ou quinze hommes qu'il a ramassés. Il y a un capitaine de dragons qui est pris ou mort, et je ne sais cette affaire que par le frère de M. de la Bretesche, qu'il m'a envoyé aujourd'hui, et par Marsal, qu'il m'envoya hier au soir. Ce qui me paroît, c'est que nos troupes n'y ont pas trop bien fait, à la réserve de quelques officiers de grenadiers, dont il y a un lieutenant de Normandie qui se trouva à la grange de M. de la Bretesche, lequel fit très-bien. Pour les dragons, l'on m'a dit que M. de la Bretesche se plaint qu'ils s'en sont trop tôt allés ; cela me paroît de même, mais il est certain qu'il faisoit si noir, et que l'orage étoit si grand, qu'ils avoient bien de la peine à tourner leurs chevaux du côté des ennemis, parce qu'ils avoient l'orage au dos, et les nôtres l'avoient devant. La force du parti des ennemis étoit à peu près de deux à trois cents hommes. Selon le rapport de quelqu'uns (*sic*) de nos gens qui avoient été pris prisonniers, et qui se sont sauvés, ce parti étoit des troupes de Hesse. Je le trouve bien hardi d'avoir attaqué nos gens postés, et n'étant pas plus forts (*sic*) qu'ils étoient. M. de la Bretesche avoit pris toutes ses précautions pour que ce malheur ne lui pût arriver ; mais je crois que l'orage et la grande obscurité de la nuit en sont cause [1]....

« Le maréchal de Lorge. »

« Du camp de Gau-Böckelheim, 31 août 1694.

« Sire,

« ....J'ai à rendre mille très-humbles grâces à Votre Majesté de vouloir bien avoir quelque égard à la recommandation que j'ai eu l'honneur de lui faire au sujet du régiment de la Fère. Tout ce que je peux assurer à Votre Majesté, c'est que je n'ai aucune connoissance particulière avec ceux que j'ai eu l'honneur de lui nommer, mais ils passent pour être de très-bons sujets.

« Votre Majesté me fait une très-grande justice d'être persuadée que je n'ai pas d'intérêt aux sauvegardes de cette armée, et je la remercie

1. Il y a, au même volume, une autre lettre (n° 27), du 13 août, de M. de Permillac, qui raconte les mêmes faits.

très-humblement d'avoir eu la bonté de me mander ce que l'on en écrit. Je serois encore bien plus obligé à Votre Majesté, si elle vouloit faire vérifier une fois si ces sortes d'écrivains mentent ou disent vrai, et, si j'osois, je la presserois là-dessus, car, bien que je n'y aie nul intérêt que celui de mes gens, cela ne laisse pas de me faire croire qu'ils écrivent sur autre chose avec moins encore de vraisemblance que sur celle-là, et il me semble qu'il seroit bon que Votre Majesté connût à fond ces sortes de gens, afin qu'elle pût compter sûrement sur ce qu'ils écrivent.

« Je ne jette ma vue sur personne, mais je peux assurer Votre Majesté avec vérité que je ne connois guère de gens qui peuvent écrire, qui ne soient remplis d'intérêt à leur faire tondre sur un œuf, et peut-être jugent-ils des autres par ce qu'ils feroient s'ils étoient à même. J'envoie un grand mémoire à Votre Majesté de la pure vérité de ce qui s'est fait sur les sauvegardes pendant les campagnes passées et celles-ci, et je la puis assurer que ce mémoire contient vérité, afin que Votre Majesté me fasse savoir, s'il lui plaît, s'il y a quelque chose à redire. Tout ce dont je la peux assurer par avance, c'est que, dans toutes les armées de Votre Majesté, l'on prend plus que l'on ne fait en ce pays-ci, et elle le pourra voir par le mémoire que j'ai l'honneur de lui envoyer, lequel je supplie très-humblement Votre Majesté de se faire lire. Je lui dirai encore, pour justifier le désintéressement de la Cour, qui est capitaine de mes gardes, que, lorsque Votre Majesté m'envoya commander l'armée de la Moselle, il ne voulut jamais ôter à M. de Crécy, qui étoit pour lors capitaine des gardes de M. de Boufflers, une seule sauvegarde, bien qu'elles lui appartenoient sans aucune dispute, et que cela auroit monté à une somme considérable, parce qu'il y avoit plus de sauvegardes en ce pays-là qu'il n'y en a jamais eu dans l'armée d'Allemagne....

« Le maréchal de Lorge. »

IV

LA CAPITATION EN 1695.

Dans quatre ou cinq endroits des *Mémoires* [1] et dans une Addition au *Journal de Dangeau* [2], Saint-Simon attribue l'invention de la capitation à Bâville, intendant de Languedoc, et la mise en œuvre du nouvel impôt au contrôleur général Pontchartrain. Dans trois autres Additions [3], oubliant ce premier essai de l'année 1695, et ne songeant plus qu'à la capitation rétablie en 1701, dès l'ouverture de la guerre de Succession, pour « ne jamais finir, » il dit que la proposition de Bâville fut rejetée constamment par Pontchartrain, « avec une fermeté que rien ne put vaincre, » et ne réussit que sous Chamillart. C'est là une erreur, nous dirions volontiers un *lapsus*, qu'il suffit de signaler au lecteur, puisqu'on vient de voir, dans les *Mémoires* mêmes [4], que la capitation fut établie une première fois pendant la guerre dite de la Ligue d'Augsbourg. Mais il est un autre point plus important à examiner : la paternité du nouvel impôt. Saint-Simon, qui ne manque pas une occasion de répéter que ce fut une des inventions du fameux « roi du Languedoc, » est, sauf erreur de notre part, le seul des contemporains de Bâville chez qui l'on puisse trouver cette assertion ; mise en cours par les *Mémoires*, elle s'est accréditée presque partout. Aucun document cependant ne la justifie jusqu'à présent, et au contraire une étude attentive des origines de la capitation et de ses préliminaires nous a amené à croire qu'il y aura eu dans les souvenirs de notre auteur une de ces confusions assez communes chez lui, explicable ici par les circonstances qui accompagnèrent l'enfantement pénible du nouvel impôt [5].

Soit comme nom, soit comme système, la capitation n'était pas nouvelle en France. Sans remonter jusqu'aux Romains, qui avaient assujetti les Gaules à leur imposition personnelle par tête [6], on voit une capitation

---

1. Ci-dessus, p. 223 ; et tomes II (éd. 1873), p. 229 ; III, p. 4 et 404 ; VIII, p. 140.
2. A la date du 23 novembre 1694. Cette Addition trouvera mieux sa place en 1710 qu'en 1694, parce qu'elle contient une anecdote célèbre sur le dixième, que Saint-Simon a reproduite dans le tome VIII, p. 138.
3. Addition 99, 17 mars 1701, ci-dessus, p. 399 ; Additions du 30 juin 1714 et du 13 juin 1718.
4. Ci-dessus, p. 223.
5. Nous aurons à relever une erreur semblable, et même encore plus grave, à propos du dixième, que Saint-Simon dira avoir été aussi inventé par Bâville (tome II, éd. de 1873, p. 229, et tome XX, Table, p. 182), tandis que celui-ci en fut toujours l'adversaire déclaré.
6. Cette imposition présentait une singularité remarquable : elle était

adoptée temporairement par les États généraux de 1356, sous forme d'impôt sur les revenus[1] et assez analogue à la subvention qu'avait perçue Philippe le Bel, de 1302 à 1314[2]. En 1576 encore, sans l'opposition du tiers état, les États de Blois l'eussent rétablie[3]. Enfin, au dix-septième siècle, l'imposition par capitation existait, non-seulement dans les colonies d'Amérique, où elle frappait indistinctement les blancs et la population de couleur, mais aussi dans une grande quantité de villes de la province, où ce système de répartition sur tous les contribuables, privilégiés ou non, sauf les seules communautés religieuses, était souvent employé pour faire face à des dépenses extraordinaires[4].

A l'étranger, Charles II avait soumis l'Angleterre à une véritable capitation par classes[5]; plus récemment encore, en 1693, sur nos frontières mêmes, l'empereur Léopold venait d'établir dans ses États héréditaires une capitation progressive, qui frappait jusqu'aux animaux[6].

On voit donc que l'imposition adoptée en 1695, par le contrôleur général Pontchartrain, ne fut pas une invention nouvelle, mais plutôt une imitation. Quel « donneur d'avis » proposa cet expédient au ministre embarrassé? Nulle part, nous le répétons, on ne voit que ç'ait été Bâville, ni dans sa correspondance avec le contrôleur général, ni dans celle du ministre avec ses autres agents. Le *Journal de Trévoux*[7] a parlé de l'abbé J.-B. de Chèvremont, grand voyageur, qui se vantait d'avoir fait de merveilleuses découvertes en politique, et qui pouvait avoir vu la capitation en pratique dans le Brabant ou en Autriche[8]; mais l'autorité

censée frapper également tous les contribuables, *quot capita, tot census;* mais, comme le taux en était extrêmement élevé, on unissait plusieurs têtes de contribuables pauvres pour porter une seule cote, et réciproquement on imposait plusieurs cotes sur un seul riche.

1. Un revenu supérieur à cent livres payait 4 pour 100; de cent livres à quarante livres, 2 pour 100; et 1 pour 100 au-dessous.
2. *Encyclopédie méthodique (Finances)*, tome I, p. 172. La taille « étrange » dont parle, en 1438, le *Journal d'un bourgeois de Paris* (p. 282), est tout à fait une capitation par classes.
3. Bodin, *de la République*, livre VI, chapitre II. Comparez un article de la *Gazette d'Amsterdam* de 1695, Extraordinaire XII. Les deux premiers ordres de l'assemblée de Blois voulaient bien établir la capitation, mais sans rien sacrifier de leurs priviléges respectifs.
4. Voyez divers exemples dans le tome Ier de la *Correspondance des contrôleurs généraux avec les intendants des provinces*. Cette capitation-là se réglait, soit d'après les facultés ou l'industrie de chaque contribuable, soit à proportion des loyers ou des conditions.
5. Les ducs étaient taxés à cent livres sterling, et ainsi de suite, jusqu'à dix livres pour le simple écuyer, et douze deniers seulement pour le roturier.
6. *Mercure galant*, mars 1693, p. 86.
7. *Mémoires pour l'histoire des sciences et beaux-arts*, décembre 1754, p. 2922-2925.
8. Chèvremont était à Paris vers 1695, et il alla en Pologne en 1699. Mort vers 1702. Selon le *Supplément du Dictionnaire historique de Bayle*, il était fort lié avec Vauban.

de ce recueil nous semble d'autant moins suffisante, qu'il attribue également à Chèvremont le *Détail de la France*, imprimé en 1695, tandis que ce livre est, comme on sait, d'un célèbre précurseur des économistes, Pierre le Pesant de Boisguilbert [1]. Nous avons aussi rencontré, dans les papiers ministériels recueillis par Clairambault [2], le placet d'un certain Giovanni Bonaldi, de Venise, réclamant, en janvier 1696, son « droit d'avis » pour avoir dressé et envoyé au Roi, vers la Noël 1694, un *ricordo del testatico, o sia capitatione*. Mais cet autre conseiller était venu trop tard, car, à la date qu'il indique, la capitation, mise à l'étude depuis cinq mois au moins, se trouvait presque complétement réglée.

Dès le mois d'août 1694, Pontchartrain consulta secrètement, sur une capitation à établir, les intendants et les principaux personnages des pays d'États, si défiants de toute nouveauté [3]. Une autre circulaire, générale pour tout le Royaume, fut envoyée aux intendants le 31 octobre [4]. Cette circulaire est ainsi conçue : « Entre plusieurs expédients que l'on a imaginés pour fournir aux dépenses de la guerre, l'on a proposé au Roi de faire une capitation générale sur tous ses sujets, que l'on prétend devoir produire des secours très-considérables. Comme cette forme de levée est nouvelle en France, et qu'elle peut avoir ses avantages et ses contredits, S. M. m'a commandé de vous donner part de cette proposition, afin que vous puissiez l'examiner par rapport à l'état de votre département, et me mander ensuite le jugement que vous en ferez, et ce que vous croyez que cette capitation pourroit produire. Pour vous mettre en état d'en pouvoir mieux juger, je dois vous dire que les vues de ceux qui font cette proposition seroient de rendre cette capitation générale, en sorte que nul n'en seroit exempt, pas même les valets et servantes, hors les pauvres réduits à la mendicité, les enfants à la mamelle et les ecclésiastiques, que le Roi ne juge pas à propos d'y assujettir [5].... Il est certain que la voie de la capitation n'est point usitée dans le Royaume, mais elle l'est dans beaucoup d'États voisins, et récemment l'Empereur l'a mise en usage dans ses États héréditaires. La rendant générale, comme on le propose, elle comprendroit même les nobles, qui, dans les pays de taille personnelle, peuvent prétendre de n'être point sujets à cette espèce d'imposition. Mais, outre qu'en la

---

1. Saint-Simon parlera plusieurs fois de Boisguilbert et de ses publications.
2. Bibl. nat., ms. Clairambault 1064, fol. 136.
3. M. de la Faluère, premier président du parlement de Bretagne, répond, le 25 août : « Il se trouve ici, non pas en grand nombre à la vérité, d'assez honnêtes gens pour être prêts de subir une capitation, et qui la regardent comme une chose utile et nécessaire à l'État. Si ces bonnes intentions se multiplient, je vous en donnerai avis. Cependant c'est un cas délicat.... »
4. Comparez les *Mémoires de Nicolas-Joseph Foucault*, p. 309-310. Cet intendant offrit de « commencer l'établissement de la capitation dans la généralité de Caen et de donner l'exemple aux autres provinces. »
5. Le clergé fit en corps un don gratuit spécial, pour se racheter de l'imposition.

rendant générale, on peut dire qu'elle ne seroit à charge à personne, si le produit en étoit aussi considérable qu'on l'espère, cela pourroit faire cesser dans la suite une infinité d'autres affaires extraordinaires que l'on fait tous les jours tomber directement ou indirectement à la charge de la noblesse. On y trouveroit encore cet avantage qu'au lieu qu'une partie du produit des affaires extraordinaires tourne au profit des traitants, qui, outre cela, font une infinité de frais et de vexations dans le recouvrement, celui de la capitation se feroit sans frais, par le moyen des receveurs généraux et des receveurs des tailles, et tout le produit en tomberoit au profit du Roi[1].... »

L'envoi de cette circulaire donna naturellement une grande publicité aux projets du ministre; aussi, à la même date à peu près, 4 et 5 novembre 1694, trouve-t-on une première mention de la capitation dans le *Journal de Dangeau* et dans la *Gazette d'Amsterdam*[2]. Suivant cette dernière feuille, où les informations se succèdent très-régulièrement, le Conseil avait pensé à prendre le dixième des revenus de chaque particulier[3]; mais on avait reculé devant l'idée de pénétrer dans les fortunes et les secrets des familles. Quoique la capitation, ou taxe par tête, ne semblât pas présenter le même danger, le public comprit bien que ce n'était encore qu'un expédient de pis-aller, et un correspondant parisien de la *Gazette d'Amsterdam* lui écrivait le 23 décembre : « Le Conseil, qui sent la peine et les inconvénients qu'il y a de recourir sans cesse à de nouveaux moyens, ou trop onéreux, ou insuffisants pour la continuation de la guerre, a voulu se délivrer tout d'un coup de la plus grande partie du fardeau, en s'assurant d'un fonds considérable pour chaque année, qui ne coûtât qu'un premier établissement, et cette même raison fait que ceux qui le doivent supporter en craignent encore plus les suites que les commencements[4]. » Quelques jours plus tard[5], le même correspondant, dans un curieux article sur les « avantages et les contredits » du nouvel impôt, disait que les réponses des intendants avaient fait connaître partout beaucoup de misère; qu'en certains endroits, lorsque les curés avaient voulu lire au prône l'instruction à eux adressée par leur intendant, la plupart des paroissiens avaient quitté l'église, et qu'enfin « l'onzième colonne du projet de dénombrement[6], qui a pour titre les *pauvres mendiants*, est si fort remplie à proportion

---

1. Bibl. nat., ms. Fr. 8852, fol. 83 ; imprimé dans la *Gazette d'Amsterdam*, vii⁰ Extraordinaire de 1695.
2. *Dangeau*, tome V, p. 102 ; *Gazette d'Amsterdam*, 1694, p. 369, 372, 380, 385, 387, et Extraordinaires xciii, xcvii, xcix.
3. C'est l'impôt qui sera établi en 1710, par un « bureau d'anthropophages. »
4. Extraordinaire cii de l'année 1694.
5. *Gazette d'Amsterdam*, 1695, Extraordinaire ii, sous la date du 6 janvier.
6. La statistique de la population n'étant pas encore faite à cette époque, on commença par demander aux intendants le dénombrement des habitants de chaque généralité, pour se rendre compte du produit que donnerait chaque classe de la capitation. Fait à la hâte par chaque curé, ce travail n'aboutit

des autres, qu'on est étonné de voir, dans un royaume autrefois aussi florissant, et que la nature a rendu fertile et abondant, un si grand nombre de misérables qui auroient besoin que la capitation fût levée pour eux. » Ce qui consolait peut-être les contribuables, c'est que, pour la première fois, les privilégiés, nobles, ecclésiastiques, fonctionnaires ou officiers, devaient être assujettis à l'impôt comme les simples taillables. En même temps, ils croyaient que la capitation ferait cesser toutes les affaires extraordinaires qui écrasaient le pays depuis six ou sept ans : on le leur avait promis à peu près dans les circulaires officielles, et, pour compléter l'illusion, Pontchartrain, qui préparait les choses de longue date, provoqua une manifestation de la part des États de Languedoc, afin de pouvoir dire, dans les considérants de l'édit, que des sujets « zélés et éclairés » avaient proposé le nouvel impôt par préférence à tous autres expédients extraordinaires[1]. Ces États avaient été jadis, sous le roi Jean, des premiers à proposer la capitation dont il a été parlé plus haut ; par une délibération du 10 décembre 1694, l'assemblée déclara au Roi qu'ayant cherché les moyens de donner des secours efficaces et proportionnés à ses besoins, et « se faisant gloire d'exciter par son exemple tout le reste du Royaume à se mettre en état de continuer la guerre avec autant de zèle qu'on l'a commencée, » elle lui offrait de faire une subvention générale[2] ou capitation, qui fût supportée par tous ses sujets. La province, disait cette pièce, « n'a point de moyens plus sûrs pour soutenir le poids des affaires que cette espèce de subside, qui pourra suffire à toutes les charges, qui sera fixe et certain durant le cours de la guerre, et qui, étant partagé par tous les sujets de S. M., chacun selon sa force, fournira des secours abondants et maintiendra l'honneur et le repos de l'État, sans être à charge aux particuliers[3]. »

Est-il besoin de dire que cette démarche des États n'avait rien de spontané? Elle avait été préparée, provoquée, à la suggestion du contrôleur général, par l'intendant Bâville et par le cardinal de Bonzy, archevêque de Narbonne, président-né de l'assemblée[4], et l'on eut bien soin de faire reproduire la délibération du 10 décembre par le *Mercure*

---

point ou ne présenta aucune garantie de précision ; et cependant la pénurie de documents sur la population de la France au temps de Louis XIV est telle, qu'on serait très-heureux de posséder tous ces dénombrements de 1694.

1. Édit établissant la capitation, 18 janvier 1695.
2. On a deux projets de tarif préparés sous ce titre.
3. *Histoire générale du Languedoc*, des Bénédictins, continuée par M. Roschach, tome XIII, p. 664-675, et Pièces justificatives, n° DXXXIX.
4. « Il n'est point douteux, dit M. Roschach, que, même dans le milieu particulier des États, « l'application et les soins » du président avaient heureusement secondé l'initiative provinciale. » Aussi est-ce le cardinal qui reçut directement les remerciements du Roi (17 janvier). Les dates des enquêtes et travaux préparatoires du Conseil prouvent surabondamment que les États de Languedoc eurent le seul mérite de prendre les devants sur les autres provinces pour accepter une forme d'impôt qui, on le fera

de 1695 (p. 7-12). Ces manœuvres ne sont point douteuses lorsque, grâce au *Journal de Dangeau*, on suit le travail du conseil des finances[1].

Enfin, après de longues hésitations et de nombreux remaniements du projet primitif, après avoir même remis l'exécution à trois mois, le Roi se décida à régler la plupart des articles du nouvel impôt dans la séance du 14 décembre, et le travail fut achevé dans celle du 15 janvier[2]. Le 17, Pontchartrain écrivait, de sa propre main, au premier président de Harlay[3] :

« Cet ouvrage dont il est mention depuis si longtemps, et dont tout le monde a tant parlé sans l'entendre, est enfin achevé d'hier. S'il l'est bien ou s'il l'est mal, c'est ce qu'il faut nécessairement remettre au jugement public et à l'evenement. Ce qu'il y a de plus extraordinaire, c'est que, c'est que n'ayant pu vous le faire voir plus tost, parce qu'il a changé de face dix fois depuis les veües premières que le Roi s'en estoit formées, Sa Majesté m'ordonne en mesme instant de vous l'envoyer ensuite pour le faire enregistrer, car le Roi veut que cela soit enregistré cette semaine, à moins toutefois que, par la lecture que vous en ferés, vous n'y trouviés des fautes si considérables que vous croiés[4] absolument nécessaire de les coriger : ce que vous aurés, s'il vous plaist, la bonté de faire. Je suis, avec mon attachement ordinaire, Monsieur, absolument à vous.

« PONTCHARTRAIN. »

« Dans le moment mesme que j'ai l'honneur de vous escrire, il me revient quelque chose à changer et dans la déclaration et dans le tarif; et cela n'est pas extraordinaire en affaire aussy vaste et aussy inconnue. Cependant il faut finir : le Roi le veut, et il a raison. »

Scellée dès le jour suivant, 18 janvier, la déclaration fut enregistrée au Parlement le vendredi 21. Son texte est trop connu pour que nous le reproduisions ici[5]. Rappelons seulement que l'ensemble des contri-

---

observer, devait être moins pénible et moins nouvelle dans un pays de taille réelle que partout ailleurs. Néanmoins ils continuèrent de réclamer l'honneur de cette prétendue invention. En 1696, dans son discours au Roi (16 août), le député du tiers état chargé de présenter le cahier de remontrances s'exprima en ces termes : « La province de Languedoc s'est épuisée avec plaisir pour fournir aux dépenses de la guerre; son zèle ingénieux a su même trouver des moyens inconnus jusqu'alors de secourir l'État. Elle osoit se vanter, il y a deux ans, d'avoir offert la première ce nouveau secours à Votre Majesté. »

1. Malgré les lenteurs de ce travail, Saint-Simon dira (tome VIII, p. 140) : « L'établissement de la capitation fut proposé et passa sans examen au conseil des finances, comme je l'ai raconté en son lieu, singularité donnée à l'énormité de cette espèce de dénombrement. »
2. *Journal de Dangeau*, tome V, p. 105, 116, 121-122, 136.
3. Lettre autographe ; Bibl. nat., ms. Fr. 17430, fol. 81.
4. Ce mot est biffé.
5. Le texte de la déclaration a été donné en entier, avec les tarifs, dans

buables était réparti en vingt-deux classes, taxées depuis deux mille livres jusqu'à vingt sols; qu'aucun des sujets du Roi, quelle que fût sa qualité et sa condition, ecclésiastique séculier ou régulier, noble, militaire, ou autre, ne devait être exempt du nouvel impôt, à l'exception des taillables cotisés au-dessous de quarante sols, des religieux mendiants et des pauvres mendiants; et que cette « capitation générale par feux ou par famille » devait se payer chaque année, jusqu'à la fin de la guerre. A la suite des considérants de l'édit, le Roi ajoutait : « Nous croyons même, si ce recouvrement réussit, comme nous avons sujet de l'espérer, qu'il nous donnera lieu de nous passer à l'avenir des affaires extraordinaires auxquelles la nécessité des temps nous a obligé d'avoir recours, promettant, en foi et parole de roi, de faire cesser cette capitation générale trois mois après la publication de la paix. »

L'apparition de l'édit inspira à la gazette étrangère dont nous avons eu déjà à signaler les correspondances, un article d'Extraordinaire[1] qui paraît reproduire assez exactement l'impression générale, aussi bien celle des intendants et autres agents du gouvernement royal, que celle d'une bonne partie de la population. C'est d'ailleurs un intéressant spécimen du ton et de la polémique des écrivains réfugiés en Hollande. Il est ainsi conçu :

« Le 18e jour de cette année ne manquera pas d'être marqué dans les annales de France, pour l'époque de la naissance de la capitation et de son établissement dans toute l'étendue du Royaume et des Pays conquis. Les années suivantes marqueront son âge, et feront connoître si ce nouveau droit acquerra par le temps la même consistance que tant d'autres qui l'ont précédé. Il a déjà produit une nouvelle distribution des sujets en vingt-deux classes, dans lesquelles l'ordre de la noblesse se trouve confondu avec les roturiers, et quelques-uns de ceux-ci élevés par le caprice de leur fortune à l'honneur de la première classe[2]. C'est le fruit de la guerre, ou, pour mieux dire, de la nécessité, qui ne connoît point de distinction, et qui même fait plier sous sa loi la volonté des souverains, quelque indépendante et absolue qu'elle puisse être. On voit ici un Dauphin, l'héritier d'un si puissant royaume, marcher à la tête de la capitation. On y voit le monarque lui-même se déclarer soumis à la nécessité des temps, qui l'a obligé, après tant d'autres moyens extraordinaires et à charge à ses peuples, de recourir à celui-ci, pour se mettre en état de soutenir une guerre qui est plus

---

l'Appendice du tome I de la *Correspondance des contrôleurs généraux*. On y trouvera aussi un autre plan de capitation et un tarif tout différent présentés par Vauban, et qui devaient, selon lui, produire soixante millions par an.

1. *Gazette d'Amsterdam*, 1695, Extraordinaire ix.
2. La première classe, taxée à deux mille livres, renfermait, à la suite du Dauphin, des princes du sang ou légitimés et des ministres et secrétaires d'État, les gardes du Trésor royal, les trésoriers de l'extraordinaire des guerres et de la marine, et les fermiers généraux.

longue qu'il ne l'avoit cru. Il est vrai que, d'un côté, il y parle en maître qui paroît n'avoir pas besoin du consentement de ses peuples : « Vou-
« lons et nous plaît ; » et chacun sait que, sous ce règne, il ne se trouve plus de cours souveraines ni de commissaires qui osent répondre, en des cas trop onéreux, comme on a fait autrefois : « Nous ne pouvons ni
« ne devons. » Mais il paroît, de l'autre, que ce monarque y parle comme demandant, et voulant persuader en même temps qu'il commande. On y voit une confiance mêlée de quelque doute : « Si ce recouvrement
« réussit, comme nous avons sujet de l'espérer ; » et c'est après avoir dit que « ce moyen est d'autant plus sûr que les plus zélés et les plus éclai-
« rés de nos sujets des trois ordres semblent avoir prévenu notre résolu-.
« tion. » Les États de Languedoc sont cités pour exemple et loués de ce qu'après avoir accordé le don gratuit et pourvu aux autres charges ordinaires, ils ont, par une prévoyance de zèle et d'affection, proposé ce nouveau secours. Le clergé est invité de s'y soumettre par l'intérêt de la religion et par son zèle pour le service du Roi ; mais il en est dispensé, pour cette année, à cause du don gratuit qu'il accordera, parce
« qu'il ne seroit pas juste qu'il se trouvât en même temps chargé de
« contribuer à la capitation : » en quoi son zèle n'est pas mis à la même épreuve que celui des États de Languedoc. La noblesse y est aussi invitée par cette ardeur dont elle donne tous les jours tant de marques ; et, pour lui ôter le chagrin de se voir confondue avec les sujets taillables, il est dit que c'est « sans déroger aux priviléges, préroga-
« tives et droits d'aucun des ordres du Royaume. » Enfin, pour rassurer tous ceux qui pourroient être alarmés de cette nouvelle contribution et craindre qu'elle n'ait les mêmes suites que tant d'autres qui n'ont fait que s'affermir et s'augmenter par le temps, on voit ici, à la tête du commandement, une promesse solennelle, « en foi et parole de roi, » de faire cesser cette capitation générale trois mois après la publication de la paix. Qu'est-ce que tout cela marque, sinon un langage de nécessité ? Il faut, dans le besoin des temps, parler et agir selon les anciens principes, lors même qu'on s'en est le plus écarté, ou du moins il faut paroître agir dans cet esprit, pour se ménager la confiance des peuples. Il faut supposer le consentement des États du Royaume, parce que c'étoit autrefois une nécessité de les convoquer en cas de nouvelles levées, pour les y faire consentir. Commynes disoit de son temps :
« Notre roi est le seigneur du monde qui a le moins cause d'user de ce
« mot : *J'ai privilége de lever sur mes sujets ce qu'il me plaît*, car ne lui
« ni autre ne l'a, et ne lui font nul honneur ceux qui ainsi le disent pour
« le faire estimer plus grand, mais le font haïr et craindre aux voisins,
« qui, pour rien, ne voudroient être sous sa seigneurie ; mais, si notre
« roi ou autres qui le veulent louer et grandir disoient : *J'ai des sujets si
« bons et si loyaux qu'ils ne me refusent chose que je leur sache demander,
« et suis plus craint, servi et obéi de mes sujets, que nul autre prince qui
« vive sur la terre*, il me semble que cela lui feroit grand'louange ; et
« non pas dire : *Je prends ce que je veux, et en ai privilége*. Il s'en faut

« bien garder. » Il fallut même, sous la minorité du roi aujourd'hui régnant, faire espérer et promettre une assemblée des États du Royaume, ce qui néanmoins resta sans exécution, et un savant auteur et bon françois appliqua à cette occasion cet avertissement vigoureux que Messire Jean Juvénal des Ursins, archevêque de Reims et auteur de l'*Histoire de Charles VI*, donna à Charles VII, son fils : « On m'a rap-
« porté qu'il y a en votre Conseil un qui, en votre présence, dit, à pro-
« pos de lever argent du peuple, duquel on alléguoit la pauvreté, *que*
« *peuple toujours crie et se plaint, et toujours paye* : qui fut mal dit en
« votre présence, car c'est parole qui se doit plus dire en présence
« d'un tyran inhumain, n'ayant pitié et compassion du peuple, que de
« vous, qui êtes roi Très-Chrétien. Quelque chose qu'aucuns dient de
« votre puissance ordinaire, vous ne pouvez pas prendre le mien ; ce qui
« est mien n'est point vôtre. Peut bien être qu'en la justice vous êtes le
« souverain, et va le ressort à vous : vous avez votre domaine, et chaque
« particulier le sien. » Ce n'est pas ici le lieu de s'étendre sur cette matière, et peut-être même y en a-t-il trop, d'autant plus qu'il faudroit dire quelque chose sur les motifs de nécessité qui sont touchés dans la déclaration, et sur cet aveuglement qu'on reproche aux alliés ; mais ce sera pour une autre fois. »

De l'aveu même d'un historien qui n'est généralement pas favorable aux impôts de l'ancien régime, la capitation « réalisait un grand progrès au point de vue de l'égalité des charges publiques : elle pesait pour un bon tiers sur les privilégiés [1]. » On pouvait compter aussi qu'elle aurait avantage de se percevoir sans trop de frais ni de retards. Mais un de ses plus graves défauts, dans la forme qu'elle affecta d'abord en 1695, ce fut de vouloir établir l'égalité entre tous les contribuables d'une même classe, et, par conséquent, de reposer sur des divisions purement arbitraires [2]. C'est ce que Boisguilbert, dans le chapitre XI du *Factum de la France*, publié quelques années plus tard [3], reprocha aux ministres en ces termes : « Il est du même ridicule d'avoir établi qu'un avocat ou marchand, ou un seigneur de paroisse et un officier, payeront la même somme, qu'il le seroit de régler que tous les boiteux contribueroient pour la même part, et ceux qui marcheroient droit en fourniroient une autre.... Il y a eu en tout temps, ajoutait l'économiste rouennais, et dans tous les États du monde, des capitations : autrefois en France, sous les rois Jean et François Ier [4], et présentement en Angleterre

---

1. M. Clamageran, *Histoire de l'Impôt en France*, tome III, p. 41.
2. Forbonnais, *Recherches et considérations sur les finances de France*, tome II, p. 82.
3. En 1705 ou 1706. Voyez les *Œuvres de Boisguilbert*, dans le tome Ier, p. 335, de la collection des *Économistes*.
4. Nous ne connaissons pas cette dernière capitation ; mais Boisguilbert ne regarde généralement point de très-près à l'exactitude des dates ni des chiffres.

et en Hollande[1]; et toutes, n'ayant d'autres règles que la quotité des biens, n'ont jamais fait le moindre fracas ni le moindre dérangement, tant dans leur lever que dans leur payement. » Tel était aussi l'avis de bien des intendants[2], et quelques-uns estimaient qu'il n'eût pas été très-difficile de régler le nouvel impôt, en lui rendant son caractère de contribution proportionnelle au revenu présumé de chaque sujet du Roi[3]; mais, quand le ministre ou le Conseil reconnurent leur faute, on crut remédier au mal par des diminutions de taxes individuelles, après la confection des rôles, et ce correctif profita moins à ceux des contribuables qui avaient des droits bien évidents à un soulagement, qu'aux courtisans ou aux gens qui se trouvaient en mesure de faire valoir les réclamations les plus déplacées, les moins justifiables. De cette façon, on compromit à la fois le principe du nouvel impôt et son produit[4].

Ce produit resta bien loin de ce qu'on avait espéré un moment. Le recouvrement fut des plus longs, extrêmement difficile, et les non-valeurs se trouvèrent très-nombreuses. Au lieu de trente millions[5], les rôles de la première année (1695) ne montèrent qu'à vingt-six millions et demi, et le produit net à vingt-deux millions sept cent et tant de mille livres. Ce chiffre se maintint à peu près pendant les trois ans et trois mois que dura la première capitation; mais on remarque, et le fait est à noter, que la part de la noblesse, dans le rendement de l'impôt, diminuait chaque année[6].

---

1. En Hollande, on levait seulement 1/200 des fonds, quitte à renouveler cette taxe deux et trois fois par an.

2. *Correspondance des contrôleurs généraux des finances*, tome I, n°s 1401, 1410, 1412.

3. Boisguilbert fait précisément observer que c'était le principe de la répartition par capitation qu'on employait, ainsi que nous l'avons dit plus haut, pour faire face aux dépenses extraordinaires des villes ou autres communautés.

4. Vauban, qui avait préparé, nous l'avons dit, un projet de capitation et un tarif, voulait que l'imposition fût « judicieuse, également répandue sur tous les sujets en état de la payer; » qu'elle s'établît « sur toutes les natures de biens qui peuvent produire du revenu, et non sur les différents étages de qualités, ni sur le nombre des personnes, parce que la qualité n'est pas ce qui fait l'abondance, non plus que l'égalité des richesses. » Elle eût atteint jusqu'au moindre valet, car, disait-il, « il est sûr que les domestiques font l'état du Royaume le plus aisé, par rapport à leur commission. » Quand le système des vingt-deux classes eut prévalu, les plus hautes commencèrent d'abord par payer avec zèle; mais, s'apercevant bientôt qu'il ne leur en revenait rien, c'est-à-dire que les pensions et les assignations n'étaient pas mieux payées par le Trésor, chacun se hâta de chercher un expédient pour échapper à une surcharge si peu profitable.

5. En Languedoc, par exemple, où l'on avait cru pouvoir trouver cinq millions, Bâville n'osa pas demander aux États, par forme d'abonnement, plus de quatorze cent mille livres.

6. En 1695, dans la généralité de Paris, les taillables payèrent 485 834

Ainsi que le Roi l'avait promis solennellement, la capitation fut supprimée aussitôt après la paix de Ryswyk, par une déclaration du 17 septembre 1697, et le recouvrement en cessa à partir du second trimestre de l'année suivante. Mais, dès le début de la guerre de Succession, en 1701, nous la verrons reparaître, et cette fois, prendre rang pour toujours dans le système contributif de la France. Alors elle affectera peu à peu un caractère fort différent : pour les simples taillables, l'impôt de quotité se transformera en impôt de répartition, établi au marc la livre de la taille, dont il prendra toutes les allures, tous les vices; le tarif par classes deviendra l'exception, au lieu d'être la règle, et le riche privilégié parviendra à se faire décharger au détriment du taillable[1]. C'est à cette seconde capitation, et non à la première, que fait allusion le passage des *Mémoires* qui a donné lieu à cet appendice[2]; évidemment Saint-Simon a écrit sous l'impression de la nouvelle forme, absolument arbitraire, que cet impôt prit à partir des premières années du dix-huitième siècle, et qu'il n'avait point eue sous le ministère de Pontchartrain. En ce qui concerne 1695, un seul point paraît bien exact dans son récit, c'est que le ministre n'accueillit point avec engouement, ni même avec facilité, l' « invention » de la capitation ; la lettre au premier président de Harlay, la circulaire du 31 octobre, sont d'un homme qui se résigne, en déclinant toute responsabilité. Il n'y a guère lieu toutefois de lui faire un mérite de ce procédé administratif, ou plutôt de cet expédient par trop commode, dont il usa presque constamment durant son séjour au Contrôle général.

livres, et la noblesse 111 157 livres 10 sols. En 1696, les taillables 533 069 livres, et la noblesse 106 897 livres. En 1697, les taillables 529 300 livres, et la noblesse 98 415 livres. En 1698 (trois mois), les taillables 130 462 livres, et la noblesse 23 302 livres 10 sols.

1. Voyez Forbonnais, *Recherches et considérations sur les finances*, tome II, p. 82, et l'*Encyclopédie méthodique* (*Finances*) de 1784, tome I, p. 176. Turgot disait à ce sujet : « Les avantages indirects des privilégiés, en matière de capitation, sont très-grands. La capitation est une imposition arbitraire de sa nature : il est impossible de la répartir sur la totalité des citoyens autrement qu'à l'aveugle. On a jugé plus commode de prendre pour base les rôles de la taille, qu'on a trouvés tout faits. On a fait un rôle particulier pour les privilégiés ; mais, comme ceux-ci se défendent, et que les taillables n'ont personne qui parle pour eux, il est arrivé que la capitation des premiers s'est réduite peu à peu, dans les provinces, à un objet excessivement modique, tandis que la capitation des seconds est presque égale au principal de la taille. » (Cité par Tocqueville, *l'Ancien régime et la Révolution*, p. 414.)

2. « Un secours si aisé à imposer d'une manière arbitraire, à augmenter de même, et de perception si facile.... Pontchartrain.... en prévoyoit les terribles conséquences, et que cet impôt étoit de nature à ne jamais cesser. »

V

MARIAGE DE SAINT-SIMON[1].

CONTRAT DE MARIAGE[2].

« Par-devant les conseillers du Roi notaires au Châtelet de Paris soussignés, furent présents : très-haut et très-puissant seigneur Monseigneur Louis, duc de Saint-Simon, pair de France, mestre de camp d'un régiment de cavalerie, gouverneur pour Sa Majesté des ville et citadelle et comté de Blaye, grand bailli et gouverneur de Senlis, Pont-Sainte-Maxence et château de Fécamp, vidame de Chartres, seigneur châtelain de la Ferté-Ernauld et de Beaussart, du Vitrezay, du Marais de Saint-Simon et comtau de Blaye, du fief de Saint-Louis en la ville de la Rochelle, et autres lieux, fils de défunt très-haut et très-puissant seigneur Monseigneur Claude, duc de Saint-Simon, pair de France, chevalier des ordres du Roi et gouverneur pour Sa Majesté desdites ville et citadelle et comté de Blaye, et de très-haute et très-puissante dame Madame Charlotte de l'Aubespine, marquise de Ruffec, baronne d'Ayzie, Empuré, Martreuil et Verrières, dame de Chermé (*sic*), du fief des Aires, et autres lieux, jadis son épouse, à présent sa veuve, émancipé d'âge, assisté de l'autorité de M⁰ Claude-François Chérier, procureur en Parlement, son curateur aux causes, à ce présent ; ledit seigneur duc de Saint-Simon demeurant en son hôtel, avec ladite dame sa mère, rue Saint-Père, paroisse Saint-Sulpice, pour lui et en son nom, d'une part ; et très-haut et très-puissant seigneur Monseigneur Guy de Durfort, chevalier des ordres du Roi, maréchal de France, duc de Quintin, capitaine des gardes du corps de Sa Majesté, gouverneur de Lorraine et Barrois, comte de Lorge, vicomte de Pommerit, seigneur d'Avaugour, Quintin-au-Guémené, Gommenech, Beauregard, l'Hermitage et autres lieux, et très-haute et très-puissante dame Madame Geneviève de Frémont, son épouse, de lui autorisée à l'effet des présentes, demeurant en

---

1. Voyez ci-dessus, p. 271 et suivantes.
2. Une expédition de ce contrat nous ayant été communiquée très-obligeamment par M. Ferdinand Moreau, syndic de la compagnie des agents de change, nous avons pu en retrouver la minute même chez M⁰ Démonts, notaire à Paris, successeur de Carnot. Cette pièce porte au dos une annotation : *M* le duc de Beauvillier*, qui ferait supposer que l'ami de Saint-Simon prit une part plus active et plus directe encore que ne le disent les *Mémoires* (ci-dessus, p. 272), à la conclusion du mariage.

leur hôtel, rue Neuve-Saint-Augustin, paroisse Saint-Roch, stipulant pour damoiselle Marie-Gabrielle de Durfort de Lorge, leur fille aînée, à ce présente, et de son consentement, pour elle et en son nom, d'autre part.

« Lesquelles parties, de l'agrément et permission de très-haut, très-puissant, très-illustre et très-magnanime prince Louis, par la grâce de Dieu roi de France et de Navarre; très-haut, très-puissant et très-illustre prince Louis, dauphin de France, fils unique du Roi; très-haut, très-puissant et très-illustre prince Louis de France, duc de Bourgogne; très-haut, très-puissant et très-excellent prince Philippe de France, duc d'Anjou; très-haut, très-puissant et très-excellent prince Charles de France, duc de Berry; très-haut, très-puissant et très-excellent prince Philippe, fils de France, frère unique du Roi, duc d'Orléans, de Valois, de Chartres et de Nemours; très-haute, très-puissante et très-excellente princesse Charlotte-Élisabeth de Bavière, comtesse Palatine, son épouse; très-haut, très-puissant et très-excellent prince Philippe d'Orléans, duc de Chartres, premier prince du sang, et très-haute, très-puissante et très-excellente princesse Françoise-Marie de Bourbon, légitimée de France, son épouse; très-haute, très-puissante et très-excellente princesse Élisabeth-Charlotte d'Orléans; très-haute, très-puissante et très-excellente princesse Marguerite-Louise d'Orléans, épouse de très-haut, très-puissant et très-excellent prince Côme de Médicis, troisième du nom, grand duc de Toscane; très-haute, très-puissante et très-excellente princesse Élisabeth d'Orléans, veuve de très-haut et très-puissant prince Louis-Joseph de Lorraine, duc de Guise, pair de France; très-haut, très-puissant et très-sérénissime prince Henri-Jules de Bourbon, prince de Condé, prince du sang, pair et grand maître de France, gouverneur de Bourgogne et de Bresse, cousin paternel[1] dudit seigneur futur époux; très-haut et très-puissant prince Louis de Bourbon, duc de Bourbonnois, prince du sang, pair et grand maître de France, gouverneur de Bourgogne et de Bresse en survivance de Mgr le prince de Condé, son père, aussi cousin paternel dudit seigneur futur époux, et très-haute et très-puissante princesse Louise-Françoise de Bourbon, légitimée de France, son épouse; très-haute et très-puissante princesse Marie-Anne de Bourbon, légitimée de France, veuve de très-haut et très-puissant prince Louis de Bourbon, prince de Conti, prince du sang, aussi cousin paternel dudit seigneur futur époux; très-haut et très-puissant prince François-Louis de Bourbon, prince de Conti et de la Roche-sur-Yon, prince du sang, aussi cousin paternel dudit seigneur futur époux; très-haut et très-puissant prince Louis-Auguste de Bourbon, légitimé de France, prince souverain de Dombes, duc du Maine, d'Au-

---

1. On lit dans les *Mémoires de Mathieu Marais* (tome II, p. 283) : « J'ai vu le contrat de mariage de M. le duc de Saint-Simon avec Mlle de Lorge, où tous les princes du sang sont nommés, l'un après l'autre, ses *cousins naturels*, ce qui m'a surpris. » Mais l'éditeur a mal copié le manuscrit (Bibl. nat., ms. Fr. 25 002), qui porte très-clairement : *paternels*, et non *naturels*.

male, comte d'Eu, pair et grand maître de l'artillerie de France, gouverneur et lieutenant général pour Sa Majesté en ses provinces du haut et bas Languedoc, colonel général des Suisses et Grisons, aussi cousin paternel à cause de Mme la duchesse du Maine, son épouse, fille dudit seigneur prince de Condé ; et très-haut et très-puissant prince Louis-Alexandre de Bourbon, légitimé de France, comte de Toulouse, duc de Damville, pair et grand amiral de France, gouverneur de Bretagne ;

« Et encore en la présence et du consentement de haut et puissant seigneur Eustache-Titus, marquis de Saint-Simon, capitaine au régiment des gardes de Sa Majesté, cousin ; haut et puissant seigneur Mre Louis, comte de Mailly, seigneur de Rubempré et autres lieux, mestre de camp général des dragons de France, maréchal des camps et armées de Sa Majesté, cousin dudit seigneur futur époux ; haute et puissante dame Marie-Anne de l'Aubespine, veuve de haut et puissant seigneur Mre Louis d'Harlay, marquis de Champvallon, tante dudit seigneur futur époux ;

« Et de la part de ladite damoiselle future épouse, de Mre Nicolas de Frémont, conseiller du Roi en ses conseils, grand audiencier de France, et dame Damond, son épouse, de lui autorisée, aïeul et aïeule maternels ; haut et puissant seigneur Mre Guy de Durfort, duc de Quintin, frère ; damoiselle Geneviève de Durfort, sœur ; très-haut et très-puissant seigneur Mgr Jacques-Henri de Durfort, duc de Duras, maréchal de France, capitaine des gardes du corps et chevalier des trois ordres du Roi, gouverneur et lieutenant général pour Sa Majesté du comté de Bourgogne et des ville et citadelle de Besançon, oncle paternel ; Mre Nicolas de Frémont, seigneur d'Auneuil, marquis de Rosay, conseiller du Roi en ses conseils, maître des requêtes ordinaires de son hôtel, oncle maternel ; dame Anne Aubourg, épouse de Mre Michel Damond, ci-devant contrôleur général de la chancellerie de France, trésorier général du marc d'or et des parties casuelles de Sa Majesté, tante maternelle ; très-haut et très-puissant seigneur Jacques-Henri de Durfort, duc de Duras, mestre de camp d'un régiment de cavalerie, cousin germain, et très-haute et très-puissante dame Dame Louise-Madeleine Eschalard de la Marck, son épouse ; très-haut et très-puissant seigneur Paul-Jules Mazarini, duc de la Meilleraye, gouverneur du Port-Louis, cousin germain paternel à cause de très-haute et très-puissante dame de Durfort de Duras, son épouse ; haut et puissant seigneur Mre François de la Rochefoucauld de Roye, comte de Roucy, chevalier de l'ordre de Saint-Louis, capitaine-lieutenant des gendarmes écossois du Roi et brigadier des armées de Sa Majesté, cousin germain paternel, et haute et puissante dame Catherine d'Arpajon, son épouse ; haut et puissant seigneur Charles de la Rochefoucauld de Roye, marquis de Blanzac, aussi cousin germain paternel, et haute et puissante dame Dame Marie d'Aloigny de Rochefort, son épouse ; haut et puissant seigneur Mre Barthélemy de la Rochefoucauld de Roye, aussi cousin germain paternel ; Mre Louis-Alexandre Croiset, conseiller du Roi en ses conseils, président en la quatrième chambre des enquêtes du Parlement, cousin paternel; très-haut et très-puissant prince Charles de Rohan, prince de Guémené, duc de Montbazon, pair de France, et très-haute et très-puissante princesse Charlotte-Élisabeth de Cochefilet, cousins maternels; très-haut et très-puissant seigneur Mre Armand-Jean du Plessis, duc de Richelieu et de Fronsac, pair de France, et Dame Anne-Marguerite d'Acigné, son épouse, cousin maternel; très-haut et très-puissant seigneur Mre Paul de Beauvillier, duc de Saint-Aignan, pair de France, chevalier des ordres du Roi, premier gentilhomme de sa chambre, chef du conseil des finances de Sa Majesté, gouverneur de mesdits seigneurs les ducs de Bourgogne, d'Anjou et de Berry, et très-haute et très-puissante dame Dame Henriette-Louise Colbert, son épouse, amis.

« Ont reconnu et confessé avoir fait et passé entre elles de bonne foi le traité de mariage qui ensuit :

« C'est à savoir que ledit seigneur maréchal duc de Lorge et ladite dame son épouse ont promis donner ladite damoiselle Marie-Gabrielle de Durfort de Lorge, leur fille, de son consentement, audit seigneur duc de Saint-Simon, qui l'a promis prendre pour sa femme et légitime épouse en face de notre mère sainte Église et sous les licences d'icelle, le plus tôt que faire se pourra, et dès que l'une des parties en requerra l'autre.

« Lesdits seigneur et damoiselle futurs époux seront unis et communs en tous biens meubles et conquêts immeubles qu'ils pourront faire pendant leur mariage, en quelques lieux et sous quelques coutumes que lesdits conquêts soient assis, nonobstant le changement de leur domicile, se soumettant pour ce regard à la coutume de Paris, et dérogeant à toutes autres coutumes contraires.

« Ne seront néanmoins tenus des dettes l'un de l'autre, créées avant leur futur mariage; mais, si aucunes y a, elles seront payées et acquittées par celui ou celle du côté duquel elles procéderont, sans que l'autre ni ses biens en soient tenus.

« En faveur duquel mariage, lesdits seigneur et dame père et mère de ladite damoiselle future épouse promettent solidairement lui donner en avancement d'hoirie de leurs successions futures la somme de quatre cent mille livres, savoir : quatre-vingt-deux mille livres en argent comptant, la veille des épousailles ; deux cent dix-huit mille livres en rentes constituées sur l'hôtel de cette ville de Paris, au denier dix-huit, sur les aides et gabelles, sans garantie des faits du prince; et cent mille livres que lesdits seigneur et dame duc et duchesse de Lorge promettent aussi solidairement lui payer en deniers ou effets de la succession dudit sieur de Frémont, bons et exigibles incontinent après le décès dudit sieur de Frémont[1]; et cependant lesdits seigneur et dame père et mère de ladite damoiselle future épouse payeront l'intérêt des-

---

1. Ces cent mille livres furent versées aux mains des époux, le 20 janvier 1698, par-devant M^e le Roy, notaire.

dites cent mille livres à raison du denier vingt : sans qu'au moyen de ladite dot, ladite damoiselle future épouse soit exclue des successions desdits seigneur et dame ses père et mère, et autres, auxquelles elle demeure expressément réservée en faveur et considération dudit futur mariage. De laquelle somme de quatre cent mille livres en entrera en la future communauté la somme de cent mille livres, et le surplus, ensemble tout ce qui écherra à ladite damoiselle future épouse, soit en directe ou en collatérale, tant en meubles qu'immeubles, par succession, donation, ou autrement, lui tiendra lieu de propres, et aux siens, de son côté et ligne ; et cette stipulation vaudra emploi de cejourd'hui.

« La dot de ladite damoiselle future épouse sera employée, pour plus grande sûreté, pendant sa minorité, en présence desdits seigneur et dame ses père et mère, en acquisition de fonds, ou au payement des plus anciennes dettes hypothécaires dudit seigneur futur époux et de Madame sa mère, avec déclaration et subrogation au profit de ladite damoiselle future épouse.

« Ledit seigneur futur époux a doué et doue ladite damoiselle future épouse de dix mille livres de rente de douaire préfixe, lequel sera réduit à huit mille livres de rente, si, lors de la dissolution dudit mariage, il y a des enfants, à prendre sur tous les biens meubles et immeubles quelconques, présents et à venir, dudit seigneur futur époux, qui en sont et demeurent chargés : duquel douaire ladite damoiselle future épouse demeurera saisie du jour du décès dudit seigneur futur époux, sans en faire demande en justice ; lequel douaire sera rachetable sur le pied du denier vingt, et le fond demeurera propre aux enfants dudit mariage, suivant la coutume de Paris.

« Ledit survivant desdits seigneur et damoiselle futurs époux aura et prendra, par préciput et avant partage, tels des biens meubles de la communauté qu'il voudra, pour la prisée de l'inventaire et sans crue, jusqu'à la somme de trente mille livres, ou ladite somme en deniers comptants, au choix et option dudit survivant.

« Ladite damoiselle future épouse, survivant ledit seigneur son futur époux, aura pour son habitation, pendant sa viduité, le château de la Ferté, meublé de meubles convenables à sa qualité [1], si mieux elle n'aime prendre, au lieu de ladite habitation et meubles, la somme de deux mille livres par chacun an, ce qu'elle sera tenue d'opter dans les premiers six mois qui suivront la dissolution dudit mariage.

« Ladite dame mère dudit seigneur futur époux le marie aux biens et droits qui lui sont acquis, tant par la donation universelle qui lui a été faite entre-vifs par feu M. le duc de Saint-Simon, son père, que par le legs universel à lui fait par feu Mme la duchesse de Brissac, sa sœur consanguine. Et outre, en faveur dudit mariage, ladite dame mère dudit seigneur futur époux lui donne dès à présent la propriété de tous

1. Ici a été ajoutée l'apostille : *jardins et préclôtures*, rayée ensuite.

les biens immeubles à elle appartenant, et le quitte et décharge de toutes les sommes qu'il lui doit, tant par contrats de constitutions qu'autrement, se réservant seulement la faculté de vendre, si bon lui semble, les bois taillis qui sont en la forêt de Ruffec, même ceux de haute futaie qui sont et seront sur le retour, et de disposer par testament ou entre-vifs de la somme de soixante mille livres, avec l'usufruit et jouissance sa vie durant de ses terres de Ruffec et de Verrières, greffe des affirmations du bailliage de Pontaudemer [1], et rentes constituées à elle dues sur les greffes de Bourges, ensemble des douze mille cinq cents livres de rente qui lui sont dues, tant pour son douaire et habitation, que pour l'usufruit de la somme de cinquante mille livres portée par son contrat de mariage, aussi à elle due par ledit seigneur son fils, lequel se charge de payer les sommes qu'elle peut devoir de reste du prix dudit marquisat de Ruffec, soit aux créanciers de défunte dame Éléonore de Volvire, sa mère, ou autres : aux droits et privilèges desquels ledit seigneur son fils, faisant lesdits payements, sera et demeurera subrogé, même ladite damoiselle future épouse pour les deniers de sa dot qui pourront y être employés, sans que néanmoins l'effet desdites subrogations puisse être exercé contre ladite dame duchesse de Saint-Simon, de son vivant [2]. Et au cas que lesdites dettes se trouvassent excéder les sommes que ledit seigneur futur époux doit présentement à ladite dame sa mère, par contrats de constitutions et sentences, arrérages et intérêts d'icelle, ladite dame sa mère s'obligera de payer audit seigneur son fils, ou déduire, pendant sa vie, sur les arrérages de son douaire, l'intérêt dudit excédant.

« Est aussi convenu que, si ledit seigneur futur époux décédoit sans enfants, ou ses enfants sans enfants, avant ladite dame sa mère, elle

---

1. Ce greffe avait été cédé par Mme de Saint-Simon à sa sœur Mme de Champvallon, le 9 juin 1693, pour quarante mille livres; il rapportait plus de deux mille livres par an.

2. En somme, selon Dangeau (tome V, p. 175), le jeune duc avait, en comptant les produits de Blaye, cent dix mille livres de rente, sur quoi il payait le douaire de sa mère, à qui il restait encore quarante mille livres de rente. En 1725 (contrat du 19 juin), Mme de Saint-Simon, comptant avec son fils pour se donner décharge réciproque, renonça à toutes les réserves stipulées ici dans le contrat de mariage. En outre, elle lui fit don du mobilier de l'appartement qu'elle occupait alors dans l'hôtel de la rue Saint-Dominique, « à la charge, par mondit seigneur duc, lequel, quoique obligé naturellement, s'oblige d'abondant, de fournir et administrer à madite dame, sa vie durant, tant en santé qu'en maladie, ses logement, nourriture et entretien, soit pour elle personnellement, et d'une manière convenable à sa qualité et situation, soit pour ses domestiques, et, après son décès, de la faire inhumer avec toute la modestie et simplicité chrétienne, ainsi qu'elle le desire et recommande positivement, de faire quelques charités, aumônes et œuvres pieuses à son intention, et faire prier Dieu pour le repos de son âme, suivant la piété et prudence de mondit seigneur duc.... » (Arch. nat., registre des Insinuations Y 320, fol. 213.)

rentrera de plain droit en la propriété des choses par elle données, sans néanmoins que cette stipulation de retour puisse empêcher ladite damoiselle future épouse de se pourvoir sur la propriété desdits biens pour la restitution de sa dot, pour son douaire, préciput et habitation, ce qu'elle ne pourra faire contre ladite dame mère de son vivant, mais seulement après son décès : à quoi lesdits biens donnés par ladite dame duchesse de Saint-Simon demeureront affectés et hypothéqués, et non à d'autres dettes que ledit seigneur futur époux pourroit contracter ci-après, sauf l'indemnité de ladite dame duchesse et de ses héritiers sur les biens dudit seigneur son fils, aux conditions susdites.

« Sera permis à ladite damoiselle future épouse et aux enfants qui naîtront dudit futur mariage d'accepter la communauté ou d'y renoncer, et, y renonçant, de reprendre franchement et quittement tout ce qu'elle y aura apporté, même ladite damoiselle future épouse ses douaire et préciput et habitation, sans charges d'aucunes dettes de ladite communauté, dont elle sera acquittée par ledit seigneur futur époux, encore qu'elle y fût obligée ; et pour l'indemnité, ensemble pour toutes les clauses et conventions du présent contrat, il y aura hypothèque sur les biens dudit seigneur futur époux, de cejourd'hui. Auront aussi lesdits seigneur et dame père et mère de ladite damoiselle future épouse la même faculté de reprendre la dot de ladite damoiselle future épouse, et audit cas laisseront pour frais de noces dudit seigneur futur époux la somme de quarante mille livres.

« Si le décès de ladite damoiselle future épouse arrive, sans enfants, avant celui dudit seigneur futur époux, il aura trois ans pour restituer la dot qui ne se trouvera plus en nature, à la charge d'en payer l'intérêt au denier vingt; et néanmoins, à l'égard des rentes sur la ville faisant partie de ladite dot de ladite damoiselle future épouse, il est convenu que ledit seigneur futur époux les pourra transporter aux plus anciens créanciers de sa maison ou autres postérieurs qui seront agréés par ledit seigneur maréchal ou ladite dame son épouse, qu'il autorise à cet effet, en faisant lesdites cessions et transports sans garantie des faits du prince, en présence et du consentement dudit seigneur maréchal ou de ladite dame, autorisée comme dit est, et faisant subroger ladite damoiselle future épouse par lesdits créanciers acquéreurs desdites rentes en leurs droits, hypothèques et priviléges, en délivrant audit seigneur maréchal ou à ladite dame son épouse expédition des quittances et copies collationnées des pièces dudit emploi : auquel cas, ladite damoiselle future épouse, ses enfants et héritiers collatéraux, même lesdits seigneur et dame ses père et mère, demeureront créanciers de la maison de Saint-Simon jusqu'à la concurrence du fonds des rentes transportées sur la ville, sans en pouvoir demander le remboursement, si ce n'est aux héritiers collatéraux dudit seigneur futur époux, excepté ladite dame duchesse de Saint-Simon, sa mère, de son vivant et tant qu'elle demeurera en viduité, si elle est héritière dudit seigneur duc son fils, en fournissant à ladite damoiselle future épouse, ou ceux exerçant ses droits, les grosses des contrats des constitutions acquittées du fonds desdites rentes, les quittances de subrogation et les autres pièces nécessaires pour l'établir valablement.

« Tout ce qui écherra audit seigneur futur époux, soit en directe ou collatérale, tant en meubles qu'immeubles, par succession, donation, ou autrement, lui sera propre, et aux siens, de son côté et ligne, même les meubles et effets mobiliers qui lui appartiendront au jour de la bénédiction nuptiale, dont a été fait un bref état ou inventaire, qui est demeuré attaché à la présente minute, préalablement paraphé des parties, et, à leur réquisition, des notaires soussignés : le contenu auquel état ledit seigneur futur époux, assisté de l'autorité dudit Chérier, son curateur, certifie véritable.

« Ledit seigneur futur époux ameublira et portera en ladite future communauté la somme de soixante-quinze mille livres, qui seront premièrement pris sur les effets mobiliers dudit seigneur futur époux, tant en meubles meublants que autres, en ce qui sera justifié en avoir été actuellement touché.

« Si, pendant ledit mariage, il est remboursé quelques rentes ou aliéné quelques immeubles appartenant à l'un ou à l'autre des conjoints, ils seront remployés ou repris sur la communauté, même ceux de la damoiselle future épouse sur les propres dudit seigneur futur époux, en cas d'insuffisance des biens de la communauté; et sera l'action de reprise et remploi réputée propre à celui à qui lesdits immeubles appartiendront, et aux siens de son côté et ligne.

« Et pour faire insinuer ces présentes au greffe des Insinuations du Châtelet de Paris et partout ailleurs où il appartiendra, les parties ont fait et constitué leur procureur le porteur des présentes, auquel elles en donnent pouvoir, et d'en requérir acte.

« Car ainsi le tout a été convenu et accordé entre les parties. Promettant, etc. Obligeant, etc. Chacun à son égard renonçant, etc.

« Fait et passé, à savoir : par Sa Majesté, en son château de Versailles, ainsi que par Monseigneur le Dauphin, Monsieur le duc de Bourgogne, Monsieur le duc d'Anjou, Monsieur le duc de Berry, Monsieur, Madame, Monsieur le duc de Chartres, Madame la duchesse de Chartres, Mademoiselle, Madame la Grande Duchesse, Madame de Guise, Monsieur le duc de Bourbon, Madame la duchesse de Bourbon, Madame la Princesse douairière, Monsieur le duc du Maine, Monsieur l'Amiral, Monsieur le duc de Duras, Monsieur le duc de Beauvillier et Madame son épouse; et par Madame la Grande Duchesse, Monsieur le Prince, Monsieur le prince de Conti, Monsieur le prince de Guémené, Madame son épouse, Monsieur le duc de Richelieu et Madame son épouse, à Paris ; et par les parties et autres assistants, en l'hôtel dudit seigneur maréchal duc de Lorge, en ladite rue Neuve-Saint-Augustin, l'an mille six cent quatre-vingt-quinze, le septième jour d'avril. »

Suivent les signatures :

LOUIS.
Louis.
Louis.
Philippe.
Charles.
Philippe.
Élisabeth-Charlotte.
Philippe d'Orléans.
M.-Françoise de Bourbon.
Élisabeth-Charlotte d'Orléans.
Marguerite-Louise d'Orléans.   Isabelle d'Orléans.
H.-J. de Bourbon.   Louis de Bourbon.
                                 L.-F. de Bourbon.
François-Louis de Bourbon.
    Marie-Anne de Bourbon, L. de France.
    Louis-Auguste de Bourbon, L. F.
    Louis-Alexandre de Bourbon.
    Louis duc de St-Simon.
    Charlotte de l'Aubespine, duchesse de Saint-Simon.
    St-Simon.
    Guy de Durfort.   Mailly.
    G. de Frémont, ma^{lle} duchesse de Lorge.
Le prince de Guémené.
Charlotte de Cochefillet de Vaucellas, princesse de Guémené [1].
    Marie-Gabriele de Durfort.   De Frémont.
    G. Damond.   De Frémont d'Auneuil.
                                     Chérier.
Marie-Anne de l'Aubespine.
Henriette-Louise Colbert, duchesse de Saint-Aignan.
    A. Aubourg.   Armand-Jean du Plessis de Richelieu.
    Bignon.   Anne-Marguerite d'Acigné, duchesse de Richelieu.
    Jacques-Henry de Durfort, duc de Duras.
  G. de Durfort.   Le comte de Roucy.
Guy de Durfort.   Paul-Jules Mazarin.
  Paul de Beauvillier, duc de Saint-Aignan.
  Henry de Durfort, duc de Duras.
Louise de la Marck.   Catherine d'Arpajon.
  Le Roy.   Carnot.
Charles de Roye de la Rochefoucauld.
Marie de Rochefort.
Barthélemy de Roye de la Rochefoucauld.
           Croiset [2].

1. Le prince et la princesse de Guémené ont intercalé ici leurs signatures après coup, ainsi que, cinq lignes plus loin, la duchesse de Saint-Aignan (Beauvillier).
2. Les quatre dernières signatures ont été apposées sur le recto resté

APPENDICE V.

L'état estimatif des meubles et effets mobiliers annexé au contrat, analogue sans doute à celui que Mme de Saint-Simon avait fait dresser un peu auparavant, lors de la tentative faite par son fils auprès du duc de Beauvillier (ci-dessus, p. 3), donne les relevés suivants :

A l'hôtel Saint-Simon, à Paris	51,545[1]	11[s]	3[d]
A l'hôtel de Versailles	3,858	10	
Au château de la Ferté	18,998	5	
A Blaye	4,046	19	
A la Cassine de la Rochelle	2,824	4	
Vingt-huit chevaux et mulets achetés par Saint-Simon pour l'armée	6,000		
A recouvrer du receveur de la Ferté	8,484		
A recouvrer des revenus du même domaine	3,000		
Maison expropriée pour les fortifications de Blaye	16,800		
Indemnité due à cause des fortifications de la Rochelle	30,280	7	6
Succession de la duchesse de Brissac	145,051	12	
Arrérages d'une rente provenant de cette succession	28,127		
Coupe de bois à la Ferté	1,970	12	
Vente de baliveaux à la Ferté	6,064	10	8
A recouvrer de l'ancien receveur de Blaye	9,084	15	5
A recouvrer du receveur du fief Saint-Louis	2,000		
Appointements du gouvernement de Blaye (1694)	16,200		
Un quartier de la rente sur le convoi	1,500		
Appointements du gouvernement de Senlis (1694)	1,800		
— du grand bailliage de Senlis et de la capitainerie de Pont-Sainte-Maxence	161	17	6
A recouvrer des fermiers de Blaye	18,000		
— des anciens fermiers	45,664	9	6
A recouvrer de la succession du comte de Vaillac	4,172	4	
Total[1]	428,889[1]	19[s]	9[d]

Ne portant que pour mémoire la créance de. . . . . 406,057[1] 15[s] sur le Roi, tant pour payement de la garnison de Blaye que pour pensions et appointements du feu duc, représentés par des billets de l'Épargne, ordonnances et assignations.

Le 7 avril, les futurs reçurent, selon les conventions du contrat, une somme de quatre-vingt-deux mille livres en écus comptants, et une rente de douze mille cent onze livres en contrats sur la ville, au principal de deux cent dix-huit mille livres, pour compléter la somme de trois cent mille livres[2]. Quant aux dernières cent mille livres de la dot, elles furent représentées par une donation de pareille somme que M. et Mme de Lorge avaient reçue de M. et Mme de Frémont, payable au décès de M. de Frémont (passée le 5 avril, devant M[e] Carnot), et que les donataires transférèrent aux

blanc, après que les deux notaires ont eu signé au bas du verso précédent, qui est entièrement rempli.

1. L'addition donne : 425,634[1] 17[s] 10[d].
2. Ainsi Dangeau (tome V, p. 175) se trompe quand il dit que les deux cent mille livres du second article ne viendront qu'après la mort de Mme de Frémont : ce qui eût réduit le présent à cent mille livres.

MARIAGE DE SAINT-SIMON.   479

noms des futurs mariés, avec obligation d'en payer l'intérêt au denier vingt. Sur cette somme, soixante mille livres furent payées, en deniers comptants, le 20 janvier 1698, et employées au payement de diverses dettes contractées par la mère de la duchesse douairière de Saint-Simon, et assises sur le marquisat de Ruffec.

ACTE DE MARIAGE [1].

« Du 8 avril 1695.

« Très-haut et très-puissant seigneur Monseigneur Louis, duc de Saint-Simon, pair de France, mestre de camp d'un régiment de cavalerie, gouverneur pour Sa Majesté des ville, citadelle et comté de Blaye, bailli et gouverneur de Senlis, Pont-Sainte-Maxence et château de Fécamp[2], vidame de Chartres, seigneur et châtelain de la Ferté-Arnault et de Beaussart, du Vitrezay, du Marais de Saint-Simon et comtat de Blaye, du fief de Saint-Louis en la ville de la Rochelle, et autres lieux, fils de défunt très-haut et très-puissant seigneur Monseigneur Claude, en son vivant duc de Saint-Simon, pair de France, chevalier des ordres du Roi, ayant les mêmes gouvernements et qualités susdites, et de très-haute et très-puissante dame Mme Charlotte de l'Aubespine, marquise de Ruffec, baronne des baronnies d'Aysie, Empuré, Martreuil et Verrières, dame de Charmes, du fief des Aires et autres lieux, veuve de mondit seigneur duc de Saint-Simon, ses père et mère, âgé de vingt ans, demeurant en son hôtel, rue des Saints-Pères, paroisse Saint-Sulpice, d'une part, et Mlle Marie-Gabrielle de Durfort de Lorge, âgée de dix-sept ans, fille de très-haut et très-puissant seigneur Monseigneur Guy de Durfort, chevalier des ordres, maréchal de France, général des armées de Sa Majesté sur le Rhin, duc de Quintin, capitaine des gardes du corps du Roi, gouverneur de la Lorraine et Barrois, comte de Lorge, vicomte de Pommerit, seigneur d'Avaugour, Quintin-au-Guémené, Gommenech[3], Beauregard, l'Hermitage et autres lieux, et de très-haute et très-puissante dame Mme Geneviève de Frémont, ses père et mère, demeurant à l'hôtel de Lorge, rue Neuve-Saint-Augustin, en cette paroisse, d'autre part ; après la publication de deux bans dans l'une et l'autre paroisse desdits, dispense de troisième accordée par Monseigneur l'archevêque de Paris, et du temps prohibé, avec permission de les fiancer et marier

---

1. L'original de cet acte ayant disparu dans l'incendie des archives de l'état civil de Paris, nous ne pouvons qu'en reproduire le texte d'après la publication faite par Gallien, dans la *Gazette des Tribunaux*, 16 octobre 1858, et par Jal, dans son *Dictionnaire critique*, p. 1136-1137.

2. Les deux textes Gallien et Jal renferment l'un et l'autre bien des fautes de lecture, que nous corrigeons. Ici, le premier a lu *Fescars*, et l'autre *Feiscan*. Nous avons dit, dans l'Appendice du tome I (p. 546 et 547), ce que c'était que le château de Fécamp.

3. Le texte de M. Gallien est : *Pomeril, seigneur de Vaucourt, Quintin, Augméné, Gommencohé.*

en même jour et dans la chapelle dudit hôtel de Lorge, signée : FRANÇOIS, archevêque de Paris, et plus bas, Villebault, scellée des armes de l'archevêché, dûment insinuée par Battelier, en date du jour d'hier; ont été fiancés et épousés en face d'Église, sans aucune opposition : présents ladite dame Charlotte de l'Aubespine, duchesse de Saint-Simon, mère dudit seigneur; Messire Eustache-Titus de Saint-Simon, capitaine au régiment des gardes de Sa Majesté, demeurant rue de Beaune, paroisse Saint-Sulpice ; Messire Louis de Mailly, mestre de camp général des dragons de France, cousin dudit seigneur; M⁰ Claude-François Chérier, procureur en Parlement, son curateur aux causes; Messire Guillaume le Vasseur, abbé commendataire de l'abbaye de Notre-Dame d'Aubepierre, ordre de Cîteaux; René de Gogué, écuyer, sieur de Saint-Jean, et François de Cléran [1], écuyer, amis dudit seigneur; Mgr le maréchal de Lorge et Mme Geneviève de Frémont, père et mère de ladite dame épouse; dame Geneviève Damond, épouse de M. Frémont, conseiller du Roi en ses conseils, gardien du Trésor royal de Sa Majesté, aïeuls; Messire de Frémont, seigneur d'Auneuil, conseiller du Roi en ses conseils, maître des requêtes ordinaire de son hôtel, oncle de ladite dame; dame Aubourg, épouse de Messire Damond, conseiller du Roi, trésorier de ses parties casuelles, et plusieurs autres ; du grand matin. »

LOÜIS DUC DE SAINT-SIMON. D. COIGNET, CURÉ DE SAINT-ROCH.
MARIE-GABRIELE DE DURFORT.
CHARLOTTE DE L'AUBESPINE, DUCHESSE DE SAINT-SIMON.
GUY DE DURFORT.
G. DE FRÉMONT, MAR^lle DUCHESSE DE LORGE.
G. DAMOND.
MARIE-ANNE DE L'AUBESPINE.
DE FRÉMONT D'AUNEUIL.
GUY DE DURFORT. SAINT-SIMON.
G. DE DURFORT. MAILLY.
HENRY DE DURFORT, DUC DE DURAS.
LE COMTE DE ROUCY.
CHÉRIER.
  PAUL-JULES MAZARIN.
AUBOURG.
CHARLES DE ROYE DE LA ROCHEFOUCAULD.
BARTHÉLEMY DE ROYE DE LA ROCHEFOUCAULD.
L'ABBÉ LEVASSEUR. RENÉ DE GOGUÉ SAINT-JEAN.
  FRANÇOIS DE CLÉRAN.

1. Ce Cléran était un gentilhomme de Périgord, ancien écuyer du duc Claude, passé depuis au service de Mme de Louvois, mais resté l'ami des Saint-Simon. Voyez les *Mémoires*, tome XII, p. 38.

MARIAGE DE SAINT-SIMON.

ARTICLE DU *MERCURE GALANT* [1].

« Il est rare de trouver des mariages aussi considérables et aussi bien assortis que celui de M. le duc de Saint-Simon avec Mlle de Lorge, qui se fit au commencement de ce mois. Il semble que l'on ait voulu former une société parfaite, puisque les proportions d'âge, de vertus, de qualités et de biens s'y trouvent. La mariée est fille aînée de M. le maréchal duc de Lorge, chevalier des ordres du Roi, gouverneur de Lorraine et de Barrois, capitaine des gardes du corps de S. M. et général de ses armées, aussi recommandable pour sa grande probité que par tous ces titres et par sa naissance. Mlle de Lorge sait tout ce que peut apprendre une fille élevée dans un convent et auprès d'une grand'mère d'une vertu consommée et d'une habileté pour l'éducation au-dessus de tout ce qu'on peut dire. Cette jeune personne, qui pratique tout le bien qu'elle connoît, se fait un devoir de marcher sur les traces de Madame sa mère, dont la réputation est telle que la malice la plus noire et l'envie la plus fine de la cour n'ont jamais osé l'attaquer. On ne doit pas s'étonner, après cela, si Mlle de Lorge, ayant toujours tâché de l'imiter, s'est fait si généralement estimer par ses manières engageantes, par sa complaisance et par sa bonté. Tout cela est soutenu de quatre cent mille livres qu'elle a eues en se mariant, ce qui ne doit faire un jour qu'une partie de son bien.

« M. le duc de Saint-Simon n'a que vingt ans; il est duc et pair de France, gouverneur de Blaye, gouverneur et grand bailli de Senlis, et possède plusieurs grandes terres. Il a servi pendant plusieurs années et commande un régiment de cavalerie. Il sait tout ce qu'un homme de qualité doit savoir, et Madame sa mère, dont le mérite est connu, l'a fait particulièrement instruire des devoirs d'un bon chrétien.

« La convenance de toutes ces choses ayant fait souhaiter cette alliance aux parents des deux parties, une personne des plus proches des uns et amie singulière des autres, qui joint à un esprit des plus beaux du temps le meilleur cœur qui se trouve, entreprit cet ouvrage malgré les difficultés de l'excès de prudence que Mme la duchesse de Saint-Simon et l'extrême justice de M. le maréchal de Lorge faisoient naître très-fréquemment, et leur fit signer les articles le mercredi 6 de ce mois. M. le duc de Saint-Simon, aussi galant qu'amoureux, envoya des présents de noces qui furent très-considérables, et le lendemain il accompagna M. le maréchal de Lorge pour en aller apprendre la nouvelle au Roi, à qui auparavant ils avoient demandé permission de faire ce mariage. Sa Majesté la reçut d'une manière qui fit plaisir à l'un et à l'autre. Il dit tout le bien imaginable, à M. le maréchal de Lorge, de M. le duc de

---

1. Avril 1695, p. 229-247. Cet article a été reproduit en note par les éditeurs du *Journal de Dangeau*, tome V, p. 180-183. Vraisemblablement le texte en fut fourni par quelqu'un de l'entourage du jeune duc; Sainte-Beuve était de cet avis. Nous l'attribuerions volontiers à la plume du gouverneur René de Gogué de Saint-Jean.

Saint-Simon, et marqua à ce dernier tant d'estime pour M. le maréchal de Lorge, qu'il lui fit entrevoir que sa manière de vivre avec lui seroit comme la règle de ses bienfaits. Le Roi leur fit l'honneur de signer le contrat, qui fut ensuite signé de tous les princes et de toutes les princesses qui se trouvèrent à Versailles, et qui témoignèrent une joie sincère de cette alliance. Le samedi saint, 2 de ce mois, ils avoient envoyé l'un et l'autre à Monsieur le Prince, à Chantilly, et à Madame la Princesse, à Maubuisson, pour les prier de vouloir consentir à ce mariage, ayant l'honneur de leur appartenir. Vous pouvez croire que la réponse fut égale à la demande. Le jeudi 7, M. le maréchal de Lorge donna un grand souper, où de part et d'autre il ne se trouva que jusques aux cousins germains des mariés. On fut diverti devant et après par un concert de flûtes et de hautbois, où les sieurs Philbert et Descoteaux charmèrent à leur ordinaire. A minuit, M. le curé de Saint-Roch commença la cérémonie du mariage, à la chapelle de l'hôtel de Lorge, et y dit la messe : après quoi, on mena les mariés dans le grand appartement de Mme la maréchale de Lorge, où Mme la duchesse de Saint-Simon donna la chemise à sa belle-fille, et M. le maréchal de Lorge à son gendre, qui couchèrent dans cet appartement. Le lendemain matin, ils reçurent les compliments des deux familles et de toutes les personnes distinguées de la cour et de Paris, dans l'appartement de Monsieur le maréchal, l'un des plus beaux qu'il y ait en France, tant par sa construction que par sa magnificence. Il se termine par un grand cabinet percé dans son fond, en face en entrant. On ne peut le voir sans l'admirer. A côté droit, sont de grandes croisées qui donnent à droite la vue de tous les derrières des maisons de la rue Neuve-Saint-Augustin, de tous leurs jardins, et d'une partie de la campagne. En face, on découvre la montagne de Montmartre, qui forme, par ses églises, ses moulins, ses maisons, ses bois, ses prés et ses terres entrecoupées et peintes de différents coloris, un amphithéâtre plus charmant que si on l'avoit fait exprès. Cela est accompagné d'une partie de la plaine Saint-Denis, des Porcherons, de ses marais, du boulevard, et du jardin de l'hôtel de Lorge, de quatre-vingt-dix toises de long sur vingt-cinq de large, ce qui fait ensemble ce qu'on ne peut exprimer. Ces beautés sont représentées à côté gauche et au-dessus de la cheminée, dans de grandes arcades de glaces, qui font face à deux autres, de même hauteur, qui sont entre les croisées, afin que, de quelque côté que l'on se tourne, on n'aperçoive que ces agréables images au milieu d'une dorure du plus beau dessin et du meilleur goût du monde, dont tous les côtés et le haut du cabinet, fait en dôme, sont enrichis. Du milieu du plafond pend un lustre de cristal très-magnifique, et qui semble vouloir réparer la perte que la nuit apporte en ce charmant lieu, en se répétant plusieurs fois avec ses lumières aux quatre côtés, dans les quatre grandes arcades de glaces [1]. Ce fut dans la chambre qui tient à ce charmant ca-

---

1. Comparez la description que donne l'Anglais Martin Lister, à propos

binet où la nouvelle duchesse, aussi magnifiquement parée qu'on le puisse être et toute remplie d'agrément, reçut les visites sur un lit qui répondoit à la magnificence de l'appartement. Le jour suivant, on alla à Versailles; M. le maréchal de Lorge et M. le duc de Saint-Simon se trouvèrent à la descente du carrosse du Roi, qui venoit de Choisy, tandis que Mme la duchesse de Saint-Simon et Mme la maréchale de Lorge, avec Madame sa fille, étoient montées pour l'attendre. Le Roi, qui sait mieux que prince du monde assaisonner ses grâces, fit toutes les honnêtetés possibles à la mariée. Il la trouva belle et très-bien faite, et dit à Madame la maréchale beaucoup de choses fort obligeantes; à Madame sa fille, qu'elle n'avoit qu'à l'imiter pour être parfaite; à Mme la duchesse de Saint-Simon, avec beaucoup de marques d'estime pour sa personne, tout le bien qu'on peut dire d'un fils aussi accompli que le sien; et à Monsieur le maréchal ce qu'on peut de plus obligeant. Le soir même, la jeune duchesse de Saint-Simon prit le tabouret au souper du Roi, après que Sa Majesté lui eut dit deux fois de s'asseoir; elle y parut avec la même liberté de corps et d'esprit que si elle y avoit été toute sa vie. Le lendemain, elle reçut les visites de tous les princes, princesses, seigneurs et dames de la cour dans l'appartement de Mme la duchesse d'Arpajon, que l'on avoit emprunté à cause qu'il est de plain pied à la galerie. Le lundi 11, elle rendit ses visites, et retourna le mardi à Paris, chez M. le duc de Saint-Simon, son époux, qui donna le mercredi, à tous les conviés de la noce, un souper des plus somptueux et où la délicatesse le disputoit avec l'abondance. Il y eut une symphonie et une musique choisie, le tout accompagné de toutes les marques possibles d'honnêteté et de joie de la part de M. le duc de Saint-Simon et de Madame la duchesse sa mère. J'oubliois à vous dire que la mariée est blonde et d'une taille des plus belles; qu'elle a le teint d'une finesse extraordinaire et d'une blancheur à éblouir; les yeux doux, assez grands et bien fendus, le nez un peu long et qui relève sa physionomie, une bouche gracieuse, les joues pleines, le visage ovale, et une gorge qui ne peut être ni mieux taillée ni plus belle. Tout cela ensemble forme un air modeste et de grandeur, qui imprime du respect. Elle a d'ailleurs toute la beauté d'âme qu'une personne de sa qualité doit avoir, et elle ira de pair en mérite avec M. le duc de Saint-Simon, son époux, l'un des plus sages et des plus accomplis seigneurs de la cour. Leurs maisons ne se cèdent en rien l'une à l'autre, non plus que le reste; et, si celle de M. de Saint-Simon tire son origine de Vermandois, dont il écartèle avec celle de Saint-Simon, celle de Madame son épouse la tire de cette ancienne de Foix, si considérable par elle-même et par ses alliances, et que la vertu de trois frères également établis en honneur et en dignité sait soutenir avec tant de gloire. »

d'une visite que ce voyageur fit au maréchal de Lorge, en 1698. Il signale beaucoup d'innovations dans le genre anglais. (*Voyage de Lister*, traduction faite pour la Société des Bibliophiles français, p. 173-174.)

MARIAGE DU DUC DE LAUZUN.

A côté du contrat de mariage de Louis de Saint-Simon, dans les minutes du notaire Carnot, nous avons retrouvé le contrat de son beau-frère Lauzun, dont on a indiqué les principales clauses ci-dessus, p. 278, note 4. Ce contrat porte une substitution de mâle en mâle du duché de Lauzun, « en faveur dudit mariage et pour maintenir l'ancien honneur et grandeur de l'illustre maison de Caumont de Lauzun. » Il n'est signé que par le Roi et la famille royale, M. de Lorge et son fils, M. et Mme de Frémont, leur fils, le duc et la duchesse de Saint-Simon.

L'acte de mariage, dont nous reproduisons ci-après le texte, a été donné par Gallien, d'après le registre de Saint-Roch, dans la *Gazette des Tribunaux*, 16 octobre 1858, et, moins complétement, par Jal, dans son *Dictionnaire critique*, p. 749.

« Du 21 mai 1695.

« Très-haut et très-puissant seigneur Monseigneur Antonin-Nompar de Caumont, duc de Lauzun, fils de feu haut et puissant seigneur Mre Gabriel-Nompar de Caumont, comte de Lauzun, et de feu haute et puissante dame Mme Charlotte de la Force, ses père et mère, demeurant rue Saint-Honoré, d'une part; et damoiselle Geneviève de Durfort, âgée de quatorze ans, fille de très-haut et très-puissant seigneur Monseigneur Guy de Durfort, chevalier des ordres du Roi, maréchal de France, général de Sa Majesté sur le Rhin, duc de Quintin, capitaine des gardes du corps du Roi, gouverneur de la Lorraine et Barrois, comte de Lorge, vicomte de Pommerit, seigneur d'Avaugour, Quintin-au-Guémené, Gommenech, Beauregard, l'Hermitage et autres lieux, et de très-haute et très-puissante dame Mme Geneviève de Frémont, ses père et mère, demeurant rue Neuve-Saint-Augustin, d'autre part, tous deux de cette paroisse; après la dispense de tous les trois bans, avec permission de fiancer et marier en même jour et de grand matin, dans la chapelle de l'hôtel dudit seigneur maréchal de Lorge, accordée par Monseigneur l'archevêque de Paris, signée : FRANÇOIS, archevêque de Paris, et plus bas, de Villebault, dûment scellée et insinuée, en date du 19 courant; ont été fiancés et épousés, le tout sans aucune opposition : présents très-haut et très-puissant seigneur Monseigneur Henri-François de Foix, duc de Candalle, pair de France, demeurant en son hôtel, rue Neuve-Saint-Augustin, cousin dudit seigneur époux; haut et puissant seigneur Messire Louis-Hermant (*sic*) de Bautru, comte de Nogent, colonel des dragons du Roi, lieutenant pour le Roi en Auvergne, neveu dudit seigneur duc de Lauzun, demeurant rue d'Anjou, paroisse Saint-Nicolas-des-Champs; très-haut et très-puissant seigneur Monseigneur Louis de Saint-Simon, duc et pair de France; les susnommés seigneur et dame père et mère de ladite damoiselle épouse; très-haute et très-puissante dame Marie-Gabrielle de Durfort de Lorge, épouse dudit seigneur duc de Saint-Simon, demeurant rue de Taranne, paroisse de Saint-Sulpice, sœur de ladite dame épouse; Mᵣᵉ Nicolas de Frémont, seigneur d'Auneuil, conseiller du Roi en ses conseils, maître ordinaire des requêtes de son hôtel, oncle de ladite dame épouse, demeurant rue Neuve-Saint-Augustin. »

Suivent les signatures :

Le duc de Lausun[1].   A. Guilleux.
G. de Durfort.
Guy de Durfort.
G. de Frémont.
J. de Caumont Lauzun.
François de Foix de Candalle.
G. Damon[2].
Louis de Nogent.
Jacques-Henry de Durfort, duc de Duras.
Loüis duc de Saint-Simon.
M.-G. de Durfort, duchesse de Saint-Simon.
Guy de Durfort.   De Frémont d'Auneuil.

1. Le duc a signé au contrat : Antonein Nompart de Caumont Lausun.
2. Au mariage de sa fille aînée, Mme de Frémont avait signé : G. Damond. ce qui paraît être l'orthographe régulière de ce nom.

VI

DERNIÈRE CAMPAGNE DU DUC DE NOAILLES EN CATALOGNE[1].

Lettre du Roi au duc de Vendôme[2].

« De Compiègne, le 3 mai 1695.

« Mon cousin,

« La santé du maréchal de Noailles étant assez mauvaise, et ne sachant s'il sera en état d'agir pendant la campagne, j'ai cru qu'il étoit de mon service de lui remettre ce paquet entre les mains, avec ordre de vous l'envoyer par un courrier, s'il ne pouvoit me rendre les services qui conviennent dans un aussi grand et aussi important poste que celui qu'il occupe. J'ai cru ne pouvoir jeter les yeux sur personne qui le remplisse mieux que vous. C'est pourquoi je desire qu'aussitôt que vous recevrez ce paquet, vous partiez, sans perdre de temps, pour commander mon armée de Catalogne. Je m'assure que vous exécuterez ce que je vous ordonne avec autant de plaisir que j'en ai à vous donner, en cette rencontre, des marques essentielles de l'estime et de l'amitié que j'ai pour vous, et de la confiance que j'ai en votre valeur, expérience, zèle et capacité. Sur ce, je prie Dieu qu'il vous ait, mon cousin, en sa sainte et digne garde.

« LOUIS.

« LE TELLIER. »

---

1. Voyez ci-dessus, p. 285-291.
2. Nous reproduisons d'après la copie du ms. Fr. 14177 (Correspondance du duc de Vendôme), fol. 19, cette lettre, qui a déjà été imprimée dans le *Mercure* du temps (juin 1695, p. 173) et dans les *Mémoires de Noailles*, p. 64. Dans le recueil auquel nous en empruntons le texte, elle est précédée de cette espèce de préambule : « Louis XIV, se confirmant de jour en jour dans la haute idée qu'il avoit du duc de Vendôme, qui avoit fait voir en tant d'occasions qu'il possédoit toutes les qualités d'un grand capitaine, l'honora du titre de vice-roi de Catalogne et de général en chef de son armée. On verra dans la lettre suivante que l'historien ne donne rien à la prévention, quand il parle si avantageusement de ce prince. »

Lettre du maréchal de Noailles au duc de Vendôme[1].

« Perpignan, le 4 juin 1695.

« Le Roi m'ayant fait l'honneur de dire, Monsieur, avant que de partir de Versailles, qu'il vous destinoit pour commander son armée au cas que ma santé ne me permît pas de le faire, et en ayant reçu les ordres de S. M. depuis que je suis ici, je me trouve obligé de vous les envoyer par la continuation de mon mal, qui, ne me donnant aucun relâche, me met hors d'état de pouvoir monter à cheval de plus de quinze jours, quand j'irois de bien en mieux, et peut-être d'agir pendant la campagne comme il conviendroit pour le service de S. M. Je suis fâché de vous donner tant de peine ; mais vous vous acquitterez beaucoup mieux que moi de cet emploi. Trouvez bon que je me réjouisse avec vous de ce que le Roi vous ait choisi pour être à la tête de son armée. C'est un commencement pour en venir à de plus grands. Je m'en réjouis aussi avec Monsieur le grand prieur, et je suis ravi d'être remplacé par une personne de votre rang, de votre naissance et de votre mérite. Soyez persuadé que personne ne s'intéresse plus vivement à tout ce qui vous regarde que moi, ni ne peut être avec un plus véritable attachement et plus de respect que je le suis, Monsieur, votre très-humble et très-obéissant serviteur,

« Le maréchal duc de Noailles. »

Lettre de M. de Pontchartrain, secrétaire d'État de la marine, au duc de Vendôme[2].

« Versailles, 7 juin 1695.

« Monseigneur,

« Je renouvelle à Votre Altesse les marques respectueuses de l'extrême joie que m'a donnée la justice que le Roi rend à votre mérite, et l'espérance que tout le monde en conçoit pour le bien de l'État, et je lui rends mille grâces de la lettre dont elle a bien voulu m'honorer à cette occasion, et le mémoire qui y étoit joint sur l'entreprise de Barcelone. Comme S. M. vous a fait savoir sur cela ses intentions, je n'ai rien à dire, Monseigneur, davantage. Il faut convenir cependant que rien n'est mieux pensé que ce que Votre Altesse projetoit, et que l'exécution en pourroit être praticable, si le cours de la campagne, en

---

1. Ms. Fr. 14177, fol. 20. Un seul passage de cette lettre est cité dans les *Mémoires de Noailles*.
2. Ms. Fr. 14177, fol. 22 v°.

ce pays-là, comme il faut l'espérer, y laisse encore aux armes du Roi la supériorité qu'elles s'y étoient acquise. Le reste des dispositions des troupes, des batteries et de mortiers, portées par votre même lettre, sont fort du goût du Roi, et S. M. m'ordonne de vous dire, Monseigneur, que la confiance qu'elle a en vous la met en repos, partout où vous porterez vos soins et votre attention.

« Je suis, avec un inviolable et respectueux attachement, Monseigneur,
  « De Votre Altesse
    « Le très-humble et très-obéissant serviteur,

« Pontchartrain. »

Lettre du Roi au duc de Vendôme [1].

« Versailles, 8 juin 1695.

« Mon cousin,

« La mauvaise santé du maréchal de Noailles ne lui permettant pas de rester à la tête de mon armée de Catalogne, j'ai cru, pour le bien de mes affaires et de mon service, ne pouvoir choisir personne qui fût plus digne que vous de la commander, étant persuadé que vous y soutiendrez la gloire de mes armes et celle du sang dont vous sortez. Je desire donc que vous partiez du lieu où vous êtes, pour vous y rendre diligemment, laissant à mon cousin le grand prieur le soin de veiller à la partie de la Provence dont je vous avois chargé. Vous trouverez à votre arrivée les lettres patentes où je vous donne toute autorité que je desire que vous ayez pour commander en Roussillon et en Catalogne et y prendre la qualité de vice-roi.

« LOUIS. »

Lettre de M. de Barbezieux, secrétaire d'État de la guerre, au duc de Vendôme [2].

« Versailles, 8 juin 1695.

« Enfin, Monseigneur, vous voilà au poste où il y a quelque temps assurément que je vous souhaite, et de tout mon cœur ; trouvez bon que, celui qui fait le plus de profession de vous honorer, je vous proteste que personne n'en a plus de joie que moi [3]. On a laissé prendre, pendant l'hiver, une audace à ces maudits miquelets, que je ne doute

---

1. Ms. Fr. 14 177, double copie aux fol. 21 et 125 v°.
2. Ms. Fr. 14 177, double copie aux fol. 21 v° et 125 v°.
3. La phrase présente cette irrégularité dans les deux copies.

point, Monseigneur, que vous ne réprimiez bientôt, et votre présence, s'il plaît au Seigneur, fera changer en Catalogne les affaires de face. Agréez, par l'intérêt que je prends à ce qui vous regarde, que j'aie l'honneur de vous avertir que vous devez vous méfier de l'intendant du Roussillon Trobat, qui certainement, l'année dernière, n'a pas bien servi le Roi : ceci, s'il vous plaît, de vous à moi. Je crois que vous ne serez pas fâché d'apprendre que le Roi a laissé à Monsieur le grand prieur le commandement que vous aviez en Provence, lui recommandant de tenir la main à l'exécution des ordres que vous avez donnés, comme ce qu'il aura de meilleur à faire. Vous avez, Monseigneur, à l'armée que vous commandez, deux officiers généraux que je vous puis répondre être gens de probité, et du mérite desquels je crois que vous êtes instruit : ce sont MM. de Coigny et de Genlis. Vous ne serez pas fâché d'apprendre qu'aussitôt que le Roi a déclaré publiquement son général et son vice-roi en Catalogne, les courtisans se rendirent en foule chez Mgr le Dauphin, s'étant imaginé que c'étoit lui qui avoit demandé ces honneurs pour vous, comme son ancien favori, ainsi que M. le prince de Conti, pour qui il avoit sollicité quelque temps auparavant le commandement de l'armée de Flandres, très-vivement à la vérité, mais sans succès, le Roi l'ayant donné au maréchal de Villeroy et répondu à Monseigneur s'il avoit oublié que, si le prince de Condé eût gagné la bataille de Saint-Antoine, il auroit partagé le Royaume avec lui, et qu'il étoit surpris qu'il osât lui demander un commandement de cette importance pour un prince de cette maison, que leurs intérêts et ceux de l'État ne permettroient pas de les rendre jamais plus puissants qu'ils n'étoient. Ainsi la maison de Condé en a [à] dos et à ventre. Monseigneur a assuré les courtisans qu'il étoit ravi de voir couronner votre mérite, mais qu'il n'avoit aucune part aux faveurs que vous veniez de recevoir, et que vous les deviez uniquement à vos services et à l'amitié que Sa Majesté a pour vous. En finissant ma lettre, je prends la liberté d'assurer Votre Altesse que je n'oublierai rien pour [que] tout ce qui dépendra de mes petits soins vous soit fourni exactement, et le plus abondamment qu'il sera possible. Je ne puis m'empêcher de vous renouveler encore les respectueuses assurances de ma parfaite joie de votre satisfaction, et je vous supplie de croire qu'il n'y a personne sur qui vous puissiez compter plus sûrement que sur moi.

« Je suis, avec un profond respect, Monseigneur,
« De Votre Altesse
« Le très-humble et très-obéissant serviteur,

« Barbezieux.

« Il vous en coûte déjà un cerf qui s'est laissé prendre dans la forêt de Dreux. J'espère que ce ne sera pas le dernier. »

Lettre de M. de Bâville, intendant en Languedoc, à la maréchale duchesse de Noailles[1].

« A Montpellier, 7 juillet 1695.

« J'ai eu bien de la joie, Madame, en recevant la lettre que vous m'avez fait l'honneur de m'écrire ; je craignois d'être un peu brouillé avec vous. J'avois pourtant une conscience bien nette, et je suis maintenant rassuré et hors d'inquiétude. J'ai eu bien du regret de voir partir si promptement Monsieur le maréchal ; je n'ai pu le retenir plus de trois jours. Les chaleurs, depuis qu'il est parti, sont devenues si excessives, que je suis un peu consolé qu'il ne soit plus ici. J'ai grande impatience de savoir s'il n'aura pas été incommodé du voyage, et l'état présent de sa santé. Les bruits qui ont couru sont si ridicules et si mal fondés, qu'ils ne méritent pas que l'on y fasse attention un moment : les gens d'esprit et qui ont quelque sens n'ont pas seulement voulu les entendre. Si j'avois été assez foible pour y ajouter quelque foi, j'aurois été bientôt rassuré par les lettres que Monsieur le maréchal a bien voulu me faire voir. Le principal, Madame, est que sa santé se rétablisse ; la justice que je vais lui rendre et ses services passés effaceront bientôt ces impressions que quelques mauvais esprits ont voulu répandre dans le peuple. Voilà de plaisantes gens de vouloir qu'il ne fût pas permis à un homme qui commande une armée d'être malade, quand il est dans un véritable danger ; car il a été certain que Monsieur le maréchal n'avoit pas de vie pour un mois, s'il s'étoit opiniâtré à demeurer en Catalogne. C'est ce que tous les médecins d'ici qui l'ont vu ici m'ont dit, et qu'il doit prendre un grand soin de sa santé, pour revenir de ses incommodités. Personne ne souhaite plus ardemment que moi de les voir entièrement finies, et n'est avec plus de respect et de passion

« Votre très-humble et très-obéissant serviteur.

« DE LAMOIGNON DE BAVILLE.

« Le P. Carouge m'a assuré que vous étiez contente, et que s'il y avoit encore quelque chose à faire, qu'il le feroit sans hésiter. »

Consultations de Barbeyrac[2].

« A Perpignan, ce 12 juin 1695.

« Monseigneur le maréchal de Noailles a été violemment travaillé de

1. Recueil de lettres originales adressées à la maréchale de Noailles ; Bibl. nat., ms. Fr. 6944, fol. 21 et 28.
2. Ms. Fr. 6944, fol. 23-27. Ces pièces ont été fort mal classées par le relieur.

son rhumatisme depuis qu'il est arrivé en ce pays ; il a couru diverses parties de son corps, le col, les épaules, les lombes, les cuisses et les jambes.

« Le vingtième du mois de mai, il fut attaqué d'une cruelle douleur des reins, avec vomissement, ne pouvant pisser que goutte à goutte, et rendant les urines filtrées au commencement de sa douleur, laquelle étant diminuée, les urines parurent beaucoup bourbeuses, et chargées d'un tartre extrêmement vif et piquant, dont la partie la plus crasse tomboit au fond du vaisseau, et la plus fine demeuroit à la superficie de l'urine, et faisoit une espèce de crème, qui la couvroit entièrement.

« Monseigneur le maréchal souffre encore de son rhumatisme et de sa néphrétique, sentant tous les jours des douleurs en divers endroits de son corps, et surtout à ses cuisses et à ses jambes, qui l'empêchent de marcher. Ses urines sont tantôt claires et tantôt chargées, et on n'a pu encore les voir dans leur état naturel ; et il a continuellement des élancements dans ses reins. Comme il souffre depuis longtemps du rhumatisme et de la néphrétique, il passe les nuits dans la douleur et dans l'inquiétude, sans dormir, quoiqu'il prenne quelquefois de l'opium. Pour ce qui est de son pouls, il n'est point naturel, et, au moindre mouvement qu'il se donne, soit du corps, soit de l'esprit, il s'élève et devient beaucoup plus fréquent.

« Tous ces accidents, qui font la peine de Monseigneur le maréchal, viennent des mauvaises dispositions de son sang, qui se trouve chargé d'une grande quantité de sérosité âcre et ardente, qui se jette sur l'habitude de son corps, et y cause, par les sels qu'elle entraîne, les douleurs vives dont il est tourmenté ; et, en prenant la route des reins, elle y fait les embarras et les gonflements qui excitent la néphrétique, et tous les divers changements qui paroissent dans ses urines.

« Lorsque Monseigneur le maréchal passa à Montpellier, il avoit son rhumatisme, avec un très-mauvais visage et quelque langueur, qui me firent craindre quelque plus fâcheux accident et tout ce qui lui est arrivé depuis ce temps-là, d'autant plus que je ne le voyois pas disposé, dans la situation où il étoit, à les prévenir par les remèdes dont il avoit besoin.

« Pour éviter les suites que ses maux pourroient avoir, s'il les négligeoit comme il a fait par le passé, il faut absolument qu'il abandonne pendant six mois les applications et les grandes affaires qui l'occupoient, qu'il mette son esprit en repos, et qu'il évite tous les mouvements violents du corps, et surtout d'aller à cheval, à cause de sa néphrétique, étant à craindre que ses reins ne vinssent à se gonfler extraordinairement et à lui causer une dangereuse suppression d'urine. On pourra tout détourner en faisant les remèdes suivants, qui seront capables de décharger son sang de sa sérosité superflue, d'émousser ses pointes et de tempérer son ardeur.

« Monseigneur le maréchal, ayant été saigné deux fois, pourra bien se passer des saignées pour quelque temps ; mais il aura besoin d'être purgé souvent avec sa médecine ordinaire, faite d'une drachme de rhubarbe et de deux onces de manne, dans un bouillon rafraîchissant.

« Il doit boire, l'été prochain, environ le 15me d'août, les eaux de Vic, en Auvergne, qui me paroissent les meilleures et pour laver son sang et pour débourber ses reins, ou de quelque autre fontaine acidule qui approchera de leur vertu. Il en usera une douzaine de jours, douze verres chaque jour, le matin à cinq heures, en se purgeant au commencement et à la fin.

« Au mois de septembre prochain, il prendra les bains et les eaux de Bourbon, s'il est trouvé à propos par les personnes qui auront soin de sa santé.

« Pour ce qui est de son régime de vivre, il n'a rien de plus pressant que le changement d'air, et il doit se tirer au plus tôt du Roussillon, à cause de la chaleur du climat, et ne s'arrêter point en Languedoc, de crainte qu'il n'y soit surpris de quelque fièvre, dans l'agitation où se trouve son sang. Il évitera avec soin le salé, l'épicé et tout ce qui est de haut goût. Si son insomnie continue, on augmentera la dose de laudanum, et, lorsqu'il n'aura pas son ventre libre, on lui donnera des lavements.

« BARBEYRAC. »

« A Montpellier, 22 juin 1695.

« Depuis le 12 de ce mois, que je fis saigner Monseigneur le maréchal duc de Noailles à Perpignan, pour empêcher de plus grandes décharges sur les reins et pour apaiser la petite fièvre qui le tenoit incessamment, ses maux ne laissèrent pas de continuer, et, le soir même du jour qu'il fut saigné, sa fièvre augmenta considérablement, à cause de la grande application qu'il eut aux affaires, Monseigneur le duc de Vendôme étant arrivé ce jour-là, et la douleur de reins redoubla, ce qui nous obligea à lui faire prendre de l'opium, pour prévenir la mauvaise nuit dont il étoit menacé. Mais, voyant qu'il n'avoit pas eu le lendemain le soulagement que nous avions espéré de ce remède, et craignant que les choses n'allassent en empirant, je lui conseillai de partir incessamment de Perpignan, de se tirer d'un air si malsain, ce qu'il fit le 14, et il ne put faire qu'une lieue et demie en litière, en chaise ou en carrosse. Il passa une nuit très-cruelle, à cause de la fièvre qu'il eut et des douleurs des reins qui le tourmentèrent, sans lui donner presque aucun relâche, rendant des urines extrêmement chargées de boues de sel et de grosses viscosités. Enfin Monseigneur le maréchal poursuivit son chemin jusqu'à Montpellier, ayant eu durant son voyage des accès de fièvre de deux jours l'un, et son pouls n'ayant jamais été naturel, hors de ses accès.

« Étant donc arrivé ici le 19, étant reposé un jour pour se délasser de son voyage, il se purgea avec la rhubarbe ordinaire, faite avec la manne rhubarbe dans son bouillon ordinaire rafraîchissant, qui le purgea, en troisième fois, sans aucune tranchée.

« Depuis sa purgation, il a été soulagé de tous ces maux, et la fièvre n'a pas encore paru, quoiqu'il reste quelque chaleur à son pouls, ce qui a fait résoudre Monseigneur le maréchal à continuer son voyage, et à quitter un climat aussi chaud que le nôtre, qui ne pourroit qu'être extrêmement nuisible à sa parfaite guérison.

« Il doit faire de petites journées, pour ne pas agiter trop ses reins, qui se trouvent extrêmement ouverts par les gonflements qu'ils ont soufferts durant la clinique. Surtout il évitera d'aller à cheval de longtemps, et, en cas qu'il fût obligé indispensablement de monter à cheval, de ne galoper jamais; et, quoiqu'il n'aille qu'au pas dans une occasion pressante, il doit bien prendre garde de n'y rester pas longtemps, de crainte de rappeler les premières douleurs de reins, en les faisant gonfler de nouveau par un mouvement qui leur est si contraire. Il aura aussi un soin particulier de se garder d'une trop grande application d'esprit et de toutes les fortes passions de l'âme. Pour ce qui est des remèdes, il a besoin de bouillons faits d'un poulet, avec une poignée de buglose et de laitue, la graine de melon et le pavot blanc, dont on pourra remplir le corps du poulet. Il se purgera de temps en temps avec sa médecine ordinaire, et, dans la saison, il boira les eaux de Vic, en Auvergne, et prendra les bains de Bourbon l'automne prochaine (sic), s'il est trouvé à propos par les personnes qui prendront soin de sa santé, n'étant pas en état de boire des eaux chaudes, ayant son sang et ses reins extrêmement échauffés par la fièvre dont il a été travaillé, et la saison se trouvant déjà fort avancée.

« Fait à Montpellier, le 22 juin 1695.

« Barbeyrac.   Rodan.

« Xaup. »

VII

AFFAIRE DE DEYNZE [1].

Lettres du maréchal de Villeroy au Roi [2].

« A la tête des gardes du corps, près Grammene,
le 14 juillet 1695, à dix heures du soir.

« Je n'expliquerai point à Votre Majesté tout ce qui s'est passé dans la journée d'aujourd'hui. Les ennemis s'étoient bien retranchés dans un poste très-avantageux. Sitôt que la pointe du jour est venue, j'ai fait occuper un village nommé Deynzerghem, qui n'étoit qu'à la bonne demi-portée du canon du camp des ennemis. Après quoi, je me suis mis en bataille dans tout le front de leur armée, avec beaucoup de difficulté, le pays étant extrêmement difficile. Je faisois tous les préparatifs nécessaires pour les attaquer demain, à une heure du matin, et je puis dire à Votre Majesté, quoique les abords du camp fussent assez difficiles et un bon retranchement devant eux, qu'ils auroient été emportés très-assurément. Je ne finirois pas de louer, s'il falloit rendre justice en détail à toutes les troupes. Les ennemis, voyant qu'on ne perdoit pas un moment pour les attaquer, ont pris le parti, sur les cinq heures, de se retirer. Nous nous en sommes aperçus une heure après, et, dans l'instant, j'ai fait prendre les armes à l'armée et me suis mis en marche une demi-heure ou trois quarts d'heure avant la nuit. Je suis arrivé sur l'arrière-garde de deux colonnes d'infanterie des ennemis. Le régiment des dragons de la Reine et celui de Fimarcon étoient à la tête ; ils ont chargé deux bataillons de la colonne droite des ennemis. Après avoir essuyé quelques décharges, les bataillons ont été rompus ; on a tué assez de soldats, et je crois qu'il [y] en a quelques-uns de pris. Le marquis d'Hautefeuille y a été blessé légèrement à la tête. Vos gardes sont arrivés à toute bride en cet instant, fort à propos ; car, dans ce moment-là, les ennemis ont fait retourner leurs colonnes et se sont mis en bataille. J'ai fait former votre maison, afin de donner le loisir d'attendre le reste de l'armée, qui voloit pour nous joindre. Quatre bataillons de la colonne droite des ennemis, soutenus du reste de leur infanterie, se sont approchés pour regagner des maisons que nos dragons occupoient, n'ont pas osé entreprendre de les en chasser. Dans cet instant-là, la nuit est venue, et les ennemis n'ont songé qu'à se retirer. Je les suis de près ; je

---

1. Voyez ci-dessus, p. 314 et suivantes.
2. Dépôt de la guerre, vol. 1310, n°⁸ 156 et 165.

remets votre armée en ordre, et je vais suivre toute la nuit la marche des ennemis de plus près qu'il me sera possible, afin d'être en état, demain au matin, de profiter de ce qui restera de leur arrière-garde. Comme je ne sais encore s'ils prennent le chemin de Gand ou de passer la Lys, je ne puis répondre à Votre Majesté de ce qui arrivera; mais je puis l'assurer que je ne perdrai pas un moment pour profiter du désordre et de l'épouvante où il me paroît que sont les ennemis. J'aurai l'honneur d'écrire à Votre Majesté demain plus au long. Le courrier que Votre Majesté m'a renvoyé, est arrivé comme nous suivions les ennemis : je n'ai pu lire mes dépêches. Tout ceci se dispose de manière que j'espère que les ordres de Votre Majesté seront accomplis exactement. M. le duc du Maine, qui commandoit l'aile gauche, fort séparé de la droite, ayant été averti de la retraite des ennemis, s'est mis en marche aussitôt que la droite, et est entré dans le retranchement des ennemis pour nous venir joindre. Mgr le duc de Chartres, Messeigneurs les princes du sang sont tous en bonne santé, quoique les premiers à tout. J'apprends dans ce moment que M. d'Asfeld a pris quelques drapeaux des ennemis et quelques officiers. L'on dit qu'il y a une trentaine de leurs chariots que les ennemis pillent présentement. Si nous sommes assez heureux pour les joindre demain, ma relation sera plus ample. En attendant, j'espère que ce petit prélude ne déplaira pas à Votre Majesté.

« VILLEROY. »

« Au camp de Grammene, le 15 juillet 1695.

« Nous avons suivi les ennemis jusques au delà de Nivelles, à une heure et demie de Gand, mais sans les pouvoir joindre. Ayant marché toute la nuit avec beaucoup de précipitation et de désordre, ils se sont retirés par trois endroits différents; leur colonne droite a passé à Deynze, et les deux autres à Gand. Il est assez singulier qu'une armée composée de cinquante-quatre ou cinquante-cinq bataillons et de soixante escadrons se retire dans une telle confusion sans avoir été battue. S'ils avoient demeuré encore vingt-quatre heures dans leur camp, présentement que je viens de voir leur poste, je puis répondre à Votre Majesté que c'étoit une armée absolument battue. Nous leur avons pris et tué plus de gens que je ne croyois. Avec ce qu'ils ont abandonné dans les châteaux le premier jour que je suis arrivé, je crois que nous avons plus de six cents prisonniers, et bien deux ou trois cents hommes de tués sur la place. Si Votre Majesté considère qu'en partant de Potte, sur l'Escaut, on oblige M. de Vaudémont de se retirer, le troisième jour, à quatre heures du matin, sous Gand, c'est ne lui avoir donné guère de repos. Nous en avons eu bien peu aussi ; mais nos peines ont été récompensées différemment. Je ne puis assez exagérer à Votre Majesté la bonne volonté et l'ardeur de toute l'armée. Si j'osois, je prendrois la liberté de lui dire que les troupes méritent que vous en témoigniez quelque satisfaction. En poursuivant les ennemis, l'infanterie alloit quasi aussi vite que la cavalerie. Ceux qui ont l'honneur de commander vos armées ne sauroient assez représenter à Votre Majesté ce mérite de ses troupes ; la fatigue et la peine extrême que les soldats ont eues depuis mardi à dix heures du soir, est une chose qui ne se peut comprendre. M. d'Artagnan, qui étoit de jour, se mit à la tête des dragons, qui joignit le premier les ennemis et qui les attaqua très-vigoureusement avec les régiments de la Reine et celui d'Asfeld. Les deux colonels s'y sont fort distingués. C'est le régiment d'Asfeld qui a pris les trois drapeaux. M. d'Hautefeuille, colonel du régiment de la Reine, a été blessé à la tête fort légèrement. Je suis assuré que Votre Majesté ne doute pas que Mgr le duc de Chartres, selon sa louable coutume, ne se soit trouvé le premier à la tête de vos gardes, qui arrivèrent comme des éclairs sur l'arrière-garde des ennemis. Monsieur le Duc, M. le prince de Conti et M. le comte de Toulouse ne se quittèrent pas, et furent tant que l'action dura, et le reste de la nuit, à la tête de vos gardes. J'ose dire à Votre Majesté qu'on [n']a jamais pressé une armée plus vivement, et qu'on vit avec plaisir les retranchements des ennemis, dans l'espérance que cela les engageroit à nous attendre ; et cette opinion-là, Sire, dans l'esprit du soldat comme dans l'officier. M. le duc du Maine, de son côté, qui étoit à notre aile gauche, où il commandoit seul, entra dans les retranchements des ennemis avant l'aile droite, ayant été informé plus tôt que nous de la retraite des ennemis, qui marchèrent si diligemment qu'il ne put jamais les joindre. Enfin, Sire, depuis le mardi à dix heures du soir jusques au jeudi à minuit, nous avons obligé les ennemis de se retirer sous Gand de la manière que je viens de vous l'expliquer. Sans vouloir faire ma cour à Votre Majesté, je puis l'assurer qu'on ne peut avoir témoigné plus de bonne volonté et de hardiesse qu'en a témoigné M. le comte de Toulouse dans ce qui s'est passé à l'arrière-garde des ennemis. Il soutint une décharge de deux bataillons fort grosse, et de fort près, de la meilleure grâce du monde. Ne croyez point, Sire, que ce soit exagération ; c'est vérité toute pure : tous nos princes en furent témoins. J'envoie à Votre Majesté trois drapeaux et la liste des officiers prisonniers. On vient de me donner avis que la garnison de Deynze doit sortir cette nuit. Je n'ai pas voulu qu'on envoie une garde du côté de la ville, de peur qu'on ne crût que j'eusse intention de la faire attaquer. Quoique la perte des ennemis soit peu considérable, ce petit avantage que l'armée vient de remporter ne laisse pas de devoir être compté pour beaucoup, par rapport à l'opinion. Je crois qu'il faut profiter du désordre où ils sont pour aller à Nieuport, suivant l'intention et les ordres de Votre Majesté. C'est à quoi je me prépare quoique je n'aie eu encore aucun nouvel éclaircissement sur les choses que j'ai eu l'honneur de lui mander. Mais je crois qu'on peut compter sur beaucoup d'ignorance de la part des ennemis, et peu de courage dans leurs troupes. D'ailleurs j'espère qu'on trouvera plus de facilités sur les lieux que les gens du pays et les ingénieurs n'en font espérer. Comme tous mes préparatifs étoient faits, j'espère que la place sera

AFFAIRE DE DEYNZE.

investie le 20ᵐᵉ; je ne puis répondre encore précisément du jour à Votre Majesté.

« VILLEROY. »

Lettres du Roi au maréchal de Villeroy[1].

« A Marly, le 16 mai [2] 1695.

« Mon cousin, j'ai reçu, par un courrier que le sieur de Bagnols m'a dépêché, votre lettre du camp de Marckeghem du 13 de ce mois, et depuis, par un de vos courriers, celle du 14, de Grammene. Je ne suis point étonné qu'étant occupé à pousser les ennemis, vous n'ayez pas fait réponse aux lettres et mémoires que je vous ai envoyés; mais je suis persuadé qu'aussitôt que vous en aurez le temps, vous n'y manquerez pas.

« Nous avons été hier fort inquiets sur ce que le sieur de Bagnols mandoit au marquis de Barbezieux, par sa lettre datée du 14, à six heures du matin, qu'il venoit d'entendre distinctement, sur un cavalier de la fortification de Courtray, le canon, la mousqueterie et les tambours qui battoient la charge. Votre lettre nous a tirés d'inquiétude. J'aurois fort désiré que vous eussiez pu joindre le prince de Vaudémont, et je ne doute point que, si cela vous avoit été praticable, vous n'en auriez pas perdu l'occasion. J'attends avec impatience de vos nouvelles, pour savoir si vous aurez pu charger l'arrière-garde des ennemis avant qu'ils aient gagné Gand ou passé la Lys.

« Je souhaite que vous trouviez l'entreprise de Nieuport praticable, étant de très-grande conséquence que mon armée ne soit pas inutile présentement. Mandez-moi au plus tôt votre avis sur ce sujet, afin que je sache les ordres qu'il faudra donner. »

« A Marly, le 18 juillet 1695.

« Mon cousin, j'ai reçu la lettre que vous m'avez écrite le 15 de ce mois. Quoique j'eusse fort souhaité que vous eussiez battu le prince de Vaudémont, je ne laisse pas cependant d'être fort content de ce que vous avez fait, persuadé que vous n'avez rien oublié pour joindre les ennemis dans leur retraite.

« Je suis satisfait que vous aye pris la résolution de marcher à Nieuport, pour en faire le siége.... »

1. Dépôt de la guerre, vol. 1311, nᵒˢ 11 et 29.
2. *Sic*, par mégarde du copiste, pour *juillet*.

VIII

NOMINATION DE M. DE NOAILLES A L'ARCHEVÊCHÉ DE PARIS[1].

Lettre du comte de Tessé à M. de Noailles, archevêque de Paris[2].

« A Pignerol, le 31 août (1695).

« J'avoue la vérité, Monseigneur : je suis ravi, et la joie ne s'exprime bien que par dire et ressentir que l'on est bien aise. Je regarde, dans le choix du Roi pour l'archevêché de Paris, que c'est encore plus le choix de Dieu. En un mot, Monseigneur, je ne vous fais point de compliment; car c'est quasi à moi d'en recevoir. Je n'en fais point non plus à Mme la duchesse de Noailles, car elle ne fait jamais réponse. Je n'en ferai point non plus à Mme la duchesse de Guiche : je suis trop vieux pour oser la faire souvenir de moi autrement que par des pots de chambre, dont deux douzaines sont partis pour Madame sa respectable mère; Dieu veuille qu'ils arrivent à bon port cette fois-ci ! Quant à M. l'abbé de je ne sais où en Touraine, et que je n'ai point eu l'honneur de voir depuis qu'il n'étoit que M. l'abbé Gaston, je ne sais où le prendre ; mais j'ai ouï dire qu'il se fait en lui un grand homme de bien, et un grand serviteur de Dieu.

« Je vous supplie, Monseigneur, d'être bien persuadé de ma joie sensible et de mon attachement inviolable pour vous et pour tout ce qui a rapport à vous.

« Tessé. »

1. Voyez ci-dessus, p. 357-361.
2. Bibl. nationale, ms. Fr. 6944, fol. 40-41.

ADDITIONS ET CORRECTIONS

Page 6, note 1. Après l'indication du tome VII des *Mémoires du duc de Luynes*, ajoutez : « tome I, p. 369, tome X, p. 48 et 186, et tome XIII, p. 302. L'avant-dernière des sept filles de M. de Beauvillier qui passèrent leur vie au couvent de Montargis, y mourut au mois de juillet 1754. Celle-là « étoit fort petite et avoit été fort incommodée « toute sa vie. » C'est sans doute celle que le duc de Beauvillier disait n'être pas mariable. »

Ibidem, note 3, lignes 7-9. Nous avons eu tort de faire entrer en ligne de compte, dans le calcul des appointements du duc de Beauvillier, ceux qui étaient attachés aux charges de gouverneur des deux plus jeunes princes. Saint-Simon dit lui-même (tome X, p. 282) que le duc « refusa absolument » ce triple emploi de quarante-huit mille livres par an, et l'on verra en effet, dans une pièce originale citée plus loin (addition à la page 341), que telle fut la stipulation de M. de Beauvillier pour tous les officiers employés à la fois auprès de plusieurs des petits-fils du Roi.

Page 24, note 8. Ajoutez : « Piney est aujourd'hui un chef-lieu de canton du département de l'Aube, et se trouve à vingt kilomètres E. N. E. de Troyes. »

Page 32, note 2. Outre la pièce indiquée dans cette note, on pourra consulter sur la vie du dernier duc de Piney, sur sa vocation religieuse, etc., des factums du temps qui se trouvent dans le nouveau recueil de *Pièces originales* du Cabinet des manuscrits, vol. 5010, famille de CLERMONT, fol. 381-393.

Page 35, ligne 9. Au lieu de : « J. de Vienne », le manuscrit ne porte que « J. Vienne ».

Page 39, note 3. Au lieu de : *Henriette-Charlotte*, lisez : *Charlotte-Marguerite*, comme à la page 37, note 3.

Page 44, note 6, ligne 23. Ajoutez : « On possède une pièce allemande imprimée en 1707, sous ce titre : *Pacte du fameux duc de Luxembourg avec l'esprit meurtrier de l'enfer, avec l'exécrable Satan, lors de son incarcération à la Bastille, au mois d'août* 1659 ; *et ledit pacte, en vingt-huit points, a été commencé le* 2 *janvier* 1659, *et terminé le* 2 *janvier* 1695, *après trente-six ans, par une mort effroyable, tenue secrète jusqu'à présent.* »

Page 47, ligne dernière. Ajoutez cette note sur le mot « épouses » :

« Le duc de Chevreuse avoit épousé, le 3 février 1667, Jeanne-Marie Colbert, fille aînée du ministre, qui fut nommée dame du palais de la Reine en janvier 1674. Elle mourut le 26 juin 1732, à l'âge de près de quatre-vingt-deux ans. »

Page 63, ligne 23. Ajoutez cette note : « Saint-Simon, dans la lettre à M. de Rancé qui figure depuis 1829 en tête des *Mémoires* (voyez tome I, éd. de 1873, p. xxix), s'exprime ainsi sur sa participation au procès des ducs et pairs : « J'ai.... choisi la relation de notre procès « contre MM. de Luxembourg père et fils, qui a produit des rencontres « qui m'ont touché de presque toutes les plus vives passions, d'une « manière autant ou plus sensible que je l'aie été en ma vie, et qui est « exprimée en un style qui le fait bien remarquer. C'est, je crois, tout « ce qu'il y a de plus âpre et de plus amer en mes *Mémoires*; mais au « moins y ai-je tâché d'être fidèle à la plus exacte vérité. Je l'ai copiée « d'iceux, où elle est écrite éparse çà et là selon l'ordre des temps « auxquels nous avons plaidé, et mise ensemble; et, au lieu d'y « parler à découvert comme dans mes *Mémoires*, je me nomme dans « cette copie comme les autres, pour la pouvoir garder et m'en servir « sans que j'en paroisse manifestement l'auteur. » Ainsi il y a eu plusieurs rédactions de l'histoire du procès, et celle que nous avons dans le texte définitif des *Mémoires* ne peut être que la troisième : Saint-Simon s'y nomme à la première personne, comme dans le texte primitif, écrit « selon l'ordre des temps », dont il parlait à l'abbé de la Trappe ; mais ce texte a été remanié et ses différentes parties rapprochées les unes des autres, sans doute lors de la rédaction dernière de l'ensemble des *Mémoires*. »

Page 70, note 4. Ajoutez : « Dangeau annonce, en 1684, la mort du « *bonhomme* Corneille, fameux par ses comédies. » (*Journal*, tome I, p. 59.) »

Page 76, note 2. Ajoutez : « Sur les ducs dont les causes étaient commises au Grand Conseil, voyez les *Mémoires du duc de Luynes*, tome II, p. 224. »

Page 93, ligne 5. Ajoutez cette note sur Rivoli : « Ville et château royal à douze kilomètres O. de Turin, près de la Doire. »

Page 99, note 5, ligne 9. Ajoutez : « Le maréchal de Cœuvres reprit le nom de d'Estrées à la mort du maréchal son père, en mai 1707. (*Journal de Dangeau*, tome XI, p. 376.) »

Page 101, note 1. D'après la *Lettre critique sur la maison de Chaulieu* publiée en 1745, par l'abbé d'Estrées, le nom patronymique de cette famille se serait écrit *Anfrie*, et non *Anffrie*. Les signatures donnent : *Anffrie* et *Anffrye*.

Page 102, note 4. Ajoutez : « On trouve dans le *Recueil de pièces en prose* publié en 1658-1663, par Ch. de Sercy (5 vol. in-12), une pièce intitulée : *la Promenade du Roi ou la Fable de la Calèche de Sa Majesté.* »

Page 103, lignes 2-9. Dans une lettre du 13 mars 1717 (*Correspon-*

dance complète, traduite par Brunet, tome I, p. 296), Madame raconte la même aventure, mais en changeant le nom du bâtard d'Henri IV : « Le lendemain de la mort du Roi, le duc de Verneuil, voulant passer devant le duc de Guise, celui-ci le prit par le bras et lui dit : « Cela était bon « hier, mais cela ne vaut rien aujourd'hui. » Il le tira en arrière et passa devant lui. » — Il est difficile d'admettre que cette aventure soit arrivée au duc de Verneuil, qui n'avait pas encore neuf ans à la mort de son père, tandis que le duc de Vendôme en avait seize.

Page 113, note 5. Ajoutez : « Nous trouvons dans une copie des *Mémoires de Sainctot* (Bibl. de l'Arsenal, ms. 3860, p. 54) cet article : « Ce « n'est qu'en 169. (*sic*) que les ambassadeurs ont commencé de rendre « visite aux enfants légitimés de France, et c'est le nonce Cavallerini « qui en a donné l'exemple, en allant visiter le premier en cérémonie « Mgr le duc du Maine et Mgr le comte de Toulouse. Il visita pareille-« ment le premier Mme la duchesse du Maine, et tous les autres ambas-« sadeurs ont depuis suivi son exemple. Ce n'est que depuis cette visite « que les princes légitimés envoient leurs carrosses à l'entrée des ambas-« sadeurs. » Le nonce Cavallerini arriva à Paris le 7 août 1692 et eut sa première audience de cérémonie le 18 novembre suivant. Dangeau ne donne pas le jour exact de la visite aux bâtards ; mais sa parfaite concordance avec Sainctot prouve que l'interprétation proposée par nous, de la phrase de Saint-Simon, quoique un peu subtile, est la seule admissible. »

Page 126, note 3. Ajoutez à la note : « Selon *les Amours de Mgr le Dauphin avec la comtesse du Roure*, cette dernière, dont Saint-Simon va parler dix pages plus loin, serait la maîtresse à qui le prince écrivit en mourant. »

Page 127, note 5. Ajoutez : « On peut voir aussi les couplets de 1697 et 1699 cités par Brunet, dans le tome I de la *Correspondance complète de Madame*, p. 299, note 2. »

Page 128, note 2. Ajoutez : « L'histoire des amours du chevalier de Bouillon avec la princesse de Turenne, et du mariage de celle-ci avec le prince de Rohan, est racontée dans les *Lettres historiques et galantes*, par Mme de C*** (Mme Dunoyer), éd. de 1720, tome I, p. 8-9. »

Page 129, note 5. Ajoutez : « On trouvera un certain nombre de bons mots de Mme Cornuel dans les *Paroles mémorables* du P. Brotier (1790), p. 84-88, et, entre autres, celui qu'elle fit sur deux personnages, la Vauguyon et le prince de Courtenay, dont Saint-Simon a raconté le duel en 1693 (voyez notre tome I, p. 294-296). »

Page 136, note 5. Ajoutez : « Madame raconte (*Correspondance*, éd. Brunet, tome II, p. 274) comment le Dauphin devint « amoureux à sa « manière » de la jeune de la Force. »

Page 137, note 3. Ajoutez : « Il fut publié un libelle en Hollande, en 1695, sous le titre de : *la Chasse au loup de Monseigneur le Dauphin, ou la Rencontre du comte du Roure dans les plaines d'Anet*. L'histoire des amours du Dauphin fait aussi partie des relations galantes imprimées à la suite de l'*Histoire amoureuse des Gaules*. Il en est plusieurs fois question dans les *Lettres historiques et galantes* (par Mme Dunoyer), notamment tome I (éd. de 1720), p. 307-308, où l'écrivain prétend que Mme du Roure avait été envoyée jusqu'à trois fois à Montpellier, par le Dauphin, pour y faire ses couches sous la surveillance du médecin Barbeyrac. Le même recueil (p. 321-322) raconte que le Roi, pour obtenir la rupture qu'il demandait à Monseigneur, dut lui faire entendre que Mme du Roure était infidèle à son amant. »

Page 138, note 1. Ajoutez : « Madame, dans une lettre du 15 mars 1721 (éd. Brunet, tome II, p. 311), dit que Mme du Roure « vit encore « dans la misère. »

Page 152, note 2, ligne première. Au lieu de : « Ordonnée par Louvois et Chamlay, » lisez : « conseillée par Chamlay et ordonnée par Louvois. » — A la fin, ajoutez : « Madame écrit à sa tante, le 30 octobre 1689 : « On m'a raconté hier une chose qui m'a tout à fait attendrie et « que je n'ai pu entendre sans pleurer : les pauvres gens de Mannheim, « m'a-t-on dit, se sont retirés tous dans leurs caves, et ils y vivent « comme dans des maisons ; ils tiennent même le marché tous les jours, « comme si la ville était encore dans son ancien état. » (*Lettres inédites de la princesse Palatine*, traduites par A.-A. Rolland, p. 112-113.) »

Page 156, note 2. Ajoutez : « Les lettres autographes de Mme de Maintenon et du Roi se trouvent dans le ms. de la Bibliothèque nationale Fr. 6919, fol. 7 et 19-20. Le duc d'Orléans écrivit aussi à la mère du maréchal une lettre de félicitations, où il disait : « Outre l'avan- « tage de l'État, j'en ai une particulière (joie) de la gloire qu'il s'est « acquise, car vous savez combien il y a que nous sommes amis.... » (Même ms. 6919, fol. 9-11.) »

Page 166, ligne 12. Ajoutez cette note sur Mayence : « Place forte de la rive gauche du Rhin, située presque en face du confluent de ce fleuve avec le Mein ; aujourd'hui chef-lieu de la Hesse rhénane, province de la Hesse-Darmstadt. »

Page 176, ligne 18. Ajoutez cette notice sur le duc du Lude, qui n'a été désigné que d'une manière incomplète dans le tome I, p. 81, note 4, ligne 30 : « Henri de Daillon, comte du Lude et marquis d'Illiers, premier gentilhomme de la chambre en 1653, chevalier des ordres en 1661, capitaine de Saint-Germain-en-Laye en 1662, aide de camp du Roi en 1667, maréchal de camp en 1668, grand maître de l'artillerie en 1669, lieutenant général en 1670, colonel du régiment des Fusiliers en 1671, duc et pair par brevet en 1675, colonel du régiment des Bombardiers en 1684 ; mort le 30 août 1685. »

Page 177, note 1, lignes 2-3. Au lieu de : *Montmouth*, lisez : *Monmouth*.

Page 183, note 4. Ajoutez : « Le nom de cette famille s'était longtemps écrit *Eurre*, comme l'orthographie Saint-Simon, et comme s'écrit encore aujourd'hui le nom de la localité d'où elle était originaire, Eurre, canton de Crest, dans la Drôme. »

Page 193, note 4, ligne 6. Entre les deux recueils de harangues que nous avons indiqués, il en parut un autre à Amsterdam, en 1709, où

ADDITIONS ET CORRECTIONS.

la harangue de Monsieur de Noyon et la réponse de l'abbé de Caumartin se trouvent l'une et l'autre, p. 347-358 et p. 440-443, la seconde avec cet avis : « Ce discours auroit dû être placé après celui de M. l'évêque de Noyon auquel il sert de réponse...; mais on l'a reçu trop tard pour cela. Il n'a jamais été imprimé à Paris. » Ce texte fournit une correction de celui dont nous avons donné quelques phrases d'après l'édition de 1714. A la note 3 de notre page 194, dernière ligne de cette page, au lieu de : *on l'a trouvée*, il faut lire : *on la retrouve*.

Page 196, note 3. Ajoutez : « Mathieu Marais, dans une lettre au président Bouhier (*Mémoires*, tome III, p. 364), parle de « la réponse « ironique qu'il (l'abbé de Caumartin) fit à M. l'évêque de Noyon, lors- « que ce prélat si fier de sa naissance, etc.; » et ailleurs (p. 462) il dit que cette réponse n'a pas été imprimée. »

Page 201, note 3. Nous trouvons dans un des portefeuilles du médecin Vallant, le familier de Mme de Sablé (Bibl. nat., ms. Fr. 17044, fol. 15 et 16), les deux pièces suivantes, qui sont évidemment satiriques, sur l'évêque de Noyon et l'abbé de Caumartin.

Lettre de l'évêque de Noyon au Roi, sur la harangue de M. l'abbé de Caumartin, président (sic) *en l'Académie le jour de la réception de cet évêque.*

« L'abbé de Caumartin, sifflé, soufflé, pressé, poussé, excité, remué, agité, tourmenté, persécuté par je ne sais quel esprit malin à moi inconnu jusqu'ici, a fait contre moi un discours à l'Académie, critique, caustique, satirique, comique, allégorique, hyperbolique, emphatique, ironique, fanatique, fantastique, extatique, excentrique. La charité chrétienne ne me permet pas d'en faire à Votre Majesté une censure affirmative; mais la vérité chrétienne m'oblige de dire, sinon ce qu'il est, au moins ce qu'il n'est pas. Il n'est ni long ni court, ni bas ni sublime, ni sérieux ni badin; il n'est ni sacerdotal par rapport à lui, ni épiscopal par rapport à moi, ni royal par rapport à Votre Majesté. Il n'est pas sacerdotal par rapport à lui, car il n'a pas dit un seul mot de l'Écriture sainte, des Pères de l'Église, ni des conciles œcuméniques, et ce sont les seules paroles qui doivent sortir de la bouche d'un prêtre. Il n'est point épiscopal par rapport à moi, car il manque au respect qu'il me doit par la soumission établie dans l'ordre de la juridiction ecclésiastique. Il n'est point royal par rapport à Votre Majesté, car il ne dit rien d'Elle, sinon que vous riez toutes les fois que vous me voyez. »

Sa réconciliation avec M. l'abbé de Caumartin, étant au lit, malade, où il reçut les sacrements, en présence de Mgr le Nonce.

« Les païens vengent les injures, car c'est le propre de la nature.
« Les philosophes les méprisent; c'est le propre et l'effet de la raison.
« Les chrétiens les pardonnent; c'est le triomphe de la grâce.

« Mais les évêques, qui sont dans l'état de la perfection chrétienne, les doivent aimer.

« Que pour lui, pour marque de sa réconciliation sincère et de l'amitié qu'il accordoit à M. l'abbé, il lui donnoit sa bague.

« A la réception du viatique, il dit, entre autres choses, que c'étoit le mystère du passé, du présent et de l'avenir : du passé, parce que le pain n'y est plus ; du présent, parce que la chair du Seigneur y est ; de l'avenir, parce que la grâce y sera ; un mystère de puissance, d'amour et d'espérance : de puissance, parce que la nature y est détruite ; d'amour, parce que Jésus-Christ s'y donne à nous, et d'espérance, parce que c'est le gage de la vie future.

« Venez, dit-il, Seigneur ! vous serez reçu chez le pécheur pénitent, « mais fidèle, avec tous les honneurs que vous reçûtes chez le centenier. « Je vous dis comme lui : *Domine, non sum dignus.* »

« A Mgr le nonce, après avoir reçu le viatique, il dit :

« Que la primauté du Saint-Siége étoit évangélique, apostolique et ecclésiastique : évangélique, parce qu'elle est clairement établie par le texte de l'Évangile ; apostolique, parce que Pierre l'a exercée ; ecclésiastique, parce que la tradition l'a enseignée, et que les premiers Pères de l'Église se sont plus nettement déclarés pour elle que les derniers scolastiques.

« Qu'il mourra attaché à ce centre d'unité ; qu'étant évêque, il lui étoit uni comme un rayon au soleil, un ruisseau à sa source, une branche à son tronc, et que, dans le pontificat d'aujourd'hui, on auroit peine à dire quel des deux relevoit plus l'autre, ou le pontife le siége, ou le siége le pontife. »

Page 205, ligne 7. Ajoutez cette note sur Maubeuge : « Cette place de guerre, située sur la Sambre, en Hainaut, avait été prise par les Français dès 1649 ; cédée définitivement par le traité de Nimègue, elle avait été fortifiée alors par Vauban. »

Page 213, note 6, ligne 1. Les anciennes signatures donnent : *Mongonmery* et *Mongoumery*.

Page 225, lignes 11-12. Ajoutez cette note sur le dernier duc de Nemours : « Henri de Savoie, duc de Nemours, né en 1625, marié le 22 mai 1657 (voyez ci-dessus, p. 124, note 4), mourut le 14 janvier 1659. Ses deux frères aînés étaient morts avant lui, l'un sans être marié, l'autre (tué en duel le 30 juillet 1652) sans laisser de fils. Cette branche de la maison ducale de Savoie s'était établie en France sous François Ier, qui lui avait donné le duché de Nemours en 1528. »

Page 228, note 1. Selon Madame (*Correspondance complète*, éd. Brunet, tome I, p. 323), le chevalier de Soissons, après avoir été très-bien dans son enfance, était devenu fort laid. « Il avait une longue figure, les yeux très-près du nez, et un nez horriblement long et fait comme un nez d'épervier ; il était jaune comme un citron ; il avait la bouche trop petite pour un homme et pleine de dents gâtées, et il sentait affreusement mauvais ; il avait de grosses vilaines jambes, les genoux et les pieds en dedans ; il avait une très-mauvaise démarche et saluait fort mal ; nulle grâce dans ses manières ; il était plus petit que grand ; il avait de beaux cheveux, et en grande quantité.... »

Page 232, note 4. Ajoutez : « Sur la jalousie des Vendôme contre le prince de Conti, voyez Désormeaux, *Histoire de la maison de Montmorency* (1764), tome V, p. 285-287. »

Ibidem, note 7. Ajoutez : « Désormeaux, qui a consacré les deux derniers volumes de son *Histoire de la maison de Montmorency* au maréchal de Luxembourg, ne fait que paraphraser ces récits contemporains dans le chapitre de la mort de son héros (tome V, p. 402-411). Il s'étend ensuite longuement sur le portrait et l'éloge du défunt (p. 411-427). »

Page 234, avant-dernière ligne. Ajoutez cette note sur la mort de Luxembourg et l'abstention des ducs et pairs : « Dans une lettre autographe écrite par la duchesse de Noailles au maréchal son fils, elle dit, à l'occasion de la mort du maréchal (Bibl. nat., ms. Fr. 6921, fol. 77-78) : « Il est surprenant que vous estiés (*sic*) esté seul à la conduite du corps « de M. de Luxembourg. Et où estois ses enfans, ses parans et ses amis, « que vous estiés seul à representer tout cela ? Est til vrai que, sor- « tant de chés vous, il alla chés M. de Boullion, où il but et mangea « beaucoup, quoiqu'avec un grand rhume ? On dit aussi qu'on lui a « brouïllé un abses dans la poitrine. Helas ! c'est le même mal de ma « fille, et il n'a pas esté plus longtemps malade qu'elle. Voila sa « charge remplie. On n'en parle casi plus ; voila le monde : il est bon « de ne si point atacher et de songer à ce qui ne finira jamais.... » Le libelle imprimé à l'étranger sous ce titre : *le Maréchal de Luxembourg au lit de la mort*, tragi-comédie en cinq actes et en prose, renferme une allusion (acte V, scène II) à une débauche faite par le maréchal trois jours avant sa mort. »

Page 235, note 3, ligne 3 en remontant. Ajoutez : « Un autre petit libelle fut imprimé aussi en 1695, à Cologne, sous le titre d'*Histoire des amours du maréchal de Luxembourg*. »

Page 242, note 5. Ajoutez : « Luxembourg lui-même avait fait un mémoire pour représenter au Roi la nécessité de mettre fin à la guerre (1694). Cette pièce est imprimée en partie dans l'*Histoire de la maison de Montmorency*, par Désormeaux, tome V, p. 370-373. »

Page 243, ligne dernière. Ajoutez la note qui suit, sur Aix-la-Chapelle : « Cette ville libre avait vu conclure en 1668 la paix entre la France et l'Espagne. »

Page 250, note 5. Ajoutez : « Madame écrit à la comtesse palatine Louise, le 5 mars 1695 : « Le roi Jacques d'Angleterre.... n'a pas voulu « que nous prissions le deuil de sa fille ; il a vivement insisté pour qu'on « n'en fît rien. Il n'a pas du tout été ému de cette mort : ce qui m'a « étonnée.... D'après le portrait qu'on m'avait fait du prince Guillaume, « je n'aurais jamais cru qu'il eût été aussi *tendre*[1] pour sa femme. »

1. Ce mot est en français dans l'original.

(Traduit de l'original allemand, *Briefe der Prinzessin Elisabeth-Charlotte von Orleans*, dans la *Bibliothèque de l'Association littéraire de Stuttgart*, tome VI (1843), p. 7.)

Page 260, note marginale. *Ditte* (sic) a été ajouté après coup et en interligne, entre *depuis* et *P*^{se}.

Ibidem, note 2. Ajoutez : « Si l'on en croit les *Lettres historiques et galantes*, tome I, p. 100, Mlle d'Armagnac était une des plus belles personnes de la cour. » Voyez ce qu'en dit Saint-Simon lui-même, tome IV, p. 416.

Page 263, note 2, ligne 5. Ce fut, selon le duc de Luynes (*Mémoires*, tome IX, p. 207-208), la recherche des traitants qui grossit subitement la fortune de Nicolas de Frémont. Colbert, désespérant de tirer encore d'eux huit ou dix millions qui restaient dus sur leurs taxes, les abandonna pour trois millions à Frémont, et celui-ci y gagna seize ou dix-sept cent mille livres.

Page 265, note 4, ligne 6. Ajoutez à la phrase entre parenthèses : « Mais tous les membres de la famille signent : DE FREMONT. »

Page 291, note 2. Aux documents indiqués sur la maladie du maréchal de Noailles, il faut ajouter les lettres que lui adressait sa mère, et qui sont conservées aujourd'hui dans les manuscrits Noailles, à la Bibliothèque nationale, ms. Fr. 6921, fol. 23-24 et 27-28.

Page 306, note 3. Ajoutez : « Le duc de Luynes (*Mémoires*, tome XIII, p. 288) donne des chiffres un peu différents. Il dit que la maison ou la localité où l'on envoyait une sauvegarde devait donner un louis pour le Roi, trente sols pour le secrétaire du général, et trente ou quarante pour le soldat, plus sa nourriture et celle de son cheval. En 1690, le Roi avait abandonné ses droits sur les sauvegardes au maréchal de Luxembourg, et c'est depuis cette époque que tous les généraux en tiraient des sommes énormes. »

Page 310, note 2. Ajoutez : « Saint-Simon ne dit pas ce qui était déjà connu de son temps, et ce que M. Rousset a prouvé par des pièces irréfutables : c'est qu'il y avait eu une convention secrète avec le duc de Savoie pour lui abandonner Casal après un simulacre de siége, à condition que le vainqueur démantellerait cette place aussitôt. Voyez l'*Histoire de la vie et du règne de Louis XIV*, par Bruzen de la Martinière, ou les auteurs cités dans ce livre, tome V, p. 90-92, et l'*Histoire de Louvois*, par M. Rousset, tome IV, p. 532. »

Page 317, note 1. Nous trouvons dans la *Gazette d'Amsterdam* de 1696, n° VII, à l'occasion de la naissance du prince de Dombes et de la joie témoignée à cette occasion par Louis XIV, l'article rétrospectif qui suit, sur l'affaire de Deynze et sur le rôle du duc du Maine : « .... Ce procédé (du Roi), si contraire au bruit que quelques gazettes étrangères avoient publié du relèguement de ce prince, seroit suffisant pour le détruire, quand on ne sauroit pas d'ailleurs, par des avis certains, qu'il n'y a aucun lieu de douter que ce prince ne se soit comporté en très-bon officier général dans l'affaire du prince de Vaudémont. « Tous les offi-

« ciers qui en sont instruits, tombent d'accord qu'aussitôt que le duc
« du Maine eut été averti par le duc de Villeroy et par le marquis de
« Bezons du mouvement que paroissoit faire l'armée du prince de Vau-
« démont, il envoya sur-le-champ le sieur de Bessac, son aide de camp,
« en donner avis au maréchal de Villeroy, avec ordre de lui dire qu'en
« attendant ses ordres, il alloit toujours marcher en avant, pour être
« plus à portée de les exécuter : ce qu'il fit en effet. Le sieur de Bessac
« trouva l'aile droite, où étoit ce général, dans une grande tranquillité,
« et on n'y songeoit guère au décampement des ennemis. Il eut beau
« appuyer sur les particularités de la nouvelle qu'il apportoit au ma-
« réchal de Villeroy; il ne put jamais l'en persuader. Le sieur de
« Vaillac, maréchal de camp, qui arriva auprès de lui dans le même
« temps que le sieur de Bessac, et qui assura aussi que le prince de
« Vaudémont décampoit, qu'il en rendroit bon compte, si l'on vouloit
« seulement lui donner trente escadrons, ne persuada pas mieux ce
« général, qui avoit des avis contraires, et à qui, dans le même moment,
« le sieur de Puységur vint répondre sur sa tête que les ennemis ne
« songeoient point à décamper : en sorte que le sieur de Bessac reporta
« pour tout ordre au duc du Maine qu'il s'en tînt à ce que le maréchal
« de Villeroy lui avoit mandé par le sieur d'Albergotti. En effet le sieur
« d'Albergotti étoit arrivé auprès du duc du Maine peu de temps après
« que le sieur de Bessac en étoit parti, et étoit venu lui dire expres-
« sément de la part du maréchal de Villeroy qu'il le prioit de s'en
« tenir à ce dont ils étoient convenus ensemble le matin, et qu'il se
« contentât d'envoyer, tout au plus, deux ou trois cents chevaux après
« les ennemis, en cas qu'ils fissent quelque mouvement. Le sieur de
« Bessac, arrivant une heure après à la gauche, étonna fort le duc du
« Maine et tous les officiers, quand il leur dit qu'on ne vouloit point
« croire, à la droite, que M. de Vaudémont décampoit, et qu'il falloit
« s'en tenir à l'ordre apporté par le sieur d'Albergotti. Sur quoi, le duc
« du Maine, qui avoit marché en avant dans l'espérance d'avoir d'autres
« ordres, et qui étoit déjà dans les retranchements du prince de Vau-
« démont, renvoya sur-le-champ le même aide de camp au maréchal de
« Villeroy, pour lui dire que sa première nouvelle étoit si véritable qu'il
« étoit actuellement dans le camp des ennemis. Le sieur de Bessac,
« arrivant pour la seconde fois, trouva que l'on commençoit à croire
« son premier avis, et que le maréchal de Villeroy se mettoit en devoir
« de poursuivre l'armée du prince de Vaudémont. Mais il étoit trop tard
« pour en tirer aucun avantage considérable. On voit, par ce détail, que
« le duc du Maine n'eût pas été excusable, s'il eût engagé l'affaire, non-
« seulement sans l'ordre, mais contre l'ordre exprès de son général. »

Page 320, note 1. Ajoutez : « En fait de pièces volantes, nous ne connaissons que la *Lettre au gazetier de Paris sur le siége de Namur*, par l'auteur du *Salut de l'Europe*, Cologne et Bruxelles, 1695, in-8º et in-12. Cette pièce conteste beaucoup les prodiges de valeur attribués aux assiégés et fait ressortir l'inutilité ridicule de l'armée de

Villeroy. Quant à la *Gazette d'Amsterdam*, voyez la précédente addition. »

Page 322, note 2. Ajoutez : « Mais Madame raconte ceci, dans une lettre de 1721 : « Je n'ai vu le Roi battre que deux hommes, et ils « l'avaient bien mérité : le premier était un valet, qui ne voulait pas le « laisser entrer au jardin, pendant une fête donnée par le Roi ; il lui « appliqua deux bons coups. L'autre était un voleur que le Roi vit « fouiller dans la poche de M. de Villars : le Roi était à cheval ; il courut « sur le voleur et le frappa rudement avec sa canne. Le voleur cria : « Au meurtre ! on m'assomme ! » Cela nous fit rire tous, et le Roi aussi « en rit.... » (*Correspondance*, trad. Brunet, tome II, p. 345.) Ce sont là deux faits bons à rapprocher du récit de Saint-Simon, et qui le rendent plus vraisemblable. »

Page 325, dernière ligne des notes. Ajoutez : « Saint-Simon reviendra bientôt, en 1696, sur les Morstein, et particulièrement sur le mariage du fils avec Mlle de Chevreuse. (Tome I, éd. de 1873, p. 381.) »

Page 326, note 4. En 1691, Luxembourg avait refusé de bombarder Bruxelles, et Vauban avait secondé ce refus, l'un et l'autre trouvant que ce serait une consommation inutile de munitions et « un très-mauvais moyen de se concilier le cœur des peuples. » (Rousset, *Histoire de Louvois*, tome IV, p. 476-477.)

Page 329, note 1, ligne 5. Au lieu de *capitaine de sa cavalerie*, lisez : *général de sa cavalerie*.

Page 341, ligne 18. La pièce suivante, qui a figuré récemment dans une vente d'autographes (Catalogue Veydt, n° 181), prouve que Saint-Simon, ici et ailleurs (tome X, p. 282), n'a pas exagéré le crédit absolu dont jouissait M. de Beauvillier quand le Roi le chargea de former la maison de ses petits-fils. Nous conservons exactement l'orthographe du duc.

« Si i'ay bien compris ce que le Roy m'a dit, son intention est de faire expedier a M. l'abbé de Fennelon des provisions de precepteur de M. le duc de Berry ;

« a Mrs de Denonville et de Saumery, des provisions de soubs gouverneurs ;

« a M. l'abbé de Fleury, de soubs precepteur ;

« et a moy, de gouverneur,

« semblables a celles qui ont esté expeddies pour M. le duc d'Anjou, et touttes avec la mesme clause d'exemption de nouveau serment.

« Il y aura aussy a expedier un brevet a M. l'abbé de Langeron, de lecteur de M. le duc de Berry.

« Il n'y aura aucun nouveaux appointements, de mesme qu'on n'en a pas donné a ceux qui, estant desia aupres de M. le duc de Bourgogne, eurent de nouvelles provisions pour servir aupres de M. le duc d'Anjou.

« Outre cela il y aura des provisions[1] a expedier a M. le marquis de Razilly, lieutenant de roy de Touraine, pour estre soubs gouver-

1. Ici est biffé le mot *pres*.

ADDITIONS ET CORRECTIONS.

neur de M. le duc de Bourgogne, M. le duc d'Anjou et M. le duc de Berry;

« des provisions de soubs precepteur de mesme pour les trois princes a M. l'abbé de Beaumont,

« et un brevet de lecteur aussy pour les trois a M. l'abbé Catelan.

« Il y a aussy des provisions de gentilhommes de la manche de M. le duc de Berry seülement a expedier a M. de Solleysel, gentilhomme ordinaire du roy, et a M. de Vassan, capitaine dans le regiment du Roy.

« le duc de BEA[UVILLIER][1]. »

Page 358, ligne 7. Ajoutez cette note : « Voyez, dans le ms. Fr. 6919, fol. 173, la lettre du Roi (22 juin 1680) annonçant la nomination de M. de Noailles au siége de Châlons. »

Page 359, note 3. Ajoutez : « C'est à Châlons que le livre du P. Quesnel avait vu le jour, imprimé pour la première fois par les ordres de l'évêque Vialard. (*Mémoires de Mathieu Marais*, tome I, p. 437.) »

Page 364, note 2. Ajoutez : « Dans un récent article de la *Revue des Deux Mondes* (15 novembre 1878, p. 387-388), M. Saint-René Taillandier a fait connaître les relations de l'évêque avec Boursault, qui lui adressait, pour distraire sa solitude et ses souffrances, des recueils d'*ana* ou des gazettes fort gauloises. »

Page 370, ligne 8. Ajoutez cette note : « Le mot employé par Saint-Simon n'a rien d'exagéré, car Madame dit, quelques années plus tard : « L'ivrognerie n'est que trop à la mode parmi les jeunes femmes. » (*Correspondance*, traduite par Brunet, tome I, p. 75.) »

Page 371, note 1. Ajoutez : « Voyez aussi la *Correspondance de Madame* (éd. Brunet), avec les notes de l'éditeur, tome I, p. 101, 207, 212-213, et les *Lettres historiques et galantes*, tome I, p. 11. « Madame « la Duchesse, » est-il dit dans ce dernier ouvrage, « ne connoît de « plaisirs qu'à table; le vin est son hypocrène, et, quand elle a un peu « trinqué, elle fait les plus jolis vers du monde, et n'épargne ni le « Roi, son cher papa, ni le petit duc, son mari, ni qui que ce soit « au monde.... » Un certain nombre de chansons attribuées à Madame la Duchesse se trouvent dans le même recueil des *Lettres historiques* (tome I, p. 208-211), notamment celles qui ont trait à la liaison de la princesse de Conti avec Sassenage et à son goût pour la bouteille. »

Page 372, note 5. Ajoutez : « Nous trouvons encore l'emploi suivant dans un mémoire de Desmaretz sur les billets de monnaie : « On a pro-« posé de faire des billets de sommes rompues, comme de 250, 260 « livres, et autres au-dessus. »

Page 392, fin de l'Addition 87. Nous eussions dû placer là une autre Addition, qui fait double emploi avec la fin du n° 87 :

---

1. Signature commencée et effacée.

87 bis. *Le marquis d'Humières.*

15 mai 1684. — Le marquis d'Humières étoit fils unique du maréchal de Crevant, dont le grand-père avoit quitté le nom et les armes en épousant l'héritière de la maison d'Humières, car son frère, qui n'étoit point marié, mourut tôt après. Le maréchal portoit écartelé de Crevant. Le marquis d'Humières n'étoit point marié. On lui avoit prédit qu'il seroit tué là [1] ; il le dit, et n'en douta point. Il a une épitaphe à la muraille du chœur de l'abbaye des bénédictins de Saint-Corncille de Compiègne, où il est dit qu'un Potier, échevin de la ville, dont le maréchal, et son fils en survivance, étoit gouverneur, avoit pris soin de ses obsèques. MM. de Gesvres s'en seroient bien passés.

Page 466, lignes 24-25. Au lieu de : *qu'elle aurait avantage,* lisez : *qu'elle aurait l'avantage.*

1. Au siége de Luxembourg.

TABLES

I

TABLE DES SOMMAIRES

QUI SONT EN MARGE DU MANUSCRIT AUTOGRAPHE

1693.

	Pages.
Origine de mon intime amitié avec le duc de Beauvillier jusqu'à sa mort	1
Louville	4
La Trappe et son réformateur, et mon intime liaison avec lui. Son origine	14
Procès de préséance de M. de Luxembourg contre seize pairs de France ses anciens	16
Branche de la maison de Luxembourg établie en France	20
M. de Luxembourg; sa branche et sa fortune	33
Ducs à brevet	38
Ruses de M. de Luxembourg	47
Novion, premier président	51
Harlay, premier président	53
Harlay auteur de la légitimation des doubles adultérins sans nommer la mère, source de sa faveur	55-56
Causes de sa partialité pour M. de Luxembourg	57
Situation des deux parties. Ducs de Chevreuse et de Bouillon en prétentions et à part	»
Talon, président à mortier	59
La Briffe, procureur général	61
Mesures de déférences de moi à M. de Luxembourg	64
Sommaire de la question formant le procès	65-66
Opposants à M. de Luxembourg	69

1694.

	Pages.
Conduite inique en faveur de M. de Luxembourg.	72
Mes lettres d'État.	77
Cavoye, et mes ménagements pour M. de Luxembourg mal reçus.	81
Éclat entre MM. de Richelieu et de Luxembourg, dont tout l'avantage demeure au premier	87
M. de Bouillon moqué par le premier président Harlay, et son repentir. Sa chimère d'ancienneté et celle de M. de Chevreuse.	91
Tentative échouée de la chimère d'Épernon.	92-93
Prétention de la première ancienneté de Vendôme désistée en même temps que formée, d'où naît le rang intermédiaire des bâtards.	101
Ruse, adresse, intérêt, succès du premier président Harlay, et sa maligne formation de ce rang intermédiaire.	104
Déclaration du Roi pour le rang intermédiaire.	107
Harlay obtient parole du Roi d'être chancelier.	»
Princes du sang priés de la bouche du Roi de se trouver à l'enregistrement et à l'exécution de sa déclaration, et les pairs, de sa part, par une lettre à chacun de l'archevêque-duc de Reims.	108-109
Monsieur le Duc et M. le prince de Conti mènent M. du Maine chez Messieurs du Parlement.	110
M. de Vendôme mené chez tous les pairs et chez Messieurs du Parlement par M. du Maine, et reçu comme lui au Parlement, sans presque aucun pair.	112
MM. du Maine et de Toulouse visités comme les princes du sang par les ambassadeurs.	113
Situation des opposants avec le premier président Harlay.	»
Duc de Chaulnes.	114
Il négocie l'assemblée de toutes les chambres avec le premier président Harlay, qui lui en donne sa parole, et qui lui en manque.	114-115
Rupture entière des opposants avec le premier président Harlay.	117-118
Harlay, premier président, récusé par les opposants.	122
Mort du dernier des Longuevilles.	123
Prince et princesse de Turenne.	126
Mariage du prince de Rohan.	129
Mme Cornuel.	»
Mariage du duc de Montfort.	130

TABLE DES SOMMAIRES.

	Pages.
Du duc de Villeroy.	131
De la Chastre.	132
Distribution des armées.	134
Beuvron et Matignon refusent le *Monseigneur* au maréchal de Choiseul, et le lui écrivent par ordre du Roi.	134-135
Le Roi me change de Flandres en Allemagne.	135
M. de Créquy chassé hors du Royaume, et pourquoi.	136
Mme du Roure exilée en Normandie.	137-138
Monseigneur préfère la Flandre au Rhin.	139
La Feuillée lui est donné pour son mentor.	»
Je vais à l'armée d'Allemagne.	141
Belle marche du maréchal de Lorge devant le prince Louis de Bade.	150
Bataille du Ter en Catalogne.	153
Palamos, Girone, Castelfollit pris; M. de Noailles fait vice-roi de Catalogne.	155
Bombardement aux côtes. Dieppe brûlé.	158-159
Belle et diligente marche de Monseigneur et de M. de Luxembourg du camp de Vignamont.	159-160
Préférence de l'avis de l'intendant à celui du général, qui coûte une irruption des ennemis en Alsace.	163
Les ennemis retirés au delà du Rhin.	169
Procédé entre les maréchaux de Lorge et de Joyeuse, raccommodé par les marquis d'Huxelles et de Vaubecourt.	170
Maréchal d'Humières, sa fortune et sa famille. Sa mort.	175
Maréchal de Boufflers gouverneur de Flandres et Lille. Maréchal de Lorge gouverneur de Lorraine. Duc du Maine grand maître de l'artillerie. Duc de Vendôme général des galères.	176-177
Tracasseries de Monsieur et des Princesses.	181
Aventure de Mme la princesse de Conti, fille du Roi, qui chasse de chez elle Mlle Choin. Disgrâce, exil, etc. de Clermont. Cabale en désarroi. Mlle Choin et Monseigneur.	183
Monsieur de Noyon de l'Académie françoise, étrangement moqué par l'abbé de Caumartin, qui en est perdu.	191-192
Grande action de Monsieur de Noyon sur l'abbé de Caumartin.	201
Dauphiné d'Auvergne et comté d'Auvergne, terres tout ordinaires. Folie du cardinal de Bouillon.	202
Changements chez Monsieur.	206
Directeurs et inspecteurs en titre.	209

	Pages.
Horrible trahison qui conserve Barcelone à l'Espagne pour perdre M. de Noailles..................	217
Établissement de la capitation.................	223
Comte de Toulouse reçu au Parlement et installé à la Table de marbre par Harlay, premier président..........	223-224
Procès de M. le prince de Conti contre Mme de Nemours pour les biens de Longueville..................	225
Un bâtard obscur du dernier comte de Soissons, prince du sang, comblé de biens par Mme de Nemours. Il prend le nom de prince de Neufchâtel et épouse la fille de M. de Luxembourg.......................	228

1695.

Mort de M. de Luxembourg..................	229
Maréchal de Villeroy capitaine des gardes et général de l'armée de Flandre.....................	236
Opposition à la réception au Parlement du duc de Montmorency, qui prend le nom de duc de Luxembourg.....	236-237
Qualité de premier baron de France, fausse et insidieuse, que les opposants ont fait rayer au maréchal duc de Luxembourg........................	237-238
M. d'Elbeuf.........................	245
Roquelaure insulté par MM. de Vendôme...........	246
Mort de la princesse d'Orange, dont le Roi défend le deuil aux parents.........................	250
Catastrophe de Königsmarck et de la duchesse d'Hanovre...	251
Échange forcé des gouvernements de Guyenne et de Bretagne.	253-254
M. d'Elbeuf à l'adoration de la Croix après MM. de Vendôme.	259
Origine de mon amitié particulière avec la duchesse de Bracciano, depuis dite princesse des Ursins............	260
Phélypeaux, fils et survivancier de Pontchartrain........	261
Origine de ma liaison avec lui.................	»
Maréchal et maréchale de Lorge................	262
Famille du maréchal de Lorge. Mon mariage.........	265-266
Trahison inutile de Phélypeaux.................	270
Mariage de ma belle-sœur avec le duc de Lauzun.......	276
Mort de la marquise de Saint-Simon et de sa nièce la duchesse d'Uzès.........................	280
De la Fontaine, de Mignard..................	281

TABLE DES SOMMAIRES.

	Pages.
De Barbançon	282
Échange de Meudon et de Choisy, avec un grand retour	283
Distribution des armées	285
Profonde adresse de M. de Noailles qui le remet mieux que jamais avec le Roi, en portant M. de Vendôme à la tête des armées	»
Maladie du maréchal de Lorge delà le Rhin. Attachement de son armée pour lui	292
Maréchal et maréchale de Lorge à Landau, et le maréchal de Joyeuse fort près des ennemis	296-297
Situation des armées	299
Maréchal de Joyeuse repasse le Rhin	303
Traité de Casal	309
Bombardement aux côtes. Succès à la mer	310
Siége de Namur par le prince d'Orange. Le maréchal de Boufflers s'y jette	311
Vaudémont et son armée échappés au plus grand danger	315
Maréchal de Villeroy habile et heureux courtisan	318
La Vienne, premier valet de chambre. Sa fortune	320
Le Roi, outré d'ailleurs, rompt sa canne, à Marly, sur un bas valet du serdeau	321-322
Reddition de la ville de Namur	324
Deynze et Dixmude pris. Bruxelles fort bombardé	326
Reddition du château de Namur	327
Guiscard chevalier de l'Ordre	331
Maréchal de Boufflers duc vérifié	332
Maréchal de Lorge, de retour à son armée, tombe en apoplexie	334
Bryas, archevêque de Cambray. Sa mort	337
Abbé de Fénelon	338
Mme Guyon	340
Fénelon précepteur des enfants de France	342
Fénelon archevêque de Cambray	343
Boucherat, chancelier, ferme sa porte aux carrosses même des évêques	347
Harlay, archevêque de Paris. Dégoûts de ses dernières années	348
Sa mort	352
Sa dépouille	353
Coislin, évêque d'Orléans, nommé au cardinalat	354

TABLE DES SOMMAIRES.

Pages.

Noailles, évêque-comte de Châlons, archevêque de Paris, et son frère évêque-comte de Châlons. 358
Régularisation de la Trappe. 361
Évêque-duc de Langres. 364
Gordes. Sa mort 365
Abbé de Tonnerre évêque-duc de Langres. Sa modestie . . . 366
M. le maréchal de Lorge ne sert plus. 367
Forte picoterie des Princesses 368

II

TABLE ALPHABÉTIQUE

DES NOMS PROPRES

ET DES MOTS OU LOCUTIONS ANNOTÉS DANS LES *MÉMOIRES*

N. B. Nous donnons en italique l'orthographe de Saint-Simon, lorsqu'elle
diffère de celle que nous avons adoptée.
Le chiffre de la page où se trouve la note principale relative à chaque mot
est marqué d'un astérisque.
L'indication (Add.) renvoie aux Additions et Corrections.

A

ABBAYE-AUX-BOIS (le monastère de l'), 19, *32.
ACADÉMIE FRANÇAISE (l'), 192, *193, 195, 199.
Accroché (un procès), *242.
ADELMANN (le P.), *141, 142. — *Adelman.*
Affaire (un), *198.
AILLY (Ch. d'Albert d'). Voyez CHAULNES (le duc de).
AIX-LA-CHAPELLE (la ville d'), 243 (*Add.).
ALBERGOTTI (le comte), 64, 230.
ALBERT (L.-J., comte d'), *313, 314.
ALBERT. Voyez BRANTES, CHAULNES, CHEVREUSE, LUXEMBOURG, LUYNES, MONTFORT, PINEY.
ALBRET (Em.-Th. de la Tour, duc d'), puis de Bouillon, *128, 129.
ALBRET (le duché d'), *61, 91.
ALÈGRE (le marquis d'), *169.

ALENÇON (Élisabeth d'Orléans, dite Mademoiselle d'), *96.
ALLEMAGNE (l'), 134, 135, 139, 161, 185, 243.
ALSACE (l'), 142, 163, 165, 166, 335.
Ambassadeurs (visites des), 113 (Add.).
AMBOISE (Georges d'), seigneur d'Aubijoux et de Casaubon, *23.
AMBOISE. Voyez BUSSY D'AMBOISE.
ANCRE (le maréchal d'), *30. — *Encre.*
ANGLETERRE (le roi d'). Voyez JACQUES II, et ORANGE (le prince d').
ANGLETERRE (la reine d'). Voyez ESTE (M.-B.-É. d'), et ORANGE (la princesse d').
ANGLETERRE (l'), 250-252, 276, 293, 330.
ANGLURE DE BOURLÉMONT (G.-Sch.

d'), *213. Voyez CHAMARANDE (Mme de).
ANGOULÊME (M.-H. de la Guiche, duchesse d'), 34.
ANGOUMOIS (l'), 23.
ANJOU (Ph. de France, duc d'), 2, *4, 341.
ANNE D'AUTRICHE (la reine), 156, 358.
Apprendre quelqu'un demander, *290.
ARCY (le marquis d'), 205, 206.
ARGENTEUIL (Fr. le Bascle d'), *298.
ARGENTHAL (la ville d'), *167. — *Arienthal*.
ARGOUGES (Fr. d'), *85, 86.
ARMAGNAC (C. de Neufville-Villeroy, comtesse d'), 248, *249.
ARMAGNAC (Charlotte de Lorraine d'), *260 (Add.).
ARPAJON (la duchesse d'), *136, 275.
ARPAJON (le marquis d'), *146.
Arrêt, au sens d'arrestation, *331.
ARTAGNAN (P. de Montesquiou d'), 215, 318.
ARTOIS (l'), 16.
Assemblée des chambres, *72.
ATHLONE (le comte d'), 161, 311.
AUBIJOUX (le seigneur d'). Voyez AMBOISE (Georges d').
AUBRAC (la domerie d'), *361.
AUBRY (Antoine), *70, 71, 122. — *Aubri*, 122.
Audiences (heure matinale des), *50.
AUMALE (Cl. de Lorraine, duc d'), *25.
AUMALE (Ch. de Lorraine, duc d'), *25.
AUMALE (Claude de Lorraine, chevalier d'), *25.
AUMALE. Voyez LORRAINE-AUMALE.
Aumônier, adjectif, *338.
AUMONT (le duc d'), *140, 207.
AUMONT. Voyez HUMIÈRES (le duc d').

AUNEUIL (N. de Frémont d'), *273, 274.
AUNIS (l'), 140.
AUVERGNE (le comte d'), 203, 209, 210.
AUVERGNE (comté, dauphiné et province d'), *202, 203.
AVERNE (le comte d'), *148, 149, 298.

B

BADE (le prince Louis de), 150, 165, 166, 292, 294, 295, 298-300, 303, 305, 334.
Baguette (commander à), *48.
Baigneur (la profession de), *320.
BAR (J. de), comtesse de Saint-Pol, *20.
BARBANÇON (Fr. du Prat de Nantouillet, comte de), *282, 283.
BARBEZIÈRES (le marquis de), *147, 300, 301, 307. — *Barbesières*.
BARBEZIEUX (le marquis de), 131, 163, 217-222, 283, 285, 287, 289, 291, 295.
BARCELONE (la ville de), *158, 217, 218, 221, 285. — *Barcelonne*.
BARTILLAT (N. Jehannot de), *313.
BASSOMPIERRE (le maréchal de), 175.
Bastant, *158.
BASTILLE (la), 44.
Bâton des capitaines des gardes (le), *367.
BAVIÈRE (l'électeur de), 311, 324, 327, 328, 331, 333.
BAVIÈRE (Sophie, duchesse de), *251, 252.
BAVILLE (N. de Lamoignon de), *223. — *Basville*.
BEAUVILLIER (le duc de), 2-5, 6 (Add.)-13, 47, 58, 89, 90, 135, 256, 259, 272, 341 (Add.)-343, 435.
BEAUVILLIER (H.-L. Colbert, du-

TABLE ALPHABÉTIQUE.

chesse de), *3, 5, 6, 10-12, 47, 272, 342, 344, 345.
Beauvillier (Mlles de), 3, 5, *6 (Add.)-12.
Beauvillier (l'hôtel de), *342.
Béchameil (Louis), *203.
Belle (attendre sa), *50.
Bellièvre (J.-M. de). Voyez Harlay (Mme de).
Bénédictines (couvents de), *6, *267.
Bentinck, 330. Voyez Portland (le comte de). — *Benting*.
Béon (B. de), seigneur du Massez, *23.
Béon (Ch. de), marquis de Bouteville, *24.
Beringhen (le marquis de), 211.
Bernard (saint), *362.
Besançon (la ville de), 211.
Béthune (Maximilien de), 17. Voyez Sully (le duc de).
Béthune (M. Foucquet, duchesse de), *345.
Beuvron (P. d'Harcourt, marquis de), *34.
Beuvron (François II d'Harcourt, marquis de), *34.
Beuvron (Fr. III d'Harcourt, marquis de), *34, 134, 159.
Beuvron (Gilonne de Matignon, marquise de), *34.
Bezons (le comte de), *215. — *Besons*.
Bignon (Jérôme), *85, 86, 269, 270.
Bignon (S. Phélypeaux, femme de Jérôme), *270.
Birkenfeld (le prince de), *143, 144, 171.
Biron (Charles de Gontaut, duc et maréchal de), *14.
Bissy (le marquis de), 144, *171.
Blois (les États de), 95.
Bochart de Saron (J.), *73. — *Bochard*.
Bohême (Frédéric V de Bavière, roi de), *252.

Bonhomme, *70 (Add.).
Bonnet (donner le), *106.
Bordes (Ph. d'Espocy des), *143, 151, 297. — *Desbordes*.
Bossuet (J.-B.), évêque de Meaux, *179, 346, 353.
Boucherat (le chancelier), *85, 108, 241, 244, 325, 347.
Boucherat (Anne-Marie-Françoise), *85. Voyez Harlay-Bonneuil (Mme de).
Boufflers (le maréchal de), 134, 160, 179, 180, 311-313, 324, 327-331, 333, 334.
Bouillon (Robert IV de la Marck, duc de), maréchal de France, *22.
Bouillon (H. de la Tour, duc de), maréchal de France, *126.
Bouillon (G.-Fr.-M. de la Tour d'Auvergne, duc de), *18, 61, 63, 69, 91, 92, 126, 128, 129, 203, 250.
Bouillon (M.-A. Mancini, duchesse de), 44, 128, 129.
Bouillon (le cardinal de), 126, 202-205, 250, 355.
Bouillon (Fr.-J. de la Tour, chevalier de), *128 (Add.), 129.
Boulaye (le château de la), *111.
Boulogne-sur-Mer (la ville de), 140.
Bourbon (Antoine de). Voyez Navarre, et Vendôme.
Bourbon-Soissons (Louise de). Voyez Longueville (la duchesse de).
Bourbon-Soissons (Marie de). Voyez Carignan (la princesse de).
Bourbon-Soissons. Voyez Nemours, et Soissons.
Bourg (le comte du), *211, 215, 300.
Bourges (l'archevêque de). Voyez Gesvres (Léon Potier de).
Bourgogne (le duc de), 8, 341, 345.
Bourgogne (la comté de), *211.

BOURDALOUE (le P.), 231, *232, 234.
BOURLÉMONT (N. d'Anglure, comte de), *213. — *Bourlaymont.*
BOUTEVILLE (Fr. de Montmorency-), *33-35.
BOUTEVILLE (Él.-Ang. de Vienne, dame de), *35.
BOUTEVILLE (Fr.-H. de Montmorency, comte de). Voyez LUXEMBOURG (le maréchal de).
BOUTEVILLE (M.-Ch.-B.-Th. de Clermont, comtesse de). Voyez LUXEMBOURG (la maréchale de).
BOUTEVILLE (Élisabeth-Angélique de). Voyez CHATILLON (la duchesse de), et MECKELBOURG (la princesse de).
BOUTEVILLE (Marie-Louise de), 35. Voyez VALENÇAY (la marquise de).
BOUTEVILLE (le bourg de), *24. — *Boutteville.*
BRACCIANO (Flavio Ursini, duc de), *260.
BRACCIANO (la duchesse de), plus tard princesse des Ursins, *260, 261, 270, 271, 274.
BRANCAS (M. de Brancas, duchesse de Villars-), *339.
BRANTES (Marie-Léon d'Albert, seigneur de), 19, *29. Voyez LUXEMBOURG (le duc de).
BREDA (la ville de), 333.
BRETAGNE (la), 17, 23, 119, 120, 140, 200, 254-257, 259, 310.
BRETESCHE (le marquis de la), *172-174, 303, 305-307.
BRETONCELLES (L.-Fr. le Conte de Nonant de), *169.
Brevets de retenue, *105.
BRIENNE (Antoine de Luxembourg, comte de), *21.
BRIENNE (Charles de Luxembourg, comte de), *21.
BRIENNE (Antoine II de Luxembourg, comte de), *21.

BRIENNE (Jean de Luxembourg, comte de), 21, *22.
BRIENNE (Guillemette de la Marck, comtesse de), *22.
BRIENNE (Charles II de Luxembourg, comte, puis duc de), †22, 23, 96.
BRIENNE (A. de Nogaret de la Valette, duchesse de), *22, 94, 96.
BRIFFE (P.-A. de la), *53, 61-63, 104.
Briguer quelqu'un, *99.
BRISACIER (J.-Ch. de), *359, 360.
BRISSAC (H.-A. de Cossé, duc de), 17, 70, 241.
BRISSAC (É. de Verthamon, duchesse de), *73, 270.
BRISSAC (le château de), 70.
BRUCHSAL (la ville de), *292. — *Bruchsall.*
BRUXELLES (la ville de), 33, 326 (Add.).
BRYAS (J.-Th. de), archevêque de Cambray, *337, 338. — *Brias.*
BURY (Fr. de Rostaing, comte de), *183.
BURY (A.-M. d'Urre d'Aiguebonne, comtesse de), *183, 190, 191. — *Buri,* 191.
BUSSY D'AMBOISE (H. de Clermont-Gallerande, baron de), *33.
BUZAY (l'abbaye de), *200. — *Busay.*

C

Cabinet, meuble, *78.
CAFFARO (le P.), *179.
CAHORS (l'évêque de), 358. Voyez NOAILLES (L.-A. de).
Calèche, *102 (Add.).
CAMBOUT (Jacques, marquis du), *246.
CAMBRAY (la ville et l'archevêché de), 145, *337, 343-346. Voyez BRYAS, et FÉNELON.

TABLE ALPHABÉTIQUE. 523

Camouflets, *61.
CANDALLE (H. de Nogaret de la Valette, comte de), *93. — Candale.
CANDALLE (L.-Ch.-G. de Nogaret de Foix, duc de), *93.
CAPUCINS de Philipsbourg (les), *144, 151, 300.
Caracole (faire la), *150.
CARETTI, l'empirique, *231.
CARIGNAN (Louise de Bourbon-Soissons, princesse de), *124.
CARIGNAN (Marie de Bourbon-Soissons, princesse de), *225.
CARMÉLITES (le grand couvent des), *94, *181.
Carrosse (le droit d'entrer en), *197, 347.
CASAL (la ville de), 159, *309, 310 (Add.).
CASAUBON (le seigneur de). Voyez AMBOISE.
CASTEL-FOLLIT (la forteresse de), *157, 158. — Castelfolit.
CASTELNAUDARY (la bataille de), 88.
CATALOGNE (la), 153, 154, 157, 216, 217, 221, 287, 289.
CATINAT (le maréchal), 73, 134, 159, 185, 287.
CATINAT (René), *73.
CAUMARTIN (L.-U. Lefèvre de), *194, 201.
CAUMARTIN (l'abbé de), *193-196 (Add.), 200-202 (Add.).
CAUMONT (J.-Nompar de). Voyez FORCE (le duc de la).
CAVOYE (le marquis de), *60, 81-84.
CAVOYE (M. de Lort de Sérignan, dame de), *81.
CAYEUX (le comte de), *206.
CHAISE (le P. de la), 200, 243, 322, 348, 359, 360.
CHALMAZEL (le marquis de), *301, 302, 304. — Charmazel.

CHALONS (la ville de), 26, 156, 358, 360, 361. — Chaalons.
CHALONS (l'évêque de). Voyez NOAILLES (L.-A. de).
CHAMARANDE (C.-G. d'Ornaison, comte de), 211-213.
CHAMARANDE (L., comte de), 211-213.
CHAMARANDE (G.-Sch. d'Anglure de Bourlémont, comtesse de), *213.
CHAMBÉRY (le monastère de), 19.
Chambre impériale (la), *151.
CHAMILLY (N. Bouton, marquis de), *152, 307.
CHAMILLY (Fr. Bouton, comte de), *216.
Chancellerie (l'hôtel de la), *85.
CHANDENIER (le marquis de), *365.
Change (prendre un), *239.
CHANTILLY (le château de), 135.
Chapelle neuve (la) de Versailles, *12.
CHAPELLES (le comte des), *33, 35. — Chappelles.
CHARENTON (le pont de), *39.
CHARLEROY (la ville de), 47.
CHARLES 1er, roi d'Angleterre, *252.
CHARTOIGNE (Ph.-Fr. de), *216.
CHARTRES (le duc de), 205, 206, 255, 259, 285, 315, 333.
CHARTRES (la duchesse de), 133, 181-183, 188, 369, 370 (Add.), 372, 373.
CHARTRES (l'évêque de). Voyez GODET DES MARAIS.
CHASTE (Clermont de). Voyez CLERMONT-CHASTE (Fr.-A. de). — Chattes.
CHASTRE (le marquis de la), *132, 151.
CHASTRE (la marquise de la), 132, *133.
CHASTRE (L.-A.-Th. de la). Voyez HUMIÈRES (la maréchale d').
CHATEAU-THIERRY (le duché de), *61, 91. — Chasteauthierry.

TABLE ALPHABÉTIQUE.

Chatelet (le marquis du), *149. — *Chastelet.*
Chatillon (le maréchal de), *38. — *Chastillon.*
Chatillon (Gaspard IV de Coligny, duc de), *38, 39.
Chatillon (la duchesse de), puis de Meckelbourg, 35, *36, 38-40, 370.
Chatillon (Cl.-Elzéar, comte de), *206.
Chatillon (A.-H., marquis de), *206, 207.
Chatillon (M.-R. de Brouilly de Piennes, marquise de), *207.
Chatillon-sur-Loing (la ville de), *39. — *Chastillon sur Loin.*
Chaulieu (l'abbé de), *101 (Add.), 102.
Chaulnes (H. d'Albert de Cadenet, duc de), *30.
Chaulnes (Ch. d'Albert d'Ailly, duc de), *17, 62, 63, 70, 71, 75, 84, 92, 101, 114-121, 140, 237-241, 251-258.
Chaulnes (la duchesse de), 256, 257.
Chaulnes (l'hôtel de), *257.
Chausse-pied, *40.
Chazeron (le marquis de), *154.
Cheminée (arrêt rendu sous la), *68.
Chevreuse (Ch.-H. d'Albert, duc de), *17, 47, 57, 58, 61, 63, 69, 89, 90, 92, 111, 130, 133, 233, 242, 255, 256, 269, 272, 313, 325, 326, 342, 343.
Chevreuse (J.-M. Colbert, duchesse de), 47 (*Add.), 242, 256, 272, 342, 344.
Chevreuse (Mlle de). Voyez Montmorency-Luxembourg (la duchesse de).
Chevreuse (le duché de), *58, 92.
Chevreuse (l'hôtel de), *342.
Choin (Mlle de), *183, 184, 187-191, 369.

Choiseul (le maréchal de), 134, 159.
Choisy-le-Roi (le château de), 249, 283, 284.
Clermont-Chaste (F.-A., chevalier de), *186-190, 370.
Clermont-Gallerande (H. de). Voyez Bussy d'Amboise.
Clermont-Tonnerre (Ch.-H. de), 19, *30, 31, 40, 67.
Clermont-Tonnerre (Fr. de), évêque de Noyon, 31, 191-196 (Add.), 197-201 (Add.), 202, 208, 353, 366.
Clermont-Tonnerre. Voyez Tonnerre.
Coignet (Denis), *273.
Coigny (le comte de), *215.
Coigny (M.-Fr. de Matignon, comtesse de), *215.
Coislin (le duc de), 356.
Coislin (le cardinal de), *354-357, 367.
Colbert (J.-B.), ministre, 263.
Colbert (la maison de), 132.
Combler des merveilles, *284.
Commendataire, *362.
Commissaires (petits), *72.
Compiègne (la ville de), 135, 176.
Condé (le grand). Voyez Prince (Louis II de Bourbon, dit Monsieur le).
Condé (Ch.-M. de Montmorency, princesse douairière de), 37, 39 (Add.), 280.
Condé (la branche de Bourbon-), *226.
Condé (l'hôtel de), 110.
Condroz (la porte du), *312. — *Condros.*
Conflans-l'Archevêque (le château de), *351, 352.
Conflans-sur-Marne (le couvent de), *267.
Coni (la ville de), *211. — *Conni.*
Conseil de dépêches (le), *77, 82.

TABLE ALPHABÉTIQUE. 525

Conseil des finances (le), *3.
Conseil privé (le), 76, *348.
Conseil (le Grand). Voyez Grand Conseil (le).
Constamment, *75.
CONTI (A. de Bourbon, prince de), 39, 124, 125.
CONTI (la princesse douairière de), 133, 134, 181-184, 186-191, 369-373.
CONTI (Fr.-L. de Bourbon, prince de), 47, 108, 110, 125, 185, 187, 190, 212, 225-227, 230, 232 (Add.), 246, 285, 288, 315, 333.
Contradictoire (un), *68.
Cordon rouge (le), *332.
CORNUEL (Mme), *129 (Add.), 130. — *Cornüel*.
COSNAC (Mlle de), *260, 274.
COSSÉ (H.-A. de). Voyez BRISSAC (le duc de).
Couleuvres (être nourri de), *210.
Coupeurs au lansquenet, *248.
COUR (P. de la), *295.
COURS-LA-REINE (le), *279.
COUTURE (l'abbaye de la), au Mans, *227. — *Cousture*.
Couvert (le petit), *258.
CRÉCY (le comte de), *242, 243, 245.
CREIL DE SOISY (J. de), *86. — *Creil de Choisy*.
CRENAN (le marquis de), *309.
CRÉQUY (J.-Fr.-P. de Bonne de). Voyez LESDIGUIÈRES (le duc de).
CRÉQUY (Fr.-J., marquis de), 137.

D

DAMOND (Michel), *268. — *Damon*.
DAMOND (Mme), *268, 269.
DAMOND (Claude), prieure, *267.
DAMVILLE (le duché de), 110, *223.
DANEMARK (A. Stuart, princesse de), *251. — *Dannemarck*.

DANGEAU (le marquis de), 130, 192.
DANGEAU (A.-Fr. Morin, marquise de), *130.
DANGEAU (Mlle de), *130.
Dauphin (le régiment des dragons-), *314.
Dauphine (Madame la), 9, 136, 142, 211, 213.
DAUPHINÉ (le), 190.
Débander un corps, *304.
Décideur, *248.
Décret (vente par), *14.
Démêlé (un visage), *355.
Dénombrement féodal, *119.
Dépêches (le conseil de). Voyez Conseil.
Dépiquer, *338.
Déplorée (une affaire), *76.
Deuil de cour, *250 (Add.).
DEUX-PONTS (la ville des), *170.
Devant, auparavant, *366.
DEYNZE (la ville de), *311, 326, 330, 331, 332. — *Deinse*.
DEZONDES (N....), *305.
DIEPPE (la ville de), 159, 310.
DIJCKWELDT (Éverard de Weede de), *330. — *Dyckweldt*.
DINANT (la ville de), 314.
Directeurs généraux des troupes, 209-216.
DIXMUDE (la ville de), *311, 326, 330-332.
DONGOIS (Nicolas), *237.
Dont, latinisme, *178.
DORIEU (Ch.-H.), *78.
Dots données aux filles de ministres, *8.
DOUJAT (Jean), *104.
Duc (Monsieur le), Louis III de Bourbon-Condé, 47, 108, 110, 212, 285, 315, 333.
Duchesse (Madame la), 134, 181, 183, 188, 369-371 (Add.), 372, 373.
Ducs à brevet, *22, 23.
Ducs et pairs, *26. Voyez Pairies.

Ducs vérifiés, *177.
Duras (les deux frères de), *57. Voyez Duras, et Lorge.
Duras (le maréchal de), 57, 214, 250, 264, 265, 277.
Duras (J.-H. de Durfort, comte de), *294.
Durckheim (la ville de), *166, 167.

E

Ebernbourg (la ville d'), *172, 174. — *Ebrebourg*, 172.
Échappatoire, *182.
Échelle (C.-M. de l'), *345.
Écossaise (la compagnie) des gardes du corps, *365.
Écosse (l'), 252.
Écumer, *184.
Écuyers du Roi (les), *145.
Égueulée (une), *80.
Elbeuf (Ch. III de Lorraine, duc d'), *101-103.
Elbeuf (H. de Lorraine, duc d'), 16, 69, 101-104, 111, 237, 238, 245, 259, 323.
Empereur d'Allemagne (l'), 243.
Empire germanique (l'), 151, 152, 244.
Épernon (B. de Nogaret de la Valette, duc d'), *93.
Épernon (J.-L. de Nogaret, duc d'), *22, 92-96.
Épernon (Mlle d'), carmélite, *93, 94.
Épernon (le prétendu duc et la prétendue duchesse d'). Voyez Rouillac.
Épernon (le duché-pairie d'), 94.
Épernon (la terre d'), *97. — *Espernon*.
Eppingen (la ville d'), *292.
Érard (Claude), *269.
Escalone (le duc d'), *153. Voyez Villena (le marquis de).

Esclainvilliers (Ch.-T. d'), *162, 163.
Espagne (l'), 39, 217, 221, 293.
Espierres (le camp d'), *160, 161.
Esseulé, *1.
Estang (N.... de l'), *329, 332.
Este (M.-B.-Él. d'), reine d'Angleterre, 133.
Estrées (le maréchal d'), 99, 100, 140.
Estrées (M.-M. Morin, maréchale d'), *130.
Estrées (le cardinal d'), *98-100.
Estrées (V.-M., comte d'), *99 (Add.), 100, 140.
État (lettres d'), *77.
État (ministres d'), *2.
États de payement, *8.
Étrangler une affaire, *50.
Eu (le comté-pairie d'), *110.
Évreux (la ville d'), 111.

F

Fagon (G.-C.), 231, 295.
Fauteuil à roues du Roi (le), *280.
Femelle (pairie), *19, *65, *66.
Fénelon (Fr. de Salignac de la Mothe-), archevêque de Cambray, *11, 179, 337-344.
Ferté-Arnauld ou Ferté-au-Vidame (la terre de la), *14, 15, 120.
Ferté-Senneterre (la duchesse de la), 80.
Ferté-Senneterre (Mlle de la). Voyez Mennetou (Mlle de).
Fertés (les), *14.
Feuillade (le duc de la), 148, 214.
Feuillée (le comte de la), *139, 140.
Filer doux, *248.
Fin de Salins (J. de la), *14.
Finances (le conseil des). Voyez Conseil.

TABLE ALPHABÉTIQUE. 527

Flandres (les), 35, 46, 123, 127, 134, 135, 139, 141, 142, 145, 159, 176, 179, 185, 215, 236, 242, 247, 310, 324.
Flatterie (une), *230.
Fleurus (la bataille de), *46.
Flonheim (la ville de), *166.
Foisel (Pierre), abbé, *363.
Fontaine (J. de la), *281.
Fontainebleau (le château de), 6, 29, 120, 161, 332.
Force (le duc de la), *18, 70, 71, 75, 111, 136, 138, 239.
Force (Mlle de la). Voyez Roure (la marquise du).
Forges-les-Eaux (la ville de), *159.
Fort-Louis (le), *143.
Fosseux (Cl. de Montmorency, baron de), *36.
Fourrage (quartier de), *336.
France (les enfants de), *2, *257, 341, 346.
Franche-Comté (la). Voyez Bourgogne (la comté de).
François Ier, 21, 38.
Frémont (Nicolas de), *262, 263 (Add.), 267, 278. — *Fremont*, sans particule.
Frémont (Mme de), *267, 277. — *Mme Fremont*, 267; *Mme de Fremont*, 277.
Frémont (Geneviève de), *262. Voyez Lorge (la maréchale de).
Frémont (la famille de), *265 (Add.).
Fronsac (le duc de). Voyez Richelieu (le duc de).
Fruit (le), au sens de dessert, *322.
Fürstenberg (le cardinal de), *355. — *Fürstemberg*.

G

Gaillard (le P.), *126, 352, 353.
Galanteries, présents, *274.

Gardes du corps (la première compagnie des), *365.
Gardes du corps (la salle des), à Versailles, 88, 89.
Gau-Böckelheim (le camp de), *162, 172, 175. — *Gaw-Bocklheim*.
Gaufre (être en), *300. — *Goffre*.
Gazettes d'Hollande (les). Voyez Hollande.
Gendarmerie (état de la), *146.
Genlis (M.-H. Brûlart de),*219-222.
Genlis (R. Brûlart, marquis de), *216, 220.
Germanicus (un), *47.
Gesvres (Louis Potier de), *27, 28.
Gesvres (René Potier, Ier duc de Tresmes et de), 19, *26, 27.
Gesvres (Léon Potier, duc de), *27, 50, 122, 123, 238, 240, 241, 347, 348.
Gesvres (Léon Potier de), archevêque de Bourges, *347, 348.
Gimsheim (le camp de), *153. — *Guinsheim*.
Girardin (Cl.-Fr. de), *168, 169.
Girone (la ville de), *156, 157. — *Gironne*.
Gobert (N....), *304, 305.
Godet des Marais (Paul), évêque de Chartres, *207.
Gordes (L.-M.-Arm. de Simiane de), évêque de Langres, *364 (Add.)-366.
Gordes (Fr. de Simiane, marquis de), *364, 365.
Gordes (Guillaume de Simiane, marquis de), *364, 365.
Gouttes d'Angleterre, *293.
Grand'chambre du Parlement (la), *60.
Grand (Monsieur le), Louis de Lorraine, grand écuyer, 102, 104, 247, 259, 365, 366.
Grand Conseil (le), *76 (Add.), 77, 85, 87.

GRANGE (Jacques de la), *163, 164, 167.
GRÈVE (la place de), à Paris, 20, 35, 44.
GRIGNAN (L.-Pr. Adhémar de Monteil, marquis de), *146.
GRIMALDI. Voyez MONACO, et VALENTINOIS.
GUÉMENÉ (le prince de), *16, 75, 101. Voy. MONTBAZON (le duc de).
GUICHE (Philibert de la), 34.
GUICHE (Marie-Christine de Noailles, duchesse de la), *345, 346.
GUICHE (M.-H. de la). Voyez ANGOULÊME (la duchesse d').
Guides (le capitaine des), *174.
GUILLAUME III, roi d'Angleterre. Voyez ORANGE (le prince d').
GUISCARD (le comte de), 312, 324, 328, 331-333.
GUISE (Charles de Lorraine, duc de), *95, 103.
GUISE (François-Joseph de Lorraine, duc de), 96.
GUISE (Henri Ier de Lorraine, duc de), *95.
GUISE (Henri II de Lorraine, duc de), *95.
GUISE (Louis-Joseph de Lorraine, duc de), *96.
GUISE (Élisabeth d'Orléans-Alençon, duchesse de), *96.
GUISE (Henriette-Catherine de Joyeuse, duchesse de), *95.
GUISE (Marie de Lorraine, dite Mlle de), *96.
GUYENNE (la), 96, 254, 255.
GUYON (Mme), *340, 341, 343-346.

H

HAGENBACH (la ville d'), *165, 167.
HAGUENAU (la ville d'), *141.
Hameçon, *240.
HANOVRE (G.-L., duc d'), *251-253.
HANOVRE (S.-D. de Brunswick-Zell, duchesse d'), *252, 253.
HARCOURT (Guy, marquis d'), *33, 34.
HARCOURT (Henri, marquis, plus tard maréchal et duc d'), 34, 64, 134, 311, 313.
HARCOURT. Voyez BEUVRON.
HARLAY (Achille Ier de), *53.
HARLAY (Achille II de), *53.
HARLAY (J.-M. de Bellièvre, dame de), *53.
HARLAY (Achille III de), premier président du Parlement, *48, 53-55, 57, 63, 72-75, 91, 104-108, 111, 114-123, 224, 238, 239, 241, 242.
HARLAY (Achille IV de), *118, 119.
HARLAY (A.-R.-L. du Louet, dame de), *119.
HARLAY-BONNEUIL (N.-A. de), *85, 86, 244, 245, 325.
HARLAY-BONNEUIL (A.-M.-Fr. Boucherat, dame de), *85, *241, 245.
HARLAY-CHAMPVALLON (Fr. de), archevêque, *197-200, 346, 348-352.
HARLUS (L., comte de), *145, 171, 298, 299, 305.
HARPE (la rue de la), à Paris, 75.
HAUTEFORT (le comte et le marquis d'), *178.
HEIDELBERG (la ville d'), 147, 305. — *Heydelberg*.
HEILBRONN (la ville d'), 139.
HENRI III, 25, 91.
HENRI IV, 91, 94, 101, 103, 105.
HÉRON (le marquis du), *302.
HESSE (Ch., prince de), *166.
HESSE (la), 298.
HOCKENHEIM, *300, 303. — *Hockenun, Hockenum* et *Hocknum*.
HOLLANDAIS (les), 244, 245, 329, 330.
HOLLANDE (les gazettes d'), *319, 320 (Add.), 321.

TABLE ALPHABÉTIQUE.

Hombourg (la ville de), *174.
Hongrie (la), 288.
Honte bue (avoir toute), *52.
Hornes (Ph.-M., comte de), *313.
— D'Horn.
Hostalrich (la ville d'), *158, 308.
— Ostalric.
Humières (le maréchal d'), 46, 175-180, 254.
Humières (la maréchale d'), *180, 181.
Humières (Mlles d'), *177. — Voyez Isenghien, Vassé, Surville.
Humières (A.-L.-J., duchesse d'), *177.
Humières (L.-Fr. d'Aumont, duc d'), *177.
Humières (H.-L., marquis d'), *177.
Hundsrück (le), 164, *165, 167, 170, 335. — Hondsrück, 165.
Huxelles (N., marquis d'), *171, 211.
Huy (la ville d'), 332.

Jargonner, *200.
Jésuites (les), 125, 152, 338, 359, 360.
Joly de Fleury (J.-Fr.), *73.
Joly de Fleury (M. Talon, dame), *73.
Jouvenel des Ursins (Christophe), *24.
Joyeuse (Anne, duc de), *25, *94.
Joyeuse (Henri, duc de), 94, *95.
Joyeuse (L. de Lorraine, duc de), *95.
Joyeuse (C. de Nogaret de la Valette, duchesse de), *94-96.
Joyeuse (H.-C. de), duchesse de Montpensier, puis duchesse de Guise, *95.
Joyeuse (le maréchal de), 134, 141, 144, 148, 150, 151, 153, 165, 167, 169-172, 294, 297, 299, 300, 303-306, 308, 334-336.
Joyeux (M. Thomassin, dit), *138.
— Joyeu.

I

Île-de-France (l'), *238. — Isle de France.
Innocent XI, pape, *358, 363.
Inspecteurs des troupes, 209-216.
Intendants près les armées, *163.
Irlande (l'), 168.
Isenghien (le prince d'), *178.
Isenghien (M.-Th. de Crevant d'Humières, princesse d'), *178. — Isengheim.
Italie (l'), 159, 216, 232, 246, 309.

J

Jacques Ier, roi d'Écosse, puis d'Angleterre, *252.
Jacques II, roi d'Angleterre, 133, 250-252, 276.
Jansénistes (les), 338, 339.

K

Kenoque (le fort de la), *311.
Kerman (L. de Plusquellec, comte de), 23.
Kerman (la comtesse de), *23.
Ketsch (la ville de), *297, 302-304.
Kissloch (le bourg de), *298. — Kisloch.
Königsmarck (Ph.-Ch., comte de), *252, 253.
Kreuznach (la ville de), *164. — Creutznach.

L

Ladre, *88.
Laisse (mener en), *355. — Lesse.
Lamoignon (Ch.-Fr. de), *269.

TABLE ALPHABÉTIQUE.

Landau (la ville de), *144, 165, 167, 295, 296, 308, 334. — *Landaw.*
Langres (l'évêque de), *364-367.
Languedoc (le), 137, 142, 223.
Larrey (L. Lenet, marquis de), *216. — *Larré.*
Lautrec (Fr., comte de), *146.
Lauzun (le duc de), 27, 276-280.
Lauzun (la duchesse de), 279, 280. Voyez Quintin (Mlle de).
Laval (le marquis et la marquise de), 356.
Lavardin (H.-Ch. de Beaumanoir, marquis de), *133, 183.
Lavardin (M.-R. de Rostaing, marquise de), *183.
Lavardin (Fr.-P.-Ch. d'Albert de Luynes, marquise de), *133.
Lavardin (A.-Ch. de Beaumanoir-), dite Mlle de Malicorne. Voyez Chastre (la marquise de).
Lehn (l'église de), *299.
Lesdiguières (J.-Fr.-P. de Bonne de Créquy, duc de), *17, 69, 85, 121, 122, 241.
Lesdiguières (Paule-Marguerite-Françoise de Gondi, duchesse de), *17, 69, 121, 350-352.
Leuze (la bataille de), *46.
Levis (Charles de). — *Levy.* Voyez Ventadour (L.-Ch. de Levis, duc de).
Liancourt (H.-R. de la Rochefoucauld, marquis de), *212.
Lier une instance, *77.
Ligny (le château de), 19, *31.
Ligue (la), 25.
Lille (la ville de), 176, 179.
Lillebonne (le prince de), 191.
Lillebonne (la princesse de), 184, 191.
Lillebonne (Mlles de), *184, 191.
Livry (L. Sanguin, marquis de), *84, 85.
Loches (la ville de), 93.

Lomont (Florent du Châtelet, comte de), *312. — *Leaumont.*
Londres (la ville de), 250.
Longnes (le village de), *80, 83. — *Loignes*, 80 ; *Lognes*, 83.
Longueville (H. d'Orléans, duc de), 39, 124.
Longueville (L. de Bourbon-Soissons, duchesse de), *124.
Longueville (A.-G. de Bourbon, duchesse de), 124, 125, 226, 227.
Longueville (Ch.-P. d'Orléans, comte de Saint-Pol, puis duc de), *124, 125.
Longueville (J.-L.-Ch., abbé d'Orléans-), *124, 125, 225, 226.
Longueville (Ch.-L. d'Orléans, chevalier de), *56, 108.
Longueville (Él. d'Orléans-), comtesse de Torigny, *34.
Longueville (la maison de), 123, *124, 225.
Lorge (le maréchal de), 13, 57, 137, 141, 144, 147, 149-151, 153, 162-165, 167, 169-171, 173, 174, 179, 180, 214, 250, 254, 262, 264-267, 271, 272, 275-278, 280, 292-296, 306, 308, 334-336, 367, 368.
Lorge (la maréchale de), *262, 265, 268, 273, 275, 277, 279, 280, 295, 296, 308, 334, 336, 337.
Lorge (Mlles de), 13, 262, 265, *266, 267, 269, 274. Voyez Lauzun (la duchesse de), Quintin (Mlle de), et Saint-Simon (la duchesse de).
Lorge (l'hôtel de), *272-275, 279.
Lorraine (Louise de), reine de France, *25.
Lorraine (Charles, cardinal de), *284.
Lorraine (le chevalier de), 159, 203, 204, 259.

TABLE ALPHABÉTIQUE. 531

Lorraine (Françoise-Renée de), abbesse, *96.
Lorraine (la), 254.
Lorraine (la maison de). Voyez Aumale, Guise, Lillebonne, Vaudémont, etc.
Lorraine-Aumale (M.-D. de), 19. Voyez Piney (la duchesse de).
Lorraine-Vaudémont (Marguerite de), 19. Voyez Piney (la duchesse de).
Lorrains (les princes), 259.
Louet (Anne-Renée-Louise du), *119. Voyez Harlay (Mme de).
Louis XI, roi de France, *20.
Louis XIII, 1, 14, 29, 30, 63, 88, 95, 98, 103, 356, 365.
Louis XIV, 8, 9, 26, 48, 49, 51, 55, 56, 58, 59, 63, 66-68, 72, 81-84, 89-91, 94, 98, 99, *102, 104-115, 124, 128, 133, 135, 139, 141, 142, 145, 156, 159, 163, 169, 175-177, 180-185, 187-192, 195, 197-206, 209-214, 217, 219-222, 224, 229, 231, 233, 235, 236, 244, 246, 249, 250, 253-259, 271, 273, 275-278, *280, 282-289, 295, 309, 310, 314, 318-322 (Add.), 323, 324, 326, 330-332, 334, 337, 341, 342, 348, 349, 353, *354-357, 359-363, 366-370, 372, 373.
Louville (le marquis de), *3, 4, 8-10, 13.
Louvois (le marquis de), 2, 46, 47, 68, 152, 169, 175-177, 191, 209, 217, 244, 264, 265, 283, 284, 301.
Louvois (la marquise de), 131, 283, 284.
Lude (le duc du), 176 (*Add.).
Lünebourg (le duché de), *298.
Luxe (le comte de), 123, 234.
Luxembourg (L. de), connétable de Saint-Pol, *20.

Luxembourg (P. de), comte de Saint-Pol, *20.
Luxembourg (Diane de), comtesse de Kerman, *23.
Luxembourg (Louise de), femme de G. d'Amboise, puis de B. de Béon, *23, 24.
Luxembourg (Madeleine de), femme de Th. Jouvenel des Ursins, *24.
Luxembourg (Marguerite de), femme de René Potier de Gesvres, 19, 25, *26, 123.
Luxembourg (Louise de), abbesse, *25.
Luxembourg (Marg.-Ch. de). Voyez Piney-Luxembourg (la duchesse de).
Luxembourg (M.-L. d'Albert de Brantes, duc de), 19, *29, 67.
Luxembourg (M.-Liesse de), *29. Voyez Ventadour (la duchesse de).
Luxembourg (Marie-Liesse-Charlotte-Claire de), princesse de Tingry, 19. Voyez Tingry (la princesse de).
Luxembourg (M.-Ch.-B.-Th. de Clermont, duchesse de), 19, *33, 40, 42, 66, 67.
Luxembourg (le maréchal de Montmorency-), 16, 19, 33, 35-43, 44 (Add.), 45-51, 57-66, 68, 69, 74, 77-84, 86-91, 93, 98, 101, 111, 113, 115, 117, 123, 134-136, 139, 160, 161, 184-186, 190, 213, 217, 225, 228-231, 232 (Add.), 234 (Add.), 235 (Add.), 237, 238, 246, 247, 269, 285.
Luxembourg (le duc de Montmorency-), 213, 230, 233, 234, 236-238, 241, 242, 269, 272. Voyez Montmorency (le duc de).
Luxembourg (Ch.-L. de Montmorency, chevalier de), 123.
Luxembourg (P.-H.-Th. de Mont-

532   TABLE ALPHABÉTIQUE.

morency-Luxembourg, abbé de), *123.

Luxembourg (Angélique-Cunégonde de Montmorency-), *225, 228. Voyez Neufchatel (la princesse de).

Luxembourg (Marie-Henriette de Montmorency-), *242.

Luxembourg (les armes de), *42.

Luxembourg (l'hôtel de), *80.

Luxembourg (la ville de), 177.

Luynes (le connétable de), 29, 30.

Luynes (L.-Ch. d'Albert, duc de), *92.

Luynes (le duché de), *57.

Luynes. Voyez Chaulnes (le duc de), Chevreuse (le duc de), et Montfort (le duc de).

Lyon (la ville de), 93, 125.

M

Madame, titre donné aux duchesses non mariées, *98.

Madame, duchesse d'Orléans, 207, 209.

Mademoiselle (la grande), 95, 98, 203.

Mademoiselle (Él.-Ch. d'Orléans, dite), 134.

Maëstricht (la ville de), *244, 332. — Mastricht.

Magueux (Étienne), *70, 71, 74, 122.

Maine (le duc du), 104, 106-113, 180, 185, 209, 224, 247, 285, 287, 288, 291, 315-317 (Add.), 319-321, 323, 333.

Maintenon (la marquise de), 48, 55, 57, 89, 207, 208, 217, 275, 279, 322, 323, 342, 343, 346, 348, 350, 353, 359-361, 369, 370.

Maître d'hôtel du Roi (la table du premier), *212.

Maîtres de cavalerie, *301.

Maîtres des requêtes, *86.

Majors de brigade, *293.

Malsch (le bourg de), *297.

Manche (les gentilshommes de la), *4.

Mandel (le), *314. — La Mandel ou Mundel.

Mannheim (la ville de), *301, 302, 304, 305, 307. — Manheim.

Mans (la ville du), 227.

Mantoue (F.-Ch. de Gonzague, IV° du nom, duc de), *310.

Marais (le quartier du), 129.

Marck (Robert IV de la). Voyez Bouillon (le duc de).

Marck (Guillemette de la). Voyez Brienne (la comtesse de).

Maréchal des logis de la cavalerie (la charge de), *162.

Maréchal des logis de la maison du Roi (la charge de grand), *82.

Marie-Thérèse, reine de France, 9, 41, 94, 180, 365.

Marly (le château de), 102, 104, 249, 295, 321, 345, 368, *369, 370.

Marsal, capitaine des guides, *174.

Massez (le seigneur du). — Massey. Voyez Béon (B. de).

Massiette (le général), *214.

Matignon (MM. de), *215. — Mattignon.

Matignon (Ch.-A., chevalier de Torigny, maréchal de), *35.

Matignon (J. de), comte de Torigny, *33. Voyez Torigny.

Matignon (Jacques II Goyon, sire de Torigny, maréchal de), *34.

Matignon (J. III, comte de), 35, 134.

Matignon (Marie-Françoise de). Voyez Coigny (la comtesse de).

Maubeuge (la ville de), 205 (*Add.).

Maulévrier (J.-B. Colbert de), *324-326.

Maulnorry (L.-M. de), *73, 74. — — Maunourry.

TABLE ALPHABÉTIQUE.

MAYENCE (la ville de), 166 (*Add.), 167.
MAZARIN (le cardinal), 38, 39.
MEAUX (l'évêque de). Voyez BOSSUET (J.-B.), et SÉGUIER (Dominique).
Mécanique d'une affaire, *76.
MECKELBOURG (la duchesse de), 36, 228, 229, 233, 234.
MÉDICIS (Marie de), reine de France, 29.
MEHAIGNE (la), *326.
MÉLAC (É. de), *144, 167, 296, 303.
MENNETOU (Fr.-Ch. de Senneterre, dite Mlle de), *80.
Mentor (un), *139.
MESGRIGNY (le comte de), *312, 331-333. — *Megrigny* et *Mesgrigny*.
Mestre de camp général de la cavalerie (la charge de), *142.
METZ (la ville de), 172.
MEUDON (le cardinal de), *284.
MEUDON (le château de), *283, *284.
MEUSE (la), 311, 314.
MIGNARD (Pierre), *281, 282.
MIGNARD (Catherine-Marguerite), *282.
Ministres d'État, *2.
Minuter, *203.
Miquelets, *308.
MISSIONS ÉTRANGÈRES (le séminaire des), 359, *360.
MONACO (L. Grimaldi, duc de Valentinois, prince de), *18, 70, 71, 75, 237, 238.
MONACO (A. Grimaldi, prince de), *35.
MONCHY-LE-PIERREUX (le château de), *176. — *Mouchy*.
Monseigneur, dauphin de France, 47, 80, 135, 136-139, 160, 161, 184-191, 211-213, 246, 283, 284, 366, 367, 369, 372.
Monseigneur (le), *135.
Monsieur (Philippe, duc d'Orléans, dit), 80, 181-183, 203-206, 208, 209, 234, 255, 258, 282, 372.

MONTAL (le comte du), 311, 326.
MONTARGIS (les Bénédictines de), *6.
MONTAUSIER (le duc de), 281. — *Montauzier*.
MONTBAZON (Charles III de Rohan, prince de Guémené, duc de), *16, 75, 101, 237, 238.
MONTBRON (le comte de), 145.
MONTBRON (M.-Fr. de), comtesse de Souastre, *145.
MONTESPAN (la marquise de), 108, 183.
MONTFORT (H.-Ch. d'Albert, duc de), 130, 272.
MONTFORT (M.-A.-J. de Courcillon-Dangeau, duchesse de), *130.
MONTGOMMERY (J., comte de), *213 (Add.)-215.
MONTMARTRE (l'abbesse de), *96.
MONTMORENCY (Anne, duc de), connétable, *21, 37.
MONTMORENCY (Henri, duc de), connétable, *37.
MONTMORENCY (la connétable de), 280.
MONTMORENCY (Guillaume de), seigneur de Thoré, 19.
MONTMORENCY (la terre de), *238.
MONTMORENCY (la maison de), 36.
MONTMORENCY (les armes de), *42.
MONTMORENCY-DAMVILLE (Henri II, duc de), *37, 88, 281.
MONTMORENCY-LUXEMBOURG (Ch.-Fr.-Fr., duc de), 47, 48, 58, 64, 123, 184, 190. Voyez LUXEMBOURG (le duc de Montmorency-).
MONTMORENCY-LUXEMBOURG (M.-A. de Chevreuse, duchesse de), *47, 58, 92, 242, 269.
MONTMORENCY-LUXEMBOURG. Voyez LUXE, et LUXEMBOURG.
MONTMORENCY-THORÉ. Voyez THORÉ.
MONTPENSIER (H. de Bourbon, duc de), *95.
MONTPENSIER (H.-C. de Joyeuse, duchesse de), *95.

534　TABLE ALPHABÉTIQUE.

Montpensier (A.-M.-L. d'Orléans, duchesse de). Voyez Mademoiselle (la grande).
Montpensier (la branche de Bourbon-), *203.
Montres, démonstrations, *311.
Montrevel (le marquis de), *316.
Moreau (Denis), *341.
Morel (l'abbé Jean), *243-245.
Morel (l'abbé Fr.-Ph.), *244.
Moret (le comté de), *120, 121.
Morin (Jacques), dit *le Juif*, *130.
Morin *le Juif* (les filles de). Voyez Dangeau (la marquise de), et Estrées (la maréchale d').
Morstein (J.-A., comte de), *325 (Add.).
Morstein (C.-G. de Gordon de Huntley, comtesse de), *325.
Morstein (M.-A., comte de), 325, 326.
Morstein (M.-Th. de Chevreuse, comtesse de), *325 (Add.), 344, 345.
Mortemart (M.-A. Colbert, duchesse de), *7, 344, 345.
Moucher, *127.
Mouvance féodale, *238.
Munster (la principauté de), 298.

N

Nahe (la), *164, 166, 172, 335. — *Naw*.
Namur (la ville de), 311-314, 316, 324, 326, 327, 330, 333, 334.
Nanclas (J. Lainé de), *216.
Naples (le royaume de), 95.
Nassau (la maison de), 329.
Navarre (Ant. de Bourbon, roi de), *101.
Navarre (la), 101.
Navarre (le collége de), *353.
Necker (le), 147, 305-307.
Neckerau (le village de), *307. — *Neckraw*.

Nemours (H. de Savoie, duc de), 225 (*Add.).
Nemours (M. d'Orléans-Longueville, duchesse de), *124, 125, 225-229.
Nerwinde (la bataille de), 47.
Neufchatel (Louis-Henri, chevalier de Soissons, prince de), *227 (Add.)-229.
Neufchatel (A.-C. de Montmorency-Luxembourg, princesse de), *225, 228, 229.
Neufchatel (la souveraineté de), *228. — *Neufchastel*.
Nice (la ville de), 287, 288, 290.
Nicole (Pierre), *363, 364.
Nîmes (la ville de), 142. — *Nismes*.
Noailles (L. Boyer, duchesse de), *156 (Add.), *358.
Noailles (Anne-Jules, duc et maréchal de), 57, 58, 134, 153-155, 156 (Add.), 158, 217-222, 285, 287-291 (Add.), 358, 361.
Noailles (L.-A. de), évêque de Cahors et de Châlons, puis archevêque de Paris, *156, 358 (Add.), 361.
Noailles (J.-Fr., marquis de), *155.
Noailles (J.-B.-L.-G. de), évêque de Châlons, *361.
Nonces (visites des), *113 (Add.).
Norheim (le village de), *172. — *Naurum*.
Normandie (la), 134, 138, 233.
Nourritures, *270.
Novion (Nicolas Potier de), *50-52, 86.
Novion (André II Potier, seigneur de), *53.
Novion (André III Potier de), marquis de Grignon, *52.
Novion (Catherine Potier de), femme d'Antoine de Ribeyre, *86.

TABLE ALPHABÉTIQUE.

Noyon (l'évêque de). Voyez Clermont-Tonnerre (Fr. de).

O

Olives (le jeu des), *370.
Opération d'une médecine, *294.
Orange (Guillaume, prince d'), roi d'Angleterre, 159, 250-252, 310, 311, 313, 324, 328, 329, 333.
Orange (Marie Stuart, princesse d'), reine d'Angleterre, *250, 251.
Orléans (Gaston, duc d'), 95, 96, 98.
Orléans (le duc d'). Voyez Monsieur.
Orléans (l'évêque d'). Voyez Coislin (le cardinal de).
Orléans (la ville d'), 357.
Orléans-Longueville. Voyez Longueville.
Osthofen (le village d'), *153. — *Osthoven.*
Ottersheim (le village d'), *144, 151, 152. — *Obersheim.*
Owerkerque (H. de Nassau, comte d'), *329 (Add.), 330. — *Auverkerke et Overkerke.*

P

Pairies, *19, *26, *65, *66.
Palais (le) de Paris, 75.
Palais-Royal (le), 80, 133.
Palamos (la ville de), *155, 309.
Palatin (Frédéric V de Bavière, électeur), *252.
Palatinat (le), 152 (Add.), 301.
Pape (le), 40, 41, 125. Voyez Innocent XI.
Paris (l'archevêque de), *197. Voyez Harlay de Champvallon (Fr. de), et Noailles (L.-A. de).
Paris (le chapitre de Notre-Dame de), 19, 244.

Paris (la ville de), 19, 20, 27, 28, 32, 33, 35, 36, 39, 44, 71, 75, 79, 80, 94, 96, 111, 120, 133, 135, 172, 181, 190, 197, 200, 201, 215, 221, 224, 230, 244, 245, 256-258, 260, 270, 273, 275, 279, 280, 314, 320, 334, 336, 339, 345, 346, 348, 357, 359-361, 364, 365, 367-370.
Parlement (le) de Paris, 35, 39, 43, 44, 48, 49, 53, 60, 63, 76, 85, 87, 104-113, 224, 237, 239, 244, 259, 332.
Partialiser (se), *83.
Parties, enjeu, *70.
Paume (le jeu de) des princes, *8.
Pays-Bas (les), 314, 316. — *Païs bas.*
Péripulmonie, *231.
Permillac (M. de), *162.
Perpignan (la ville de), 290.
Personnel (le), neutralement, *323.
Pétarades, *182.
Phélypeaux de Pontchartrain (Jérôme), 261, 262, 270, 271, 277.
Philipsbourg (la ville de), *143, 144, 149, 151, 296, 297, 300. — *Philipsbourg et Philisbourg.*
Picardie (la), 16.
Picardie (la brigade de), *153.
Picardie (le régiment de), *301.
Piémont (le), 134.
Piennes (Mlle de), *207. Voyez Chatillon (la marquise de).
Piney (Fr. de Luxembourg, duc de), 19, 21, 23, *24-26, 96, 123.
Piney (M.-D. de Lorraine-Aumale, duchesse de), 19, *25.
Piney (Marg. de Lorraine-Vaudémont, duchesse de), 19, *25.
Piney (H. de Luxembourg, duc de), 19, *28, 29, 123.
Piney - Luxembourg (Marguerite - Charlotte, duchesse de), 19, *29, 30, 31, 40, 67.

PINEY (H.-L. d'Albert de Luxembourg, duc de), 19, 29, *31, 32 (Add.), 41, 42, 66, 67.
PINEY (Fr.-H. de Montmorency-Luxembourg, duc de), 43. Voyez LUXEMBOURG (le maréchal de).
PINEY (le duché-pairie de), 24 (*Add.), 43, 67, 68, 93.
PLACE ROYALE (la), 33, 79.
Planche (donner la), *56.
PLESSIS (A.-J. de Vignerot, dit du). Voyez RICHELIEU (le duc de).
PLEURS (le baron de), *23.
PLUSQUELLEC (L. de). Voyez KERMAN (le comte de).
POITOU (le), 140.
POLOGNE (la), 325.
POMÉRANIE (la), 210.
PONTCHARTRAIN (Louis Phélypeaux, comte de), 48, 194, 200, 201, 223, 264, 270.
PONTCHARTRAIN. Voyez PHÉLYPEAUX.
PONTOISE (le prieuré de Saint-Martin de), *205.
PORT-ROYAL (l'abbaye de), *190.
PORTAIL (Antoine), *73, 123.
PORTES (le marquis de), 280.
PORTES (Mlles de), 281.
PORTLAND (J.-G. de Bentinck, comte de), *329, 330, 332. — *Portlandt.*
Pot (tourner autour du), *264.
POTIER (Nicolas), Ier du nom, *28.
POTIER (Nicolas), seigneur de Groslay et de Blancmesnil, *28.
POTIER (Jacques), seigneur de Blancmesnil, *28.
POTIER (Antoine), seigneur de Sceaux, *27.
POTIER. Voyez GESVRES, et NOVION.
POUGY (le château de), *26.
Pourpre (la maladie du), *294.
POUSSAY (le chapitre de), 41.
Pousser, au sens de poursuivre, *325.
PRASLIN (Ch. de Choiseul, marquis de), maréchal de France, *26.
PRASLIN (G.-J.-B. de Choiseul, marquis de), 327.
Premiers présidents du Parlement (l'hôtel des), *75.
Présidents au Parlement (les), *110.
Prévôt des marchands de Paris (la charge de), *28.
Prince (Monsieur le), dit le grand Condé, 32, 38-40, 43, 49, 88, 124, 125, 226.
Prince (Monsieur le), H.-J. de Bourbon-Condé, 89, 90, 192, 226.
Princerie, *202.
Princesse (Madame la) douairière. Voyez CONDÉ (la princesse de).
Princesses (les), filles du Roi, *181, 369. Voyez CHARTRES (la duchesse de), CONTI (la princesse douairière de), et Duchesse (Madame la).
Privances, *48.
PRIVAS (la ville de), 280.
Procédés, *87.
Productions judiciaires, *62.
PROVENCE (la), 17, 159, 219, 250.
PUSSORT (Henri), *78.
PUY (Isaac du), *345.
PUYSÉGUR (le marquis de), 230.
PYRÉNÉES (la paix des), *39.

Q

Quadrille (une), *133, 134.
Quartiers de fourrage, *336.
QUESNEL (le P.), *359 (Add.).
Quêter, au sens de querir, *141.
QUINTIN (Guy de Durfort, duc de), *266.
QUINTIN (S. de Montgommery, comtesse de), *214, 215.
QUINTIN (Mlle de), *266, *267,

TABLE ALPHABÉTIQUE.

268, 276, 277. Voyez LAUZUN (la duchesse de).

R

RACINE (J.), *59, 74.
RANCÉ (H.-J. Bouthillier de), abbé de la Trappe, 14, *15, 16.
Regard de (au), *77.
Règle (abbaye en), *363.
Règlement de juges, *76.
REIMS (l'archevêque de). Voyez TELLIER (le).
Reine (l'appartement de la), *9.
Reine (le régiment de la), 212.
Repas (étiquette des), *213, *366.
Requête civile, *240.
RHEINFELS (le bourg de), *173. — *Rhinfelz.*
RHIN (le), 125, 143, 144, 149, 151, 163, 165, 167, 170, 211, 276, 291, 292, 297, 300-304, 307, 334.
RHIN (le vieux), 153.
RHODES (A.-M.-Th. de Simiane, marquise de), *365. — *Rhoddes.*
RIBEYRE (Antoine de), *85.
RIBEYRE (Cath. Potier de Novion, femme d'Antoine de), *86.
RICHELIEU (le cardinal de), 86, 90.
RICHELIEU (A.-J. de Vignerot du Plessis, duc de Fronsac et de), *47, 70, 71, 75-79, 83, 87-90, 237, 238.
RIPARFONDS (É. Gabriau de), *70, 71, 74, 75, 79, 100, 120, 121, 269.
RIVOLI (le bourg de), 93 (*Add.).
ROCHEFORT (le maréchal de), 264.
ROCHEFORT (la maréchale de), 356.
ROCHEFOUCAULD (Fr. VII, duc de la), 18, 51, 57, 58, 63, 64, 68, 70-72, 75, 77, 81, 84, 87, 89, 91, 92, 102, 104, 120, 122, 149, 237-240, 368.
ROCHEGUYON (Fr. de la Rochefoucauld, duc de la), *131, 132, 212.
ROCHEGUYON (M.-Ch. le Tellier, duchesse de la), *131, 132.
Rognonner, *70.
ROHAN (Henri, duc de), *111.
ROHAN (H.-M. de Rohan-Soubise, dit le prince de), *126, 127.
ROHAN (A.-G. de Levis-Ventadour, princesse de), 126-127 (Add.), 128 (Add.), 129.
ROHAN (le duché-pairie de), *111.
ROHAN-CHABOT (Louis, duc de), *18, 70-72, 75, 79, 111, 118-121, 237-242.
ROHAN-CHABOT (M.-É. du Bec-Crespin Grimaldi de Vardes, duchesse de), *86, 120.
ROHAN-GUÉMENÉ (Charles de). Voyez MONTBAZON (le duc de).
ROHAN-SOUBISE. Voyez SOUBISE.
ROMAINVILLE (Ch.-Fr. le Camus de), *151, 167, 213.
ROME (la ville de), 125, 260, 339.
Rompus (repas), *372 (Add.).
ROQUEBRUNE-DE-PROVENCE (le bourg de), *94. — *Rocquebrune.*
ROQUEFEUILLE (N. de), major, 151.
ROQUELAURE (G.-J.-B., duc de), *254.
ROQUELAURE (G.-J.-B.-A., duc de), *232, 246-250, 254.
ROQUELAURE (M.-L. de Montmorency-Laval, duchesse de), *249.
ROSEN (C., marquis de), *142, 210.
ROSMADEC (Fr. de). Voyez CHAPELLES (le comte des).
ROSTAING (la maison de), *183. Voyez BURY, et LAVARDIN.
ROTH (le village de), *148-150, 297.
ROUCY (Fr. de la Rochefoucauld de Roye, comte de), 294, *335, 368.
ROUEN (la ville de), 125.
ROUILLAC (J. Goth, marquis de), *96.
ROUILLAC (H. de Nogaret de la Valette, marquise de), 94, *96.

538 TABLE ALPHABÉTIQUE.

Rouillac (L. Goth, marquis de), *96, 97.
Rouillac (J.-B.-G., marquis de), dit le faux duc d'Épernon, *97, 98.
Rouillac (Él.-R. de Goth, marquise de), dite d'Épernon, *98, 99.
Roure (L.-P.-Scipion de Grimoard, comte du), *136, 137.
Roure (P.-Sc., marquis du), *136, 137.
Roure (M.-A.-L. de Caumont la Force, marquise du), *136-138 (Add.).
Roussillon (le), 134, 217.
Rouville (Louis, marquis de), *143.
Royan (M.-A. de la Trémoïlle, marquise de), *260-262.
Roye (B. de la Rochefoucauld, chevalier de), 294, *336, 368.
Russel (l'amiral), *158.

S

Saint-Antoine (la bataille du faubourg), 39.
Saint-Cloud (le château de), 183, *259.
Saint-Cyr (la maison de), 207, *208, 346.
Saint-Denis-en-France (l'abbaye de), 39, 238.
Saint-Esprit (l'ordre du), 45, 57, 102, 103.
Saint-Georges-de-Boscherville (l'abbaye de), *125.
Saint-Germain-en-Laye (le château de), *15, *197, 275, 347.
Saint-Jacques (le faubourg), à Paris, 94, 181.
Saint-Lazare (la maison de), à Paris, 19, 32, 42.
Saint-Malo (la ville de), 310.

Saint-Martin (le prieuré de), à Pontoise, *205.
Saint-Pol (le connétable de). — S. Paul. Voyez Luxembourg.
Saint-Pouenge (le marquis de), 244.
Saint-Roch (l'église), à Paris, *273.
Saint-Rhue (Charles Chalmot de), *168. — S. Ruth.
Saint-Silvestre (le marquis de), *216.
Saint-Simon (Claude, duc de), 1, 2, 4, 14, 15, 51, 63 (Add.), 64, 65, 71, 72, 78, 81, 212, 261, 268, 270, 276, 281, 365.
Saint-Simon (D.-H. de Budos, duchesse de), 281.
Saint-Simon (Charlotte de l'Aubespine, duchesse de), 1-3, 5, 13, 63, 78, 79, 259, 260, 268, 273-275, 280.
Saint-Simon (Louis, duc de), 1-16, 18, 63 (Add.)-65, 71-72, 75-87, 90-92, 111, 120, 121, 133-135, 141-148, 150, 151, 161, 162, 165-167, 169-172, 175, 212, 234-241, 249, 250, 256, 259-262, 264, 265, 268-276, 278-280, 292-294, 296-303, 305-308, 313, 326, 334-337, 361, 364, 365, 368.
Saint-Simon (Marie-Gabrielle de Lorge, duchesse de), *266-280. Voyez Lorge (Mlle de).
Saint-Simon (Charles, marquis de), 281.
Saint-Simon (la marquise de), 280, 281.
Saint-Sulpice (le séminaire de), à Paris, *339-341.
Saint-Valery-sur-Somme (l'abbaye de), *343.
Saintonge (la), 23, 140.
Sambre (la), *160, 161.
Sans dot, *277.
Saron (J. Bochart de), *73.
Sarre (le régiment de la), 211.

TABLE ALPHABÉTIQUE.

Sassenage (le comte de), *208.
Sauvegardes, *306 (Add.).
Savoie (René, bâtard de), *21.
Savoie (Ch. de), reine de France, *20.
Savoie (L. de), comtesse d'Angoulême, *21.
Savoie (Madeleine de), comtesse de Brienne, *21.
Savoie (Marguerite de), comtesse de Saint-Pol, *20.
Savoie (Marie de), comtesse de Saint-Pol, *20.
Savoie (le duc de). Voyez Victor-Amédée.
Savoie (la maison de), 225.
Savoie (la), 205.
Savoie-Nemours. Voyez Nemours (le duc et la duchesse de).
Sceau (le grand et le petit), *241.
Schwartz, général allemand, *297-300, 304, 305.
Schwetzingen (la ville de), *150, 301, 302, 304.— *Schweitzingen.*
Seckenheim (le bourg de), *305.
Sedan (la ville et la principauté de), 91, *124, 203.
Séguier (le chancelier), 356.
Séguier (Dominique), évêque de Meaux, *356.
Seignelay (J.-B. Colbert, marquis de), *4, 59, 137.
Serdeau (le), *321.
Servien (Abel), *284. — *Servient.*
Sève (Guillaume de), *172. — *Sceve.*
Sicile (la), 148.
Simiane (la maison de), 364. Voyez Gordes.
Soissons (L. de Bourbon, comte de), *124, *225, 227.
Soissons (O. Mancini, comtesse de), *44.
Soissons (Louis-Henri, chevalier de). Voyez Neufchatel (le prince de).

Soissons (la branche de Bourbon-), 225, 226.
Soissons (l'hôtel de), *225, 229.
Soissons (la ville de), 140.
Sollicitations, 72.
Sorbonne (la), *353.
Souastre (E.-J.-D., comte de), *145.
Souastre (M.-Fr. de Montbron, comtesse de), *145.
Soubise (Fr. de Rohan, prince de), 125, 129, 130.
Soubise (A. de Rohan-Chabot, princesse de), 129.
Soubise. Voyez Rohan (le prince de).
Sousternon (A. d'Aix de la Chaise, comte de), *327.
Soyer (le général), *169.
Spire (la ville de), *151, 152.
Spiritualité (la nouvelle), *342.
Spirituel, au sens théologique, *94.
Staffarde (la bataille de), *215.
Steinkerque (la bataille de), *46, 126. — *Steinkerke.*
Strasbourg (la ville de), 141, 143, 152, 293, 295, 336.
Stuart (Marie), reine d'Écosse, *252.
Stuart (Élisabeth), électrice de Bavière, *252.
Stuart (Marie). Voyez Danemark (la princesse de), et Orange (la princesse d').
Sublime (le), *341.
Suisse (la), 242, 243.
Suisses (les gardes), 373.
Sully (M.-P.-F. de Béthune, duc de), 17, 70, 123, 237.
Sully (M.-P.-J.-N. de Béthune, duc de), *237.
Sully (M.-A. Servien, duchesse de), *12.
Sully (M.-H. de Béthune, chevalier de), *135, 237, 238.
Surville (L.-Ch. d'Hautefort, marquis de), *178.
Surville (A.-L. de Crevant d'Humières, marquise de), *178.

T

Table de marbre (la), à Paris, *224.
Tabouret de grâce, *41.
TALLARD (C. de la Baume d'Hostun, comte de), *164-167, 170, 300, 335, 336. — *Tallart*, 335, 336.
TALMOND (le prince de), *162. — *Talmont*.
TALON (Denis), *49, 59, 63, 73, 74.
TALON (Madeleine). Voyez JOLY DE FLEURY (Mme).
TELLIER (le chancelier le), 109.
TELLIER (Ch.-M. le), archevêque de Reims, 108, 109, 112, 113, 131, 132, 224, 353.
TELLIER (Madeleine-Charlotte le). Voyez ROCHEGUYON (la duchesse de la).
TELLIER (Marguerite le). Voyez VILLEROY (la duchesse de).
TELLIER (la maison le), 132.
TER (le), *153, 154.
THORÉ (G. de Montmorency-), 19.
THORÉ (Madeleine de Montmorency-), 19.
THOU (Christophe de), *54.
THOU (J.-A. de), *54.
TIBERGE (l'abbé), *359, 360. — *Thiberge*.
TINGRY (M.-L.-Ch.-Claire de Luxembourg, princesse de), 19, 31, *32, 40, 41, 65. — *Tingries*, 65.
TINGRY (principauté de), *41.
Titre d'office (en), *181.
Tonneau de harengère, *40.
TONNERRE (Fr.-L. de Clermont-Tonnerre, abbé de), *366.
TONNERRE (Fr. de Clermont, comte de), *31.
TONNERRE (M. Vignier, comtesse de Clermont-), *31.
TONNERRE (Fr.-J. de Clermont, comte de), *208, 209.

TORIGNY (Fr. de Matignon, comte de), *34. — *Thorigny*.
TORIGNY (J. Goyon de Matignon, comte de), *33, 34, 215.
TORIGNY (Éléonore d'Orléans-Longueville, comtesse de), *34.
TOUL (la ville de), 135. — *Thoul*.
TOULON (la ville de), 219, 222.
TOULOUSE (le comte de), 10, 110, 111, 113, 223, 224, 254, 255, 258, 285, 310, 321, 338.
TOULOUSE (la ville de), 88, 281.
TOUR D'AUVERGNE (la maison de la), 203. Voyez BOUILLON (le duc de), TURENNE (le prince de), et AUVERGNE (le comte d').
TOURNAY (la ville de), 190, 312.
TOURVILLE (le maréchal de), 140.
TRAÎNEL (le marquis de), *24. — *Traisnel*.
TRAPPE (l'abbaye de la), *13-16, 362, 363.
TRAPPE (l'abbé de la). Voyez RANCÉ.
TRÉMOÏLLE (le duc de la), 17, 63, 64, 70, 71, 74, 75, 77-79, 81, 84, 87, 101, 112, 113, 120, 122, 134, 237-240.
TRÉMOÏLLE (Marie-Armande-Victoire de la), *134, 260, 269, 274.
TRÉMOÏLLE (la maison de la), 260, 261. Voyez ROYAN.
TRESMES (René Potier, duc de), 19. Voyez GESVRES (le duc de).
Trésor royal (le), *263.
TROYES (l'abbaye Notre-Dame de), 25.
Tumultuairement, *239.
TURENNE (L.-Ch. de la Tour, prince de), 126 (Add.), 264.
TURENNE (A.-G. de Levis-Ventadour, princesse de). Voyez ROHAN (la princesse de).
TURENNE (le château de), *128.
TURIN (la ville de), 93.

U

UNTER-NEISHEIM (le village d'), *292.
URRE D'AIGUEBONNE (la maison d'), *183 (Add.). — *Eurre.*
URSINS (la maison des), *24.
URSINS (la princesse des), *260. Voyez BRACCIANO (la duchesse de).
UZÈS (J.-Ch., duc d'), 16, 101, 121, 122, 280.
UZÈS (Emmanuel, duc d'), 281.
UZÈS (J.-Fr. de Montausier, duchesse d'), *281.

V

VAILLAC (J.-P. Ricard, comte de), *168.
VALENÇAY (M.-L. de Montmorency-Bouteville, marquise de), 35, *36. — *Valencey.*
VALENTINOIS (L. Grimaldi, prince de Monaco, duc de), *18. Voyez MONACO (le prince de).
VALENTINOIS (J.-Fr. de Matignon, duc de), *35.
VALENTINOIS (L.-H. de Grimaldi-Monaco, duchesse de), *35.
VALETTE (B. de Nogaret, seigneur de la), *94.
VALETTE (L. de Nogaret, cardinal de la), *93.
VALETTE (A. de Nogaret de la). Voyez BRIENNE (la comtesse de).
VALETTE (C. de Nogaret de la). Voyez JOYEUSE (la duchesse de).
VALETTE (H. de Nogaret de la). Voyez ROUILLAC (la marquise de).
VALOIS (le comté de), 26.
VASSÉ (A.-L. d'Humières, marquise de), *178.

VAUBECOURT (le comte de), 153, 171, 298, 299, 307.
VAUDÉMONT (le prince de), 311, 314, 315, 317, 318, 320.
VAUDÉMONT. Voyez LORRAINE-VAUDÉMONT.
VAUDREY (le comte de), *211. — *Vaudray.*
Vedelins, *143.
VENDÔME (Fr. de Bourbon, comte de), *20.
VENDÔME (M. de Luxembourg, comtesse de), *20.
VENDÔME (Ch. de Bourbon, duc de), *21, *101.
VENDÔME (César, duc de), *103, 224, 225.
VENDÔME (le duc de), 17, 85, 101-103 (Add.), 104, 111, 112, 159, 180, 185, 219, 222, 224, 225, 232 (Add.), 246-250, 259, 287-291, 308, 309, 321, 358, 365, 366.
VENDÔME (le duché de), *101, 104.
VENIER (Pierre), *113.
VENISE (la république de), 113, 243.
Vent (avoir le), *151.
VENTADOUR (H. de Levis, duc de), 19, *29.
VENTADOUR (M.-L. de Luxembourg, duchesse de), 19, *29.
VENTADOUR (L.-Ch. de Levis, duc de), *17, 69, 101, 128.
VENTADOUR (C.-É.-M. de la Mothe-Houdancourt, duchesse de), 128.
VENTADOUR (A.-G. de Levis-). Voyez ROHAN (la princesse de).
VERJUS (le P.), *243.
Vernis, *82.
VERPEL (le chevalier de), *297.
VERSAILLES (le château et la ville de), *9, *12, *15, 19, *85, 88, 89, 102, 104, 110, 133, 136, 138, 178, 198, 200, 221, 231, 235, 239, 257, 275, 279, 280, 282, 284, 345, 366, 373.

542 TABLE ALPHABÉTIQUE.

VERTHAMON (Élisabeth de). — *Verthamont*. Voyez BRISSAC (la duchesse de).
VERTILLY (R. de Harlus, marquis de), *146.
VICHY (les eaux de), 336, 367.
VICTOR-AMÉDÉE II, duc de Savoie, 243.
VIENNE (Jean de), *35 (Add.). — *J. Vienne*.
VIENNE (Él.-Ang. de). Voyez BOUTEVILLE (Mme de).
VIENNE (Fr. Quentin de la), *320-322.
VIEUXBOURG (le marquis de), *325.
VIGNAMONT (le camp de), *159.
VIGNEROT (Armand-Jean de), *33. — *Vignerod*. Voyez RICHELIEU (le duc de).
VIGNIER (Marie). Voyez TONNERRE (la comtesse de).
VILLARS (Cl.-L.-H., marquis, puis duc de), *144, 145, 210.
VILLENA (le marquis de), *153, 154, 158.
VILLEPION (Claude-Léon Cornuel de), *216.
VILLEQUIER (le marquis de), 327.
VILLEQUIER (la marquise de), *207.
VILLEROY (N. de Neufville, seigneur de), *28.
VILLEROY (N. de Neufville, marquis de), *236, 245.
VILLEROY (le maréchal duc de), 2, 3, 57, 58, 70, 132, 134, 160, 161, 236, 249, 285, 311, 314, 316, 318-320, 323, 326, 327, 341, 367.
VILLEROY (L.-N. de Neufville, duc de), *131, 132, 245.
VILLEROY (M. le Tellier, duchesse de), *131, 132, 245.
VOISIN (la), 43, *44. — *Voysin*.

W

WALLDORF, *297. — *Waldesdorff*.
WESTHOFEN, *153. — *Westhoven*.
WIESLOCH, *148, 298. — *Weisloch*, 148; *Weissloch*, 298.
WISSEMBOURG (la ville de), *169. — *Weissembourg*.
WOLFF (le P.), *141, 142. — *Wolf*.

Z

ZELL (G.-G., duc de Brunswick-), *252, 253.

III

TABLE DE L'APPENDICE

PREMIÈRE PARTIE

ADDITIONS DE SAINT-SIMON AU *JOURNAL DE DANGEAU*

(Les chiffres placés entre parenthèses renvoient au passage des *Mémoires* qui correspond à l'Addition.)

	Pages.
65. Origines de Louville (*p.* 4)	375
66. Procès des ducs et pairs contre M. de Luxembourg (*p.* 24).	376
67. Le maréchal duc de Luxembourg (*p.* 33).	379
68. Mme de Valençay, sœur du maréchal de Luxembourg (*p.* 36).	380
69. La princesse de Tingry, la religieuse (*p.* 40)	»
70. Iniquités du premier président de Novion (*p.* 51).	381
71. Le premier président de Harlay invente la légitimation des enfants adultérins du Roi (*p.* 55)	382
72. Légitimation du chevalier de Longueville (*p.* 55).	»
73. Rôle de Saint-Simon dans le procès des ducs et pairs contre le maréchal de Luxembourg (*p.* 73)	»
74. Les ducs d'Épernon (*p.* 92)	383
75. Chimères de la prétendue duchesse d'Épernon (*p.* 94). . . .	384
76. Le faux duc d'Épernon (*p.* 97).	386
77. Le faux duc d'Épernon non reconnu (*p.* 98).	»
78. Origine du rang intermédiaire des bâtards (*p.* 102).	»
79. Réception de M. de Vendôme au Parlement (*p.* 112). . . .	388
80. Mort du prince de Turenne à Steinkerque (*p.* 126).	»

TABLE DE L'APPENDICE.

Pages.

81. Réponse insolente du chevalier de Bouillon à son père (*p.* 129, *note* 1)........................ 389
82. Les bons mots de Mme Cornuel (*p.* 129)........... »
83. Démission du duché de Villeroy. — Rang de droit et rang de grâce (*p.* 131, *note* 1).................. »
84. Amours de Monseigneur et de Mlle de la Force (*p.* 136)... 390
85. Le comte d'Averne, Messinois (*p.* 148)............ »
86. La Fond, intendant à l'armée du maréchal de Lorge (*p.* 163-164, *note* 4)........................ »
87. Le maréchal d'Humières (*p.* 175).............. 391
87 *bis*. Le marquis d'Humières (*p.* 175)............. 510
88. Nom distinctif des Princesses (*p.* 181)............ 392
89. Tracasseries de Monsieur et des Princesses (*p.* 181)..... »
90. Aventure de Mme la princesse de Conti et de Mlle Choin (*p.* 183)........................... »
91. Jalousie de M. de Vendôme contre le prince de Conti (*p.* 185). 394
92. Disgrâce du chevalier de Clermont (*p.* 190)......... 395
93. Monsieur de Noyon et l'abbé de Caumartin à l'Académie (*p.* 193)........................... »
94. Dauphiné et comté d'Auvergne (*p.* 202)........... 397
95. Mort du marquis d'Arcy (*p.* 205).............. »
96. Bons mots et lâcheté du comte de Tonnerre (*p.* 208).... 398
97. Bon mot du comte de Tonnerre sur Monsieur et Madame (*p.* 209)........................... »
98. Mauvais service rendu par Genlis au maréchal de Noailles (*p.* 219)........................... »
99. La capitation inventée par Bâville (*p.* 223)......... 399
100. Visites du duc de Vendôme et du comte de Toulouse aux pairs (*p.* 224)........................ »
101. Réponse du Roi sur le mariage du chevalier de Soissons (*p.* 229)........................... »
102. Le marquis de Saint-Luc (*p.* 229, *note* 4)......... »
103. La princesse de Meckelbourg (*p.* 234)........... 400
104. Obsèques du maréchal de Luxembourg (*p.* 235, *note* 3)... »
105. Oraison funèbre du maréchal de Luxembourg (*p.* 235, *note* 3). 401

TABLE DE L'APPENDICE.

	Pages.
106. Le maréchal de Villeroy, gouverneur du Roi (p. 236, note 2).	401
107. Permission de prendre le nom de duc de Luxembourg (p. 237, note 2)	402
108. L'abbé Morel, diplomate (p. 244)	»
109. Roquelaure insulté par MM. de Vendôme (p. 246)	»
110. La duchesse d'Hanovre et le comte de Königsmarck (p. 251).	403
111. Le duc de Chaulnes forcé d'échanger la Bretagne contre la Guyenne (p. 254)	»
112. Monsieur manque le gouvernement de Guyenne pour son fils (p. 259)	405
113. Défense aux ducs de se trouver à la Cène (p. 259)	»
114 et 115. MM. de Vendôme et M. d'Elbeuf à l'adoration de la Croix (p. 259)	»
116. La duchesse de Bracciano (p. 260)	406
117. La marquise de Royan (p. 260)	
118. Mariage du duc de Lauzun (p. 276)	»
119. Barbançon et ses chansons (p. 282)	»
120. Complaisance du maréchal de Noailles, qui cède son commandement au duc de Vendôme (p. 285)	407
121. Voyage en Hongrie et disgrâce des princes de Conti (p. 288, note 2)	»
122. Emportement du Roi contre un valet (p. 321)	408
123. MM. de Morstein père et fils (p. 324)	»
124. Démonstrations de l'armée au retour du maréchal de Lorge (p. 334)	409
125. M. de Bryas, archevêque de Cambray (p. 337)	»
126. Fénelon et la maison de M. le duc de Bourgogne (p. 338).	410
127. Mme Guyon et les commencements de son école (p. 340).	413
128. Douleur des amis de l'archevêque de Cambray (p. 346).	415
129. Le chancelier Boucherat ferme l'entrée de sa cour aux carrosses (p. 347)	»
130. M. de Coislin fait cardinal (p. 355)	»
131 et 132. Réforme de la Trappe et démission de M. de Rancé (p. 361)	416

TABLE DE L'APPENDICE.

	Pages.
133. M. de Simiane, évêque de Langres (p. 364).	417
134. L'abbé de Tonnerre, évêque-duc de Langres; sa modestie (p. 366).	418
135. Picoterie entre les Princesses (p. 369).	»

SECONDE PARTIE

I

Procès des ducs et pairs contre le maréchal de Montmorency-Luxembourg. 420

II

Réceptions du duc du Maine et du duc de Vendôme au Parlement. 441

III

La campagne d'Allemagne en 1694. 449

IV

La capitation en 1695 458

V

Mariage de Louis de Saint-Simon. 469

VI

Dernière campagne du duc de Noailles en Catalogne 486

VII

Affaire de Deynze 494

VIII

Nomination de M. de Noailles à l'archevêché de Paris 498

TABLE DES MATIÈRES

CONTENUES DANS LE SECOND VOLUME.

	Pages.
MÉMOIRES DE SAINT-SIMON (1694-1695)	1

APPENDICE.

Première partie. — Additions de Saint-Simon au *Journal de Dangeau* (n°⁸ 65-135). 375

Seconde partie. — Notices et pièces diverses. 420

ADDITIONS ET CORRECTIONS 499

TABLES.

I. Table des sommaires qui sont en marge du manuscrit. 513

II. Table alphabétique des noms propres et des mots et locutions annotés dans les *Mémoires*. 519

III. Table de l'Appendice 543

FIN DU TOME SECOND.

Typographie A. Lahure, rue de Fleurus, 9, à Paris.

www.ingramcontent.com/pod-product-compliance
Lightning Source LLC
Chambersburg PA
CBHW070838230426
43667CB00011B/1849